Leitfaden Chinesische Rezepturen

Autoren: Dr. med. Carl-Hermann Hempen,
Dr. med. Susanne Fischer,
Dr. med. Josef Hummelsberger,
Dr. med. Armin Koch,
Hans Leonhardy,
Dr. med. Rainer Nögel,
Dr. med. Christian Thede,
Dr. med. Michael Wullinger

Planung und Lektorat: Christl Kiener, München

ELSEVIER
URBAN & FISCHER

URBAN & FISCHER München

Zuschriften und Kritik an:
Elsevier GmbH, Urban & Fischer Verlag, Lektorat Komplementäre und Integrative Medizin, Hackerbrücke 6, 80335 München

Wichtiger Hinweis für den Benutzer
Die Erkenntnisse in der Medizin unterliegen laufendem Wandel durch Forschung und klinische Erfahrungen. Herausgeber und Autoren dieses Werkes haben große Sorgfalt darauf verwendet, dass die in diesem Werk gemachten therapeutischen Angaben (insbesondere hinsichtlich Indikation, Dosierung und unerwünschten Wirkungen) dem derzeitigen Wissensstand entsprechen. Das entbindet den Nutzer dieses Werkes aber nicht von der Verpflichtung, anhand der Beipackzettel zu verschreibender Präparate zu überprüfen, ob die dort gemachten Angaben von denen in diesem Buch abweichen und seine Verordnung in eigener Verantwortung zu treffen.

Bibliografische Information Der Deutschen Bibliothek
Die Deutsche Bibliothek verzeichnet diese Publikation in der Deutschen Nationalbibliografie; detaillierte bibliografische Daten sind im Internet unter http://dnb.ddb.de abrufbar.

Um den Textfluss nicht zu stören, wurde bei Patienten und Berufsbezeichnungen die grammatikalisch maskuline Form gewählt. Selbstverständlich sind in diesen Fällen immer Frauen und Männer gemeint.

Planung und Lektorat: Christl Kiener, München
Projektmanagement: Christl Kiener, Petra Münzel-Kaiser, München
Redaktion: Doris Schultze-Naumburg, Dr. med. Gabriele Schmid, Charlotte Luther-Villinger
Herstellung und Layout: Marion Kraus, München
Satz: abc.Mediaservice, Buchloe
Druck und Bindung: Printforce, Alphen/NL
Umschlagillustration: Christian Weiß, München
Umschlaggestaltung: X-Design, Idee & Konzept, München

ISBN 978-3-437-31416-2

Aktuelle Informationen finden Sie im Internet unter www.elsevier.com und www.elsevier.de

Vorwort

Das wichtigste therapeutische Verfahren der Chinesischen Medizin ist die Arzneitherapie. Um dieses Werkzeug erfolgreich anzuwenden, bedarf es einerseits der genauen Kenntnis der chinesischen Einzelarzneimittel, andererseits aber sogleich des Vertrautseins mit den Klassischen Chinesischen Rezepturen.

Über 2000 Jahre reichen die Aufzeichnungen dieser elementaren Therapiebausteine der alten Ärzte zurück, und noch heute wird jedes Behandlungskonzept in der chinesischen Medizin unter Rückgriff auf diese Klassischen Rezepturen entworfen.

Wir wollen der Ärztin und dem Arzt, aber auch dem Studierenden und medizinisch Interessierten mit diesem Buch ein handliches, praktisches und übersichtliches Werk an die Hand geben, in dem die wichtigsten Klassischen Rezepturen knapp, aber trotzdem vollständig aufgeführt sind.

Nach über 25-jähriger eigener ärztlicher Anwendung und ebenso langer didaktischer Erfahrung haben wir, angelehnt an die paradigmatische Beschreibung der Einzelmittel, die Rezepturen nach einem bewährten Muster dargestellt.

Die klinische Wirkbeschreibung ist auch hier der Dreh- und Angelpunkt und wurde in jeder monographischen Darstellung mit besonderer Sorgfalt herausgearbeitet.

Weiterhin wurden, auch aufgrund eigener Erfahrungen, jeder Beschreibung wichtige Aussagen hinzugefügt wie beispielsweise die überwiegende Wirkrichtung einer Rezeptur, Bereiche mit betonter Wirkung, die wir als Wirkort bezeichnen sowie summarische Aussagen über das Temperaturverhalten und die Geschmacksrichtung.

In der klinischen Ordnung der Rezepturen nach einzelnen Gruppen sind wir bewusst dem modernen Vorschlag eines erfahrenen chinesischen Arztes, Dr. Kezhuang Zhao, gefolgt, bei dem unser Co-Autor Dr. Armin Koch ein Jahr lang studiert hatte.

Unserem Freund und Kollegen Dr. Toni Fischer sei als Erstem für seine unermüdliche Hilfe im technischen wie inhaltlichen Bereich gedankt.

Ohne die grundlegenden Vorarbeiten unseres Lehrers Prof. Manfred Porkert hätte auch dieses Buch nicht geschrieben werden können. Viele sprachliche und inhaltliche Voraussetzungen hat er in den sechziger und siebziger Jahren des vergangenen Jahrhunderts für die westliche Welt erst geschaffen. Ihm sei an dieser Stelle herzlich gedankt.

Für die Entstehung dieses Buches war die Mithilfe vieler Mitarbeiter nötig. Gedankt sei ganz besonders Frau Agnes Fatrai für die Bearbeitung und Bereitstellung der chinesischen Zeichen sowie Herrn Daniel Hüttenberger für die datentechnische Betreuung. Notwendig war weiterhin die anhaltende Unterstützung durch den Elsevier Verlag. Unser besonderer Dank geht hier an Frau Christl Kiener und Frau Petra Münzel-Kaiser als Lektorinnen und Betreuerinnen. Auch allen hier nicht namentlich erwähnten Mitarbeitern, die im Hintergrund zum Gelingen dieses Werkes beigetragen haben, sei herzlich gedankt.

Dezember 2005 — Die Verfasser

Autorenverzeichnis

Dr. med. Carl-Hermann Hempen, Franz-Joseph-Str. 38, 80801 München

Dr. med. Susanne Fischer, Stodolastr. 20, CH-8053 Zürich, Schweiz

Dr. med. Josef Hummelsberger, Hackenstr. 7c, 80331 München

Dr. med. Armin Koch, Lindenstraße 2, CH-6060 Sarnen

Hans Leonhardy, Gottfried-Böhm-Ring 25, 81369 München

Dr. med. Rainer Nögel, Franz-Joseph-Str. 38, 80801 München

Dr. med. Christian Thede, Gorchfock-Weg 16, 23730 Neustadt

Dr. med. Michael Wullinger, Kaiserstr. 28, 83022 Rosenheim

Inhalt

Zur Orientierung

Eine Erklärung der für die Beschreibung der einzelnen Rezepturen verwendeten Symbole und Zeichen findet sich für:

Das Register ist nach folgenden Rubriken geordnet und mit Griffmarken am Seitenrand markiert:

Allgemeine Grundlagen der klassischen chinesischen Rezepturen

Inhalt

Einleitung

Die klassischen chinesischen Rezepturen werden in den gebräuchlichen Rezeptursammlungen nach unterschiedlichen Ordnungs- und Strukturprinzipien in Gruppen eingeteilt, die sich – wie auch die Gruppierung der phytotherapeutischen Einzelmittel – historisch an den chinesischen Klassikern, an der klinischen Anwendungsmöglichkeit oder an den Erkenntnissen des Autors orientieren.
Um die klinische Anwendbarkeit der Sammlung für den Anwender der chinesischen Medizin in der Praxis einfacher zu gestalten, wurde in diesem Leitfaden eine an der klinischen Erfahrung der Autoren orientierte Auswahl von 255 Rezepturen getroffen und eine neue Gliederung eingeführt.
Diese neue Einteilung der Rezepturen stammt aus Vorlesungen von Dr. Kezhuang Zhao D.O.M., die am International Institute of Chinese Medicine in Santa Fe im Rahmen des Curriculums des Master's Degree of Oriental Medicine im Jahr 2001 gehalten wurden.
Die Ausarbeitung und Gliederung von Dr. Kezhuang Zhao erleichtert das Auffinden der passenden Rezeptur, indem die Rezepturen nach den gleichen Kriterien geordnet werden, die zum Erstellen einer Diagnose im Sinne der Traditionellen Chinesischen Medizin (TCM) nötig sind.
Somit passen Diagnose und die entsprechend dem energetischen Muster ausgesuchte Rezeptur wie Schlüssel und Schloss zusammen.

Historisches

Bereits in der Zeit des archaischen Königtums (16. Jahrhundert bis 1066 a.c.) spielte die Einnahme von Arzneimitteln neben schamanistischen Praktiken eine große Rolle in der Therapie von Krankheiten. Die gängigsten Zubereitungsarten waren medizinische Heilweine und Dekokte (Abkochungen).
Von 1066 bis 256 a.c. trat allmählich ein Feudalsystem mit verschiedenen Fürstentümern an die Stelle des Königtums.
In der Zeit von 500 – 200 a.c. – vor Einigung des chinesischen Reiches – kam es zu einer ersten Blüte der medizinischen Theorien, und die Vorstellungen vom menschlichen Körper und von Krankheit wurden präziser. Kosmologische Konzepte und die Idee einer universellen Ordnung bildeten sich heraus. Die Grundvorstellungen von Qi, Yin und Yang und den Entsprechungen der Fünf Wandlungsphasen mit den Jahreszeiten wurden deutlicher, auch wenn die Entsprechungsysteme noch unterschiedlich waren.
Die *Fangshi*, die „Rezeptkundigen" oder „Meister der Techniken" wanderten zwischen den Fürstentümern und boten ihre Heilkunst an. Sie waren meist Philosophen und Drogenkundige, die ihre Rezepturen auf Bambustäfelchen in Reimform niederschrieben. Diese rechteckigen Täfelchen nannte man damals *fang* „Rezepte" oder „Techniken". Krankheit wurde weniger als bisher im Bereich der Dämonen angesiedelt, sondern galt als Folge von Unordnung, Disharmonie zwischen Makro- und Mikrokosmos, wobei jeder Einzelne selbst für die Erhaltung des Gleichgewichts und damit für seine Gesundheit verantwortlich war.
1973 wurde in einem Fürsten-Grab aus der Han-Zeit (168 a.c. vor Einigung des chinesischen Reiches) eine außergewöhnlich große Sammlung an Schriften zur Medizin, Geomantik, Astronomie, Philosophie, Literatur, Kriegskunst sowie Landkarten gefunden, die wahrscheinlich auf Ende des 3. Jahrhunderts a.c. datierbar sind.

Der Mawangdui-Korpus beinhaltet insgesamt 15 Texte zu medizinischen Themen, wobei der theoretische Unterbau der klassischen chinesischen Medizin noch weitgehend fehlt und sich eine Systematisierung erst auszubilden beginnt (es wird von Bahnen/Pulsen, *mai*, Yin und Yang gesprochen, die Wandlungsphasen und deren Entsprechungen scheinen sich noch nicht in der Medizin etabliert zu haben, da sie nicht erwähnt sind).
Darunter findet sich auch die erste erhaltene Rezeptursammlung mit den *„Rezepturen gegen 52 Erkrankungen“* (Wushier bing fang): sie enthält 94 Rezepturen zur äußeren und 54 zur inneren Anwendung und führt mehr als 224 Arzneimitteldrogen auf. Sowohl die pharmazeutische Aufbereitung der erwähnten Drogen als auch ihre Weiterverarbeitung lassen auf eine lange Tradition und einen hohen Stand des Wissens schließen.
Eine große Bedeutung für die Entwicklung der chinesischen Medizin hat der „Innerer Klassiker des Gelben Fürsten über die innere Medizin“ (Huangdi neijing) aus der Zeit um 200 a.c., in dem die Medizintheorie beschrieben wird, z. B. die Theorie der fünf Wandlungsphasen („Grundlegende Fragen“ Suwen), die sich aber erst Ende des 3. Jahrhunderts etablierten. Auch die Praxis der Akupunktur („Angelpunkt der Struktivkraft“ Lingshu) kann als Höhepunkt des Entsprechungssystems gelten, sie war allerdings auch noch heterogen.
Im 72. Kapitel der *„Grundlegenden Fragen im Inneren Klassiker des Gelben Fürsten“* (Huangdi neijing suwen) findet sich die wahrscheinlich älteste Einteilung mit Rezepturen gegen hochakute, leichte und chronische Störungen, mit Rezepturen, die drastisch wirken, mit Rezepturen gegen unkomplizierte, leichte oder sehr komplizierte Störungen.
Die erste bekannte drogenkundliche Schrift, die zu einer Grundlage für die späteren Werke wurde, ist *„Shennongs Klassiker der Drogenkunde“* (Shennong bencao jing). Sie stammt aus der Zeit von 25–220 p.c. (späte Han-Zeit) und enthält die Beschreibungen von offiziell 365 Einzelarzneimitteln.
Zhang Zhongjing (Anfang 3. Jh. p.c.), der in vielen Anekdoten als Arzt auftritt, verfasste mehrere medizinische Werke: darunter der Klassiker *„Abhandlung über algor laedens/schädigende Kälte und verschiedene Erkrankungen“* (Shanghan zabing lun), die im 3. Jh. von Wang Shuhe in die „Abhandlung über algor laedens/schädigende Kälte“ (Shanghanlun) und die „Wichtigen Besonderheiten aus dem Goldenen Schrein“ (Jingui yaolue) aufgeteilt wurden. Im 11. Jh. wurden beide Werke nochmals überarbeitet.
In diesen Werken werden arzneimitteltherapeutische Konzepte formuliert, die Zusammensetzung der Rezepturen analysiert und die Unterschiede der verschiedenen Darreichungsformen wie Pillen, Dekokte oder Pulver beschrieben. Jeder Kategorie von Krankheitsbildern sind bestimmte Rezepturen zugeordnet, so dass sich im Shanghanlun sechs Kapitel ergeben: Erkrankungen im Yang maior (großes Yang, taiyang), Erkrankungen im Splendor yang (überstrahlendes Yang, yangming), Erkrankungen im Yang minor (kleines Yang, shaoyang), Erkrankungen im Yin maior (großes Yin, taiyin), Erkrankungen im Yin flectens (weichendes Yin, jueyin) und Erkrankungen im Yin minor (kleines Yin, shaoyin).
Die Zusammensetzung der Rezepturen war bereits so komplex, dass neben ihrer Bedeutung innerhalb der Rezeptur durch die Zuordnung zu Rängen von Fürsten, Ministern oder Gesandten (wie bereits im Shennong bencao jing) auch auf die Kombination von sapor/Geschmacksrichtung und Temperaturverhalten geachtet wurde.

Diese erste, bis heute aus der Han-Zeit erhaltene, wichtige Sammlung klinisch erprobter Rezepturen und Arzneimittel wurde zum Standard und bildet in China und auch Japan die klassische Grundlage.
Bis Ende des 6. Jh. kam es zu einem beachtlichen Zuwachs an Arzneimitteln, Rezepturen und Sammlungen. Xu Zhicai erarbeitete eine Einteilung in den „*Zehn Rezepturen*" (shiji), die sich an den definierten Qualitäten der Drogen orientiert und eine bereits weit entwickelte Diagnostik voraussetzt. So werden Rezepturen beschrieben, die Stauungen lösen, Blockaden aufheben, Schwächen beheben, occlusiones / Blockaden öffnen, repletio / energetische Fülle eliminieren, pavor / Angst niederdrücken, Haftendes lösen, ein Absacken der Energie stoppen, humor / Feuchtigkeit austreiben oder ariditas / Trockenheit beheben.
Ein weiterer Klassiker wurde 610 von einer Autorengruppe unter Chao Yuanfang im kaiserlichen Auftrag verfasst: die „*Abhandlung über Ursprung und Verlauf von Krankheiten*" (Zhu bing yuan huo lun), in der Ätiologie und Pathogenese erstmals analysiert, geordnet und systematisiert werden. Sun Simiao hat diese Einteilung weitestgehend übernommen. Arzneimitteltherapie wird hier nicht aufgeführt, aber Techniken zur Pflege des Lebens (Yangsheng), die für bestimmte Erkrankungen angewendet werden können.
Aus der Tang-Zeit (618 – 907) sind Rezeptsammlungen von Sun Simiao überliefert, einem der großen Ärzte seiner Zeit, um den sich auch viele Legenden gebildet haben. Seine berühmtesten Schriften sind die „*Rezepte, die tausend Goldstücke wert sind*" (Qianjin yao fang) und dessen Erweiterung „*Ergänzende Rezepturen, die tausend Goldstücke wert sind*" (Qian yi fang). In ihnen wird die Behandlung von Krankheiten sehr umfangreich mit Rezepturen, Akupunktur und Übungen zur Lebenspflege (Yangshen) dargestellt. Auch sie zählen zu den einflussreichsten Werken der TCM.
Zwischen Tang- (907 – 960) und Song-Zeit (960 – 1368) gingen viele Schriften ganz oder teilweise verloren, deshalb beauftragte der Kaiser eine Gruppe von Beamten mit der Sammlung medizinischer Werke und Rezepturen, so dass schließlich viele Bücher der Medizin wieder herausgegeben werden konnten, z.B. im Jahr 997 die „*Rezepte der Güte der Weisen aus der Periode des großen Friedens*" (Taiping shenghui fang). Es umfasst einhundert Kapitel zu Diagnose und Therapie mit mehr als 16 000 Rezepten für Krankheiten der Funktionsbereiche, Krankheiten durch algor laedens / schädigende Kälte, innere und äußere Erkrankungen, Frauenleiden, Kinderkrankheiten und enthält auch Vorschriften zur Diätetik sowie Aufzählungen der Akupunkturpunkte.
In den nachfolgenden Jahrhunderten kam es nach einer weiteren Entwicklung in der Medizin mit bemerkenswert hoher Qualität zu einer Rückbesinnung auf die klassischen Texte, was sich in der Veröffentlichung von zahlreichen Kommentaren bemerkbar machte. Neben enzyklopädischen Werken entstanden auch Lehrbücher in Versform sowie Sammlungen mit Falldarstellungen. In der Arzneimitteltherapie vollzog sich ein großer Sprung und in der Ming-Zeit (1368 – 1644) erschien 1590 das berühmte Buch „*Systematische Drogenkunde*" (Bencao gangmu) von Li Shizhen mit der Beschreibung von über 1800 Einzelmitteln, 10 000 Rezepturen und mehr als 1000 Abbildungen. Es wurde über China hinaus in Korea, Japan eingeführt und ins Lateinische, Deutsche, Englische und Französische übersetzt. Trotzdem ist Wang Angs (1670 – 1700) „*Wichtige Besonderheiten der Drogenkunde*" (Bencao beiyao) aufgrund der besseren Praktikabilität zum Standardwerk geworden.

Im Lauf der vielen Jahrhunderte der schriftlichen Dokumentation war immer wieder eine neue oder abgewandelte Klassifizierung der Rezepturen nötig, die sich einerseits an den Bedürfnissen der therapeutischen Praxis orientierte, aber auch Veränderungen unterworfen war, die sich durch die fortschreitende Differenzierung der Medizintherorie und der Vergrößerung des Erfahrungsschatzes ergaben.
Im 17. Jh. wurde die Einteilung der gesammelten Rezepturen schließlich sehr differenziert von Zhang Jingyue (Jiebin) ausgestaltet und als Synthese aller wichtigen Klassifikationen sind dann die „*Gesammelten Erläuterungen zur medizinischen Rezeptur*" (Yifang jijie) von Wang Ang 1682 erschienen, die sich durch eine eingängige und klare Darstellung des Wesentlichen einer klassischen Rezeptur auszeichnen.
Dieses Werk und die darin vorgenommene Gliederung bildet die Grundlage aller seitdem in China erstellten Sammlungen und findet sich in ähnlicher Weise auch in den uns zugänglichen Büchern wie von Porkert, der sich eng an eine Anfang der 70er Jahre in der Akademie für TCM in Shanghai gebräuchliche „Rezepturlehre" (Fangjixue) angelehnt hat.

Die neue Gliederung der Rezepturen im Leitfaden

Der Leitfaden ist ein an der Praxis und an der klinischen Anwendbarkeit orientiertes Werk und soll dem TCM-Therapeuten eine präzise und schnelle Auswahl eines klassischen Rezeptes ermöglichen.
Aus diesem Grund haben sich die Autoren entschieden, die in der heute relevanten Literatur gebräuchliche Gliederung zu verändern und noch mehr dem praktischen Vorgehen anzupassen. Ausschlaggebend ist die Orientierung an dem pathologischen Disharmoniemuster.
Die Auswahl einer klassischen Rezeptur ergibt sich grundsätzlich aus der Formulierung einer chinesischen Diagnose nach den Regeln der TCM. Dabei wird die Dynamik des krankhaften Prozesses beurteilt (calor / Hitze oder algor / Kälte) und dann die äußeren Agenzien miteinbezogen.
Wenn calor / Hitze oder algor / Kälte als primärer Krankheitsmechanismus wirksam sind, ist es wichtig, diese zuerst zu behandeln und zu eliminieren. Deshalb beginnt unsere Gruppeneinteilung innerhalb des ersten Kapitels **Therapie des primären Krankheitsmechanismus** mit den Rezepturen, die algor / Kälte (Gruppe 1) und calor / Hitze (Gruppe 2) therapieren.
Die weiteren primären Krankheitsmechanismen bilden die äußeren Agenzien ventus / Wind (in Gruppe 1 und 2 als Träger von calor / Hitze oder algor / Kälte subsumiert), humor / Feuchtigkeit und pituita / Schleim in Gruppe 3 und 4. Ariditas / Trockenheit ist in den Kapiteln calor / Hitze und depletio / Schwäche des Yin und Xue beinhaltet. Diese Agenzien führen zu repletiven Krankheitsmustern. Schließlich bewirken energetische Schwächen einen depletio / Schwäche-Befund des Qi, Xue, Yang oder Yin (Gruppe 6).
Die inneren Agenzien (emotiones) führen zu einer Dysregulation des Qi- und Xue-Flusses. Durch Rezepturen, die für eine Bewegung und Wiederherstellung des Qi- und Xue-Flusses sorgen, kann dieser primäre Krankheitsmechanismus korrigiert werden.

Somit ergeben sich als primäre Krankheitsmechanismen (bing yin) und als Untergruppen:

- algor / Kälte (einschließlich algor venti / Kälte und Wind)
- calor / Hitze (einschließlich calor venti / Hitze und Wind)
- humor / Feuchtigkeit
- pituita / Schleim
- Stagnationen des Qi und Xue
- depletio / Schwäche von Qi, Xue, Yang, Yin

In diesen sechs Gruppen des ersten Kapitels finden sich deshalb diejenigen Rezepturen, die Krankheitsbilder, ausgelöst durch die jeweiligen primären Krankheitsmechanismen, behandeln.

Im zweiten Kapitel werden Rezepturen zur **Therapie des sekundären Krankheitsmechanismus** beschrieben: diese Rezepturen orientieren sich stärker an einer energetischen Dysbalance oder Dysfunktion an einem bestimmten Manifestationsort, nämlich der extima (Oberfläche), den Leitbahnen oder den orbes (Funktionskreise).

Deshalb erfolgt die Zuordnung der Rezepturen in Kapitel 2 zu den Untergruppen:

- die extima / Oberfläche harmonisierend und die Leitbahnen klärend
- die absenkende Funktion des o. pulmonalis / FK Lunge antreibend
- das shen cardiale / Herz-shen beruhigend und die Orifizien des o. cardialis / FK Herz öffnend
- den o. stomachi / FK Magen harmonisierend und Verdauungsstagnationen lösend
- laxierend und den o. intestini crassi / FK Dickdarm antreibend
- die oo. intestinorum / FK Dick- und Dünndarm harmonisierend und konsolidierend
- den o. hepaticus / FK Leber harmonisierend
- den o. renalis / FK Niere harmonisierend und konsolidierend
- die s. impedimentalis / Breite Troßstraße und den paraorbis uteri / Neben-FK Uterus harmonisierend
- besondere Störungen therapierend

In der Praxis hat es sich bewährt, mit Hilfe dieser Einteilung eine geeignete Rezeptur auszuwählen. Voraussetzung ist aber, dass die chinesische Diagnose stimmt. Wenn ein schädigendes Agens eindeutig diagnostiziert werden kann, sind die passenden Rezepturen aus der entsprechenden Untergruppe des ersten Kapitels schnell zu finden.

Bei Unklarheiten bezüglich des auslösenden primären Krankheitsmechanismus kann man über die Beschreibung der Topographie und der betroffenen orbes / Funktionskreise Rezepturen zur Therapie des sekundären Krankheitsmechanismus auswählen, der durch die Unterkapitel des zweiten Abschnittes aufgeschlüsselt ist.

Probleme der Nomenklatur

Die Entstehung des Rezeptbestandes der chinesischen Phytotherapie beruht nicht nur auf einem enorm großen geographischen Gebiet, sondern erstreckt sich auch über einen sehr langen Zeitraum. Deshalb finden sich bei den Rezepturen

Unterschiede in der Nomenklatur, in der Zusammensetzung und in den Mengenangaben.

Für die chinesischen Arzneimittel werden weitgehend übereinstimmende Bezeichnungen verwendet. Allerdings gab es im Verlauf der vielen Jahrhunderte in der Literatur eine beträchtliche Anzahl von Namensvarianten einer Droge (z.B. waren in den verschiedenen Provinzen unterschiedliche Namen üblich oder aufgrund der Verfügbarkeit wurden andere Drogen eingesetzt und so die Zusammensetzung der Rezeptur verändert oder unter gleichem Namen wurde an einer anderen Stelle des chinesischen Reiches ein völlig anderes Mittel gehandelt). In den chinesischen Pharmakopoen (z.B. im Bencaogangmu) oder auch in Spezialenzyklopädien hat man sich um eine Auflistung der bekannten Varianten bemüht.

Die Übersetzung der chinesischen Bezeichnungen in die international übliche lateinische Nomenklatur der Drogen, die sich am Namen der Stammpflanze, aus der die Droge gewonnen wurde, orientiert, ist ebenfalls problematisch. In der bei uns gängigen Literatur ist deshalb die Namensgebung nicht einheitlich.

Aufgrund dieser Schwierigkeiten werden im Leitfaden die Einzeldrogen mit dem chinesischen und dem lateinischen Namen aufgeführt. Der lateinische Name entspricht der Nomenklatur des Leitfaden „Chinesische Phytotherapie“, in dem die Drogenbezeichnungen an den aktuellen Wissensstand der chinesischen Phytotherapie angepasst wurden und zwar sowohl in Bezug auf die Identifikation der Arzneimittel als auch auf die Präzisierung der lateinischen Namensgebung (es wurde versucht, die Drogennamen einerseits der etablierten Fachliteratur anzugleichen und für möglichst viele Anwender verständlich zu machen, andererseits die gebräuchliche pharmazeutische Systematisierung anzuwenden).

Die klassischen Rezepturen sind mit deutschem, lateinischem, englischem und chinesischem Namen präzisiert.

Aufbau einer Rezeptur

In der chinesischen Phytotherapie werden kaum Einzelsubstanzen verordnet, sondern eine nach bestimmten Kriterien zusammengestellte und auf den jeweiligen Patienten individuell zugeschnittene Rezeptur aus mehreren Arzneidrogen.

Dabei können die Drogen vom Therapeuten aufgrund der bekannten Wirkungen der Arzneien einzeln ausgewählt und zu einer Verordnung zusammengestellt werden oder eine klassische Rezeptur wird als Grundbaustein eingesetzt und entsprechend der therapeutischen Bedürfnisse abgewandelt.

Die vier klassischen Komponenten einer Rezeptur

Eine Rezeptur ist nicht einfach die Summe der Einzelarzneimittel, aus denen sie besteht, sondern sie wird durch deren Interaktionen komplex und effektiv. Dabei ist der Aufbau nicht willkürlich oder nur eine bloße Aneinanderreihung, sondern er folgt einem bestimmten, hierarchischen Grundprinzip, das sich von der in alten Zeiten benutzten Rangordnung des Fürsten, Ministers und Gesandten ableiten lässt.

Dieses Grundprinzip besteht aus vier klassischen Komponenten, die sich aus einem oder mehreren Einzelarzneimitteln zusammensetzen können.

- **Hauptarznei** (m. principale, jun, Fürst): Diese Komponente bestimmt die Hauptwirkrichtung einer Rezeptur und hat den größten Effekt auf den Hauptbefund. Sie ist unverzichtbar in der Rezepturkomposition.
- **Ergänzungsarznei** (m. ministrale, chen, Minister): Sie wirkt in die gleiche Richtung wie die Hauptarznei, unterstützt oder verstärkt deren Wirkung, richtet sich auch auf Nebenbefunde oder kann bei komplexeren Befunden einen weiteren wichtigen Aspekt des Disharmoniemusters berücksichtigen.
- **Hilfsarznei** (m. auxiliare, zuo, Assistent): Sie kann Nebenbefunde oder Symptome, die von Haupt- oder Ergänzungsarznei nicht beeinflusst werden, abdecken, unerwünschte (z. B. toxische) Wirkungen der Haupt- oder Ergänzungsarznei kompensieren oder kann sogar die Hauptdroge antagonisieren, um komplexere Muster besser zu erfassen.
- **Melderarznei** (m. nuntiale, shi, Bote): Sie kann die Wirkung der anderen Komponenten auf einen bestimmten orbis/Funktionskreis, Leitbahn, Ebene oder Wirkrichtung lenken, harmonisiert die gesamte Rezeptur, puffert ebenfalls mögliche toxische Wirkungen der anderen Arzneien ab oder vermittelt zwischen mehreren, ansonsten disharmonischen Bestandteilen einer Rezeptur.

In der Rezeptursammlung sind die vier klassischen Komponenten vor dem jeweiligen Arzneimittel mit folgenden Kürzeln bezeichnet:

P	Hauptarznei/m. principale
M	Ergänzungsarznei/m. ministrale
A	Hilfsarznei/m. auxiliare
N	Melderarznei/m. nuntiale

Beispiel: Ephedra-Dekokt (Mahuang tang)

P	Ephedrae herba (Mahuang)	Hauptarznei, löst die extima/Oberfläche
M	Cinnamoni cassiae ramulus (Guizhi)	Ergänzungsarznei, unterstützt die Wirkung der Ephedra
A	Pruni armeniacae semen (Juemingzi)	Hilfsarznei: beruhigt Keuchatmung, einen Nebenbefund
N	Glycyrrhizae radix (Gancao)	Melderarznei: harmonisiert die anderen Komponenten

Diese Ordnung innerhalb einer Rezeptur ist nicht als starres Schema zu verstehen, sondern beinhaltet, dass eine Rolle von mehreren Einzelarzneimitteln wahrgenommen werden kann oder ein Arzneimittel für mehrere Rollen zuständig ist oder sogar, dass eine Komponente nicht besetzt ist. Manchmal ist die Hierarchie durch die verschiedenen Funktionen innerhalb einer Rezeptur nicht so scharf getrennt, die Hauptarznei ist dabei aber meist definiert (teilweise bestehen Unklarheiten durch die lange Überlieferungszeit, für welche Hauptindikation das Rezept eingesetzt wurde und damit auch, welcher Bestandteil als Hauptarznei zu werten ist).

Die wichtigsten Melderarzneien

Melderarznei	Funktionskreis/Leitbahn
Coptidis rhiz. (Huanglian)	Herz-Leitbahn/s. cardialis
Phellodendri c. (Huangbo)	Dünndarm-Leitbahn/s. intest. tenuis
Anemarrhenae rhiz. (Zhimu)	Nieren-Leitbahn/s. renalis
Cinnamomi cassiae c. (Rougui)	Nieren-Leitbahn/s. renalis
Angelicae pubescentis seu Heraclei r. (Duhuo)	Nieren-Leitbahn/s. renalis
Notopterygii rhiz. (Qianghuo)	Blasen-Leitbahn/s. vesicalis, LB der Steuerung/s. regens
Ligustici sinensis r. (Gaoben)	Blasen-Leitbahn/s. vesicalis
Platycodi r. (Jiegeng)	Lungen-Leitbahn/s. pulmonalis
Angelicae dahuricae r. (Baizhi)	Dickdarm-Leitbahn/s. intest. crassi, Magen-Leitbahn/s. stomachi
Cimicifugae rhiz. (Shengma)	Dickdarm-Leitbahn/s. intest. crassi, Magen-Leitbahn/s. stomachi
Gypsum (Shigao)	Dickdarm-Leitbahn/s. intest. crassi, Magen-Leitbahn/s. stomachi
Atractylodis rhiz. (Cangzhu)	Milz-Leitbahn/s. lienalis
Paeoniae lactiflorae r. (Baishaoyao)	Milz-Leitbahn/s. lienalis
Bupleuri r. (Chaihu)	Leber-Leitbahn/s. hepatica, Herzbeutel-Leitbahn/s. pericardialis, Gallenblasen-Leitbahn/s. fellea, Drei-Wärmebereiche-Leitbahn/s. tricalorii
Moutan c. rad. (Mudanpi)	Herzbeutel-Leitbahn/s. pericardialis
Forsythiae fr. (Lianqiao)	Drei-Wärmebereiche-Leitbahn/s. tricalorii
Evodiae fr. (Wuzhuyu)	Leber-Leitbahn/s. hepatica
Ligustici chuanxiong rhiz. (Chuanxiong)	Leber-Leitbahn/s. hepatica
Artemisiae capillaris seu scopariae h. (Yinchenhao)	Leber-Leitbahn/s. hepatica
Hordei fr. germinatus (Maiya)	Leber-Leitbahn/s. hepatica
Lycii c. radicis (Digupi)	Oberer Wärmebereich/obereres Calorium
Puerariae r. (Gegen)	Mittlerer Wärmebereich/ mittleres Calorium
Citri reticulatae viride pericarp. (Qingpi)	Mittlerer Wärmebereich/ mittleres Calorium
Plantaginis s. (Cheqianzi)	Unterer Wärmebereich/unteres Calorium
Aconiti r. lateralis (Fuzi)	Unterer Wärmebereich/unteres Calorium

Das Zusammenspiel der einzelnen Komponenten in einer Rezeptur

Für viele Arzneimittel gilt, dass sie erst zusammen mit anderen Arzneien ihre Wirkqualitäten vollständig entfalten können. Bei der Zusammenstellung einer Rezeptur sollten deshalb die synergistischen Wirkungen von Einzelarzneimitteln beachtet und genutzt werden.
In einer klassischen Rezeptur ist dies bereits eingearbeitet, muss aber bei Modifikationen durch den Therapeuten erneut geprüft werden, was eine genaue Kenntnis der Einzelmittel voraussetzt (die entsprechenden Hinweise finden sich in den Pharmakopoen).
In den Pharmakopoen sind folgende synergistische Wirkungen beschrieben:
Eine Arznei kann einzeln verschrieben werden, sie kann andere zur optimalen Entfaltung benötigen, durch ein anderes Mittel in der Wirkung gesteigert, eingeschränkt oder sogar gehemmt und beeinträchtigt, in ihrer Toxizität durch ein anderes Mittel gemildert oder durch die Kombination unverträglich werden.

Modifikation einer Rezeptur

Wenn eine klassische Rezeptur als Grundidee benutzt wird, können die folgenden Methoden zur exakteren Anpassung an die individuellen Aspekte eingesetzt werden:

- **Hinzufügen, Weglassen oder Austauschen** einer oder mehrerer Komponenten, wobei die Hauptarznei und damit auch die Grundrichtung meist erhalten bleibt: diese Anpassung ist im Verlauf einer Behandlung indiziert, um die sich verändernden Schwerpunkte der Erkrankung mit einzubeziehen oder auch um auf die individuelle Nebenbefunde, die anders sind, als die durch die Rezeptur berücksichtigten, feiner abzustimmen. Durch Austausch der meisten Komponenten ist es aber auch möglich, die Wirkung in eine ganz andere Richtung zu lenken, auch wenn die Hauptarznei gleich bleibt.
- **Verändern der Dosierungen** bei gleicher Zusammensetzung: eine Veränderung der ursprünglichen Mengenverhältnisse führt zu einer anderen Akzentuierung und wird so für andere therapeutische Absichten genutzt.
- **Kombinieren** von mehreren klassischen Rezepturen: Bei sehr komplexen Mustern kann es sinnvoll sein, mehrere kleinere Rezepte, die ein enges Wirkungsspektrum aufweisen, zu kombinieren.
- **Wechsel der Darreichungsform**: Dekokte wirken allgemein stärker als Pillen; in Anpassung an den Befund wird das hergestellte Dekokt bei anderer Temperatur eingenommen (z.B. bei calor intimae/Hitze im Inneren abgekühlt, bei algor depletionis/Kälte-Schwäche warm bis heiß); zur äußerlichen Anwendung ist eine Verabreichung als Salbe sinnvoll, bei lang andauernder Begleitmedikation als milder Extrakt mittels Dampf oder als Pillen (vgl. unten die verschiedenen Zubereitungsformen).

Das Paradigma der Rezepturen

Gruppe

Die Zuordnung der klassischen Rezepturen im Leitfaden wurde entsprechend der von den Autoren eingeführten Gliederung gemäß primären und sekundären Krankheitsmechanismen (vgl. oben) vorgenommen.
Als **primäre Mechanismen** gelten algor / Kälte (einschließlich algor venti / Kälte und Wind), calor / Hitze (einschließlich calor venti / Hitze und Wind), humor / Feuchtigkeit, pituita / Schleim, Stagnationen des Qi und Xue, depletio / Schwäche von Qi, Xue, Yang, Yin.
Als **sekundäre Mechanismen** werden energetische Disharmonien an einem bestimmten Manifestationsort diagnostiziert.
Die Rezepturen

- harmonisieren die extima / Oberfläche und klären die Leitbahnen,
- regen die absenkende Funktion des o. pulmonalis / FK Lunge an,
- beruhigen das shen cardiale / Herz-shen und öffnen die Orifizien des o. cardialis / FK Herz,
- harmonisieren den o. stomachi / FK Magen und lösen Verdauungsstagnationen,
- laxieren und treiben den o. intestini crassi / FK Dickdarm an,
- harmonisieren und konsolidieren die oo. intestinorum / FK Dick- und Dünndarm,
- harmonisieren den o. hepaticus / FK Leber,
- harmonisieren und konsolidieren den o. renalis / FK Niere,
- harmonisieren die s. impedimentalis / Breite Trossstraße und den paraorbis uteri / Neben-FK Uterus, und eignen sich zur Therapie extra aufgeführter besonderer Störungen.

Name der Rezeptur

In Anpassung an die deutsche Literatur wurde als Hauptbezeichnung die deutsche Übersetzung des chinesischen Namens eines Rezeptes gewählt, wobei die jeweilige Darreichungsform den Klassikern entspricht.
Der lateinische Name ist gemäß Porkert „Klassische Chinesische Rezeptur“, der chinesische Name in Pinyin-Transskription und der englische Name nach Bensky / Barolet „formulas and strategies“ aufgeführt, um die Eindeutigkeit zu erhöhen.

Rezept aus Einzelarzneimitteln mit Dosierungsangaben

Die aufgeführte Zusammensetzung der Rezeptur aus Einzeldrogen entspricht den bei uns im Westen bekannten Standardwerken.
Die Einzeldrogen werden in der Nomenklatur des Leitfadens Chinesische Phytotherapie aufgeführt mit Angabe der Stammpflanze, aus der die Droge gewonnen

wird, des Pflanzenteils sowie des chinesischen Namens in Pinyin-Umschrift, um Verwechslungen so weit wie möglich auszuschließen.
Mengenangaben waren historisch innerhalb eines Rezeptes abhängig von der jeweils gültigen Maßbezeichnung, die sich im Lauf der Jahrhunderte und auch innerhalb der verschiedenen Gebiete Chinas gewandelt hat, so dass sich unterschiedliche Angaben in den Klassikern finden. Das Gewichtsverhältnis der verschiedenen Komponenten der Rezeptur war aber überwiegend konstant.
In den frühen 80er Jahren des 20. Jahrhunderts wurde auch in China das metrische System anstelle der chinesischen Maßeinheiten eingeführt, weshalb wir unsere Angaben ebenfalls in der Einheit Gramm angeben und nicht in der chinesischen (cun).
In den klassischen Werken wird für die Einzelmittel häufig ein Dosierungsspektrum zwischen Minimal- und Maximaldosis aufgeführt. Im Leitfaden sind die Dosierungen meist ohne dieses Spektrum im Sinne einer Standarddosierung angegeben. Die von uns vorgeschlagenen Mengen entsprechen den Verhältnissen der Einzeldrogen innerhalb der klassischen Rezeptur und sind nicht als fixe Normen zu verstehen, sondern können individuell im Rahmen der Minimal- und Maximaldosen entsprechend Pharmakopoe an den diagnostischen Befund angepasst werden (z. B. bei akuten Befunden erhöht, bei chronischen erniedrigt). Allerdings ist darauf zu achten, die Gewichtung der klassischen vier Komponenten einer Rezeptur nicht durch die Änderung der Dosierung zu verschieben, da sonst die Gesamtwirkung verändert werden könnte.
Allgemein entspricht die Menge der Einzeldrogen einer Tagesdosis für Erwachsene und bezieht sich auf eine Darreichung als Dekokt (es sei denn, es handelt sich bereits um eine Verordnung als Pulver oder ähnliches, was jeweils aus dem Namen des Rezeptes hervorgeht). Die Grundregeln der Zubereitung und der allgemeine Einnahmemodus sind im Abschnitt „Zubereitungsformen“ (vgl. unten) zu finden. Besonderheiten, die bei der Zubereitung eines bestimmten Rezeptes zu beachten sind, sind unter der Rubrik Kommentar beim jeweiligen Rezept aufgeführt.
Für die Verwendung einer Rezeptur in einer anderen galenischen Form muss die Tagesdosis entsprechend angepasst werden. Bei Tropfen hält man sich an die Angaben des Herstellers, für Granulate ist der Richtwert etwa ein Viertel bis ein Fünftel der Menge der Einzeldroge im Dekokt.
Eine Anpassung ist ebenfalls nötig, wenn die Verordnung für Kinder vorgesehen ist.
Richtwerte für die Tagesdosis bei Verschreibung als Dekokt:

2.–4. Lebensjahr	ein Sechstel der Erwachsenendosis
4.–6. Lebensjahr	ein Drittel der Erwachsenendosis
7.–11. Lebensjahr	die Hälfte der Erwachsenendosis

Temperaturverhalten (natura, xing)

Das Temperaturverhalten einer Rezeptur ist analog der paradigmatischen Beschreibung eines Arzneimittels zu verstehen und gibt Auskunft über die energetische Dynamik. Es entspricht einem Yang-Aspekt, da es eine aktive energetische Wirkung widerspiegelt.

Dabei entspricht kühl und kalt einer Verlangsamung der Dynamik, einer Sammlung und Verdichtung, warm und heiß einer Beschleunigung, Dynamisierung, aktiven Entfaltung. Neutral bedeutet Erhaltung, ein Gleichgewicht zwischen aktiven und sammelnden Komponenten. Die energetische dynamisierende Wirkung nimmt dabei von kalt bis heiß immer mehr zu.
In den übersetzten klassischen Werken gibt es keine Angaben über das Temperaturverhalten, die Dynamik, einer klassischen Rezeptur. Aufgrund der klinischen Erfahrung, der allgemein bekannten Wirkung und der Gewichtung der verschiedenen Komponenten innerhalb der Rezeptur wurde das Temperaturverhalten der gesamten Rezeptur von den Autoren bewertet und den fünf klassischen Temperaturverhalten (kalt, kühl, neutral, warm, heiß, erweitert durch die Übergänge Tendenz kühl, Tendenz warm) zugeordnet.
Die Wertung ■□□ bis ■■■ steht für die Gewichtung der jeweiligen Dynamik:

■□□	wenig, also mild ausgeprägt
■■■	stark, also intensiv ausgeprägt

Geschmacksrichtung (sapor, wei)

Komplementär zum Temperaturverhalten ist die Geschmacksrichtung als Yin-Aspekt zu verstehen. Die Bestimmung beinhaltet zwar auch den sensorisch wahrnehmbaren Geschmack, steht aber vor allem für die therapeutische Wirkebene, die Eindringtiefe eines Rezeptes, die sich aus dem Zusammenspiel der einzelnen Ingredienzien ableitet. In der einschlägigen Literatur ist diese Wertung ebenfalls nicht zu finden und wurde deshalb zur genaueren Beschreibung einer Rezeptur im Leitfaden ergänzt und anhand der klinischen Wirkung qualifiziert.
So weist eine **scharfe** Geschmacksrichtung auf entfaltende, lösende, die aktiven Energien mobilisierende Wirkung hin, die Rezeptur entfaltet sich somit mehr an der Oberfläche/extima.
Eine **süße** Qualifikation sorgt für eine regulierende, ausgleichende, harmonisiernde, puffernde, stützende Wirkung, eine **neutrale** für die Regulation des Flüssigkeitshaushaltes und Anregung der Ausscheidung, eine **saure** für zusammenziehende, adstringierende, aufrauende Wirkung, eine **bittere** für trocknende, dämpfende, die Säfte bindende und drainierende Wirkung und schließlich eine **salzige** für eine erweichende, befeuchtende, die Säfte sammelnde Wirkung, diese Rezepturen entfalten sich in der tiefsten Wirkebene.
Die hinzugefügte Wertung von ■□□ bis ■■■ verdeutlich wie auch bei den übrigen Paradigmen die Intensität der Geschmacksrichtung von mäßig (■□□) bis sehr (■■■) ausgeprägt.

Funktionskreis (FK, orbis, zang fu), Leitbahnbezug

Der Funktionskreis- und Leitbahnbezug ist eine empirisch fundierte Aussage darüber, auf welche Funktionskreise oder Leitbahnen eine Rezeptur ihre Wirkung am breitesten ausübt.
Diese Aussage ist ebenfalls nicht in den klassischen Werken anzutreffen, ist aber hauptsächlich aus den in den Klassikern beschriebenen Wirkungen ersichtlich

und wurde deshalb von den Autoren interpoliert. Zusätzlich ist die Beziehung zu bestimmten Funktionskreisen durch den jeweiligen Funktionskreisbezug der Hauptarznei sowie durch den der anderen Komponenten (v.a. der Melderarznei) determiniert.
Weitere Hinweise geben Temperaturverhalten und Geschmacksrichtung, wobei warme und heiße Rezepturen eher auf Yang-Aspekte der Funktionskreise Einfluss nehmen, kühle, kalte und neutrale eher auf die Yin-Aspekte und kühle bis warme auch auf die „Mitte". Die Geschmacksrichtung gibt wie bei den Arzneimitteln ebenfalls eine tendenzielle Affinität der Rezeptur an: scharf zum Lungen-FK/ o. pulmonalis, süß und neutral zur Mitte/oo. lienalis et stomachi, sauer zum Leber-FK/o. hepaticus, bitter zum Herz-FK/o. cardialis und salzig zum Nieren-FK/ o. renalis.
Gemäß der klinischen Bedeutung des Bezuges wurde wiederum eine Gewichtung von ■□□ bis ■■■ vorgenommen, wobei ■□□ einer milden und ■■■ einer sehr starken Affinität entspricht.

Wirkrichtung

Die Wirkrichtung einer Rezeptur ist eine weitere Verdeutlichung und ergibt sich aus der Beschreibung des Temperaturverhaltens und der Geschmacksrichtung. Auch diese Aussage ist nicht in den übersetzten Klassikern zu finden und wurde von den Autoren ergänzt.
Klassisch sind vier Wirkrichtungen eines Arzneimittels definiert, die im Leitfaden auf die Rezepturen übertragen wurden:

- **Oberflächlich**: Rezepturen mit tendenziell kräftig ausgeprägtem Temperaturverhalten (warm, heiß) und süßen und scharfen Qualitäten; sie wirken oben und weit außen, beeinflussen die Oberfläche/extima und wärmen.
- **Emporhebend**: Rezepturen mit tendenziell schwach ausgeprägtem Temperaturverhalten (neutral oder leicht warm) und süßen, leicht scharfen und leicht bitteren Qualitäten; sie heben die aktiven Energien nach oben und außen, unterstützen ihre Entfaltung, verhindern ein Absinken eines pathogenen Einflusses in die Tiefe.
- **Tief**: Rezepturen mit tendenziell stark ausgeprägter Geschmacksrichtung (bitter, salzig) und vor allem kalten Qualitäten; diese Rezepturen wirken in der Tiefe, sie kühlen, sie leiten nach unten ab, die Rezepturen lösen Verdichtungen auf.
- **Absenkend**: Rezepturen mit tendenziell schwach ausgeprägter Geschmacksrichtung (süß, sauer, salzig) und kühlen oder neutralen Qualitäten; sie senken Gegenläufigkeiten/Kontravektionen korrigierend ab, sie sammeln und führen aktive Energien nach unten, sie ermöglichen deren Schonung und Speicherung.

Wie die anderen Paradigmen ist diese Aussage entsprechend der klinischen Bedeutung und Ausprägung gewichtet (■□□ für mäßig ausgeprägt, ■■■ für sehr ausgeprägt).

Wirkort

Eine zusätzliche Präzisierung erhält die Beschreibung einer Rezeptur durch die Angabe des Wirkortes, der aufgrund klinischer Beobachtung der Wirkung bestimmt werden kann.
Auch hier handelt es sich um eine nichtklassische, von den Autoren aber wegen ihrer klinischen Bedeutung ergänzten Beschreibung, um die Praktikabilität der Sammlung zu erhöhen und die Auswahl einer Rezeptur leichter zu machen.
Es werden folgende Wirkorte hervorgehoben:

- Leitbahnen
- Oberfläche / extima
- Tiefe, Inneres / intima
- oberer Wärmebereich / Calorium
- Mitte und mittlerer Wärmebereich / Calorium
- unterer Wärmebereich / Calorium
- Nase
- Lunge
- Haut
- Rachen, Hals
- Kopf, Augen
- Verdauungstrakt
- Bewegungsapparat

Wirkung / Indikation

In diesem Abschnitt werden die wichtigsten klinisch standardisierten Wirkungen der einzelnen Rezepturen nach den Kriterien der chinesischen Medizin aufgeführt und bezüglich ihrer Ausprägung und Intensität gewertet. Dabei entspricht der Wert ■□□ einer milden, der Wert ■■□ einer mittleren und der Wert ■■■ einer starken Ausprägung der Wirkung.
Das bedeutet nicht, dass Rezepturen mit dem Wert ■■■ die besten sind, sondern dass Rezepturen mit einer niedrigen Wertung eine milde Wirkung erzielen und solche mit einer hohen eine ausgeprägte Wirkung!
Zu den beschriebenen chinesischen Wirkaussagen werden beispielhaft zur besseren Orientierung westliche Indikationen und Beschwerdebilder dargestellt, bei denen die jeweilige Rezeptur therapeutisch einsetzbar ist.
Folgende Wirkungen werden im Leitfaden benutzt:

Befund / Indikation	therapeutische Wirkung
Glut / ardor	◆ Glut / ardor ausleitend ◆ Glut / ardor kühlend
Hitze / calor	◆ Hitze / calor zerstreuend ◆ Hitze / calor kühlend ◆ Hitze durch Schwäche / calor depletionis beseitigend ◆ Hitze bei Wind / calor venti ausleitend ◆ feuchte Hitze / calor humidus ausleitend

Befund / Indikation	therapeutische Wirkung
Wind / ventus	◆ Wind / ventus ausleitend ◆ inneren Wind / ventus internus besänftigend ◆ feuchten Wind / ventus humidus ausleitend ◆ Wind-Blockaden / occlusio venti lösend ◆ schädigenden Wind / ventus laedens beseitigend
Feuchtigkeit / humor	◆ Feuchtigkeit / humor umwandelnd ◆ Feuchtigkeit / humor ausleitend ◆ Feuchtigkeit / humor trocknend ◆ Feuchtigkeit bei Wind / humor venti ausleitend ◆ kalte Feuchtigkeit / humor algidus trocknend ◆ Blockaden durch Feuchtigkeit / occlusio humoris beseitigend
Schleim / pituita	◆ Schleim / pituita kanalisierend ◆ Schleim / pituita umwandelnd ◆ kalten Schleim / pituita algida umwandelnd ◆ heißen Schleim / pituita calida umwandelnd
Kälte / algor	◆ Kälte / algor zerstreuend ◆ Kälte / algor wärmend ◆ Kälte bei Wind / algor venti ausleitend ◆ feuchte Kälte / algor humidus ausleitend
Trockenheit / ariditas und Sommerhitze / aestus	◆ Trockenheit / ariditas befeuchtend ◆ Sommerhitze / aestus ausleitend ◆ Sommerhitze / aestus kühlend
Therapie des geradläufigen / orthopathisches Qi, v. a. Qi der Mitte, Qi des FK Lunge / o. pulmonalis mit der Wehrenergie / qi defensivum, Qi der Leitbahnen	◆ Qi stützend und ergänzend ◆ Qi bewegend und regulierend ◆ Qi emporhebend ◆ Qi absenkend
Therapie der stofflichen Energie / Xue	◆ Xue regulierend ◆ Xue haltend ◆ Xue bewegend ◆ Xue ergänzend ◆ Xue kühlend ◆ Stasen des Xue lösend ◆ hämostyptisch
Beeinflussung des Yang, v. a. des Nieren-Yang / yang renale, Herz-Yang / yang cardiale, Magen-Yang / yang stomachi, Leber-Yang / yang hepaticum	◆ Yang stützend ◆ Yang emporhebend ◆ Yang absenkend ◆ Yang erwärmend ◆ Kleines Yang / yang minor harmonisierend

Befund / Indikation	therapeutische Wirkung
Beeinflussung der Säfte und des Jing / Struktivpotenzials / Essenz	◆ Yin stützend und ergänzend ◆ Säfte ergänzend ◆ Säfte bewegend ◆ adstringierend und sammelnd ◆ Jing / Struktivpotenzial / Essenz stützend
Therapie der Oberfläche / extima, Leitbahnen und Sinnesorgane	◆ Oberfläche / extima öffnend ◆ Oberfläche / extima lockernd, lösend ◆ Oberfläche / extima kühlend ◆ Oberfläche / extima festigend ◆ Oberfläche / extima befeuchtend ◆ Schweiß zurückhaltend ◆ Energiebahnen und Sinne öffnend ◆ Leitbahnen erwärmend ◆ Leitbahnen öffnend ◆ Augen und Kopf klärend
Therapie von Verdichtungen und Verhärtungen / concretiones	◆ stoffliche Verhärtungen / concretiones zerschlagend und lösend ◆ Zusammenballungen lösend ◆ Verhärtungen erweichend ◆ Schwellungen zerteilend ◆ Stauungen zerstreuend
Korrektur der Fließrichtung energetischer Prozesse	◆ Gegenläufigkeiten / Kontravektionen absenkend ◆ Brechreiz stillend ◆ Vomitus induzierend ◆ Kollapsneigung / Flexus beseitigend
Therapie besonderer Symptome	◆ Schmerz beseitigend ◆ krampflösend ◆ beruhigend und ausgleichend ◆ Bewegungsapparat kräftigend ◆ Körpergewebe lösend
Beeinflussung spezifischer Funktionskreise / orbes oder Leitbahnen	◆ mittlere Funktionskreise / orbes harmonisierend und stützend ◆ Funktionskreis Magen / o. stomachi harmonisierend und stützend ◆ Funktionskreis Leber / o. hepaticus harmonisierend und stützend ◆ Funktionskreis Gallenblase / o. felleus harmonisierend und stützend ◆ Funktionskreis Herz / o. cardialis stützend und kühlend ◆ Funktionskreis Niere / o. renalis stützend ◆ Funktionskreise Dick- und Dünndarm / oo. intestinorum harmonisierend ◆ Funktionskreis Drei-Wärmebereich / o. tricalorii regulierend und stützend ◆ unterer Wärmebereich / Calorium kühlend

Befund / Indikation	therapeutische Wirkung
Beeinflussung spezifischer Funktionskreise / orbes oder Leitbahnen (Forts.)	◆ Breite Trossstraße, Aufnehmende Leitbahn und Neben-Funktionskreis Uterus / ss. impedimentalis, respondens, paraorbis uteri harmonisierend und stützend ◆ Gürtel-Leitbahn / s. zonalis stabilisierend
Therapie pulmonaler Beschwerden	◆ Husten stillend ◆ Keuchen stillend ◆ Rachen freimachend
Therapie von Haut- und Schleimhauterkrankungen	◆ entgiftend und desinfizierend ◆ Exantheme herausbefördernd ◆ Ekzeme, Verbrennungen und Geschwüre ◆ Verletzungen, Hämatome und Wunden ◆ Juckreiz beseitigend ◆ antiparasitisch
Beeinflussung der Ausscheidung	◆ Verdauungsblockaden lösend ◆ Diarrhö beendend ◆ laxierend ◆ diuretisch ◆ Urin zurückhaltend
gynäkologisch-geburtshilfliche Indikationen	◆ Unruhe des Fetus ◆ Uterus erwärmend ◆ Geburt fördernd ◆ Milch zurücknehmend ◆ Milchfluss fördernd

Klinische Bemerkung

Hier finden sich wichtige Hinweise aus den klinischen Erfahrungen der Autoren, Merksätze oder auch kurz die zentralsten und klinisch auffälligsten Merkmale einer Rezeptur, um einen schnellen Überblick im Vergleich zu anderen Rezepturen des jeweiligen Kapitels zu ermöglichen.

Modifikationen und abgeleitete Rezepturen

In den Klassikern werden zu bestimmten pathologischen Befunden, die das Zustandsbild zusätzlich prägen, spezifische und empirisch bewährte Abwandlungen und Ergänzungen der Grundrezeptur vorgeschlagen. So kann das jeweilige Grundrezept besser an das individuelle Disharmoniemuster angepasst werden.
Neben klinischen Symptomen (wie z. B. Kopfschmerzen) sind auch energetische Muster (wie z. B. Hitze-Wind / calor venti) aufgeführt, bei denen eine Modifikation vorteilhaft ist. Dazu sind die entsprechenden klassischen Kombinationen mit anderen Einzeldrogen oder auch das Ersetzen einzelner Bestandteile der Rezeptur durch andere Arzneien festgehalten.

In der Rezeptsammlung werden dafür folgende Symbole verwendet:

+	bedeutet, diese Arznei wird der Grundrezeptur hinzugefügt
–	bedeutet, diese Arznei wird in Grundrezeptur weggelassen
↑	bedeutet, diese Arznei wird in Grundrezeptur erhöht
↓	bedeutet, diese Arznei wird in Grundrezeptur erniedrigt

Im Abschnitt „Abgeleitete Rezepturen" finden sich wichtige Rezepturen, die aus dem Grundrezept hervorgegangen sind.

Kommentar

Erläuterungen der Autoren zur Rezeptur, praktische Hinweise und Besonderes im Vergleich zu anderen Rezepturen sind hier erwähnt.

Kontraindikationen, Toxizität

Unter der Rubrik Kontraindikation sind bestimmte energetische Situationen und Befunde aufgeführt, in denen die Rezeptur nicht verordnet oder entsprechend modifiziert werden sollte. Grundlegende toxische Eigenschaften der Einzeldrogen werden als Grundwissen vorausgesetzt und nur selten erwähnt. Dazu verweisen wir auf die Monographien in den entsprechenden Pharmakopoen oder in den Lehrbüchern zur chinesischen Phytotherapie.

Rezepturen und Gravidität

Während der Schwangerschaft ist besonders darauf zu achten, den Säftebereich zu schützen, das Struktivpotenzial zu stützen und keine Arzneimittel oder Rezepturen, die einen Abort verursachen könnten, einzusetzen.
Dazu gehören Medikamente, die das Xue bewegen, Stasen lösen, Säfte bewegen und auch das Säftepotenzial beeinträchtigen oder sogar dezimieren könnten, beispielsweise durch ein heißes Temperaturverhalten oder durch eine diuretische Wirkung.
Wenn eine Rezeptur während der Schwangerschaft verboten ist oder nur unter Vorsicht angewendet werden soll, ist dies extra hervorgehoben.

Prinzipien der Anwendung von chinesischen Phytotherapeutika

Die Grundeinheit einer medizinischen Verschreibung in der chinesischen Medizin ist ein Rezept, das aus mehreren Einzelmitteln vom Therapeuten zusammengestellt wird.
Der chinesische Begriff für Rezeptur lautet fangji: fang steht für Methode oder Verschreibung, ji für Zubereitung oder Zusammenstellung.

Die praktische Anwendung beruht auf den theoretischen Grundlagen der chinesischen Funktionsdiagnostik und den daraus folgenden Behandlungstrategien. Der Aufbau eines Rezeptes gemäß den oben aufgeführten 4 klassischen Komponenten und die Auswahl aus einer klassischen Rezeptursammlung folgt wiederum den Mustern der Behandlungsstrategien: „das Rezept ist abgeleitet von der Strategie, die Strategie ergibt sich aus dem Muster“ (Bensky).
Eine Rezeptur ist somit Teil einer strengen wissenschaftlichen Systematik unter Anwendung von Einzelarzneien, die wiederum sehr genau in ihrer Qualität definiert sind.
Jede Erkrankung hat allgemeine und individuelle Aspekte, wobei die allgemeinen Aspekte Grundlage für die Rationalisierung und die Systematisierung der Therapie sind, die Beachtung der individuellen aber erst zu einer optimierten, auf den Patienten zugeschnittenen Therapie führt.
Der Einsatz der klassischen Rezepturen ohne Anpassung an die individuelle Situation ist dabei meist eher eine Schematisierung, so dass z. B. Fertigrezepturen (in Pillen- oder Tablettenform) zwar praktisch sind, aber auch den Nachteil der zu allgemeinen oder eher symptom-orientierten Behandlung beinhalten.

Wurzel (stirps, ben) und Verzweigung (cacumen, biao)

Die klassische Differenzierung eines Disharmoniemusters in Wurzel und Verzweigung (Manifestation) ist eine wichtige fundamentale Leitlinie für die Behandlung. Sie sorgt dafür, dass der Nutzen einer Behandlung optimiert und Nebeneffekte reduziert werden.
Folgende Zuordnungen können bei der Differenzierung helfen:

- Die Orthopathie, das geradläufige Qi, ist die Wurzel; die Heteropathie, der pathogene Faktor ist die Verzweigung.
- Der primäre Krankheitsmechanismus ist die Wurzel, jegliche sekundären Komplikationen oder Symptome sind die Verzweigungen.
- Der innere Aspekt (endogene Störung) einer Erkrankung ist die Wurzel, der äußere (exogen Verletzung) die Verzweigung.
- Eine chronische Krankheit wird als Wurzel gewertet, eine akute als Verzweigung.

In der Therapie gilt es ebenfalls Wurzel und Verzweigung zu differenzieren, wobei der Schwerpunkt primär auf die Wurzel, den primären Krankeitsmechanismus, ausgerichtet ist:

- Bei akuten Erkrankungen gilt es, die Verzweigung zu behandeln (auch bei akuter Erkrankung auf der Basis einer chronisch vorhandenen) und zwar eher durch eine stark wirksame Medikation.
- Bei chronischen Erkrankungen gilt es, die Wurzel mit eher milder Medikation zu behandeln, wobei eine alleinige Behandlung der Wurzel ohne Einbezug der Symptome eher selten ist.
- Die Behandlung von Wurzel und Verzweigung wird gleichzeitig angegangen.
- Ein anderer Aspekt von Wurzel und Verzweigung ist die Stützung oder Tonisierung des orthopathischen Qi und die Ausleitung einer Heteropathie. Bei schwacher Konstitution kann über eine Stützung der Orthopathie der patho-

gene Einfluss beseitigt werden (erst tonisieren dann ausleiten) oder durch Ausleitung der Heteropathie kann sich eine starke Orthopathie von selbst wieder regenerieren (erst ausleiten, dann eventuell noch tonisieren). Hier kann die Zuordnung zu Wurzel und Verzweigung wechseln.

Verschiedene Behandlung für die gleiche Krankheit, gleiche Behandlung für verschiedene Krankheiten

Die chinesische Therapie orientiert sich nicht an westlich definierten Krankheiten und Diagnosen oder an Symptomen, sondern wird durch das zugrunde liegenden Disharmoniemuster bestimmt: sie ist Strategie-orientiert.
Deshalb können gleiche Krankheiten, die auf einem unterschiedlichen Muster beruhen, auch nicht mit der gleichen Therapie behandelt werden, sondern erfordern eine spezifische, andere Strategie. Umgekehrt können unterschiedliche Krankheiten oder Manifestationen auf dem gleichen pathogenen Muster beruhen und müssen demnach auch mit der gleichen Strategie angegangen werden.

Die acht therapeutischen Verfahren (ba fa)

Die Anwendung von unterschiedlichen Behandlungsstrategien war immer integraler Bestandteil der chinesischen Medizin. Im Lauf der Jahrhunderte unterlagen diese Strategien zwar einem Wandel, ihre Kategorisierung ist jedoch seit dem ersten Jahrtausend zu acht klassischen therapeutischen Verfahren zusammengefasst, die einzeln oder auch kombiniert in der Therapie eingesetzt werden können.

- **Schwitzen auslösen** (sudatio, han fa): Stimulation des Energieaustausches zwischen Körperoberfläche und Innerem, Steigerung der Wehrenergie / wei qi bei Eindringen einer exogenen Heteropathie / Schrägläufigkeit, die sich in der Oberfläche / extima festgesetzt hat und dort zu einer energetischen Aufladung / repletio führt. Einsatz meist im Anfangsstadium einer Krankheit, bei einer Schwäche / depletio des Yin aufgrund des Säfteverlustes nur mit Vorsicht anzuwenden.
- **Erbrechen oder Auswurf induzieren** (vomitio et expectoratio, tu fa): Auswerfen von belastenden Stoffen, Lösung von Stauungen und Verstopfungen der Leitbahnen. Anwendung in hochakuten, lebensbedrohlichen, extrem energetisch aufgeladenen / repletiven Situationen wie z. B. bei Verdauungsstillstand, Atemnot, Ohnmacht, Apoplex als erste Hilfe. Kontraindiziert bei geschwächten Patienten, nach Säfteverlusten und langer Krankheit, prae und post partum, Kurzatmigkeit bei depletio qi / Qi-Schwäche, Keuchatmung bei Störung im o. pulmonalis / FK Lunge.
- **Abführen nach unten (purgatio, xie fa):** Ableitung von Hitze / calor durch Nach-unten-Führen von Schlacken oder aufgestauten struktiven Energien, Lösung von Fülle / repletio oder auch Trockenheit / ariditas im mittleren und unteren Calorium / Wärmebereich, Erneuerung des Energieflusses durch Ausscheidung von angesammelten Energien. Einsatz bei Obstipation, verminder-

ter Urinausscheidung, Wasseransammlung mit Gedunsenheit, erschwerter Atmung, gehemmtem Austausch von oben und unten durch Hitze-Schleim/calor pituitae mit Spannung und Druck in der oberen Körperhälfte, Stasen des Xue im unteren Wärmebereich/Calorium wie z.B. gespannter Unterleib. Kontraindiziert bei Fülle/repletio in der Oberfläche/extima, wenn die Heteropathie zwischen Innerem/intima und Oberfläche/extima sitzt mit Brechreiz, bei Obstipation im Senium durch Yin-Schwäche/depletio yin. Vorsichtige Anwendung bei geschwächten Patienten, in der Schwangerschaft oder post partum.

- **Harmonisieren des Energieflusses (compositio, he fa):** Harmonisierung des Zusammenspiels von zwei oder mehreren Funktionskreisen/orbes, Verhinderung des weiteren Eindringens einer Heterophatie, die zwischen Innerem/intima und Oberfläche/extima sitzt, durch Rückführung in die Oberfläche/extima. Gute, oft allgemein anwendbare Methode. Einsatz z.B. bei Wechsel von Hitze und Frösteln, trockenem Hals, Aufstoßen, Appetitlosigkeit, prämenstruellen Hitzewallungen durch Stagnation des Leber-Qi/qi hepaticum, Bauchschmerzen mit Diarrhö, die nicht erleichtert. Kontraindiziert bei reinen Befunden des Inneren/intima oder der Oberfläche/extima.
- **Wärmen (tepefactio, wen fa):** Ausleitung und Kompensation von Kälte/algor durch warme oder heiße Rezepturen, Auflösung der Hemmung durch Kälte/algor. Anwendung bei Kälte-Schwäche/algor depletionis oder Kälte im Inneren/algor intimae, nach zu starkem Abführen oder Schweißerzeugen, bei Yang-Schwäche/depletio yang, bei calor falsus, der Kälte/algor überlagert. Kontraindiziert bei Hitze-Fülle/calor repletionis, Hitze im Inneren/calor intimae, Hitze-Schwäche/calor depletionis oder Yin-Schwäche/depletio yin.
- **Klären (refrigeratio, qing re fa):** Ausleitung und Kompensation von Hitze/calor oder auch Glut/ardor durch kühle oder kalte Rezepturen, Schmälerung der aktiven Energien und Säfte durch Hitze/calor. Einsatz bei Hitze/calor-Befunden, auch Hitze im Inneren/calor intimae. Kontraindiziert bei geschwächten Patienten, nach starker körperlicher Anstrengung, falscher Hitze/calor falsus und post partum, da eine falsche oder zu hoch dosierte Kühlung die aktiven Energien schmälern oder schädigen kann.
- **Stützen und ergänzen (suppletio, bu fa):** Ausgleich einer depletio/Schwäche von Qi oder Xue oder anderen Energieformen oder Schwäche/depletio eines Funktionskreises/orbis oder Stützung der Orthopathie, wobei eine stabile Mitte Voraussetzung für die Aufnahme der suppletiven Rezepturen ist. Einsatz bei Qi-Schwäche/depletio qi wie z.B. leichte Erschöpfbarkeit, Kurzatmigkeit, bei Xue-Schwäche/depletio xue wie z.B. Unruhe, welkes Gesicht, erschwerter Stuhlgang, bei Yang-Schwäche/depletio yang wie z.B. Knieschmerzen, Diarrhöneigung, häufige Miktion, bei Yin-Schwäche/depletio yin wie z.B. abgemagerter Körper, trockener Mund. Kontraindiziert bei Fülle/repletio mit Schwäche/depletio-Zeichen. Falls eine Heteropathie schon zu tief eingedrungen ist, ist eine alleinige Stützung/suppletio nicht ausreichend, um die Heteropathie zu eliminieren.
- **Ableiten und zerstreuen (dispulsio, xiao fa).** Ableitung und Zerstreuung von gestauten Energieformen bei Stagnationen, Schleim/pituita, Feuchtigkeit/humor oder auch Verdichtungen und Verhärtungen/concretiones et congelationes. Diese Methode wird häufig in der Praxis verwendet und ist im Vergleich zum Abführen/purgatio sanfter und anhaltender in der Wirkung durch Auflösung von funktionellen Blockaden (und nicht z.B. konkretisierter

Fülle/repletio wie stockender Schleim, eingetrockneter Stuhl). Einsatz bei concretiones/Verdichtungen wie z. B. Neoplasien, Hämatome, bei Folgen von Diätfehlern mit Klumpengefühl, saurem Erbrechen o. ä., bei Schleimansammlungen in der oberen Körperhälfte, Gedunsenheit, bei Fülle im FK Milz/repletio o. lienalis mit Geschwülsten. Kontraindiziert bei gedunsenem Abdomen bei Qi-Schwäche/depletio qi, fiebrigen Erkrankungen bei Yin-Schwäche/depletio yin, Schleim/pituita durch Schwäche der FK Milz oder Niere/depletio oo. lienalis sive renalis, ausbleibender Menstruation durch Xue-Schwäche/depletio xue.

Therapie unter Beachtung der Diätetik (yangsheng)

Eine effiziente Therapie erfordert nicht nur die Anpassung an das zugrunde liegende Disharmoniemuster, sondern beachtet auch die Jahreszeit, die Umgebung, die Lebensführung, die individuelle Konstitution und die Lebensphase, in der sich der Patient befindet.

Therapeutisch bedeutet das, den Patienten einerseits auf offensichtliches Fehlverhalten aufmerksam zu machen, andererseits die Rezepturen beispielsweise auf die besondere Lebenssituation auszurichten und den Lebenszyklus und damit auch die Verfassung des FK Niere/o. renalis mit einzubeziehen.

In den Klassikern (v. a. Suwen) werden ein achtjähriger Zyklus für den Mann und ein siebenjähriger für die Frau beschrieben, in denen sich die physiologischen Grundlagen verändern:

Nieren-Qi/qi renale und Struktivpotenzial werden im Lauf der Lebensjahre schwach und die Füllungszustände bestimmter Leitbahnen nehmen ab (z. B. werden die drei Yang-Leitbahnen im oberen Körperbereich schwach mit der Folge eines welken Gesichtes und des Ergrauen des Haares).

Eine Missachtung der Lebenspflege/yangsheng kann zu weit reichenden Störungen in der inneren Harmonie und damit auch zu Krankheiten führen.

Deshalb ist eine rein am pathologischen Befund orientierte Therapie manchmal nicht ausreichend, um solchen Einflüssen, die den Krankheitsprozess immer wieder unterhalten, gegenzusteuern, und die Behandlung führt nicht oder nur sehr schwer zum angestrebten Ziel der Wiederherstellung der Gesundheit.

Die allgemeine Lebensführung (Diätetik, yangsheng) spielt seit jeher eine sehr große Rolle bei der Erhaltung von Harmonie und Gesundheit: Voraussetzungen sind, dass das Jing/Struktivpotenzial, Bauenergie/qi constructivum und Wehrenergie/qi defensivum gut verteilt sind, die Oberfläche/extima weich und dicht ist und die Funktionskreise gekräftigt werden.

- Die Ernährung ist ausgewogen mit regelmäßigen Essenszeiten, Aufnahme etwa gleicher Nahrungsmengen und gemäßigter Verwendung von Genussmitteln.
- Die körperliche und geistige Aktivität richtet sich nach Tages- und Jahreszeit, Lebensphase und Konstitution, d. h. mehr Aktivität am Morgen, im Frühjahr, in der Jugend, weniger Aktivität mit mehr Ruhephasen am Abend, im Winter und im Alter entsprechend der physiologischen Verlangsamung der energetischen Prozesse im Körper.
- Ausreichende Bewegung und Aktivität mit einem ausgewogenen Verhältnis zu Ruhephasen, ein adäquater Umgang mit den Emotionen und der tägliche Aus-

gleich sind für den harmonischen Fluss von Qi und Xue sehr wichtig. Ein Übermaß, Auspowern führt genauso zu einer Beeinträchtigung von Qi- und Xue-Fluss mit der Folge von Schwäche / depletio wie eine zu große Trägheit, die Stagnationen hervorruft oder die Funktionskreise schwächt.
- Die eigenen Ressourcen sollen nicht durch exzessive Lebensweise geschwächt werden, damit Einflüssen von außen durch die Orthopathie, den geradlinigen, gesunden Energiefluss, gegengesteuert werden kann.

Zubereitungsformen

Im Verlauf der langen praktischen Anwendung der chinesischen Medizin wurden verschiedene Zubereitungsarten entwickelt, die zusätzlich die therapeutischen Absichten unterstützen sollen. Die immer noch und seit frühester Zeit am weitesten verbreitete Darreichungsform der Arzneimittel ist das Dekokt, die Abkochung, da es am wirksamsten und individuellsten einsetzbar ist.

Dekokt (Abkochung, Absud, tang ji)

Die Ingredienzien einer Rezeptur – pflanzliche, tierische oder mineralische Drogen in roher, getrockneter oder präparierter Form – werden in Wasser eine bestimmte, in den Pharmakopoen vorgegebene Zeit ausgekocht (vgl. auch Tabelle unten).

Die Herstellung eines Dekoktes durch die Patienten selbst ist einfach und kann mit der Anweisung für die verschiedenen Kochzeiten der Arzneimittel dem Patienten gut überantwortet werden.

Der Patient lernt die einzelnen Substanzen kennen, kann sie sehen, ihren Geruch aufnehmen und einen eigenen Bezug zu „seiner" Medizin herstellen. Auch die eigenhändige Zubereitung (nicht z.B. durch ein Familienmitglied) kann diesen Bezug unterstützen und die Therapie günstig beeinflussen. Zusätzlich können Therapeut und Patient sich von der Richtigkeit der Zusammensetzung und der Qualität der Drogen überzeugen.

Nach einer entsprechenden Erklärung durch den Therapeuten haben die Autoren die Erfahrung gemacht, dass die meisten Patienten bereit sind, ein Dekokt zuzubereiten, auch wenn es zeitaufwändig ist. Sie werden mit der Zeit routinierter und haben die notwendige Zeit in den Alltag integriert. Als weitere Erleichterung hat es sich seit vielen Jahren bewährt, eine Verschreibung nicht nur für einen bzw. zwei Tage zuzubereiten, sondern meist für insgesamt acht oder vierzehn Tage, was den Zeitaufwand erheblich reduziert (vgl. praktische Anleitung).

Hauptvorteil dieser Darreichungsform ist die schnelle Absorption. Daneben haben Dekokte im Vergleich zu anderen Darreichungsformen eine starke Wirkung, deren Intensität sich durch Verdünnen oder Konzentrieren der Tagesdosis leicht steuern lässt. Außerdem können sie durch eine einfache Veränderung der Zusammensetzung schnell an veränderte Bedürfnisse des Patienten angepasst werden, weshalb ihr Einsatz vor allem zu Beginn eine Behandlung sinnvoll ist.

Viele Arzneimittel entfalten erst durch Abkochung ihre pharmakodynamische Wirkung, wobei die Kochzeiten der Einzeldrogen zu beachten sind.

Nachteile sind die Verderblichkeit aufgrund des wässrigen Auszuges der Drogen (meist verschreiben die Autoren eine Rezeptur für mehrere Tage, damit nicht täg-

lich, wie in China üblich, ausgekocht werden muss; eine Haltbarkeit bis zu 14 Tagen hat sich ohne Zugabe von Konservierungsstoffen bei Aufbewahrung im Kühlschrank als unproblematisch herausgestellt). Andere Nachteile sind der manchmal unangenehme Geschmack, an den sich die meisten Patienten nach einigen Tagen gewöhnen, und der Zeitaufwand der Zubereitung.
Weitere Verwendungsmöglichkeiten eines Dekoktes:

- Kocharznei (fervefactio, jian): Nach Absieben der Drogen wird das fertige Dekokt noch längere Zeit weitergekocht. So kann eine noch stärkere Veränderung der Komponenten erzielt werden, was bei chronischen Verläufen wichtig sein kann.
- Trank (potio, yin): Das Dekokt wird nach Erkalten bei Zimmertemperatur oder sogar gekühlt eingenommen, was bei calor/Hitze-Befunden nützlich ist.

Andere gebräuchliche Darreichungsformen

Neben der immer schon gebräuchlichsten Zubereitung einer Rezeptur als Dekokt sind als Darreichungsformen noch möglich:

Pille (wan)

Pillen werden ebenfalls seit Jahrhunderten hergestellt, meist aus gemahlenen Arzneien zusammen mit Honig oder anderen Trägermaterialien. Ihre Wirkung ist milder als die der Dekokte. Sie eignen sich vor allem für die Behandlung von chronischen oder depletio/Schwäche-Erkrankungen, aber auch durch die schnelle Erhältlichkeit für akute Störungen. Günstig ist diese Verabreichung bei langen Behandlungen oder auf Reisen. Manche der in China hergestellten Pillen stammen von Extrakten, die die als aktiv angesehenen Inhaltsstoffe einer Droge enthalten oder werden auf intensivere Art als durch bloße Extraktion durch Abkochung gewonnen. Der Effekt kann deshalb durchaus anders sein als bei einer Herstellung aus gemahlenen Rohdrogen. Bei Verschreibung von Fertigarzneimittel sollte die Herstellungsart unbedingt berücksichtigt werden.

Pulver (pulvis, san)

Herstellung aus gemahlenen Drogen zur inneren oder äußeren Anwendung (lokal auf die Haut oder in Nase oder Rachen eingeblasen für dortige Wirkung). Die Dosierung ist etwa um 30–50 % höher als die im Dekokt. Einfache Einnahme in 2–3 Einzeldosen, Zubereitung durch Mischen mit warmem Wasser (wie ein Tee) oder über 5–10 min. leicht mit Wasser gekocht. Durch die Mischbarkeit von gepulverten Einzeldrogen ist eine Anpassung an den jeweiligen spezifischen Befund möglich, die Wirkung ist im Vergleich mit einem Dekokt aber eher mild.

Granulate (chong fu ji)

Die Basis von modernen Granulaten ist meist ein Dekokt aus einzelnen Arzneien oder aus gemischten klassischen Rezepturen. Die Abkochung erfolgt solange, bis eine dicke, konzentrierte Flüssigkeit entsteht, die mit geeigneten Stabilisatoren und durch Trocknungsverfahren zu einem Granulat verarbeitet wird. Vorteil ist die lange Haltbarkeit, die leichte Anwendbarkeit, die schnelle Resorption und die im Vergleich zu Pulvern oder Pillen stärkere Wirkung. Problematisch ist aber, dass diese meist in Japan oder Taiwan hergestellten Granulate häufig niedrigere als die in den Standardwerken der chinesischen Medizin vorgeschriebenen Dosierungen enthalten.

Tropfen, Sirup

Herstellung als fertige wässrige Konzentrate mit Stabilisatoren und Zucker, die sowohl als Einzelarzneimittel oder auch als Fertigrezepturen zur Verfügung stehen. Günstig für die Therapie von Kindern aufgrund des besseren Geschmacks, sehr milde Wirkung.

Medizinalweine (jiu ji, yao jiu)

Alkohol, meist aus Reis oder Sorghum gewonnen, wird als Lösungsmittel benutzt und ein Drogenauszug hergestellt (Einweichen der Drogen in angewärmten Alkohol, abfiltern) oder ein wässriger Auszug wird mit Alkohol vermischt. Der Medizinalwein ist für die innere und äußerliche Anwendung geeignet. Alkohol nährt, löst Blockaden in den Leitbahnen und bewegt das Xue / Blut. Deshalb findet diese Darreichungsform bei chronischer depletio / Schwäche oder Schmerzen durch humor venti / feuchten Wind oder Traumen Anwendung.

Wasser (lu)

Für eine lang andauernde Begleitmedikation eignen sich Extrakte, die durch Dampf aus den Drogen gewonnen wurden und so eine sehr abgeschwächte Wirkung haben. Beispiele sind Rosenwasser oder Lonicerawasser.

Injektionen (zhen ji)

Durch Extraktion von Drogen mit modernen Verfahren werden sterile Lösungen hergestellt, die als Injektionen oder Infusionen angewendet werden können. Diese Form bietet sich vor allem für den Einsatz in Krankenhäusern an und wird in China vielfach eingesetzt.

Äußerliche Anwendungen

Als Salben entweder als Fertigprodukte über den Fachhandel oder in der Apotheke aus gekochten Konzentraten oder Pulvern mit einer entsprechenden Salbengrundlage hergestellt. Als Umschläge oder Auflagen aus Abkochungen der Drogen, die mittels Kompressen lokal angewendet werden (z. B. eine Mischung zu gleichen Teilen aus Chrysanthemi flos und Mori folium wird abgekocht, Kompressen mit dem Absud getränkt und auf erkrankte Hautareale oder Augen aufgelegt). Als Pflaster zur äußerlichen Applikation, wobei die Ingredienzien langsam in Öl (z. B. Sesamöl) extrahiert und unter Zusatz von Bienenwachs eine Paste entsteht oder die gepulverten Substanzen zusammen mit Öl und Bienenwachs erhitzt werden. Als Bäder oder Abwaschungen aus Dekokten, z. B. Sitzbäder bei genitalen Beschwerden. Als Suppositorien: eine lösliche Hülle mit Granulatfüllung, z. B. zur genitalen Anwendung bei Mykosen.

Praktische Anleitung für die Rezeptierung und die Zubereitung als Dekokt

Verschreibung

Die rezeptierte Verordnung wird in der Apotheke aus den getrockneten Drogen hergestellt und an die Patienten als „Teemischung" mit Angabe der verschiedenen Kochzeiten entsprechend der Pharmakopoe abgegeben.
Um die Drogen optimal zu extrahieren und die Kosten zu senken, ist es üblich, eine Verordnung zweimal auszukochen und dann die Anzahl der Tage, in denen die Arznei einzunehmen ist, zu verdoppeln.
Am idealsten wäre die tägliche, frische Zubereitung des Dekoktes, was aber im Alltag vieler Patienten nicht möglich ist.
In der Praxis hat sich eine Verordnung für insgesamt 8 bis 14 Tage bewährt, d.h. die Mengen der Einzelarzneimittel einer Rezeptur werden für 4 bzw. 7 Tage verschrieben.
Lege artis gibt es zwei Möglichkeiten eine Rezeptur zu verordnen:
- Aufzählung der Einzeldrogen mit der Tagesdosis als Einzeldosis
- Aufzählung der Einzeldrogen mit der bereits errechneten Gesamtdosis für 4/8 bzw. 7/14 Tage

Die Anweisung auf dem Rezept für die Apotheke lautet bei Verordnung von Rohdrogen für die Herstellung einer Drogenmischung, aus der der Patient ein Dekokt herstellt:

m. f. spec.	bedeutet misce fiat species: mische, damit eine Teemischung entsteht
d. tal. dos. Nr. IV	bedeutet dentur tales doses Nr. IV: es mögen 4 solche Dosen gegeben werden

In der Apotheke werden dann vier Tagesdosen zusammen gemischt, abgepackt und an den Patienten abgegeben.
Die Einheit für die Menge ist Gramm, für die Apotheke entweder deklariert (z.B. 3 g) oder auch nur mit Komma (z.B. 3,0) angegeben.
Wenn man die Rezeptur in Tagesbeuteln abgepackt haben will, damit der Patient immer für 2 Tage frisch zubereitet, fügt man den Vermerk hinzu:

d. tal. dos. Nr. IV als Einzelbeutel

Damit der Patient weiß, für wie viele Tage die Mischung rezeptiert ist, ergänzt man das Rezept noch mit dem Vermerk:

S: Mischung für 8 Tage	bedeutet signa: beschrifte: Mischung für 8 Tage

so gibt die Apotheke auf den Beuteln die Tagesanzahl explizit an.

Beispiel für beide Rezeptionsarten:

Für Frau Anna Muster, geb. 1.1.1963, Adresse
Rp.

Ephedrae herba (Mahuang) 6,0
Cinnamoni cassiae ramulus (Guizhi) 6,0
Pruni armeniacae semen (Jueminzi) 9,0
Glycyrrhizae radix (Gancao) 3,0

M. f. spec.
D. tal. dos. Nr IV
S: Mischung für 8 Tage

Für Frau Anna Muster, geb. 1.1.1963, Adresse
Rp.

Ephedrae herba (Mahuang) 24,0
Cinnamoni cassiae ramulus (Guizhi) 24,0
Pruni armeniacae semen (Jueminzi) 36,0
Glycyrrhizae radix (Gancao) 12,0

M. f. spec.
S: Mischung für 8 Tage

Utensilien

Zur Herstellung des Dekoktes benötigt man einen Topf mit Deckel, ein Sieb und eine oder zwei saubere Aufbewahrungsflaschen aus Glas (wenn möglich mit einem Verschluss, der ein Vakuum erzeugen kann, wenn man das Dekokt heiß abfüllt).
Der Topf sollte nach Möglichkeit nicht aus Metall wie Eisen oder Aluminium sein, da es zu chemischen Reaktionen mit den Drogen kommen kann, d.h. er sollte entweder keramisch beschichtet oder aus Edelstahl sein.
Zum Auskochen der Drogen nimmt man normales Leitungswasser, nur bei starkem Kalk- und Mineraliengehalt oder Verunreinigungen ist destilliertes oder gekauftes stilles Wasser besser.

Zubereitung und Aufbewahrung

Die getrockneten Drogen werden zunächst eine halbe bis ganze Stunde in genügend, die Drogen ausreichend bedeckendem Wasser eingeweicht.
Anschließend beginnt man mit den Drogen, die am längsten kochen müssen (die meisten benötigen eine Kochzeit von 20 min., mineralische dagegen länger, vgl. Tabelle S. 33 unten): man gibt sie mit der Einweichflüssigkeit in den Kochtopf, ergänzt eventuell noch etwas Wasser, damit sie wieder bedeckt sind, setzt den Topf auf den Herd und bringt das Ganze mit geschlossenem Deckel zum Kochen (erst aufkochen lassen, dann Hitze reduzieren und während der vorgeschriebenen Zeit nur leicht sieden lassen). Die Kochzeit zählt ab Erreichen des Siedepunktes.
Die übrigen Drogen gibt man mit dem Einweichwasser entsprechend der Kochzeit hinzu. Während des Vorganges sollte der Deckel nicht zu häufig geöffnet werden, damit nicht zu viele wertvolle Essenzen entweichen.
Nach Abseihen der ersten Abkochung werden die Drogen nochmals eine längere Zeit (30 min. statt 20 min., alle Einzelarzneien zusammen ungeachtet der verschiedenen Zeiten) in etwas weniger Wasser als beim ersten Mal ausgekocht, abfiltriert und der zweite Absud mit dem ersten gemischt.
Nach einer kurzen Ruhezeit, in der sich Sedimente (z. B. Staub) setzen können, dekantiert man das fertige Dekokt in eine oder zwei Vorratsflaschen (für 8 Tage oder für zweimal 4 Tage).
Da der Extrakt wässrig ist, empfiehlt sich die Aufbewahrung in einer Vorratsflasche im Kühlschrank (noch besser: man nutzt das sich bildende Vakuum bei heißem Abfüllen in eine Flasche mit geeignetem Verschluss, beispielsweise eine Milchflasche). Eine Veränderung des Geschmacks während der Aufbewahrungszeit ist möglich, beeinträchtigt aber die Wirksamkeit nur unwesentlich. Sollte eine Abkochung gegen Ende der Anwendung moussieren, sollte sie nicht mehr eingenommen werden (v. a. in den heißen Sommermonaten kann der Auszug „kippen").

Einnahmemodus

Der abgefilterte Absud, das fertige Dekokt, wird abgemessen und die Tagesportion errechnet (die Menge der Flüssigkeit wird geteilt durch die rezeptierte Tagesanzahl).
Diese Tagesdosis wird täglich aus der Vorratsflasche entnommen und nochmals verdünnt bei Zimmertemperatur oder auch leicht warm wie ein Tee im Abstand von 2–3 Stunden besser vor als nach einer Hauptmahlzeit oral eingenommen, um die Resorption am besten zu ermöglichen.
Die Tagesdosis sollte in 2 oder 3 Gaben über den Tag verteilt werden.
In Anpassung an den pathologischen Befund kann von diesen Angaben abgewichen werden (z. B. sehr warme bis heiße Temperatur des Arzneitees bei algor/Kälte, kalte bei calor/Hitze, mehrere kleine Gaben oder vorab etwas Ingwerpresssaft bei Brechreiz, höhere Tagesdosis bei akuten Beschwerden). Der letzte Teil der Tagesdosis sollte aber nicht zu spät am Abend eingenommen werden (z. B. können bewegende Rezepturen den Schlaf negativ beeinflussen).

Klassische Regeln:
- Störungen oberhalb des Zwerchfells: Einnahme nach den Mahlzeiten
- Störungen unterhalb des Zwerchfells: Einnahme vor den Mahlzeiten
- Affektionen der Extremitäten, Leitbahnen: morgens auf nüchternen Magen
- Affektionen der intima / Inneres: nach der Mahlzeit vor der Nachtruhe
- Rezepturen mit stützenden, ergänzenden Arzneien (mm. supplentia): vor den Mahlzeiten

Vor allem bei chronischen, geschwächten Kranken kann es hilfreich sein, auf die biologischen Funktionsphasen, die verschiedenen Tageszeiten, Rücksicht zu nehmen und das verdünnte Dekokt entsprechend einzunehmen:
- ergänzende und zerstreuende Drogen am frühen Morgen,
- die Oberfläche / extima öffnende Drogen am Vormittag,
- stärkere zerstreuende und kühlende Arzneien am Nachmittag,
- das Innere / intima wärmende und stützende Arzneien am Abend,
- beruhigende vor der Nachtruhe.

In der Praxis lässt sich solch ein Vorgehen eher wenig realisieren, man kann aber den Patienten wenigstens, was den Einnahmemodus seiner Medizin anbelangt (beispielsweise sedierende, beruhigende Rezepte mehr gegen Nachmittag und Abend einnehmen), Hinweise geben und so unerwünschte Wirkungen (z. B. zu starke Bewegung durch eine Rezeptur verhindert das Einschlafen) vermeiden.
Falls Probleme bei der Einnahme auftreten (Geschmack, Unverträglichkeiten), was eher selten ist, kann die Tagesdosis mehr oder weniger verdünnt, auf viele kleine Einzelgaben verteilt, kälter oder wärmer eingenommen oder auch leicht gesüßt werden (mit Honig, nicht mit weißem Zucker). Manchmal ist es auch nützlich, die Therapie mit einer eher milden, d. h. niedrig dosierten Rezeptur, zu beginnen, um den Einstieg zu erleichtern.

Beispiel einer Anleitung zur Abgabe an Patienten

Der nachfolgende Text kann als Vorlage für eine Kochanleitung zur Abgabe an die Patienten dienen, sie ist für die Zubereitung eines Dekoktes für 8 Tage konzipiert.

Die Zubereitung chinesischer Arzneimittel

Bei den Medikamenten handelt es sich vorwiegend um pflanzliche Substanzen (Wurzeln, Rinden, Samen, Früchte, Blätter und Blüten). Die verordnete Gesamtmenge ist meistens für 8 Tage berechnet. Sie erhalten die Arzneimittel von der Apotheke per Post. Daraus stellen Sie einen Absud, ein Dekokt her, wobei Sie nach folgendem Rezept vorgehen:

Die Kochzeit beträgt für die meisten Arzneimittel 20 min., für mineralische 1 Stunde, für Blätter und Blüten 3 min. Einige dürfen – wegen des Gehaltes an ätherischen Ölen – nicht gekocht, sondern erst nach Ende des gesamten Kochvorganges zugefügt und einige Minuten zum Ziehen darin belassen werden. Die Angabe über die Kochdauer finden Sie auf dem jeweiligen Beutel durch die Apotheke vermerkt.

- Geben Sie den Inhalt des Beutels in einen Topf, gießen Sie kaltes Wasser dazu und lassen die Arzneimittel eine Stunde einweichen. Die Wassermenge richtet sich nach den Kräutermengen und den Kräutereigenschaften – manche saugen mehr, manche weniger Wasser auf –, das Wasser sollte auf jeden Fall die Arzneimittel gut bedecken.
- Kochen Sie die Arzneimittel im Einweichwasser aus – falls sehr viel Wasser aufgesaugt wurde, ergänzen Sie vor dem Kochen mit frischem Wasser bis die Arzneien gut bedeckt sind. Die Kochzeit ist auf dem Beutel angegeben, gemessen ab Erreichen des Siedepunktes. Stellen Sie die Hitze dann so ein, dass die Mischung bei geschlossenem Deckel leicht köchelt (öffnen Sie den Deckel möglichst wenig während der Kochzeit).
- Falls Sie mehrere Beutel erhalten haben, so befinden sich darin die Kräuter, die andere Kochzeiten haben. Sie beginnen dann mit den Kräutern, die die längste Kochzeit haben und fügen die anderen mit Einweichwasser entsprechend der angegebenen Zeit hinzu.
- Gießen Sie den Absud durch ein feines Sieb in einen Krug ab.
- Geben Sie die ausgekochten Kräuter zurück in den Topf, übergießen sie mit kaltem Wasser und kochen alles ungeachtet der nun vermischten Kochzeiten 30 min. ein zweites Mal aus. Mischen Sie den abgesiebten Sud gut mit dem ersten. Den sich nach einigen Minuten bildenden Bodensatz können Sie verwerfen. Diese Mischung ist Ihr fertiges Arzneikonzentrat, das Sie über 8 Tage verteilt einnehmen.
- Dekantieren Sie die heiße Flüssigkeit in Glasflaschen, die Sie im *Kühlschrank* aufbewahren.
- Sie nehmen täglich die entsprechende Tagesdosis – 1/8 der ursprünglichen Gesamtmenge – aus der Vorratsflasche und geben sie in eine gut verschließbare Flasche (z.B. Thermosflasche, *keine* PET). Sie können das Konzentrat mit warmem Wasser verdünnen. Trinken Sie die Arznei über den Tag verteilt zwischen den Mahlzeiten.

Kochzeiten der Arzneimittel zur Herstellung chinesischer Dekokte

Kochzeit	Arzneimittel	Bemerkung
30–40 min.	◆ Muscheln (Concha) und alle mineralischen Mittel	gut zerkleinert oder pulverisiert
30–40 min. in einem Tuch	◆ Talcum (Huashi)	
20 min.	◆ poria ◆ caulis ◆ cortex ◆ fructus ◆ herba ◆ pericarpium ◆ radix ◆ ramulus ◆ rhizoma ◆ semen ◆ thallus ◆ tuber	in Kombination mit 30–40 min. zu kochenden Drogen nach 10–20 min. zuzufügen
20 min. in einem Tuch	◆ Lygodii spora (Haijinsha) ◆ Plantaginis s. (Cheqianzi) ◆ Typhae pollen (Puhuang)	sehr fein oder Schleim bildend, deshalb in einem Tuch abzukochen
10 min.	◆ Ephedrae h. (Mahuang) ◆ Schizonepetae h. (Jingjie) ◆ Prunellae spica (Xiakucao)	
zum Schluss zugeben, 10 min. ziehen lassen	◆ Menthae h. (Bohe) ◆ Cinnamomi cassiae c. (Rougui)	nach Abschluss der Kochzeit Topf von der Platte nehmen, diese Kräuter zugeben und bei geschlossenem Deckel ziehen lassen
zum Schluss zugeben, kurz aufkochen und 3 min. ziehen lassen	◆ folium ◆ flos ◆ Acori calami rhiz. (Changpu) ◆ Myristicae s. (Roudoukou) ◆ Rhei rhiz. (Dahuang) ◆ alle Amomum-Früchte ◆ Inulae seu Aucklandiae r. (Muxiang) ◆ Artemisiae annuae seu apiaceae h. (Qinghao) ◆ Rhei rhiz. (Dahuang)	kurz, da Blätter und Blüten zart sind; Arzneimittel, die ätherische Öle enthalten; Rhei rhiz. kann je nach gewünschter Wirkung auch länger gekocht werden (vgl. Pharmakopoe)
3 min. in einem Tuch	◆ Inulae japonicae fl. (Xuanfuhua)	sehr feine Blüten; reizend

Kochzeit	Arzneimittel	Bemerkung
zum Schluss im heißen Dekokt auflösen	◆ Asini corii gelatinum (Ejiao) ◆ Maltose (Yitang)	nach dem Absieben der übrigen Arzneien im fertigen Dekokt auflösen
extra über die normal angegebene Zeit abkochen		hohe Dosierungen von leichten Drogen geben ein sehr großes Volumen, deshalb kocht man diese zuerst einzeln aus und nimmt den Absud als Grundlage, um die übrigen Bestandteile des Rezeptes auszukochen
extra abkochen 30 min.	◆ Aconiti r. lateralis (Fuzi)	Verminderung der Toxizität; (meist ist die präparierte Form im Handel erhältlich, die nicht extra abgekocht werden muss)
extra abkochen (2 – 3 Stunden)	◆ Ginseng r. (Renshen) ◆ Panacis quinquefolii r. (Xiyangshen)	sehr wertvolle Pflanze: optimale Extraktion der Inhaltsstoffe durch separate Abkochung – in einem Wasserbad – bis zu 3 Stunden
nicht kochen	◆ Fritillariae cirrhosae bulbus (Chuanbeimu) ◆ Cinnabaris (Zhusha) ◆ Indigo naturalis (Qingdai)	das pulverisierte Arzneimittel wird zusammen mit dem fertig gestellten Dekokt aus den übrigen Arzneimittel eingenommen
nicht kochen, Verwendung in Pillen oder Pulver	◆ Borneol (Bingpian) ◆ Camphora (Zhangnao) ◆ Succinum (Hupo)	
nicht kochen, äußerliche Verwendung als Paste oder Salbe	◆ Bruceae fr. (Yadanzi)	bei innerer Anwendung entweder verkapseln oder in Longanenfruchtfleisch stecken

Therapie des primären Krankheitsmechanismus

Inhalt

1 Kälte/algor zerstreuend

1a Kälte/algor zerstreuend Oberfläche/extima öffnend

Basis Schizonepeta und Ledebouriella

Basis Ephedra

Basis andere Arzneien

1b Kälte/algor zerstreuend Inneres/intima wärmend

Kälte/algor zerstreuend oberen Wärmebereich/calorium wärmend

Kälte/algor zerstreuend mittleren Wärmebereich/calorium wärmend

Kälte/algor zerstreuend unteren Wärmebereich/calorium wärmend

Pulver mit Ligusticum, das mit grünem Tee einzunehmen ist (Chuanxiong chatiao san)

川芎茶调散 erste Erwähnung: 11. Jh.

lateinisch: Pulvis Rhizoma Ligustici et Folia Theae
englisch: Ligusticum chuanxiong Powder to Be Taken with Green Tea

P	Menthae herba (Bohe)	20 g
M	Ligustici chuanxiong rhizoma (Chuanxiong)	10 g
M	Angelicae dahuricae radix (Baizhi)	5 g
M	Notopterygii rhizoma (Qianghuo)	5 g
M	Asari herba (Xixin)	3 g
A	Schizonepetae herba (Jingjie)	10 g
A	Ledebouriellae seu Saposhnikoviae radix (Fangfeng)	5 g
N	Glycyrrhizae radix (Gancao)	3 g
A	Theae folium	3 g

Wirkung/Indikation

■■□ **Wind/ventus ausleitend**
Fieber, Schüttelfrost, Benommenheit, verstopfte Nase, Kopfschmerzen

■■□ **Schmerz beseitigend und verteilend**
Kälte-Wind/algor venti, Hitze-Wind/calor venti: Kopfschmerzen mit Fieber, Schüttelfrost, Benommenheit, verstopfte Nase

■■□ **Kälte bei Wind/algor venti ausleitend**
Schüttelfrost, Benommenheit, Kälteaversion

■■□ **Feuchtigkeit bei Wind/humor venti ausleitend**
Schwindel, verschwommene Sicht, Kopf wie in Watte gepackt, Drehschwindel

■■□ **Oberfläche/extima öffnend**
Fieber, Schüttelfrost

■□□ **Leitbahnen öffnend**
Kopfschmerz, Gelenkschmerzen, Gliederschmerzen

Zusätzliche Indikationen

Migräne, Spannungskopfschmerzen, chronische Rhinitis

Funktionskreis/Orbisbezug

■■□ FK Lunge/o. pulmonalis

Temperaturverhalten

■□□ warm

Geschmacksrichtung/Sapor

■■□ scharf

Wirkrichtung

■■□ emporhebend

Wirkort

Oberfläche/extima, Kopf/Augen

Klinische Bemerkungen
Kopfschmerzen, verstopfte Nase durch Wind / ventus-Blockade der Leitbahnen, durch Kälte-Wind / algor venti, Feuchtigkeit-Wind / humor venti (z. B. übliche Erkältungen, Gelenkbeschwerden)

Modifikationen

Kälte-Wind / algor venti
- \+ Zingiberis rhizoma (Ganjiang)
- \+ Perillae caulis et folium (Zisuye)
- – Menthae herba (Bohe)

Hitze-Wind / calor venti
- \+ Chrysanthemi flos (Juhua)
- \+ Viticis fructus (Manjingzi)
- – Asari herba (Xixin)
- – Notopterygii rhizoma (Qianghuo)

chronische Kopfschmerzen
- \+ Carthami flos (Honghua)
- \+ Persicae semen (Taoren)
- \+ Bombyx batryticatus (Jiangcan)
- \+ Scorpio (Quanxie)

Kopfschmerzen im Bereich des Großen Yang / yang maior
- \+ Ligustici chuanxiong rhizoma (Chuanxiong)

Kopfschmerzen im Bereich des Kleinen Yang / yang minor
- \+ Bupleuri radix (Chaihu)

Kopfschmerzen im Bereich des Überstrahlenden Yang / splendor yang
- \+ Puerariae radix (Gegen)

Kontraindikation
hochschlagendes Leber-Yang / yang hepaticum, Defizienz der FK Leber und Niere / oo. hepaticus et renalis, Kopfschmerzen aufgrund Defizienz des Xue

Gravidität
Anwendung erlaubt

Kommentar
Bei diesem Rezept wurde lange historisch diskutiert, ob es eher bei Kopfschmerzen durch Kälte-Wind / algor venti oder bei Kopfschmerzen durch Hitze-Wind / calor venti einsetzbar ist.

Giftlösendes Pulver mit Schizonepeta und Ledebouriella (Jingfang baidu san)

荆防败毒散 erste Erwähnung: 16. Jh.

lateinisch: Pulvis Schizonepetae et Ledebouriellae Superans Venenum
englisch: Schizonepetae and Ledebouriellae Powder

P	Schizonepetae herba (Jingjie)	4,5 g
P	Ledebouriellae seu Saposhnikoviae radix (Fangfeng)	4,5 g
P	Notopterygii rhizoma (Qianghuo)	4,5 g
P	Angelicae pubescentis seu Heraclei radix (Duhuo)	4,5 g
M	Ligustici chuanxiong rhizoma (Chuanxiong)	4,5 g
M	Bupleuri radix (Chaihu)	4,5 g
A	Citri aurantii fructus (Zhike)	4,5 g
A	Peucedani radix (Qianhu)	4,5 g
A	Platycodi radix (Jiegeng)	4,5 g
N	Glycyrrhizae radix (Gancao)	1,5 g
A	Poria alba (Fuling)	4,5 g
A	Zingiberis viridis rhizoma (Shengjiang)	3 Scheiben

Wirkung/Indikation

■■■ **Wind/ventus ausleitend**
Frösteln, heftiger Kopfschmerz, oberflächliche und schnelle Pulse/pp. superficiales et celeri

■■□ **Kälte bei Wind/algor venti ausleitend**
Schweißlosigkeit, verstopfte Nase, dünner weißer Zungenbelag, generalisierte Schmerzen in Muskelschicht, Steifigkeit von Nacken und Kopf

■■□ **Schleim/pituita umwandelnd**
geschwollene schmerzhafte Augen, Schwellungen, Geschwüre, Parotitis

■■□ **Husten stillend**
Halsschmerzen, Husten, trockener Hals

■■□ **Keuchen stillend**
grippaler Infekt

■■□ **Qi absenkend**
Husten, Schleimbelastung der Lunge

Funktionskreis/Orbisbezug

■■■ FK Lunge/o. pulmonalis

Temperaturverhalten

■■□ warm

Geschmacksrichtung/Sapor

■■□ scharf

Wirkrichtung

■■□ absenkend

Wirkort

Oberfläche/extima, Lunge

Klinische Bemerkungen
sehr häufig gebrauchte Rezeptur für Erkältungskrankheiten, Wind/ventus, Hitze-Wind/calor venti in den Leitbahnen und pulmonalen Bereich • besonders mit Schleimbelastung der Lunge • bei zugrundeliegender Defizienz des Qi

Modifikationen
Übelkeit
+ Bambusae in taeniam caulis (Zhuru)
– Glycyrrhizae radix (Gancao)

Halsschmerzen, Schwellung des Rachens, rote Zungenspitze
+ Lonicerae flos (Jinyinhua)
+ Forsythiae fructus (Lianqiao)
+ Arctii fructus (Niubangzi)
+ Isatidis radix (Banlangen)
+ Phragmitis rhizoma (Lugen)
– Angelicae pubescentis seu Heraclei radix (Duhuo)
– Ligustici chuanxiong rhizoma (Chuanxiong)

Gravidität
Vorsicht

Abgeleitete Rezepturen
Giftlösendes Ginseng-Pulver (Renshen baidu san)

Kommentar
ausgewogene Auf- und Abbewegung in der Rezeptur: Notopterygium: Schmerzen obere Körperhälte • Angelica pubescens: Schmerzen untere Körperhälfte • Bupleurum: als anhebende Arznei/Elevans • Peucedanum: als absenkende Arznei/Demittens • Platycodon: emporhebend • Citri aurantii fructus: absenkend

Giftlösendes Ginseng-Pulver (Renshen baidu san)

人参败毒散

erste Erwähnung: 11. Jh.

lateinisch: Giftlösendes Ginseng-Pulver
englisch: Ginseng Powder to Overcome Pathogenic Influences

P	Notopterygii rhizoma (Qianghuo)	6 g
P	Angelicae pubescentis seu Heraclei radix (Duhuo)	6 g
M	Ligustici chuanxiong rhizoma (Chuanxiong)	6 g
M	Bupleuri radix (Chaihu)	6 g
A	Platycodi radix (Jiegeng)	6 g
A	Ponciri fructus (Gouju)	6 g
A	Peucedani radix (Qianhu)	6 g
A	Ginseng radix (Renshen) (oder Codonopsitis radix (Dangshen))	6 g (12 g)
A	Poria alba (Fuling)	6 g
N	Glycyrrhizae radix (Gancao)	3 g

Wirkung/Indikation

■■□ **Kälte bei Wind/algor venti ausleitend**
Schweißlosigkeit, verstopfte Nase, dünner weißer Zungenbelag, generalisierte Schmerzen in der Muskelschicht, Steifigkeit von Nacken und Kopf

■□□ **Schleim/pituita umwandelnd**
geschwollene schmerzhafte Augen, Schwellungen, Geschwüre, Parotitis

■■□ **Qi absenkend**
Husten, Völlegefühl im Brustraum, erschwerte Atmung, produktiver Husten mit weißem Sputum, grau-weißer Zungenbelag

■□□ **Qi stützend und ergänzend**
latente Defizienz des Qi mit weichen Stühlen, Infektanfälligkeit, leichte Erschöpfung, Müdigkeit

■■□ **Oberfläche/extima öffnend**
Schüttelfrost, Fieber, Schweißlosigkeit

Zusätzliche Indikationen

Anfangsstadium von Masern, Influenza

Funktionskreis/Orbisbezug

■■■ FK Lunge/o. pulmonalis
■□□ FK Niere/o. renalis

Temperaturverhalten

■■□ warm

Geschmacksrichtung/Sapor

■■□ scharf

Wirkrichtung

■■□ absenkend

Wirkort

Lunge

Klinische Bemerkungen

rezidivierende Erkältungsneigung bei geschwächter Wehrenergie / qi defensivum • Kälte-Wind / algor venti schwächt die Oberfläche / extima und den FK Lunge / o. pulmonalis, Schleim / pituita-Bildung

Modifikationen

Malaria-Symptomatik

↑ Bupleuri radix (Chaihu)
+ Scutellariae radix (Huangqin)
+ Arecae semen (Binglang)

Gravidität

Anwendung erlaubt

Abgeleitete Rezepturen

Giftlösendes Pulver mit Schizonepeta und Ledebouriella (Jingfang baidusan) • Dekokt der vier Edlen (Si junzi tang)

Kommentar

Im Orginaltext eine Rezeptur in der Pädiatrie, da bei Kindern das Ursprungs-Qi / qi originale noch nicht vollständig entwickelt ist.

Pulver zur Erneuerung (Zaizao san)

再造散

erste Erwähnung: 17. Jh.

lateinisch: Pulver zur Erneuerung
englisch: Renewal Powder

P	Astragali radix (Huangqi)	6 g
P	Ginseng radix (Renshen)	3 g
M	Aconiti radix lateralis praeparata (Fuzi)	3 g
M	Cinnamomi cassiae ramulus (Guizhi)	3 g
M	Asari herba (Xixin)	3 g
A	Notopterygii rhizoma (Qianghuo)	3 g
A	Ligustici chuanxiong rhizoma (Chuanxiong)	3 g
A	Ledebouriellae seu Saposhnikoviae radix (Fangfeng)	3 g
A	Paeoniae rubrae radix (Chishaoyao)	3 g
A	Glycyrrhizae radix (Gancao)	1,5 g
N	Zingiberis viridis rhizoma (Shengjiang)	3 Scheiben
N	Jujubae fructus (Dazao)	3 Stck.

Wirkung/Indikation

■■□ **Kälte bei Wind/algor venti ausleitend**
starker Schüttelfrost, Schweißlosigkeit, Kopfschmerzen, oberflächliche und zarte Pulse/pp. superficiales et minuti

■□□ **Qi stützend und ergänzend**
Schwächegefühl, beständiges Bedürfnis sich hinzulegen, schwache Stimme

■□□ **Yang stützend**
kalte Extremitäten, blasser Teint, schwache Pulse/pp. depleti, schnelle Erschöpfung

■■□ **Kälte/algor zerstreuend**
Kopfschmerzen, Schweißlosigkeit mit Frösteln

■□□ **Kälte/algor wärmend**
Frösteln, leicht erhöhte Temperatur, Schweißlosigkeit

Funktionskreis/Orbisbezug

■■■ FK Lunge/o. pulmonalis
■□□ FK Niere/o. renalis

Temperaturverhalten

■■□ warm

Geschmacksrichtung/Sapor

■■□ scharf
■□□ süß

Wirkrichtung

■■□ emporhebend

Wirkort

Lunge, Rachen/Kehle/Hals

Klinische Bemerkungen

rezidivierende Infekte bei geschwächter Konstitution, Defizienz des Yang, Defizienz des Qi • Kälte-Wind / algor venti affiziert die Oberfläche / extima und den FK Lunge / o. pulmonalis bei Defizienz des Qi und des Yang (ältere Patienten, geschwächter Immunstatus, chronische Erkrankung)

Toxizität

Vorsicht Asarum

Gravidität

Anwendung verboten

Abgeleitete Rezepturen

Dekokt mit Cinnamomum (Guizhi tang)

Ephedra-Dekokt (Mahuang tang)

麻黄汤 erste Erwähnung: 2. Jh.

lateinisch: Decoctum Ephedrae
englisch: Ephedra Decoction

P	Ephedrae herba (Mahuang)	6 g
M	Cinnamomi cassiae ramulus (Guizhi)	6 g
A	Armeniacae semen (Xingren)	9 g
N	Glycyrrhizae radix (Gancao)	3 g

Wirkung/Indikation

■■□ **Oberfläche/extima öffnend**
Fieber, Schüttelfrost ohne Schweiß, Kopfschmerzen, Gliederschmerzen

■■■ **Kälte/algor zerstreuend**
Schweißlosigkeit, Gliederschmerzen

■■■ **Kälte bei Wind/algor venti ausleitend**
Kopfschmerzen, Fieber, Gliederschmerzen, Frösteln, Erkrankungen im Großen Yang/yang maior

■■□ **Qi bewegend und regulierend**
Keuchen, rheumatoide Symptomatik, grippale Infekte

■■□ **Keuchen stillend**
Asthma, erschwerte Atmung, fließende Nase

■□□ **Qi absenkend**
Keuchen, Druck auf der Brust

Zusätzliche Indikationen

Influenza, Asthma bronchiale, akute Glomerulonephritis

Funktionskreis/Orbisbezug

■■■ FK Lunge/o. pulmonalis

Temperaturverhalten

■■□ warm

Geschmacksrichtung/Sapor

■■□ scharf
■□□ süß

Wirkrichtung

■■□ oberflächlich

Wirkort

Oberfläche/extima, Lunge

Klinische Bemerkungen

Basisrezeptur bei Kälte-Wind / algor venti-Affektion der Oberfläche / extima, nur einsetzen bei Schweißlosigkeit

Modifikationen

Hitze im Inneren / calor intimae

\+ Gypsum (Shigao)

Defizienz des Yang

\+ Astragali radix (Huangqi)

entzündeter Rachen

\+ Trichosanthis radix (Tianhuafen)

\+ Belamcandae rhizoma (Shegan)

\- Cinnamomi cassiae ramulus (Guizhi)

Keuchatmung und reichlich weißes, wässriges Sputum

\+ Perillae fructus (Zisuzi)

\+ Citri reticulatae pericarpium (Chenpi)

Kontraindikationen

Miktionsstörungen, Blutungsneigung (v. a. Nasenbluten), Hypertonus

Gravidität

Anwendung erlaubt

Abgeleitete Rezepturen

Großes Dekokt des grünen Drachen (Da qinglong tang)

Kleines Dekokt des grünen Drachen (Xiao qinglong tang)

小青龙汤 erste Erwähnung: 2. Jh.

lateinisch: Decoctum parvum Draconis viridis
englisch: Minor Bluegreen Dragon Decoction

P	Ephedrae herba (Mahuang)	3 g
A	Paeoniae lactiflorae radix (Baishaoyao)	5 g
M	Asari herba (Xixin)	3 g
M	Zingiberis rhizoma (Ganjiang)	3 g
N	Glycyrrhizae radix (Gancao)	3 g
P	Cinnamomi cassiae ramulus (Guizhi)	3 g
A	Pinelliae rhizoma (Banxia)	9 g
A	Schizandrae fructus (Wuweizi)	3 g

Wirkung/Indikation

■■■ **Oberfläche/extima öffnend**
Fieber, Schüttelfrost, Schweißlosigkeit

■■■ **Kälte bei Wind/algor venti ausleitend**
Fieber, Schüttelfrost, Schweißlosigkeit, Husten, Keuchen, dünner Auswurf, Durstlosigkeit, Bronchitis, Keuchhusten, Pollinosis, rheumatoide Symptomatik

■■□ **Schleim/pituita umwandelnd**
Keuchen, dünner Auswurf, Husten mit Auswurf, Gedunsenheit im Gesicht, Ödemneigung, rheumatoide Symptomatik

■□□ **Kälte/algor wärmend**
Schüttelfrost, Husten, Keuchen, dünner Auswurf, Gedunsenheit im Gesicht, periphere Ödeme, rheumatoide Symptomatik

■□□ **Qi absenkend**
Husten, Keuchen, schleimiger Auswurf, Bronchitis, Pneumonie, Pleuraerguss

■■□ **Keuchen stillend**
Husten, Keuchen, dünner Auswurf

■□□ **Husten stillend**
Husten mit Auswurf

■□□ **Säfte bewegend**
Keuchen, dünner Auswurf, Müdigkeit, Abgeschlagenheit, Gedunsenheit im Gesicht, periphere Ödeme, Ödemneigung, Pleuraerguss, Aszites, rheumatoide Symptomatik

Zusätzliche Indikationen

akute Bronchitis, Asthma bronchiale, Influenza

Funktionskreis/Orbisbezug

■■■ FK Lunge/o. pulmonalis
■□□ FK Milz/o. lienalis

Klinische Bemerkungen

Kälte-Wind/algor venti affiziert die Oberfläche/extima sowie den FK Lunge/o. pulmonalis mit Schleim/pituita-Blockade im FK Lunge/o. pulmonalis (Erkältungssymptomatik, asthmoide Symptomatik)

Modifikationen

viel Durst

\+ Trichosanthis radix (Tianhuafen)

– Pinelliae rhizoma (Banxia)

Schluckauf

\+ Aconiti radix lateralis praeparata (Fuzi)

– Ephedrae herba (Mahuang)

verminderte Miktion

\+ Poria alba (Fuling)

– Ephedrae herba (Mahuang)

starkes Keuchen

\+ Armeniacae semen (Xingren)

– Ephedrae herba (Mahuang)

Kontraindikationen

ausgeprägte Hitze/calor, blutiges Sputum, Husten bei Defizienz des Yin, Hypertonus

Gravidität

Anwendung erlaubt

Abgeleitete Rezepturen

Ephedra-Dekokt (Mahuang tang)

Temperaturverhalten

■■□ warm

Geschmacksrichtung/Sapor

■■□ scharf

■□□ süß

Wirkrichtung

■□□ absenkend

Wirkort

oberer Wärmebereich/Calorium, Lunge

Dekokt mit Ephedra, Aconitum und Asarum (Mahuang fuzi xixin tang)

麻黄附子细辛汤 erste Erwähnung: 2. Jh.

lateinisch: Decoctum Ephedrae, Aconiti et Asari
englisch: Ephedra, Asarum and Aconite Decoction

P	Ephedrae herba (Mahuang)	6 g
M	Aconiti radix lateralis praeparata (Fuzi)	9 g
A	Asari herba (Xixin)	6 g

Wirkung/Indikation

■■□ **Kälte bei Wind/algor venti ausleitend**
Schüttelfrost, subfebrile Temperatur, Schweißlosigkeit

■■□ **Yang erwärmend**
bleicher Teint, müdes Aussehen, kalte Gliedmaßen, blasser gedunsener Zungenkörper

■■□ **Leitbahnen erwärmend**
kalte Extremitäten, Erschöpfung, Verlangen nach wärmender Kleidung, was Erleichterung verschafft

■■□ **Oberfläche/extima öffnend**
Schüttelfrost, teils extrem, bei Schweißlosigkeit

Zusätzliche Indikationen

Laryngitis, Stimmbandentzündung, Kopfschmerzen

Funktionskreis/Orbisbezug

■■□ FK Lunge/o. pulmonalis

Temperaturverhalten

■■□ heiß

Geschmacksrichtung/Sapor

■■■ scharf

Wirkrichtung

■■□ oberflächlich

Wirkort

oberer Wärmebereich/Calorium, Lunge

Klinische Bemerkungen

Basisrezeptur für Kälte-Wind / algor venti-Schädigungen in der Oberfläche / extima und in den Leitbahnen mit Defizienz des Yang (bei älteren Patienten, schwacher Konstitution)

Modifikationen

Kopfschmerzen durch Kälte-Wind / algor venti

+ Ligustici chuanxiong rhizoma (Chuanxiong)
+ Zingiberis viridis rhizoma (Shengjiang)

chronisches Keuchen aufgrund einer Defizienz mit Kälte / algor

+ Pinelliae rhizoma (Banxia)
+ Citri reticulatae pericarpium (Chenpi)
+ Poria alba (Fuling)
+ Glycyrrhizae radix (Gancao)

Toxizität

Vorsicht Asarum

Kontraindikationen

nur bei milder zugrundeliegender Defizienz des Yang

Gravidität

Anwendung verboten

Kommentar

Bei diesem Befund finden sich paradoxe tiefe Pulse / pp. mersi statt der zu erwartenden oberflächlichen Pulse / pp. superficiales.

Großes Dekokt des grünen Drachen (Da qinglong tang)

大青龙汤 erste Erwähnung: 2. Jh.

lateinisch: Decoctum magnum Draconis viridis
englisch: Major Bluegreen Dragon Decoction

P	Ephedrae herba (Mahuang)	9 g
A	Armeniacae semen (Xingren)	6 g
P	Cinnamomi cassiae ramulus (Guizhi)	6 g
N	Glycyrrhizae radix (Gancao)	6 g
A	Gypsum (Shigao)	30 g
M	Zingiberis viridis rhizoma (Shengjiang)	3 Scheiben
A	Jujubae fructus (Dazao)	3 Stck.

Wirkung / Indikation

■■□ **Kälte bei Wind / algor venti ausleitend**
Schüttelfrost, Fieber, Schweißlosigkeit, generalisierte Muskelschmerzen, oberflächliche und saitenförmige Pulse / pp. superficiales et chordales

■□□ **Qi absenkend**
Druck auf der Brust

■■□ **Husten stillend**
Keuchen, Husten, Auswurf weißlich bis leicht grün tingiert

■□□ **Keuchen stillend**
Keuchen, Husten, Auswurf weißlich bis leicht grün tingiert

■■□ **Hitze / calor kühlend**
große Unruhe, saitenförmige Pulse / pp. chordales, infektiöse Entzündungen, epidemische Grippe, Erysipel

Zusätzliche Indikationen

Erysipel, Konjunktivitis, Keratitis

Funktionskreis / Orbisbezug

■■■ FK Lunge / o. pulmonalis

Temperaturverhalten

■■■ kühl

Geschmacksrichtung / Sapor

■■□ scharf
■□□ süß

Wirkrichtung

■■□ oberflächlich

Wirkort

Lunge, oberer Wärmebereich / Calorium

Klinische Bemerkungen
Kälte-Wind / algor venti in der Oberfläche / extima und gleichzeitig Hitze im Inneren / calor intimae • schützt davor, dass Kälte-Wind / algor venti sich in Hitze / calor wandelt • Hitze im Inneren / calor intimae wenig ausgeprägt

Kontraindikationen
Hitze / calor überwiegt aufgrund vorhandener oder sich ausbildender Defizienz, beginnendes Schwitzen und schwindende Pulse / pp. evanescentens

Gravidität
Vorsicht

Abgeleitete Rezepturen
Ephedra-Dekokt (Mahuang tang) • Abkochung des Jademädchens (Yunü jian) • Dekokt mit Ephedra, Prunus armeniaca, Gypsum und Glycyrrhiza (Maxing shigan tang) • Kleines Dekokt des grünen Drachen (Xiao qinglong tang)

Kommentar
Die Kombination von Ephedra mit Gypsum ist wichtig.

Pulver mit Cyperus und Perilla (Xiangsu san)

香苏散 erste Erwähnung: 12. Jh.

lateinisch: Pulvis Cyperi et Perillae
englisch: Cyperus and Perilla Leaf Powder

P	Perillae caulis et folium (Zisuye)	6 g
M	Cyperi rhizoma (Xiangfu)	6 g
A	Citri reticulatae pericarpium (Chenpi)	3 g
N	Glycyrrhizae radix in Honig gebacken (Gancao)	3 g

Wirkung/Indikation

■■□ **Kälte bei Wind/algor venti ausleitend**
Fieber und Schüttelfrost, Schweißlosigkeit, Pulse oberflächlich/pp. superficiales, weißer Zungenbelag

■■□ **Qi bewegend und regulierend**
Kopfschmerzen, inneres Hitzegefühl, Druck auf der Brust, Druck im Epigastrium, verminderter Appetit, Aufstoßen

■□□ **Oberfläche/extima öffnend**
Fieber, Schüttelfrost, Schweißlosigkeit

Funktionskreis/Orbisbezug

■■□ FK Lunge/o. pulmonalis
■□□ FK Magen/o. stomachi

Temperaturverhalten

■□□ warm

Geschmacksrichtung/Sapor

■■□ scharf

Wirkrichtung

■□□ absenkend

Wirkort

oberer Wärmebereich/Calorium, Mitte/mittlerer Wärmebereich/Calorium

Klinische Bemerkungen

Basisrezeptur für Kälte-Wind/algor venti in der Oberfläche/extima und gleichzeitiger Disharmonie des mittleren Wärmebereichs/Calorium (z.B. Magen-Grippe) • äußere Kälte/algor externus und Qi-Stagnation im Inneren/intima führen zu Erkältungskrankheiten mit Qi-Stagnation im mittleren Wärmebereich/Calorium (z.B. Magen-Grippe)

Modifikationen

starke Kopfschmerzen

+ Viticis fructus (Manjingzi)

Husten mit reichlich Sputum

+ Perillae caulis et folium (Zisuye)
+ Pinelliae rhizoma (Banxia)

Gravidität

Vorsicht

Modifiziertes Pulver mit Cyperus und Perilla (Jiawei xiangsu san)

加味香苏散 erste Erwähnung: 11. Jh.

englisch: Augmented Cyperus and Perilla Leaf Powder

P	Perillae caulis et folium (Zisuye)	4,5 g
M	Cyperi rhizoma (Xiangfu)	3,6 g
A	Citri reticulatae pericarpium (Chenpi)	3,6 g
N	Glycyrrhizae radix in Honig gebacken (Gancao)	2,1 g
A	Schizonepetae herba (Jingjie)	3 g
A	Ledebouriellae seu Saposhnikoviae radix (Fangfeng)	3 g
M	Ligustici chuanxiong rhizoma (Chuanxiong)	1,5 g
A	Viticis fructus (Manjingzi)	3 g
A	Gentianae macrophyllae radix (Qinjiao)	3 g
A	Zingiberis viridis rhizoma (Shengjiang)	3 Scheiben

Wirkung / Indikation

■■□ **Kälte bei Wind / algor venti ausleitend**
Fieber und Schüttelfrost, Schweißlosigkeit, Pulse oberflächlich / pp. superficiales, weißer Zungenbelag, Windaversion

■■□ **Oberfläche / extima öffnend**
verstopfte Nase, laufende Nase, steifer Nacken

■□□ **mittlere Funktionskreise harmonisierend und stützend**
Kopfschmerzen, inneres Hitzegefühl, Druck auf der Brust, Druck im Epigastrium, verminderter Appetit, Aufstoßen

■□□ **Schmerz beseitigend und verteilend**
generalisierte Muskelschmerzen, Nackensteife

Funktionskreis / Orbisbezug

■□□ FK Lunge / o. pulmonalis
■■□ FK Magen / o. stomachi

Temperaturverhalten

■□□ warm

Geschmacksrichtung / Sapor

■□□ scharf

Wirkrichtung

■□□ absenkend

Wirkort

oberer Wärmebereich / Calorium, Mitte / mittlerer Wärmebereich / Calorium

Klinische Bemerkungen
klinische Rezeptur speziell für den Fluss des Magen-Qi/qi stomachi • bei Magengrippe mit Gliederschmerzen, Kopfschmerzen

Modifikationen
Husten mit viel Auswurf
- \+ Perillae fructus (Zisuzi)
- \+ Pinelliae rhizoma (Banxia)

Gravidität
Vorsicht

Abgeleitete Rezepturen
Pulver mit Cyperus und Perilla (Xiangsu san)

Dekokt mit Ginseng und Perilla (Shensu yin)

参苏饮 erste Erwähnung: 16. Jh.

englisch: Ginseng and Perilla Leaf Decoction

P	Perillae caulis et folium (Zisuye)	4,5 g
M	Peucedani radix (Qianhu)	4,5 g
A	Citri reticulatae pericarpium (Chenpi)	3 g
M	Platycodi radix (Jiegeng)	3 g
A	Pinelliae rhizoma (Banxia)	4,5 g
A	Poria alba (Fuling)	4,5 g
N	Glycyrrhizae radix (Gancao)	3 g
P	Ginseng radix (Renshen)	4,5 g
A	Inulae seu Aucklandiae radix (Muxiang)	3 g
M	Puerariae radix (Gegen)	4,5 g

Wirkung / Indikation

■■□ **Kälte bei Wind / algor venti ausleitend**
Oberfläche / extima öffnend, Frösteln, erhöhte Temperatur, Kopfschmerzen

■□□ **Qi stützend und ergänzend**
weißer Zungenbelag, Fieber, Kopfschmerzen

■□□ **Schleim / pituita kanalisierend**
verstopfte Nase, Husten mit viel Auswurf, Druckgefühl auf der Brust

■□□ **mittlere Funktionskreise harmonisierend und stützend**
zarte Pulse / pp. minuti, weißer Zungenbelag, Schwächegefühl, verminderter Appetit

Funktionskreis / Orbisbezug

■■□ FK Lunge / o. pulmonalis
■□□ FK Magen / o. stomachi
■□□ FK Milz / o. lienalis

Temperaturverhalten

■■□ warm

Geschmacksrichtung / Sapor

■■□ scharf
■□□ süß

Wirkrichtung

■□□ absenkend

Wirkort

oberer Wärmebereich / Calorium, Mitte / mittlerer Wärmebereich / Calorium

Klinische Bemerkungen

Kälte-Wind/algor venti mit Schleim/pituita blockiert den FK Lunge/o. pulmonalis, gleichzeitig Defizienz des Qi und Disharmonie im mittleren Calorium

Gravidität

Vorsicht

Abgeleitete Rezepturen

Giftlösendes Ginseng-Pulver (Renshen baidu san)

Pulver mit Prunus armeniaca und Perilla (Xingsu san)

杏苏散

erste Erwähnung: 18. Jh.

lateinisch: Pulvis Armeniacae et foliorum Perillae
englisch: Apricot Kernel and Perilla Leaf Powder

P	Perillae caulis et folium (Zisuye)	6 g
M	Peucedani radix (Qianhu)	6 g
M	Citri aurantii fructus (Zhike)	6 g
A	Citri reticulatae pericarpium (Chenpi)	6 g
M	Platycodi radix (Jiegeng)	6 g
A	Pinelliae rhizoma (Banxia)	6 g
A	Poria alba (Fuling)	6 g
N	Glycyrrhizae radix (Gancao)	3 g
P	Armeniacae semen (Xingren)	6 g
N	Jujubae fructus (Dazao)	2 Stck.
N	Zingiberis viridis rhizoma (Shengjiang)	3 Scheiben

Wirkung / Indikation

■■□ **Kälte bei Wind / algor venti ausleitend**
leichte Kopfschmerzen, Schüttelfrost, Schweißlosigkeit, Niesreiz

■■□ **Trockenheit / ariditas befeuchtend**
Husten, trockene Kehle / Rachen, trockener weißer Zungenbelag

■■□ **heißen Schleim / pituita calida umwandelnd**
Husten mit wässrigem Auswurf, verstopfte Nase, trockener weißer Zungenbelag, saitenförmige Pulse / pp. chordales

■■□ **Husten stillend**
Husten mit wässrigem Auswurf

Zusätzliche Indikationen

chronische Bronchitis, Bronchiektasie, Emphysem

Funktionskreis / Orbisbezug

■■■ FK Lunge / o. pulmonalis

Temperaturverhalten

■■□ warm

Geschmacksrichtung / Sapor

■■□ scharf
■□□ süß

Wirkrichtung

■■□ absenkend

Wirkort

oberer Wärmebereich / Calorium, Rachen / Kehle / Hals

Klinische Bemerkungen

Kälte-Wind/algor venti mit Trockenheit/ariditas im Bereich des FK Lunge/o. pulmonalis mit trockenem, zähem Schleim (bei Erkältungen, Husten, Keuchhusten) • besonders bei trockenem Husten • für Kälte/algor und Trockenheit/ariditas (keine Schweiße, keine Hitze, keine Halsschmerzen, keine schnellen Pulse/pp. celeri)

Modifikationen

Schweißlosigkeit und sehr saitenförmige Pulse/pp. chordales

+ Notopterygii rhizoma (Qianghuo)

Diarrhö und Völlegefühl im Abdomen

+ Atractylodis rhizoma (Cangzhu)
+ Magnoliae cortex (Houpo)

Kopfschmerzen oberhalb der Orbita

+ Angelicae dahuricae radix (Baizhi)

Gravidität

Vorsicht

Abgeleitete Rezepturen

Dekokt mit Ginseng und Perilla (Shensu yin)

Kommentar

Bei einer Defizienz des Qi: Dekokt mit Ginseng und Perillae (Shensu yin).

Dekokt mit Allium fistulosum und Soja (Congchi tang)

葱豉汤 erste Erwähnung: 4. Jh.

lateinisch: Decoctum Porri et Sojae
englisch: Scallion and Prepared Soja Bean Decoction

P	Allii fistulosi bulbus (Congbai)	9 g
M	Sojae semen praeparatum (Dandouchi)	12 g

Wirkung/Indikation

■□□ **Kälte bei Wind/algor venti ausleitend**
Schüttelfrost, Fieber, Schweißlosigkeit, Kopfschmerzen, verstopfte Nase, überflutende oder oberflächliche Pulse/pp. exundantes sive superficiales, dünner weißer Zungenbelag

Funktionskreis/Orbisbezug

■■□ FK Lunge/o. pulmonalis

Temperaturverhalten

■□□ warm

Geschmacksrichtung/Sapor

■□□ scharf

Wirkrichtung

■□□ absenkend

Wirkort

Lunge, oberer Wärmebereich/Calorium

Klinische Bemerkungen

diätetische Therapie für milde Kälte-Wind / algor venti-Erkrankungen

Modifikationen

Schwitzen verstärken

+ Puerariae radix (Gegen)
+ Cimicifugae rhizoma (Shengma)
+ Ephedrae herba (Mahuang)

ausgeprägtes Frösteln und Kopfschmerzen

+ Notopterygii rhizoma (Qianghuo)
+ Ledebouriellae seu Saposhnikoviae radix (Fangfeng)
+ Schizonepetae herba (Jingjie)

abdominelle Schmerzen durch Kälte / algor

+ Zingiberis viridis rhizoma (Shengjiang)
+ brauner Zucker

deutliches Fieber und schmerzhaft geschwollener Rachen

+ Scutellariae radix (Huangqin)
+ Gardeniae fructus (Zhizi)
+ Forsythiae fructus (Lianqiao)

ausgeprägter Husten

+ Cicadae periostracum (Chantui)
+ Platycodi radix (Jiegeng)

Übelkeit durch Feuchtigkeit / humor-Ansammlung mit Druck im Brustraum, Geschmacksverlust, dicker grauer Zungenbelag

+ Agastachis seu Pogostemonis herba (Huoxiang)
+ Eupatorii herba (Peilan)

Gravidität

Anwendung erlaubt

Kommentar

Anwendung sowohl bei milden Symptomen durch Kälte-Wind / algor venti als auch bei Hitze-Wind / calor venti

Elsholtzia-Pulver (Xiangru san)

香薷散

erste Erwähnung: 12. Jh.

lateinisch: Pulvis Elsholtziae
englisch: Elshotzia Powder

P	Moslae seu Elsholtziae herba (Xiangru)	9 g
M	Dolichoris lablab semen (Biandou)	6 g
A	Magnoliae cortex (Houpo)	6 g

Wirkung/Indikation

■□□ **Kälte bei Wind/algor venti ausleitend**
Schüttelfrost, Fieber, Kopfschmerzen, Schweißlosigkeit, oberflächliche Pulse/pp. superficiales, Druck auf der Brust, Haut fühlt sich warm an

■■□ **Feuchtigkeit/humor ausleitend**
Beklommenheitsgefühl, Übelkeit, Brechreiz, Schmerzen im Unterbauch, Diarrhö, weißlich klebriger Zungenbelag, Schweregefühl im Kopf, Schweregefühl Beine

■■□ **Sommerhitze/aestus ausleitend**
Schüttelfrost, Fieber, Kopfschmerzen

■■□ **Feuchtigkeit/humor umwandelnd**
Übelkeit, Brechreiz, Diarrhö, weißlich klebriger Zungenbelag

Zusätzliche Indikationen

Gastroenteritis, Cholera

Funktionskreis/Orbisbezug

■■□ FK Lunge/o. pulmonalis
■■□ FK Magen/o. stomachi
■□□ FK Milz/o. lienalis

Temperaturverhalten

■■□ warm

Geschmacksrichtung/Sapor

■■□ scharf
■□□ neutral

Wirkrichtung

■□□ absenkend

Wirkort

Lunge, oberer Wärmebereich/Calorium

Klinische Bemerkungen

Kälte-Wind / algor venti und Feuchtigkeit / humor-Affektionen in der Sommerzeit • Erkältungen im Sommer

Modifikationen

Verstärkung der oberflächlichen Wirkung

+ Artemisiae annuae seu apiaceae herba (Qinghao)

deutliche Kälte / algor mit verstopfter Nase

+ Allii bulbus (Xiebai)
+ Sojae semen praep. (Dandouchi)

Kontraindikationen

Sommerhitze / aestus (schädigt dann die Säfte und erhöht die Dynamik)

Gravidität

Anwendung erlaubt

Dekokt mit Poria, Glycyrrhiza, Schisandra, Zingiber und Asarum (Linggan wuwei jiangxin tang)

苓甘五味姜辛汤 erste Erwähnung: 2. Jh.

englisch: Poria, Licorice, Schisandra, Ginger and Asarum Decoction

P	Zingiberis rhizoma (Ganjiang)	9 g
M	Asari herba (Xixin)	9 g
A	Schisandrae fructus (Wuweizi)	6 g
M	Poria alba (Fuling)	12 g
N	Glycyrrhizae radix (Gancao)	9 g

Wirkung/Indikation

■■□ **Kälte/algor zerstreuend**
Kälte/algor, vor allem aufgrund einer Defizienz des Milz-Yang/yang lienale, blockiert Transport der Flüssigkeiten

■□□ **Kälte/algor wärmend**
weißer Zungenbelag, wässriger Auswurf, Keuchen, Dyspnoe

■□□ **Schleim/pituita umwandelnd**
Engegefühl im Brustraum

■■□ **Feuchtigkeit/humor umwandelnd**
weißer schlüpfriger Zungenbelag, weißer wässriger Auswurf

■□□ **Husten stillend**
Husten mit profusem Auswurf/dünn wässrig, Unwohlsein im Brustbereich

Zusätzliche Indikationen

chronisch obstruktive Lungenerkrankungen

Funktionskreis/Orbisbezug

■■□ FK Lunge/o. pulmonalis

Temperaturverhalten

■□□ warm

Geschmacksrichtung/Sapor

■■□ scharf

Wirkrichtung

■□□ absenkend

Wirkort

oberer Wärmebereich/Calorium, Lunge

Klinische Bemerkungen

ähnlich wie das „Kleine Dekokt des grünen Drachen" (Xiao qinglong tang), jedoch mehr konzentriert auf Kälte-Schleim/algor pituitae • Kälte/algor und Feuchtigkeit/humor, Schleim/pituita (dünn, wässrig) blockieren den FK Lunge/o. pulmonalis • gut zu ergänzen: „Dekokt aus den zwei Abgestandenen (Ingredienzen)" (Erchen tang)

Modifikationen

Übelkeit

+ Pinelliae rhizoma (Banxia)

abdominelles Spannungsgefühl

+ Citri reticulatae pericarpium (Chenpi)
+ Ponciri fructus (Gouju)

schwächliche Patienten

+ Cordiceps sinensis (Dongchong xiacao)

heftiger Husten, Ödeme im Gesicht

+ Armeniacae semen (Xingren)

persistierender Husten

+ Asteris radix (Ziwan)
+ Tussilaginis farfarae flos (Kuandonghua)

Toxizität

Vorsicht Asarum

Gravidität

Anwendung verboten

Abgeleitete Rezepturen

Kleines Dekokt des grünen Drachen (Xiao qinglong tang)

Kommentar

Dieses Rezept ist dem „kleinen Dekokt des grünen Drachen" (Xiao qinglong tang) ähnlich, hier finden sich aber keine Oberflächen/extima-Symptome.

Dekokt mit Trichosanthes, Allium und Reiswein (Gualou xiebai baijiu tang)

瓜蒌薤白白酒汤 erste Erwähnung: 2. Jh.

lateinisch: Decoctum Trichosanthis, Allii et Vini
englisch: Trichosanthes Fruit, Chinese Chive and Wine Decoction

M	Allii bulbus (Xiebai)	12 g
P	Trichosanthis fructus et semen (Gualou)	12 g

Wirkung/Indikation

■■□ **Kälte/algor zerstreuend**
saitenförmige Pulse/pp. chordales, Husten, Dyspnoe

■□□ **Yang erwärmend**
lautes Atemgeräusch, Speichelfluss, weißer Zungenbelag, tiefe Pulse/pp. mersi

■■□ **Qi bewegend und regulierend**
Husten mit viel Schleim, hechelnde Atmung, Dyspnoe

■■□ **Schleim/pituita umwandelnd**
Verknotungsgefühl in der Brust, Schmerzen im Brustraum, Stiche im Rücken, die nach vorne ausstrahlen

Zusätzliche Indikationen

Spasmen im Ösophagus, Angina pectoris, Hyperventilation, Intercostalneuralgie

Funktionskreis/Orbisbezug

■□□ FK Lunge/o. pulmonalis
■□□ FK Drei-Wärmebereiche/o. tricalorii
■□□ FK Herzbeutel/o. pericardialis

Temperaturverhalten

■□□ warm

Geschmacksrichtung/Sapor

■■□ scharf
■□□ bitter

Wirkrichtung

■□□ absenkend

Wirkort

oberer Wärmebereich/Calorium, Lunge

Klinische Bemerkungen

Kälte/algor und Schleim/pituita blockieren den Qi-Fluss im Thoraxbereich (koronare Herzerkrankung, Dyskardie, pulmonale Erkrankung) • im oberen Wärmebereich/Calorium mit Thorax-Blockade (Thorax-bi/occlusio), Defizienz des Yangqi mit Schleim/pituita-Blockierung

Modifikationen

starke Kälte/algor mit deutlichen Schmerzen, die vom Brustraum in den Rücken ausstrahlen und sich bei äußerer Kälte noch verstärken

\+ Aconiti radix lateralis praeparata (Fuzi)
\+ Zingiberis rhizoma (Ganjiang)

Angina pectoris

\+ Salviae miltiorrhizae radix (Danshen)
\+ Paeoniae rubrae radix (Chishaoyao)
\+ Ligustici chuanxiong rhizoma (Chuanxiong)
\+ Carthami flos (Honghua)

Intercostalneuralgie

\+ Bupleuri radix (Chaihu)
\+ Citri aurantii fructus immaturus (Zhishi)
\+ Paeoniae lactiflorae radix (Baishaoyao)
\+ Glycyrrhizae radix (Gancao)

Kontraindikationen

Hitze-Schleim/calor pituitae im FK Lunge/o. pulmonalis, Defizienz des Lungen-Yin/yin pulmonale

Gravidität

Vorsicht

Kommentar

Zubereitung: Rezeptur in je 50 ml Reiswein und Wasser kochen

Evodia-Dekokt (Wuzhuyu tang)

吴茱萸汤 erste Erwähnung: 2. Jh.

lateinisch: Decoctum Evodiae
englisch: Evodia Decoction

N	Evodiae fructus (Wuzhuyu)	9 g
M	Zingiberis viridis rhizoma (Shengjiang)	18 g
A	Codonopsitis radix (Dangshen)	18 g
N	Jujubae fructus (Dazao)	12 Stck.

Wirkung/Indikation

■■□ **Kälte/algor zerstreuend**
Diarrhö, kalte Extremitäten

■■□ **Kälte/algor wärmend**
Diarrhö, latente Mittenschwäche, Übelkeit, Erbrechen, abdominelle Schmerzen

■■■ **Qi absenkend**
Übelkeit, Erbrechen, Kopfschmerzen im Bereich des Schädeldachs, Würgen und Auswerfen klarer Sekrete

■□□ **Qi stützend und ergänzend**
Appetitlosigkeit, Völlegefühl, Gastritis, Übelkeit

Zusätzliche Indikationen

Cholecystitis

Funktionskreis/Orbisbezug

■■■ FK Magen/o. stomachi

Temperaturverhalten

■■■ warm

Geschmacksrichtung/Sapor

■■□ scharf
■□□ süß

Wirkrichtung

■■□ absenkend

Wirkort

Mitte/mittlerer Wärmebereich/Calorium

Klinische Bemerkungen

speziell bei Übelkeit und Erbrechen sofort nach dem Essen • Kälte-Schwäche/algor depletionis führt zu Übelkeit und Erbrechen (Kleines Yin/yin minor-Symptomatik) • Weichendes Yin/yin flectens-Kopfschmerzen

Modifikationen

Kopfschmerzen, Migräne

\+ Ligustici chuanxiong rhizoma (Chuanxiong)

massive Übelkeit

\+ Pinelliae rhizoma (Banxia)
\+ Amomi xanthioidis fructus (Sharen)

ausgeprägte Schmerzen

\+ Salviae miltiorrhizae radix (Danshen)
\+ Inulae seu Aucklandiae radix (Muxiang)

Gravidität

Vorsicht

Kommentar

Zubereitung: Die Rezeptur wird besser verträglich, wenn sie kühl bis kalt getrunken wird. Initial sind auch kurzzeitige Kopfschmerzen oder Verschlechterung möglich.

Die Mitte regulierende Pille (Lizhong wan)

理中丸 erste Erwähnung: 2. Jh.

lateinisch: Pilula Regulans Centrum
englisch: Regulate the Middle Pill

M	(Ginseng radix (Renshen))	4 g
M	Codonopsitis radix (Dangshen)	10 g
A	Atractylodis macrocephalae rhizoma (Baizhu)	6 g
P	Zingiberis rhizoma (Ganjiang)	3 g
N	Glycyrrhizae radix (Gancao)	3 g

Wirkung/Indikation

■■■ **mittlere Funktionskreise harmonisierend und stützend**
Müdigkeit, Lustlosigkeit, Diarrhö, wässriger Stuhl, Übelkeit, Brechreiz, Appetitverlust, Schmerzen im Abdomen, Gastritis, Ulcus ventriculi/duodeni, Zungenkörper blass, Zungenbelag weißlich, zarte Pulse/pp. minuti

■■□ **Yang erwärmend**
Diarrhö, wässriger Stuhl, Schmerzen im Unterleib, Appetitverlust, Durstlosigkeit, Zungenkörper blass, Zungenbelag weißlich, verlangsamte Pulse/pp. tardi

■■■ **Qi stützend und ergänzend**
Diarrhö, wässriger Stuhl, Übelkeit, Brechreiz, Appetitverlust, Schmerzen im Abdomen

■■□ **Kälte/algor zerstreuend**
Diarrhö, Durstlosigkeit, Zungenkörper blass

Zusätzliche Indikationen

Kälte/algor induzierte Blutungen, kindliche Epilepsie, schmerzhafte Dyspnoe

Funktionskreis/Orbisbezug

■■■ FK Milz/o. lienalis
■■□ FK Magen/o. stomachi

Temperaturverhalten

■■■ warm

Geschmacksrichtung/Sapor

■■□ scharf

Wirkrichtung

■■□ emporhebend

Wirkort

Mitte/mittlerer Wärmebereich/Calorium, Verdauungstrakt

Klinische Bemerkungen

Kälte/algor im mittleren Wärmebereich/Calorium mit Defizienz des FK Milz/o. lienalis (Diarrhö, Verdauungsbeschwerden, Nahrungsallergie, Übelkeit, Erbrechen etc.) • in der Pädiatrie bei Mangelernährung, Zittern, Krampfneigung • in der Praxis häufig benutzte Rezeptur

Modifikationen

schneidende Unterleibsschmerzen, Diarrhö, kalte Extremitäten

\+ Aconiti radix lateralis praeparata (Fuzi)

Kälte/algor und Hitze/calor im mittleren Wärmebereich/Calorium, saures Erbrechen

\+ Coptidis rhizoma (Huanglian)

Kälte-Schwäche/algor depletionis, Qi-Blockade in der Mitte

\+ Citri reticulatae viride pericarpium (Qingpi)

\+ Citri reticulatae pericarpium (Chenpi)

Klumpengefühl, Völlegefühl, Schleim/pituita-Symptomatik

\+ Citri aurantii fructus (Zhike)

\+ Poria alba (Fuling)

starkes Erbrechen

\+ Zingiberis viridis rhizoma (Shengjiang)

Kontraindikationen

Defizienz des Yin

Gravidität

Anwendung erlaubt

Kommentar

Zubereitung: Die Rezeptur ist als Pille oder als Dekokt verwendbar.

Großes Dekokt zur Erbauung der Mitte (Da jianzhong tang)

大建中汤 erste Erwähnung: 2. Jh.

lateinisch: Decoctum magnum Aedificans Centrum
englisch: Major Construct the Middle Decoction

P	Zanthoxyli bungeani pericarpium (Chuanjiao)	6 g
M	Zingiberis rhizoma (Ganjiang)	3 g
A	Ginseng radix (Renshen)	3 g
A	(oder Codonopsitis radix (Dangshen)	(12 g)
A	Maltose (Yitang)	20 g

Wirkung/Indikation

■■■ **Kälte/algor zerstreuend**
Übelkeit, Erbrechen, Appetitlosigkeit, Borborygmen, saitenförmige, verlangsamte und schwache Pulse/pp. chordales, tardi et depleti, weißer Zungenbelag

■■□ **Qi stützend und ergänzend**
Kältegefühl im Abdomen, v. a. im Epigastrium, Übelkeit

■■□ **krampflösend**
abdominelle Krämpfe, epigastrische Krämpfe (kein äußerer Druck oder Berührung in diesen Regionen tolerierbar, Wärme bessert)

■■□ **Schmerz beseitigend und verteilend**
Kombination aus Schwäche/depletio (Kälte/algor) und Fülle/repletio (Schmerz), die sich beide im Abdomen manifestieren

Zusätzliche Indikationen

Gastritis, Ulcus ventriculi/duodeni, chronische Pankreatitis, chronische Cholecystitis

Funktionskreis/Orbisbezug

■■■ FK Magen/o. stomachi
■■□ FK Milz/o. lienalis

Temperaturverhalten

■■□ heiß

Geschmacksrichtung/Sapor

■■□ scharf
■□□ süß

Wirkrichtung

■■□ absenkend

Wirkort

Mitte/mittlerer Wärmebereich/Calorium

Klinische Bemerkungen
im mittleren Wärmebereich/Calorium Kälte-Schwäche/algor depletionis des Qi und Schmerzen • nicht sehr häufig benutzt

Modifikationen

starke Schmerzen
+ Salviae miltiorrhizae radix (Danshen)
+ Corydalidis rhizoma (Yanhusuo)
+ Inulae seu Aucklandiae radix (Muxiang)

betonte Übelkeit
+ Pinelliae rhizoma (Banxia)
+ Zingiberis viridis rhizoma (Shengjiang)

Rundwürmer
+ Mume fructus (Wumei)
+ Quisqualis fructus (Shijunzi)

Gravidität
Anwendung verboten

Kommentar
Zubereitung: Nach Dekokteinnahme Reisschleim zur Stützung der Mitte zu sich nehmen.

Pille mit Prunus mume (Wumei wan)

乌梅丸 erste Erwähnung: 2. Jh.

lateinisch: Pilula Mume
englisch: Mume pill

P	Mume fructus (Wumei)	24 g
M	Zanthoxyli bungeani pericarpium (Chuanjiao)	1,5 g
M	Asari herba (Xixin)	1,5 g
M	Coptidis rhizoma (Huanglian)	9 g
M	Phellodendri cortex (Huangbo)	6 g
A	Zingiberis rhizoma (Ganjiang)	6 g
A	Aconiti radix lateralis praeparata (Fuzi)	3 g
A	Cinnamomi cassiae ramulus (Guizhi)	3 g
A	Ginseng radix (Renshen)	6 g
A	(oder Codonopsitis radix (Dangshen)	(12 g)
A	Angelicae sinensis radix (Danggui)	3 g

Wirkung/Indikation

■■□ **Kälte/algor zerstreuend**
Kältegefühl im Abdomen, Übelkeit nach dem Essen oftmals mit spontanem Erbrechen, kalte Hände und Füße, (dagegen eher Wärmegefühl im oberen Wärmebereich/Calorium/Brustbereich), Schmerzen im Abdomen, Wärme bessert, saitenförmige oder gespannte Pulse/pp. chordales sive intenti

■■□ **Yang erwärmend**
teils anhaltende Diarrhö, weißer Zungenbelag

■■□ **Yang stützend**
Diarrhö, die sich auf Druck und Wärme bessert, Borborygmen (Flüssigkeiten werden nicht mehr bewegt)

■■■ **antiparasitisch**
Rundwürmer/Ascariden-Befall, intermittierend abdominelle Schmerzen, Unruhe, brennendes Hitzegefühl im Brust- und Zwerchfellbereich, geröteter Zungenkörper

■■■ **feuchte Hitze/calor humidus ausleitend**
Kälte/algor im yin flectens-Bereich, Durst teils stark, Schmerzen und Hitzegefühl im Herzbereich, Hunger ohne dann jedoch zu Essen, Stühle teils übelriechend, Stühle eher weich, unreine Haut

Zusätzliche Indikationen

Rundwürmer in den Gallengängen, chronische Gastroenteritis, Colitis

Funktionskreis/Orbisbezug

■■□ FK Milz/o. lienalis
■■□ FK Magen/o. stomachi
■■■ FK Dickdarm/o. intestini crassi
■■■ FK Dünndarm/o. intestini tenuis

Klinische Bemerkungen

Kälte/algor mit feuchter Hitze/calor humidus im mittleren Wärmebereich/Calorium • weichendes Yin/yin flectens-Syndrom • klinisch: Wurmbefall (Ascariasis, Colon irritabile) • wichtigste Rezeptur zur Ausleitung von Parasiten

Modifikationen

heftige abdominelle Schmerzen
+ Meliae toosendan fructus (Chuanlianzi)
+ Inulae seu Aucklandiae radix (Muxiang)

Obstipation
+ Arecae semen (Binglang)
+ Citri aurantii fructus immaturus (Zhishi)
+ Rhei rhizoma (Dahuang)

heftiges Erbrechen, Übelkeit
+ Evodiae fructus (Wuzhuyu)
+ Pinelliae rhizoma (Banxia)

Hitze/calor
– Aconiti radix lateralis praeparata (Fuzi)
– Cinnamomi cassiae ramulus (Guizhi)

Diarrhö, chronisch rezidivierend
– Phellodendri cortex (Huangbo)
– Ginseng radix (Renshen)
+ Cinnamomi cassiae cortex (Rougui)

Kälte/algor
+ Phellodendri cortex (Huangbo)

bitterer Mundgeschmack
↑ Mume fructus (Wumei)
↑ Phellodendri cortex (Huangbo)

Flankenschmerzen
+ Bupleuri radix (Chaihu)
+ Paeoniae lactiflorae radix (Baishaoyao)

Verdauungsblockaden
+ Raphani semen (Laifuzi)

Toxizität

Vorsicht Asarum

Kontraindikationen

explosive Stühle

Gravidität

Anwendung verboten

Temperaturverhalten

■■□ kühl

Geschmacksrichtung/Sapor

■■□ sauer
■□□ scharf

Wirkrichtung

■■□ tief

Wirkort

Verdauungstrakt, Mitte/mittlerer Wärmebereich/Calorium

Dekokt, das den FK Leber/o. hepaticus erwärmt (Nuangan jian)

暖肝煎

erste Erwähnung: 17. Jh.

englisch: Warm the Liver Decoction

P	Foeniculi fructus (Xiao huixiang)	3 g
A	Cinnamomi cassiae cortex (Rougui)	1 g
M	Aquilariae lignum (Chenxiang)	1 g
M	Linderae radix (Wuyao)	4 g
A	Poria alba (Fuling)	10 g
A	Angelicae sinensis radix (Danggui)	6 g
A	Lycii fructus (Gouqizi)	6 g

Wirkung/Indikation

■■■ **Kälte/algor zerstreuend**

Schmerzen im Unterbauch, schneidend und eng begrenzt, Kälte verschlechtert, Schwellungen, Spannungsgefühl und Schmerzen im Bereich des Scrotums, blasser Zungenkörper, besonders lateral und hinteres Drittel , saitenförmige und tiefe Pulse/pp. chordales et mersi

■■□ **Qi bewegend und regulierend**

heftig schneidende Schmerzen im Unterbauch, Übelkeit, Appetitverlust, saitenförmige Pulse/pp. chordales

■■□ **FK Leber/o. hepaticus harmonisierend und stützend**

Schmerzen an den Rippenbögen, Leistenschmerzen, Neigung zu depressiven Verstimmungen

Zusätzliche Indikationen

Varicozele, Hydrozele, Leistenhernie

Funktionskreis/Orbisbezug

■■■ FK Leber/o. hepaticus

■■□ FK Drei-Wärmebereiche/o. tricalorii

Temperaturverhalten

■■□ warm

Wirkrichtung

■■□ tief

Geschmacksrichtung/Sapor

■□□ neutral

■□□ scharf

Wirkort

unterer Wärmebereich/Calorium

Klinische Bemerkungen

Kälte/algor im Bereich der Leber-Leitbahn/s. hepatica mit Qi-Stagnationen • klinisch: Leistenhernie, gynäkologische Schmerzen im Unterbauchbereich • Defizienz der FK Leber und Niere/oo. hepaticus et renalis, Kälte/algor im Yin mit Qi-Stagnation • Vergleiche: Tiantai-Pulver mit Lindera (Tiantai wuyao san) • Vergleiche: Pille mit Citri aurantii semen (Juhe wan)

Modifikationen

ins Scrotum ziehende Schmerzen

+ Litchi chinensis semen (Lizhihe)
+ Citri aurantii semen (Juhe)

starke Schmerzen im Unterbauch

+ Corydalidis rhizoma (Yanhusuo)
+ Meliae toosendan fructus (Chuanlianzi)

Kontraindikationen

feuchte Hitze/calor humidus mit Entzündungszeichen im Scrotum

Gravidität

Vorsicht

Abgeleitete Rezepturen

Pille mit Citri aurantii semen (Juhe wan) • Tiantai-Pulver mit Lindera (Tiantai wuyao san)

Dekokt gegen die vier Gegenläufigkeiten mit Angelica sinensis (Danggui sini tang)

当归四逆汤 erste Erwähnung: 2. Jh.

lateinisch: Decoctum quattuor Contravectionum cum Angelica sinensi
englisch: Tangkuei Decoction for Frigid Extremities

P	Angelicae sinensis radix (Danggui)	9 g
M	Paeoniae lactiflorae radix (Baishaoyao)	9 g
P	Cinnamomi cassiae ramulus (Guizhi)	9 g
M	Asari herba (Xixin)	6 g
A	Glycyrrhizae radix (Gancao)	6 g
A	Jujubae fructus (Dazao)	25 Stck.
N	Clematidis armandii caulis (Chuanmutong)	6 g

Wirkung/Indikation

■■□ **Kälte/algor zerstreuend**
kalte Hände und Füße, auch von außen kalt anfühlend, dünner weißer Zungenbelag

■■□ **Leitbahnen erwärmend**
Schmerzen in Hüften, Beinen, Füßen, bläulich-violett verfärbte Extremitäten, zarte oder verschwindende Pulse/pp. minuti sive evanescentens

■■□ **Xue bewegend**
bläulich-violett verfärbte Extremitäten, Gelenkschmerzen, irreguläre Menstruation, Dysmenorrhö bei Einsetzen der Menstruation, Schmerzen im Lendenbereich

■□□ **Xue ergänzend und suppletierend**
trockene Haut und Schleimhäute, brüchige Nägel, blasse verkürzte Menstruation, zarte Pulse/pp. minuti

■■□ **Leitbahnen öffnend**
Schmerzen im Leitbahnverlauf, Kälte in den ganzen Extremitäten

Zusätzliche Indikationen

Raynaud-Syndrom, rheumatoide Arthritis, Fibromyalgie, Ischialgie, Ulcus ventriculi, Urticaria, Thrombangitis obliterans

Funktionskreis/Orbisbezug

■■□ FK Leber/o. hepaticus
■■□ FK Drei-Wärmebereiche/o. tricalorii

Temperaturverhalten

■■□ warm

Geschmacksrichtung/Sapor

■□□ scharf
■■□ süß

Wirkrichtung

■■□ oberflächlich

Wirkort

Leitbahnen

Klinische Bemerkungen

abgeleitet vom „Dekokt mit Cinnamomum“ (Guizhi tang) • Kälte/algor-Blockade der Leitbahnen (Fluss des Qi und des Xue) • klinisch: alle Erkrankungen mit schlechter Blutzirkulation (z.B. M. Raynaud), gynäkologische Störungen auf der Basis von Kälte/algor-Blockaden in den Leitbahnen (z.B. Breite Trossstraße/s. impedimentalis) • kalte Extremitäten durch äußere Kälte/algor externus bei Defizienz des Yang • Defizienz des Yang mit Erkältungen führt zu Schmerzen der Extremitäten, Taubheitsgefühl in den Extremitäten

Modifikationen

leichte Kopfschmerzen, Schwindel, Tinnitus

+ Angelicae dahuricae radix (Baizhi)
+ Ledebouriellae seu Saposhnikoviae radix (Fangfeng)

epigastrische Schmerzen, Besserung mit Wärme und/oder Druck

+ Evodiae fructus (Wuzhuyu)
+ Citri sarcodactylis fructus (Foshou)
+ Codonopsitis radix (Dangshen)

Kältegefühl und Schmerzen im Unterbauch während der Menstruation

+ Leonuri herba (Yimucao)
+ Cyperi rhizoma (Xiangfu)

Leistenbeschwerden, Hernien

+ Linderae radix (Wuyao)
+ Foeniculi fructus (Xiao huixiang)
+ Alpiniae officinari rhizoma (Gaoliangjiang)

Lumboischialgie

+ Aconiti radix lateralis praeparata (Fuzi)
+ Rhei rhizoma (Dahuang)
+ Dipsaci radix (Xuduan)
+ Cibotii rhizoma (Gouji)

Toxizität

Vorsicht Asarum

Kontraindikationen

Vorsicht in sehr warmen Jahreszeiten (schmälert die Säfte), falsche Hitze/calor falsus bei Defizienz des Yin

Gravidität

Anwendung verboten

Abgeleitete Rezepturen

Dekokt mit Cinnamomum (Guizhi tang)

Kommentar

„Sini“ steht für die vier Extremitäten, in denen das aktive Qi gegenläufig in Richtung Zentralisation verläuft. Das Rezept kann auch als Variation des „Dekoktes mit Cinnamomum (Guizhi tang)“ betrachtet werden.

2 Hitze/calor kühlend

2a Hitze-Wind/calor venti zerstreuend, Oberfläche/extima öffnend

Hitze-Wind/calor venti aus der Oberfläche/extima zerstreuend

Hitze-Wind/calor venti im FK Lunge/o. pulmonalis zerstreuend

Hitze-Wind/calor venti aus der Haut und den kollateralen Leitbahnen zerstreuend

2b Wärme-Erkrankungen/morbi temperati (Wenbing) kühlend

Zur Kühlung der vier Stadien der Wärme-Erkrankungen/morbi temperati (Wenbing)

Sommerhitze/aestus kühlend

2c Toxische Glut/ardor entgiftend

2d Hitze/calor und feuchte Hitze/calor humidus in den Yang-FK kühlend

Kühlung von Hitze/calor und feuchter Hitze/calor humidus im oberen Wärmebereich

Kühlung von Hitze/calor und feuchter Hitze/calor humidus im mittleren Wärmebereich

Hitze/calor und feuchte Hitze/calor humidus im unteren Wärmebereich/calorium kühlend

2e Hitze/calor im kleinen Yang/yang minor kühlend

2f Schwäche-Hitze/calor depletionis kühlend

Pulver mit Chrysanthemum, das mit grünem Tee einzunehmen ist (Juhua chatiao san)

菊花茶调散 erste Erwähnung: 17. Jh.

englisch: Chrysanthemum Powder to be Taken with Green Tea

M	Ligustici chuanxiong rhizoma (Chuanxiong)	12 g
A	Schizonepetae herba (Jingjie)	12 g
A	Ledebouriellae seu Saposhnikoviae radix (Fangfeng)	4,5 g
M	Asari herba (Xixin)	3 g
M	Angelicae dahuricae radix (Baizhi)	6 g
P	Menthae herba (Bohe)	24 g
M	Notopterygii rhizoma (Qianghuo)	6 g
N	Glycyrrhizae radix (Gancao)	6 g
P	Chrysanthemi flos (Juhua)	12 g
M	Bombyx batryticatus (Jiangcan)	4,5 g

Wirkung/Indikation

■■□ **Hitze bei Wind/calor venti ausleitend**
Fieber, Schüttelfrost, Kopfschmerzen, Schwindel, Exantheme, gerötete Augen, verstopfte Nase, oberflächliche Pulse/pp. superficiales, Zungenbelag weiß oder gelblich

■■□ **Schmerz beseitigend und verteilend**
Kopfschmerzen durch Hitze-Wind/calor venti

■□□ **Exantheme herausbefördernd**
Fieberexantheme, Exantheme bei Hitze-Wind/calor venti, Juckreiz

Funktionskreis/Orbisbezug

■■■ FK Lunge/o. pulmonalis

Temperaturverhalten

■■□ kühl

Geschmacksrichtung/Sapor

■■□ scharf

Wirkrichtung

■■■ oberflächlich

Wirkort

Kopf/Augen, Oberfläche/extima

Klinische Bemerkungen

Hitze-Wind/calor venti verletzt das Gleichgewicht von Bau- und Wehrenergie/qi constructivum et defensivum (Erkältungssymptomatik, Kopfschmerzen)

Kontraindikationen

Kopfschmerz bei hochschlagendem Leber-Yang/yang hepaticum mit Defizienz des Xue oder des Yin

Gravidität

Anwendung erlaubt

Abgeleitete Rezepturen

Pulver mit Ligusticum, das mit grünem Tee einzunehmen ist (Chuanxiong chatiao san)

Kommentar

Zubereitung: Die Rezeptur ist zusammen mit grünem Tee einzunehmen.
Ursprünglich als Pulverrezept angegeben: Einnahme von circa 6 g des Pulvers 2-mal täglich nach dem Essen mit grünem Tee.

Das „Fleisch“ (FK Milz / o. lienalis) lösende Dekokt mit Bupleurum und Pueraria (Chaige jieji tang)

柴葛解肌汤

erste Erwähnung: 15. Jh.

lateinisch: Decoctum Bupleuri et Puerariae pro Liberatione Carnis
englisch: Bupleurum and Kudzu Decoction to Release the Muscle Layer

P	Bupleuri radix (Chaihu)	3–9 g
P	Puerariae radix (Gegen)	6–12 g
M	Notopterygii rhizoma (Qianghuo)	3–6 g
M	Angelicae dahuricae radix (Baizhi)	3–6 g
A	Paeoniae lactiflorae radix (Baishao)	6–9 g
M	Scutellariae radix (Huangqin)	6–9 g
M	Gypsum (Shigao)	4,5–15 g
A	Platycodi radix (Jiegeng)	3–6 g
N	Glycyrrhizae radix (Gancao)	3–6 g
N	Zingiberis viridis rhizoma (Shengjiang)	3–6 g
N	Jujubae fructus (Dazao)	2–3 Stck.

Wirkung / Indikation

■■□ **Hitze bei Wind / calor venti ausleitend**
Fieber mit Schüttelfrost, Schweißlosigkeit, Kopfschmerzen, allgemeine Gliederschmerzen, Steifigkeit, schmerzhafte gerötete Augen, Zungenbelag dünn und gelb, oberflächliche Pulse / pp. superficiales

■■■ **Körpergewebe lösend**
Steifigkeit der Muskulatur, Nackenschmerzen, Gliederschmerzen

■■□ **Leitbahnen öffnend**
allgemeine Gliederschmerzen, Kopfschmerzen, Steifigkeit der Muskulatur

■■□ **Schmerz beseitigend und verteilend**
Kopfschmerzen, Gliederschmerzen, Nackenschmerzen

■□□ **Hitze / calor kühlend**
trockene Schleimhäute, Unruhe, Schlaflosigkeit, überflutende Pulse / pp. exundantes, Zungenkörper leicht gerötet

Funktionskreis / Orbisbezug

■■□ FK Milz / o. lienalis
■■□ FK Lunge / o. pulmonalis

Temperaturverhalten

■■□ kühl

Geschmacksrichtung / Sapor

■■□ scharf
■□□ süß

Wirkrichtung

■□□ emporhebend

Wirkort

oberer Wärmebereich / Calorium

Klinische Bemerkungen

Hitze-Wind / calor venti im Großen Yang / yang maior (taiyang): fieberhafte Erkrankung, Steifheit und Schmerzen v. a. im oberen Körperbereich mit Beteiligung des Überstrahlenden Yang / splendor yang (yangming): trockene Nase, Durst, Unruhe

Modifikationen

starker Schüttelfrost bei Schweißlosigkeit

- – Scutellariae radix (Huangqin)
- + Ephedrae herba (Mahuang) im Winter
- + Perillae caulis et folium (Zisuye) im Sommer

Säfteschmälerung mit deutlicher Trockenheit / ariditas

- + Anemarrhenae rhizoma (Zhimu)
- + Trichosanthis radix (Tianhuafen)

hohes Fieber ohne Schüttelfrost mit deutlicherer Zungenrötung

- – Angelicae dahuricae radix (Baizhi)
- + Lonicerae flos (Jinyinhua)
- + Forsythiae fructus (Lianqiao)

Kontraindikationen

Kälte-Wind / algor venti der Oberfläche / extima

Gravidität

Anwendung erlaubt

Kommentar

Die Rezeptur leitet Hitze-Wind / calor venti aus der Großen Yang / yang maior-Schicht aus, der bereits etwas tiefer in die Überstrahlendes Yang / splendor yang-Schicht gedrungen ist. Dies zeigt sich an steigenden Temperaturen bei abnehmendem Schüttelfrost. Gypsum und Scutellaria (in niedriger Dosierung) kühlen die (leichte) innere Hitze / calor intimae. Im Originaltext finden sich keine Dosierungsangaben (nur für Gypsum 3 g).

Ledebouriella-Pulver, das alle Mustergültigen vereint (einbezieht) (Fangfeng tongsheng san)

防风通圣散

erste Erwähnung: 12. Jh.

lateinisch: Pulvis Ledebouriellae omnium Praeclarorum
englisch: Ledebouriella Powder that Sagely Unblocks

P	Ledebouriellae seu Saposhnikoviae radix (Fangfeng)	3 g
M	Ephedrae herba (Mahuang)	3 g
P	Schizonepetae herba (Jingjie)	3 g
M	Platycodi radix (Jiegeng)	6 g
M	Menthae herba (Bohe)	3 g
M	Forsythiae fructus (Lianqiao)	3 g
M	Scutellariae radix (Huangqin)	6 g
M	Gardeniae fructus (Zhizi)	3 g
P	Rhei rhizoma (Dahuang)	3 g
M	Gypsum (Shigao)	6 g
M	Talcum (Huashi)	15 g
P	Natrii sulfas seu Mirabilitum (Mangxiao)	3 g
A	Angelicae sinensis radix (Danggui)	3 g
A	Ligustici chuanxiong rhizoma (Chuanxiong)	3 g
A	Paeoniae lactiflorae radix (Baishao)	3 g
A	Atractylodis macrocephalae rhizoma (Baizhu)	3 g
N	Glycyrrhizae radix (Gancao)	12 g
N	Zingiberis viridis rhizoma (Shengjiang)	3 g

Wirkung/Indikation

■■□ **Hitze bei Wind/calor venti ausleitend**
Fieber mit Schüttelfrost, Fieberexanthem, gerötete, schmerzhafte Augen, Zungenbelag gelb

■■□ **Oberfläche/extima öffnend**
Fieber mit Schüttelfrost, Exanthem

■■■ **Hitze/calor kühlend**
hohes Fieber, gerötete, schmerzhafte Augen, Schwindel, rotes Gesicht, Mundtrockenheit, Obstipation, dunkler, verminderter Urin, bitterer Mundgeschmack, Schluckauf, Schluckbeschwerden, Husten, zähe Sekrete, Zungenkörper rot, Zungenbelag gelb, schnelle, füllige, überflutende Pulse/pp. celeri, repleti, exundantes

■■□ **Xue regulierend**
Hitze im Inneren/calor intimae mit Verdichtungen, Stagnationen in den FK Lunge und Magen/oo. pulmonalis et stomachi: Engegefühl im Thorax, Obstipation, schnelle, saitenförmige Pulse/pp. celeri, chordales

■□□ **mittlere Funktionskreise harmonisierend und stützend**
trockener Mund, bitterer Mundgeschmack, Spannungsgefühl in Thorax und Oberbauch, schlüpfrige Pulse / pp. lubrici

Zusätzliche Indikationen

Adipositas bei Hitze / calor in der Oberfläche / extima und im Inneren / intima, Akne, Karbunkel, hochfiebrige Infektionen

Funktionskreis / Orbisbezug

■■■ FK Lunge / o. pulmonalis
■■□ FK Magen / o. stomachi
■■□ FK Dickdarm / o. intestini crassi
■□□ FK Blase / o. vesicalis

Klinische Bemerkungen

bei Hitze / calor in der Oberfläche / extima und im Inneren / intima • zerstreut Hitze-Wind / calor venti aus dem oberen Wärmebereich / Calorium und aus dem Großen Yang / yang maior (fieberhafte Erkrankungen mit Schüttelfrost, Fieberexantheme) • kühlt Hitze / calor im mittleren Wärmebereich / Calorium und im Bereich des Überstrahlenden Yang / splendor yang (bitterer Mundgeschmack, Obstipation, Husten); in neuer Zeit als Rezeptur zur Gewichtsabnahme bei Hitze / calor in der Oberfläche / extima und im Inneren / intima benützt (Arzneien „um die vier Türen zu öffnen“: Zerstreuung von Hitze-Wind / calor venti, Hitze / calor im FK Magen / o. stomachi kühlend, Hitze / calor über Stuhl bzw. Urin ausleitend)

Modifikationen

fehlender Schüttelfrost und Frostigkeit
– Ephedrae herba (Mahuang)
Fieber nur mäßig hoch
– Gypsum (Shigao)
fehlende Obstipation
– Rhei rhizoma (Dahuang)
– Natrii sulfas seu Mirabilitum (Mangxiao)
Defizienz des Qi
\+ Ginseng radix (Renshen)
deutliche Defizienz des Xue
\+ Rehmanniae radix praeparata (Shudihuang)

Kontraindikationen

fehlender Hitze / calor in der Oberfläche / extima und im Inneren / intima

Gravidität

Anwendung verboten

Temperaturverhalten

■■□ kalt

Geschmacksrichtung / Sapor

■■□ scharf
■■□ bitter

Wirkrichtung

■■□ absenkend

Wirkort

oberer Wärmebereich / Calorium, Mitte / mittlerer Wärmebereich / Calorium

Trank mit Morus und Chrysanthemum (Sangju yin)

桑菊饮 erste Erwähnung: 18. Jh.

lateinisch: Potio Mori et Chrysanthemi
englisch: Mulberry Leaf and Chrysanthemum Decoction

P	Mori folium (Sangye)	7,5 g
P	Chrysanthemi flos (Juhua)	3 g
M	Forsythiae fructus (Lianqiao)	4,5 g
M	Menthae herba (Bohe)	2,4 g
M	Platycodi radix (Jiegeng)	6 g
M	Armeniacae semen (Xingren)	6 g
A	Phragmitis rhizoma (Lugen)	6 g
A	Glycyrrhizae radix (Gancao)	2,4 g

Wirkung/Indikation

■■■ **Hitze bei Wind/calor venti ausleitend**
leichtes Fieber, leichtes Frösteln, leicht gesteigerter Durst, Zungenbelag weiß und dünn, oberflächliche, schnelle Pulse/pp. superficiales et celeri

■□□ **Qi absenkend**
Husten

■■□ **Husten stillend**
(heftiger) Husten

Funktionskreis/Orbisbezug

■■□ FK Lunge/o. pulmonalis

Temperaturverhalten

■■□ kühl

Geschmacksrichtung/Sapor

■■□ scharf
■□□ süß

Wirkrichtung

■■□ oberflächlich

Wirkort

oberer Wärmebereich/Calorium, Oberfläche/extima

Klinische Bemerkungen

Hitze-Wind / calor venti im Bereich des FK Lunge / o. pulmonalis • Hitze-Wind / calor venti in der Ebene der Wehrenergie / qi defensivum: Husten, leichtes Fieber, leichtes Frösteln, Zungenbelag weiß und dünn, oberflächliche, schnelle Pulse / pp. superficiales et celeri

Modifikationen

Kopfschmerzen und Schwindel
- + Tribuli fructus (Baijili)
- + Viticis fructus (Manjingzi)

Augenrötung, Konjunktivitis
- + Cassiae semen (Juemingzi)
- + Celosiae semen (Qingxiangzi)
- + Chrysanthemi flos (Juhua)

Obstipation
- ↑ Trichosanthis fructus et semen (Gualou)
- + Armeniacae semen (Xingren)

Schnupfen mit dickem gelbem Sekret
- + Angelicae dahuricae radix (Baizhi)
- + Magnoliae flos (Xinyi)

rauer Rachen und Heiserkeit
- + Sterculiae scaphigerae semen (Pangdahai)

reichlich gelbes Sputum
- + Trichosanthis fructus et semen (Gualou)
- + Houttuyniae herba cum radice (Yuxingcao)

blutiges Sputum, Nasenbluten
- + Scutellariae radix (Huangqin)
- + Imperatae rhizoma (Baimaogen)
- + Agrimoniae herba (Xianhecao)

Kontraindikationen

Kälte-Wind / algor venti der Oberfläche / extima

Gravidität

Anwendung erlaubt

Kommentar

Wichtigstes Rezept bei Husten durch Hitze-Wind / calor venti im FK Lunge / o. pulmonalis bzw. in der Wehrenergie / qi defensivum-Ebene. Im Vergleich mit dem „Pulver mit Lonicera und Forsythia (Yinqiao san)" deutlich stärker hustenstillend, aber weniger ausleitend und öffnend.

Dekokt mit Morus und Prunus armeniaca (Sangxing tang)

桑杏汤

erste Erwähnung: 18. Jh.

lateinisch: Decoctum foliorum Mori cum Armeniaca
englisch: Mulberry Leaf and Apricot Kernel Decoction

P	Mori folium (Sangye)	3 g
M	Gardeniae fructus (Zhizi)	3 g
P	Armeniacae semen (Xingren)	4,5 g
M	Fritillariae thunbergii bulbus (Zhebeimu)	3 g
A	Glehniae radix (Beishashen)	6 g
A	Piri cortex (Lipi)	3 g
M	Sojae semen praeparatum (Dandouchi)	3 g

Wirkung/Indikation

■■□ **Hitze/calor zerstreuend**
Fieber, Schüttelfrost, Kopfschmerzen, leichtes Schwitzen, roter Zungenkörper, schnelle, oberflächliche Pulse/pp. celeri et superficiales

■■□ **Trockenheit/ariditas befeuchtend**
weißer, trockener Zungenbelag, trockene Nase und Rachen, vermehrter Durst, trockener Husten

■□□ **Qi absenkend**
anfallsweiser Husten

■□□ **Schleim/pituita kanalisierend**
weniges, zähes Sputum

■■□ **Husten stillend**
trockener Husten, anfallsweiser Husten

Zusätzliche Indikationen

Atemwegsinfektionen, Keuchhusten

Funktionskreis/Orbisbezug

■■■ FK Lunge/o. pulmonalis

Temperaturverhalten

■■□ kühl

Geschmacksrichtung/Sapor

■■□ scharf
■■□ süß

Wirkrichtung

■■□ absenkend

Wirkort

Lunge, Rachen/Kehle/Hals

Klinische Bemerkungen

Hitze bei Trockenheit / calor ariditatis im Bereich des FK Lunge / o. pulmonalis: Hitzegefühl, trockener Rachen, Durst, trockener Husten, weniges und zähes Sputum

Modifikationen

starker Durst

+ Trichosanthis radix (Tianhuafen)

starker Husten und thorakale Schmerzen

+ Trichosanthis fructus et semen (Gualou)

Dyspnoe bei Hitze-Schleim / calor pituitae

+ Lepidii seu Descurainiae semen (Tinglizi)
+ Mori cortex radicis (Sangbaipi)

blutiges Sputum

+ Imperatae rhizoma (Baimaogen)
+ Nelumbinis nodus rhizomatis (Oujie)

starke Hals- und Rachenschmerzen

+ Arctii fructus (Niubangzi)
+ Scrophulariae radix (Xuanshen)

Kontraindikationen

Kälte bei Trockenheit / algor ariditatis

Gravidität

Anwendung erlaubt

Kommentar

Dieses Krankheitsbild tritt häufig im Herbst auf. Zubereitung: Dosierung heutzutage normalerweise 2 – 3-mal so hoch

Dekokt mit Cimicifuga und Pueraria (Shengma gegen tang)

升麻葛根汤 erste Erwähnung: 13. Jh.

lateinisch: Decoctum Cimicifugae et Puerariae
englisch: Cimicifuga and Kudzu Decoction

P	Cimicifugae rhizoma (Shengma)	4 g
M	Puerariae radix (Gegen)	6 g
A	Glycyrrhizae radix (Gancao)	3 g
A	Paeoniae rubrae radix (Chishaoyao)	6 g

Wirkung/Indikation

■■□ **Hitze bei Wind/calor venti ausleitend**
Fieber, Schüttelfrost, Gliederschmerzen, Kopfschmerzen, Husten, laufende Nase, Schmerzen und Rötung der Augen, oberflächliche, schnelle Pulse/pp. superficiales et celeri

■■□ **Exantheme herausbefördernd**
Masern im Frühstadium, beginnende oder sich nicht lösende Exantheme bei Infektionskrankheiten

■■□ **Hitze/calor kühlend**
Fieber, Durst, gelber Urin, Unruhe, roter Zungenkörper

■□□ **Xue kühlend**
rote Zunge, dunkelrote Effloreszenzen, hohes Fieber

Zusätzliche Indikationen

modifiziertes Rezept bei Herpes zoster, Hitze/calor in der Oberfläche/extima mit Diarrhö

Funktionskreis/Orbisbezug

■■□ FK Milz/o. lienalis
■■□ FK Lunge/o. pulmonalis

Temperaturverhalten

■□□ kalt

Geschmacksrichtung/Sapor

■■□ scharf
■□□ süß

Wirkrichtung

■□□ emporhebend

Wirkort

Oberfläche/extima

Klinische Bemerkungen

Infektionserkrankungen mit Exanthemen (typisch bei Masern) durch Hitze-Wind / calor venti-Affektionen der Oberfläche / extima

Modifikationen

starker Hitze-Wind / calor venti

+ Cicadae periostracum (Chantui)
+ Menthae herba (Bohe)
+ Schizonepetae herba (Jingjie)
+ Lonicerae flos (Jinyinhua)
+ Tamaricis chinensis ramulus (Chengliu)

Halsschmerzen

+ Cicadae periostracum (Chantui)
+ Arctii fructus (Niubangzi)
+ Platycodi radix (Jiegeng)
+ Scrophulariae radix (Xuanshen)

dunkelrotes Exanthem, hohes Fieber, Unruhe

+ Moutan cortex radicis (Mudanpi)
+ Lithospermi seu Arnebiae radix (Zicao)

Gravidität

Anwendung verboten

Kommentar

Infektionskrankheiten mit Hauteffloreszenzen müssen schnell wieder über die Oberfläche / extima ausgeleitet werden, um Komplikationen zu vermeiden. Paeonia rubra nimmt die tieferen Aspekte der Erkrankung auf und schützt zusammen mit Glycyrrhiza die Säfte.

Wind zerstreuendes Pulver (Xiaofeng san)

消风散

erste Erwähnung: 17. Jh.

lateinisch: Pulvis Expellens Ventum
englisch: Eliminate Wind Powder from True Lineage

P	Schizonepetae herba (Jingjie)	3 g
P	Ledebouriellae seu Saposhnikoviae radix (Fangfeng)	3 g
P	Arctii fructus (Niubangzi)	3 g
P	Cicadae periostracum (Chantui)	3 g
M	Atractylodis rhizoma (Cangzhu)	3 g
M	Sophorae flavescentis radix (Kushen)	3 g
M	Clematis armandi caulis (Chuanmutong)	1,5 g
M	Anemarrhenae rhizoma (Zhimu)	3 g
A	Rehmanniae rhizoma (Shengdihuang)	3 g
A	Angelicae sinensis radix (Danggui)	3 g
A	Sesami semen nigrum (Heizhima)	3 g
N	Glycyrrhizae radix (Gancao)	1,5 g
M	Gypsum (Shigao)	3 g

Wirkung/Indikation

■■■ **Wind/ventus ausleitend**
Juckreiz, juckende Exantheme, oberflächliche Pulse/pp. superficiales

■■□ **Feuchtigkeit/humor umwandelnd**
nässende Effloreszenzen, Juckreiz, schlüpfrige Pulse/pp.lubrici

■■■ **Juckreiz beseitigend**
Juckreiz, juckende Exantheme

■■□ **Hitze bei Wind/calor venti ausleitend**
rote Hauteffloreszenzen, Juckreiz, weiß-gelber Zungenbelag, schnelle Pulse/pp. celeri

■□□ **Xue kühlend**
leicht blutende, rote Hauteffloreszenzen

■■□ **Hitze/calor kühlend**
rote Hauteffloreszenzen, gelber Zungenbelag, schnelle Pulse/pp. celeri

Funktionskreis/Orbisbezug

■■■ FK Lunge/o. pulmonalis

Temperaturverhalten

■□□ kalt

Wirkrichtung

■■□ oberflächlich

Geschmacksrichtung/Sapor

■■□ scharf
■□□ bitter

Wirkort

Haut

Klinische Bemerkungen

wichtige Rezeptur für Hautaffektionen auf der Basis von Hitze-Wind/calor venti oder Feuchtigkeit-Wind/humor venti (nässende, juckende, rote Hautläsionen) • diese Rezeptur kann bei westlichen Diagnosen wie Urtikaria, nässenden Ekzemen und Dermatitiden bis hin zu Windelausschlägen angewandt werden • auch eine lokale externe Anwendung des kalten Dekoktes ist möglich

Modifikationen

toxischer Hitze-Wind/calor venti

+ Lonicerae flos (Jinyinhua)
+ Forsythiae fructus (Lianqiao)
+ Taraxaci herba cum radice (Pugongying)
+ Chrysanthemi flos (Juhua)

starke Hitze/calor im Xue

+ Moutan cortex radicis (Mudanpi)
+ Paeoniae rubrae radix (Chishaoyao)
+ Lithospermi seu Arnebiae radix (Zicao)

ausgeprägte Feuchtigkeit/humor

+ Coicis semen (Yiyiren)
+ Dictamni cortex radicis (Baixianpi)
+ Kochiae fructus (Difuzi)

starker Wind/ventus

+ Scorpio (Quanxie)
+ Spirodelae seu Lemnae herba (Fuping)

Kontraindikationen

Defizienz des Qi und des Xue

Gravidität

Anwendung erlaubt

Kommentar

Die ersten vier Arzneien der Rezeptur öffnen die Oberfläche/extima und eliminieren Wind/ventus. Die nächsten drei leiten Feuchtigkeit/humor aus und entgiften. Gypsum und Anemarrhena kühlen Hitze/calor auf der Qi-Ebene, Rehmannia auf der Xue-Ebene. Die letzten drei bzw. vier Arzneien ergänzen und regulieren das Xue, um die Wind/ventus-Elimination zu erleichtern. Vorsicht: Es gibt drei verschiedene klassische Rezepturen mit dem Namen „Xiaofengsan".

Pulver mit Lonicera und Forsythia (Yinqiao san)

银翘散 erste Erwähnung: 18. Jh.

lateinisch: Pulvis Lonicerae et Forsythiae
englisch: Honeysuckle and Forsythiae Powder

P	Lonicerae flos (Jinyinhua)	15 g
P	Forsythiae fructus (Lianqiao)	15 g
M	Platycodi radix (Jiegeng)	9 g
M	Arctii fructus (Niubangzi)	9 g
M	Menthae herba (Bohe)	9 g
M	Sojae semen praeparatum (Dandouchi)	7 g
A	Schizonepetae herba (Jingjie)	6 g
A	Lophatheri herba (Danzhuye)	6 g
A	Phragmitis rhizoma (Lugen)	12 g
A	Glycyrrhizae radix (Gancao)	4 g

Wirkung/Indikation

■■■ **Hitze bei Wind/calor venti ausleitend**
Fieber, Schüttelfrost mit Kälteabneigung, kein oder geringes Schwitzen, Kopfschmerzen, Husten, Halsschmerzen, Zungenspitze gerötet, Zungenbelag weiß bis gelblich, oberflächliche, schnelle Pulse/pp. superficales et celeri

■■□ **Hitze/calor kühlend**
Fieber, Halsschmerzen, leicht gesteigerter Durst, Zungenspitze gerötet, schnelle Pulse/pp. celeri

■■□ **entgiftend und desinfizierend**
Fieber, Schüttelfrost, Halsschmerzen

■■■ **Oberfläche/extima lockernd, lösend**
Fieber, Schüttelfrost, Kopfschmerzen, Schweißlosigkeit, oberflächliche Pulse/pp. superficiales

Funktionskreis/Orbisbezug

■■■ FK Lunge/o. pulmonalis

Temperaturverhalten

■□□ kühl

Geschmacksrichtung/Sapor

■■□ scharf
■□□ süß

Wirkrichtung

■■□ oberflächlich

Wirkort

Oberfläche/extima, oberer Wärmebereich/Calorium

Klinische Bemerkungen

nach Wärme-Erkrankungen/morbi temperati-Lehre (wenbing) ist Hitze/calor in der Ebene der Wehrenergie/qi defensivum aufgrund von saisonal auftretendem Hitze-Wind/calor venti • häufig gebrauchte Rezeptur bei beginnenden Infektions- und Erkältungskrankheiten

Modifikationen

Feuchtigkeit/humor mit Engegefühl im Thorax und im Oberbauch, Übelkeit, dickem, klebrigem Zungenbelag

+ Agastachis seu Pogostemonis herba (Huoxiang)
+ Curcumae longae tuber (Yujin)

Säfteschädigung mit starkem Durst

+ Trichosanthis radix (Tianhuafen)
+ Anemarrhenae rhizoma (Zhimu)
+ Ophiopogonis radix (Maimendong)

Schwellung und Schmerzhaftigkeit des Rachens

+ Las(h)iosphaera (Mabo)
+ Scrophulariae radix (Xuanshen)
+ Isatidis radix (Banlangen)

starker Husten

+ Armeniacae semen (Xingren)
+ Fritillariae thunbergii bulbus (Zhebeimu)

Hitze im Inneren/calor intimae mit trockenem Mund, gelbem Zungenbelag

+ Gardeniae fructus (Zhizi)
+ Scutellariae radix (Huangqin)

Nasenbluten

+ Schizonepetae herba (Jingjie)
+ Sojae semen praeparatum (Dandouchi)
+ Imperatae rhizoma (Baimaogen)
+ Gardeniae fructus (Zhizi)

Masern im Frühstadium

+ Cicadae periostracum (Chantui)
+ Spirodelae seu Lemnae herba (Fuping)

Karbunkel im Frühstadium

+ Taraxaci herba cum radice (Pugongying)
+ Fritillariae thunbergii bulbus (Zhebeimu)
+ Violae herba (Zihua diding)
+ Trichosanthis radix (Tianhuafen)

laufende Nase und Niesen, belegte Ohren und gereizte Augen

+ Chrysanthemi flos (Juhua)
+ Scutellariae radix (Huangqin)
+ Magnoliae flos (Xinyi)
+ Bupleuri radix (Chaihu)

Gravidität

Anwendung erlaubt

Dekokt des weißen Tigers (Baihu tang)

白虎汤 erste Erwähnung: 2. Jh.

lateinisch: Decoctum Tigris Candidi
englisch: White Tiger Decoction

P	Gypsum (Shigao)	30 g
M	Anemarrhenae rhizoma (Zhimu)	9 g
A	Glycyrrhizae radix (Gancao)	3 g
N	Oryzae fructus (klebefreier Reis) (Gengmi)	30 g

Wirkung/Indikation

■■■ **Hitze/calor kühlend**
hohes Fieber, trockener Mund, starker Durst, Verlangen nach Kühlem, gerötetes Gesicht, starke Schweiße, überflutende, große Pulse/pp. exundantes et magni, schlüpfrige, schnelle Pulse/pp. lubrici et celeri

■■■ **Glut/ardor ausleitend**
Glut/ardor im Überstrahlenden Yang/splendor yang: Kopfschmerzen, Zahnschmerzen, Nasenbluten, Zahnfleischbluten. Hohes Fieber, Unruhe, starker Durst nach Kühlem, hochrotes Gesicht, starkes Schwitzen, überflutende, große Pulse/pp. exundantes et magni, schlüpfrige, schnelle Pulse/pp. lubrici et celeri

■■□ **Säfte ergänzend**
trockener Mund, Durst, überflutende Pulse/pp. exundantes

Zusätzliche Indikationen

(historisch) unbehandelter Diabetes mellitus

Funktionskreis/Orbisbezug

■■□ FK Lunge/o. pulmonalis
■■□ FK Magen/o. stomachi
■□□ FK Dickdarm/o. intestini crassi

Temperaturverhalten

■■■ kalt

Geschmacksrichtung/Sapor

■■□ süß
■□□ scharf/bitter

Wirkrichtung

■■□ tief

Wirkort

oberer Wärmebereich/Calorium

Klinische Bemerkungen

nach Wärme-Erkrankungen/morbi temperati-Lehre (wenbing) ist Hitze/calor in der Qi-Ebene, nach Abhandlung über schädigende Kälte/algor laedens-Lehre (shanghanlun) ist Hitze/calor im Überstrahlenden Yang/splendor yang, nach morbi varii-Lehre (zabing) ist Hitze im Inneren/calor intimae im FK Lunge/o. pulmonalis oder FK Magen/o. stomachi • indiziert bei den „4 großen Symptomen": großer Durst, starkes Schwitzen, hohes Fieber, überflutende Pulse/pp. exundantes (z. B. bei hochfieberhaften Erkrankungen, auch bei Diabetes mellitus)

Modifikationen

Schädigung der aktiven Energie und der Säfte durch hohes Fieber, starke Schweiße

+ Ginseng radix (Renshen)

Exanthemkrankheiten mit hohem Fieber

+ Rehmanniae radix (Shengdihuang)

große Unruhe, starke Schweiße und hohes Fieber, schmerzhafte und geschwollene Gelenke, saitenförmige Pulse/pp. chordales

+ Cinnamomi cassiae ramulus (Guizhi)

Feuchtigkeit/humor: starke Schweiße, große Müdigkeit, kalte Füße, Völlegefühl, Gelenkschmerzen, klebriger Zungenbelag

+ Atractylodis rhizoma (Cangzhu)

Hitze/calor: rheumatoide Symptomatik

+ Phellodendri cortex (Huangbo)
+ Scutellariae radix (Huangqin)
+ Gardeniae fructus (Zhizi)
+ Lonicerae flos (Jinyinhua)
+ Forsythiae fructus (Lianqiao)

Defizienz des Yin

+ Rehmanniae radix praeparata (Shudihuang)
+ Dendrobii caulis (Shihu)
↑ Ophiopogonis radix (Maimendong)

Defizienz des Qi

+ Codonopsitis radix (Dangshen)
+ Astragali radix (Huangqi)

rote geschwollene Augen, starke Kopfschmerzen

+ Coptidis rhizoma (Huanglian)
+ Scutellariae radix (Huangqin)
+ schmerzhaft geschwollenes Zahnfleisch, Nasenbluten, Obstipation, erschwerte und verminderte Miktion, Bewusstseinstrübung
+ Rhei rhizoma (Dahuang)
+ Natrii sulfas seu Mirabilitum (Mangxiao)

Kontraindikationen

Symptome der Oberfläche/extima, milder Hitze im Inneren/calor intimae, kein vermehrter Durst, tiefe Pulse/pp. mersi

Gravidität

Anwendung erlaubt

Dekokt zur Kühlung der Bauenergie (Qingying tang)

清营汤

erste Erwähnung: 18. Jh.

lateinisch: Decoctum Refrigerationis Qi Constructivi
englisch: Clear the Nutritive Level Decoction

P	Bubali cornu (Shuiniujiao)	30–120 g
A	Salviae miltiorrhizae radix (Danshen)	6 g
M	Rehmanniae radix (Shengdihuang)	15 g
M	Ophiopogonis radix (Maimendong)	9 g
M	Scrophulariae radix (Xuanshen)	9 g
A	Lonicerae flos (Jinyinhua)	9 g
A	Coptidis rhizoma (Huanglian)	4,5 g
A	Lophatheri herba (Danzhuye)	3 g
A	Forsythiae fructus (Lianqiao)	6 g

Wirkung/Indikation

■■■ **Hitze/calor kühlend**
Fieber, leichte Exantheme, Unruhe bis Bewusstseinstrübung, Zungenkörper tief- bzw scharlachrot, schnelle Pulse/pp. celeri

■■■ **Xue kühlend**
Hitze/calor in der Ebene der Bauenergie/qi constructivum: beginnende Exantheme, fehlender Durst, Zungenkörper tief- bzw scharlachrot

■□□ **Stasen des Xue lösend**
Radix Salviae miltiorrhizae (Danshen) als Prophylaxe und Therapieabrundung

■■□ **Yin stützend und ergänzend**
Fieber mit Verschlechterung in der Nacht, trockene Lippen und Mund, fehlender Zungenbelag, zarte, schnelle Pulse/pp. minuti et celeri

■■□ **FK Herz/o. cardialis stützend und kühlend**
Unruhe, Bewusstseinstrübung, Delirium, Schlaflosigkeit

Funktionskreis/Orbisbezug

■□□ FK Lunge/o. pulmonalis
■■□ FK Herz/o. cardialis

Temperaturverhalten

■■■ kalt

Geschmacksrichtung/Sapor

■■□ bitter
■□□ süß

Wirkrichtung

■■□ tief

Wirkort

Inneres/intima

Klinische Bemerkungen

kühlt Hitze/calor in der Ebene der Bauenergie/qi constructivum (yingqi) und des Xue (überwiegend bei infektiösen Erkrankungen mit schwerem Verlauf)

Modifikationen

Defizienz des Xue mit innerem Wind/ventus internus: Krämpfe und Zittern

- + Uncariae ramulus et uncus (Gouteng)
- + Gastrodiae rhizoma (Tianma)
- + Bombyx batryticatus (Jiangcan)

begleitende Symptome der Ebene der Wehrenergie/qi defensivum: Schüttelfrost, Gliederschmerzen, Halsschmerzen

- + Menthae herba (Bohe)
- + Sojae semen praeparatum (Dandouchi)
- + Arctii fructus (Niubangzi)

massive Minderung der Säfte

- + Adenophorae radix (Nanshashen)
- + Glehniae radix (Beishashen)
- + Lycii fructus (Gouqizi)

begleitende Glut/ardor in der Qi-Ebene: starkes Schwitzen, überflutende Pulse/pp. exundantes, Durst

- + Gypsum (Shigao)

Kontraindikationen

Feuchtigkeit/humor

Gravidität

Anwendung verboten

Kommentar

Die Rezeptur kühlt Hitze/calor in der Ebene der Bauenergie/qi constructivum (yingqi) und des Xue. Zur Vermeidung von Xue-Stasen und um bereits vorhandene zu beseitigen, dient der Einsatz von Salvia miltiorrhiza (Danshen). Als zweites Therapieprinzip wird der Hitze/calor-Prozess in die Qi-Ebene „hochgehoben" durch Lonicera, Forsythia und Lophatherum. Daneben erfolgen der Schutz und die Vermehrung des Yin und der Säfte. Im Vergleich mit dem „Dekokt mit Bubali cornu und Rehmannia" wirkt jenes mehr in der Xue-Ebene, bewegt das Xue mehr und wirkt hämostyptischer. Auch ist sein Einsatz nicht auf infektiöse Prozesse begrenzt. Das vorliegende Rezept wirkt v. a. auf Bauenergie/qi constructivum- und Qi-Ebene und zielt auf die Beseitigung von infektiösen Prozessen mit schwerem Verlauf (z. B. Septikämie, Meningitis, Komplikationen von Kinderkrankheiten). Zubereitung: Das im Original angegebene Cornu rhinoceri (Xijiao) wird heute durch Corni Bubali (Shuiniujiao) ersetzt. Bubali corni ist vorab 15 min. separat zu kochen.

Dekokt mit Bubali cornu und Rehmannia (Xijiao dihuang tang)

犀角地黄汤 erste Erwähnung: 7. Jh.

lateinisch: Decoctum Corni Rhinoceri et Rehmanniae
englisch: Rhinoceros Horn and Rehmannia Decoction

P	Bubali cornu (Shuiniujiao)	30–120 g
M	Rehmanniae radix (Shengdihuang)	24 g
A	Paeoniae rubrae radix (Chishaoyao)	9 g
A	Moutan cortex radicis (Mudanpi)	6 g

Wirkung/Indikation

■■■ **Xue kühlend**
Blutungen, hohes Fieber, tiefroter Zungenkörper mit Erhebungen, schnelle Pulse/pp. celeri, Exantheme, Hautblutungen, Bewusstseinstrübungen

■■■ **Hitze/calor kühlend**
hohes Fieber, schnelle Pulse/pp. celeri, Bewusstseinstrübungen, (Haut-) Blutungen

■■□ **Stasen des Xue lösend**
dunkelroter Zungenkörper, zur Prophylaxe und Therapieabrundung

■□□ **Yin stützend und ergänzend**
zarte Pulse/pp. minuti, Durst

■■□ **hämostyptisch**
Blutungen aus Mund, Nase, Darm, Urin, Hautblutungen (bei Hitze im Xue/calor xue)

■■□ **FK Herz/o. cardialis stützend und kühlend**
Bewusstseinstrübungen, Delirium

Zusätzliche Indikationen

hepatisches Koma, Urämie, Störungen der Hämatopoese (z. B. thrombozytopenische Purpura)

Funktionskreis/Orbisbezug

■■□ FK Herz/o. cardialis
■■□ FK Herzbeutel/o. pericardialis

Temperaturverhalten

■■■ kalt

Geschmacksrichtung/Sapor

■□□ bitter

Wirkrichtung

■■■ tief

Wirkort

Inneres/intima

Klinische Bemerkungen

Hitze/calor in der Xue-Ebene: Fieber, Blutungen, Hautexantheme und -blutungen, Bewusstseinstrübungen bis zum Delirium (v. a. bei schwer verlaufenden Infektionserkrankungen)

Modifikationen

sehr hohes Fieber

+ Isatidis folium (Daqingye)
+ Anemarrhenae rhizoma (Zhimu)

starke Stase des Xue mit lividen Effloreszenzen

+ Lithospermi seu Arnebiae radix (Zicao)
+ Indigo naturalis (Qingdai)

Hämatemesis

+ Scutellariae radix (Huangqin)
+ Coptidis rhizoma (Huanglian)
+ Bambusae in taeniam caulis (Zhuru)

Hämoptysis

+ Scutellariae radix (Huangqin)
+ Imperatae rhizoma (Baimaogen)

Hämatoschezie

+ Sanguisorbae radix (Diyu)
+ Sophorae flos (Huaihuami)

Hämaturie

+ Cirsii japonici herba (Daji)
+ Cephalanopli seu Cirsii herba (Xiaoji)
+ Scutellariae radix (Huangqin)
+ Imperatae rhizoma (Baimaogen)

starke Agitiertheit

+ Scutellariae radix (Huangqin)
+ Rhei rhizoma (Dahuang)

Kontraindikationen

Blutungen bei Defizienz des Qi oder des Yang

Gravidität

Anwendung verboten

Kommentar

Die im Rezept erkennbare Kombination von Kühlung und Bewegung des Xue ist sowohl zur Therapie bestehender Xue-Stasen als auch zur Vorbeugung solcher durch die starke Kühlung notwendig. Zubereitung: Das im Original angegebene Cornu rhinoceri (Xijiao) wird heute durch Corni Bubali (Shuiniujiao) ersetzt. Die Dosierung richtet sich nach Wu Tangs Angaben von 1798. Bubali corni ist vorab 15 min. separat zu kochen.

Neu ergänzter Elsholtzia-Trank (Xinjia xiangru yin)

新加香薷饮 erste Erwähnung: 18. Jh.

englisch: Newly Augmented Elsholtzia Decoction

P	Moslae seu Elsholtziae herba (Xiangru)	6 g
M	Lablab semen (Biandou)	9 g
M	Magnoliae cortex (Houpo)	6 g
A	Lonicerae flos (Jinyinhua)	9 g
A	Forsythiae fructus (Lianqiao)	6 g

Wirkung/Indikation

■■■ **Sommerhitze/aestus kühlend**
Fieber, gerötetes Gesicht, Kopfschmerzen, Durst, Unruhe, schnelle Pulse/pp. celeri

■■□ **Feuchtigkeit/humor umwandelnd**
thorakales Engegefühl, Völlegefühl, Übelkeit, klebriger Zungenbelag

■■□ **Oberfläche/extima öffnend**
Fieber, Schüttelfrost, Schweißlosigkeit, Gliederschmerzen, oberflächliche Pulse/pp. superficiales

■■□ **mittlere Funktionskreise harmonisierend und stützend**
Völlegefühl, Inappetenz, Übelkeit, klebriger Zungenbelag

■■□ **Kälte/algor zerstreuend**
Kälteabneigung, Gliederschmerzen, Schüttelfrost, Schweißlosigkeit

Funktionskreis/Orbisbezug

■■□ FK Magen/o. stomachi
■■□ FK Milz/o. lienalis
■■□ FK Lunge/o. pulmonalis

Temperaturverhalten

■■□ neutral

Geschmacksrichtung/Sapor

■■□ scharf
■□□ aromatisch

Wirkrichtung

■■□ emporhebend

Wirkort

Oberfläche/extima, Mitte/mittlerer Wärmebereich/Calorium

Klinische Bemerkungen

Sommerhitze / aestus und Feuchtigkeit / humor im Inneren / intima bei Kälte-Wind / algor venti der Oberfläche / extima (z. B. bei sommerlichen Infektionen, Magengrippe)

Modifikationen

massive Feuchtigkeit / humor: Blähungen, riechende und weiche Stühle

+ Eupatorii herba (Peilan)
+ Agastachis seu Pogostemonis herba (Huoxiang)
+ Talcum (Huashi)
+ Tetrapanacis medulla (Tongcao)

starke Sommerhitze / aestus: starke Unruhe, starker Durst, Zungenbrennen

+ Lophatheri herba (Danzhuye)
+ Nelumbinis folium (Heye)
+ Gypsum (Shigao)

Husten

+ Trichosanthis fructus et semen (Gualou)
+ Armeniacae semen (Xingren)

deutliche feuchte Hitze / calor humidus

+ Coptidis rhizoma (Huanglian)
+ Lonicerae flos (Jinyinhua)
+ Forsythiae fructus (Lianqiao)

Gravidität

Vorsicht

Abgeleitete Rezepturen

Elsholtzia-Pulver (Xiangru san)

Kommentar

Typische Anwendung der Rezeptur bei Diätfehlern oder Nahrungsmittelvergiftungen im Sommer bei gleichzeitiger Wind / ventus- oder Kälte / algor-Exposition. Die Einnahme sollte beendet werden, sobald leichtes Schwitzen eintritt.

Dekokt, das die kollateralen Leitbahnen kühlt (Qingluo yin)

清络饮

erste Erwähnung: 18. Jh.

englisch: Clear the Collaterals Decoction

A	Nelumbinis folium (Heye)	6 g
P	Dolichoris lablab flos (Biandouhua)	6 g
P	Lonicerae flos (Jinyinhua)	6 g
M	Luffae fasciculus vascularis (Sigualuo)	6 g
M	Citrulli vulgaris pericarpium (Xiguapi)	6 g
A	Lophatheri herba (Danzhuye)	6 g

Wirkung/Indikation

■■■ **Sommerhitze/aestus kühlend**
Fieber, gerötetes Gesicht, Durst, Unruhe

■□□ **Feuchtigkeit/humor umwandelnd**
Benommenheit, verschwommene Sicht, Schweregefühl

■■□ **Keuchen stillend**
erschwerte Atmung, Husten (mit blutigem Sputum)

■□□ **Xue regulierend**
livide Gesichtsfarbe, livider Zungenkörper, blutiger Auswurf

■■□ **Husten stillend**
erschwerte Atmung, Husten (mit blutigem Sputum)

Funktionskreis/Orbisbezug

■■□ FK Lunge/o. pulmonalis

Temperaturverhalten

■■□ kühl

Geschmacksrichtung/Sapor

■■□ aromatisch
■□□ bitter

Wirkrichtung

■■□ emporhebend

Wirkort

Oberfläche/extima, Lunge

Klinische Bemerkungen

Sommerhitze / aestus mit Feuchtigkeit / humor und Beeinträchtigung des FK Lunge / o. pulmonalis (Sommergrippe mit Husten und blutigem Auswurf)

Modifikationen

starke Schädigung der Netzleitbahnen des FK Lunge / o. pulmonalis (Bluthusten)

- \+ Coicis semen (Yiyiren)
- \+ Talcum (Huashi)
- \+ Armeniacae semen (Xingren)
- \+ Platycodi radix (Jiegeng)

Gravidität

Anwendung erlaubt

Kommentar

Luffae fasciculus vascularis (Sigualuo) ist ein Xue bewegendes Arzneimittel, das wie die anderen Bestandteile der Rezeptur Sommerhitze / aestus kühlt, aber sie auch als Melderarznei in die Netzleitbahnen des FK Lunge / o. pulmonalis leitet. Zubereitung: Die im Original angegebenen frischen Kräuter können durch die getrockneten mit doppelter Dosierung ersetzt werden.

Dekokt mit Bambus und Gypsum (Zhuye shigao tang)

竹叶石膏汤

erste Erwähnung: 2. Jh.

lateinisch: Decoctum Foliorum Bambusae et Gypsi
englisch: Lophaterus and Gypsum Decoction

P	Lophatheri herba (Danzhuye)	9 g
P	Gypsum (Shigao)	30 g
M	Ginseng radix (Renshen)	6 g
M	Ophiopogonis radix (Maimendong)	10 g
A	Pinelliae rhizoma (Banxia)	9 g
N	Glycyrrhizae radix (Gancao)	3 g
N	Oryzae fructus (Gengmi)	15 g

Wirkung/Indikation

■■□ **Hitze/calor kühlend**
Fieber, Unruhe, Schlaflosigkeit, roter Zungenkörper, Schweiße, thorakales Engegefühl, schnelle Pulse/pp. celeri

■■□ **Qi stützend und ergänzend**
allgemeine Schwäche, Schweiße, schwache Pulse/pp. depleti

■■□ **Yin stützend und ergänzend**
trockene Lippen, trockener Mund, wenig Zungenbelag, Durst, schwache Pulse/pp. depleti

■■□ **FK Magen/o. stomachi harmonisierend und stützend**
Übelkeit, Brechreiz, Durst, wenig Zungenbelag, gereizte Mundschleimhaut

Zusätzliche Indikationen

konsumierende Durst-Krankheit/sitis diffundens (Xiaoke) (entspricht in etwa Diabetes melitus, diabetischer Stoffwechsellage)

Funktionskreis/Orbisbezug

■■□ FK Magen/o. stomachi
■■□ FK Milz/o. lienalis
■■□ FK Lunge/o. pulmonalis

Temperaturverhalten

■■□ kalt

Geschmacksrichtung/Sapor

■■□ süß
■□□ scharf

Wirkrichtung

■□□ emporhebend

Wirkort

oberer Wärmebereich/Calorium, Mitte/mittlerer Wärmebereich/Calorium

Klinische Bemerkungen

Hitze / calor persisitiert in der Qi-Ebene mit Schmälerung der Säfte und des Qi (im Verlauf infektiöser Erkrankungen oder bei Sommerhitze / aestus)

Modifikationen

geringe Hitze / calor im FK Magen / o. stomachi

- Gypsum (Shigao)

massive Minderung der Säfte: trockener, sehr roter Zungenkörper ohne Belag, Aphthen

\+ Dendrobii caulis (Shihu)
\+ Trichosanthis radix (Tianhuafen)

Beteiligung des FK Niere / o. renalis bei konsumierender Durst-Krankheit / sitis diffundens (Xiaoke): zusätzlich vermehrtes Wasserlassen

\+ Trichosanthis radix (Tianhuafen)
\+ Corni fructus (Shanzhuyu)
\+ Polygonati officinalis seu odorati rhizoma (Yuzhu)
\+ Rehmanniae radix praeparata (Shudihuang)
\+ Rehmanniae radix (Shengdihuang)

Gravidität

Anwendung verboten

Kommentar

Ursprünglich zur Behandlung der Folgen einer fieberhaften Erkrankung konzipiert, ist das Rezept ebenso bei Sommerhitze / aestus mit Fieber und Schmälerung der Säfte sehr wichtig. Die warme und scharfe Pinellia dient zur Absenkung des kontravektiven Magen-Qi / qi stomachi und wirkt einer Bildung von Feuchtigkeit / humor durch die kalten und schweren Arzneien entgegen. Eine prinzipielle Ähnlichkeit besteht zwischen dieser Rezeptur und dem „Dekokt zur Klärung der Sommerhitze / aestus und Vermehrung des Qi" (Qingshu yiqi tang).

Dekokt zur Klärung von Sommerhitze/aestus und Vermehrung des Qi (Qingshu yiqi tang)

清暑益气汤

erste Erwähnung: 19. Jh.

lateinisch: Decoctum Refrigerans Aestum Augmentans Qi
englisch: Clear Summerheat and Augment the Qi Decoction

A	Lophatheri herba (Danzhuye)	6 g
A	Coptidis rhizoma (Huanglian)	2 g
M	Nelumbinis nuciferae ramulus (Liangeng)	12 g
P	Panacis quinquefolii radix (Xiyangshen)	6 g
M	Ophiopogonis radix (Maimendong)	9 g
M	Dendrobii caulis (Shihu)	12 g
A	Anemarrhenae rhizoma (Zhimu)	6 g
P	Citrulli vulgaris pericarpium (Xiguapi)	24 g
A	Glycyrrhizae radix (Gancao)	3 g
A	Oryzae fructus (Gengmi)	15 g

Wirkung/Indikation

■■□ **Sommerhitze/aestus kühlend**
Fieber, starke Schweiße, Unruhe, schnelle Pulse/pp. celeri

■■□ **Qi stützend und ergänzend**
Kurzatmigkeit, Teilnahmslosigkeit, Bedürfnis sich zusammen zu rollen, schwache Pulse/pp. depleti

■■□ **Yin stützend und ergänzend**
Durst, dunkler, verminderter Urin, schwache Pulse/pp. depleti

Zusätzliche Indikationen

infektiöse Erkrankungen, Fieber unklarer Genese

Funktionskreis/Orbisbezug

■■□ FK Lunge/o. pulmonalis
■□□ FK Magen/o. stomachi

Temperaturverhalten

■■□ kühl

Geschmacksrichtung/Sapor

■■□ süß
■■□ bitter

Wirkrichtung

■■□ tief

Wirkort

Inneres/intima

Klinische Bemerkungen

Sommerhitze/aestus-Affektion mit Qi- und Yin-Schädigung (am häufigsten gebraucht bei Sonnenstich) • gut bei sportlicher Betätigung im Sommer

Modifikationen

anhaltendes Fieber bei Kindern

- – Coptidis rhizoma (Huanglian)
- – Anemarrhenae rhizoma (Zhimu)
- + Cynanchi atrati radix (Baiwei)
- + Lycii cortex radicis (Digupi)

milde Sommerhitze/aestus bei deutlicher Minderung der Säfte

- – Coptidis rhizoma (Huanglian)

Kontraindikationen

Feuchtigkeit/humor

Gravidität

Vorsicht

Kommentar

Es existiert ein Rezept gleichen Namens aus dem Piweilun (auch Meister Lis Dekokt zur Klärung von Sommerhitze genannt). Dieses Rezept, verwandt mit dem „Dekokt, das die Energien der Mitte ergänzt und das Qi vermehrt" (Buzhong yiqi tang), ist vor allem zur Harmonisierung und Stützung der Mitte und Trocknung von Feuchtigkeit/humor geeignet, während hier die Kühlung der Sommerhitze/aestus und die Stützung der Säfte im Vordergrund steht. Eine prinzipielle Ähnlichkeit besteht zwischen dieser Rezeptur und dem „Dekokt mit Bambus und Gypsum (Zhuye shigao tang)". Zubereitung: statt Nelumbinis nuciferae ramulus (Liangeng) kann man auch Nelumbinis folium (Heye) verwenden.

Desinfizierender Trank der Fünf Geschmacksrichtungen (Wuwei xiaodu yin)

五味消毒饮 erste Erwähnung: 18. Jh.

lateinisch: Potio Desinficiens quinque Saporum
englisch: Five Ingredient Decoction to Eliminate Toxin

P	Lonicerae flos (Jinyinhua)	9 g
M	Chrysanthemi indici flos (Yejuhua)	3,6 g
M	Taraxaci herba cum radice (Pugongying)	3,6 g
M	Violae herba (Zihua diding)	3,6 g
M	Begoniae fimbristipulatae herba (sive Semiaquilegiae radix) (Zibai tiankui)	3,6 g

Wirkung/Indikation

■■■ **entgiftend und desinfizierend**
Geschwüre, Furunkel, Karbunkel, Phlegmone

■■□ **Hitze/calor kühlend**
Fieber, Schüttelfrost, Entzündungen, Zungenkörper rot, Zungenbelag gelb, schnelle Pulse/pp. celeri

■■□ **Xue kühlend**
tiefsitzende, hartnäckige Verhärtungen und Schwellungen

■■□ **Schwellung zerteilend**
entzündliche Verhärtungen und Schwellungen: Abszesse, Karbunkel, Furunkel

Zusätzliche Indikationen

Mastitis, Mammaabszess, innere entzündliche Geschwüre (z. B. Appendizitis)

Funktionskreis/Orbisbezug

■■□ FK Lunge/o. pulmonalis
■□□ FK Leber/o. hepaticus
■■□ FK Herz/o. cardialis

Temperaturverhalten

■■□ kalt

Geschmacksrichtung/Sapor

■■□ bitter
■□□ süß

Wirkrichtung

■■□ tief

Wirkort

Haut

Klinische Bemerkungen
toxische Hitze/calor- oder Glut/ardor-Prozesse mit Xue-Stasen, vor allem im Hautbereich (Superinfektionen der Haut, Karbunkel, Furunkel, Entzündungen, Mastitis) • bei Infektionen im Hautbereich auch als äußerliche lokale Anwendung möglich

Modifikationen

hochtoxische Hitze/ardor: Phlegmone, Septikämie
+ Scutellariae herba (Banzhilian)
+ Isatidis folium (Daqingye)

massive Hitze/calor: hohes Fieber u.ä.
+ Forsythiae fructus (Lianqiao)
+ Coptidis rhizoma (Huanglian)

dunkelrote, livide und schmerzhafte Effloreszenzen
+ Moutan cortex radicis (Mudanpi)
+ Paeoniae rubrae radix (Chishaoyao)

feuchte Hitze/calor humidus: nässende Effloreszenzen, gelber klebriger Zungenbelag
+ Dictamni cortex radicis (Baixianpi)
+ Kochiae fructus (Difuzi)
+ Sophorae flavescentis radix (Kushen)

Mammaabszesse
+ Fritillariae thunbergii bulbus (Zhebeimu)
+ Trichosanthis radix (Tianhuafen)

Kontraindikationen
Yin-Geschwüre (eingesunken, chronisch, blass) • Vorsicht bei Defizienz des Milz-Qi/qi lienale

Gravidität
Anwendung verboten

Kommentar
Dient als Ausgangsrezept für viele Rezepturen zur Behandlung eitriger Entzündungen im Hautbereich • Zubereitung: alle Arzneimittel des Rezeptes mit einigen Löffeln Reiswein zusammen aufkochen (Reiswein unterstützt die Bewegung des Xue), Dosierung heutzutage 3–4-mal so hoch.

Pulver mit Lonicera, Forsythia und Lasiosphaera (Yinqiao mabo san)

银翘马勃散

erste Erwähnung: 18. Jh.

englisch: Honeysuckle, Forsythia and Puffball Powder

P	Lonicerae flos (Jinyinhua)	10 g
P	Forsythiae fructus (Lianqiao)	20 g
M	Arctii fructus (Niubangzi)	12 g
M	Belamcandae rhizoma (Shegan)	6 g
M	Las(h)iosphaerae fructificatio (Mabo)	6 g
A	Phragmitis rhizoma (Lugen)	18 g

Wirkung/Indikation

■■□ **Hitze/calor kühlend**
roter Rachen, Zungenkörper rot, schnelle Pulse/pp. celeri

■■■ **entgiftend und desinfizierend**
Entzündung des Rachens, Halsschmerzen, Heiserkeit

■■□ **Schleim/pituita umwandelnd**
Schwellungen im Rachenraum (Tonsillen), Schluckbeschwerden, Zungenbelag dick, schlüpfrige Pulse/pp. lubrici

■■■ **Rachen freimachend**
Schluckbeschwerden, entzündliche Halsschwellungen, Heiserkeit, roter und schmerzhafter Rachen

■□□ **Säfte ergänzend**
Heiserkeit

Funktionskreis/Orbisbezug

■■■ FK Lunge/o. pulmonalis

Temperaturverhalten

■■□ kalt

Geschmacksrichtung/Sapor

■■□ scharf
■□□ bitter

Wirkrichtung

■□□ emporhebend

Wirkort

Rachen/Kehle/Hals

Klinische Bemerkungen

feuchte Hitze/calor humidus und Schleim/pituita in der Qi- und Xue-Ebene im Rachenbereich (rauer, entzündeter Rachen mit Schluckbeschwerden und Schwellungen: akute Tonsillitis, Pfeiffersches Drüsenfieber)

Modifikationen

starke Rachenbeschwerden und Rachenentzündung

+ Isatidis radix (Banlangen)
+ Sophorae tonkinensis radix (Shandougen)
+ Chrysanthemi indici flos (Yejuhua)

toxische Glut/ardor: hohes Fieber, Geschwüre

+ Isatidis folium (Daqingye)
+ Scrophulariae radix (Xuanshen)

Kontraindikationen

Vorsicht bei Defizienz des Milz-Qi/qi lienale

Gravidität

Anwendung erlaubt

Kommentar

Phragmitis (Lugen) hat neben seiner den FK Lunge/o. pulmonalis kühlenden Wirkung befeuchtende Eigenschaften und ermöglicht zusätzlich die Drainage der Hitze/calor und der umgewandelten Feuchtigkeit/humor oder Schleim/pituita über den Urin. Die vorliegende Symptomkonstellation wird als Bi-Syndrom des Rachens (Houbi) bezeichnet und entspricht in etwa der westlichen Diagnose einer akuten (bakteriellen oder viralen) Tonsillitis.

Pulver zur Kühlung des Zwerchfells (Liangge san)

凉膈散 erste Erwähnung: 11. Jh.

lateinisch: Pulvis Refrigerans Diaphragmatem
englisch: Cool the Diaphragm Powder

P	Rhei rhizoma (Dahuang)	30 g
M	Natrii sulfas seu Mirabilitum (Mangxiao)	30 g
A	Glycyrrhizae radix (Gancao)	30 g
P	Scutellariae radix (Huangqin)	15 g
M	Gardeniae fructus (Zhizi)	15 g
A	Menthae herba (Bohe)	15 g
A	Forsythiae fructus (Lianqiao)	60 g

Wirkung/Indikation

■■■ **Glut/ardor ausleitend**
oberer Wärmebereich/Calorium: Fieber, Reizbarkeit, Unruhe, gerötetes Gesicht, Geschwüre im Mund, Hitze- und Beklemmungsgefühl im Thorax, Nasenbluten, Zahnschmerzen, Rachenentzündungen, Urin vermindert und dunkel-rötlich, Zungenkörper rot, Zungenbelag gelblich, schnelle, schlüpfrige Pulse/pp. celeri et lubrici

■■□ **Hitze/calor zerstreuend**
mittlerer Wärmebereich/Calorium: Durst, trockene Lippen, trockener Rachen, Hitze- und Beklemmungsgefühl im Abdomen, Zungenkörper rot, Zungenbelag gelblich, schnelle, schlüpfrige Pulse/pp. celeri et lubrici

■■□ **laxierend**
Obstipation (verminderter Stuhlgang, eventuell harter Stuhl)

Zusätzliche Indikationen

Fieberkrämpfe, Hautaffektionen, Cholezystitis

Funktionskreis/Orbisbezug

■■□ FK Drei-Wärmebereiche/o. tricalorii
■■□ FK Lunge/o. pulmonalis
■■□ FK Magen/o. stomachi
■■□ FK Dickdarm/o. intestini crassi
■■□ FK Herz/o. cardialis

Temperaturverhalten

■■■ kalt

Geschmacksrichtung/Sapor

■■□ bitter

Wirkrichtung

■■□ absenkend

Wirkort

oberer Wärmebereich/Calorium, Mitte/mittlerer Wärmebereich/Calorium

Klinische Bemerkungen

Hitze / calor oder Glut / ardor im oberen und mittleren Wärmebereich / Calorium mit Obstipation aufgrund fehlender Absenkung des Qi • vor allem bei infektiösen Prozessen (nach Wärme-Erkrankungen, M. temperati (Wenbing) vor allem im Frühjahr in der Qi-Ebene auftretend)

Modifikationen

deutlich geminderte Säfte: harter Stuhl, großer Durst, große Trockenheit

\+ Trichosanthis radix (Tianhuafen)
\+ Phragmitis rhizoma (Lugen)

fehlende Obstipation

– Natrii sulfas seu Mirabilitum (Mangxiao)

Ikterus

\+ Artemisiae capillaris seu scopariae herba (Yinchenhao)
\+ Curcumae longae tuber (Yujin)

thorakale und abdominelle Schmerzen

\+ Bupleuri radix (Chaihu)
\+ Meliae toosendan fructus (Chuanlianzi)
\+ Corydalidis rhizoma (Yanhusuo)

Fieberkrämpfe

\+ Uncariae ramulus et uncus (Gouteng)
\+ Pheretima (Dilong)
\+ Cicadae periostracum (Chantui)

Kontraindikationen

Defizienz des Qi, allgemeine Schwäche der Orthopathie

Gravidität

Anwendung verboten

Abgeleitete Rezepturen

Dekokt zur Regulation des FK Magen / o. stomachi und Wiederherstellung des Qi-Flusses (Tiaowei chengqi tang)

Kommentar

Die Obstipation ist vor allem Folge der mangelnden Absenkung des Lungen-Qi / qi pulmonale und weniger die Folge einer Hitze / calor in den FK Dick- und Dünndarm / oo. intestinorum. Hitze / calor oder Glut / ardor ist hier so intensiv, dass neben einer Zerstreuung der Hitze / calor nach außen (Mentha, Forsythia) auch eine Ausleitung über den Stuhl (Gypsum, Natrium sulfuricum) und den Urin (Herba Lophatheri, Gardenia) nötig ist. Zubereitung: Mischung als Pulver, 10 – 18 g 2-mal täglich mit Lophatheri herba (Danzhuye) und Honig einnehmen. Auch als Dekokt mit entsprechender Dosierung einsetzbar. Mit Einsetzen des Stuhlganges sollte das Rezept beendet oder abgeändert werden.

Universeller Entgiftungstrank (Puji xiaodu yin)

普济消毒饮 erste Erwähnung: 13. Jh.

lateinisch: Potio Desinficiens Universalis
englisch: Universal Benefit Decoction to Eliminate Toxin

P	Scutellariae radix (Huangqin)	6 g
P	Coptidis rhizoma (Huanglian)	2,4 g
M	Arctii fructus (Niubangzi)	9 g
M	Menthae herba (Bohe)	3 g
M	Forsythiae fructus (Lianqiao)	9 g
M	Bombyx batryticatus (Jiangcan)	6 g
M	Scrophulariae radix (Xuanshen)	9 g
M	Las(h)iosphaerae fructificatio (Mabo)	4,5 g
M	Platycodi radix (Jiegeng)	3 g
M	Glycyrrhizae radix (Gancao)	3 g
A	Citri reticulatae pericarpium (Chenpi)	4,5 g
M	Isatidis radix (Banlangen)	9 g
N	Bupleuri radix (Chaihu)	3 g
N	Cimicifugae rhizoma (Shengma)	2,4 g

Wirkung/Indikation

■■□ **Hitze bei Wind/calor venti ausleitend**
Kälteaversion, Schüttelfrost, Fieber, oberflächliche Pulse/pp. superficiales

■■■ **Glut/ardor kühlend**
gerötetes, heißes, schmerzhaftes und geschwollenes Gesicht, füllige, schnelle Pulse/pp. repleti et celeri

■■■ **entgiftend und desinfizierend**
akute und massive Entzündungen und Schwellungen im Gesichtsbereich, oft infektiöser Genese: Parotitis, Lymphadenitis

■■□ **Hitze/calor kühlend**
Durst, Verlangen nach Kaltem, Unruhe, Halsschmerzen, Zungenkörper rot und trocken, Zungenbelag gelb

Funktionskreis/Orbisbezug

■■□ FK Lunge/o. pulmonalis
■■□ FK Magen/o. stomachi
■□□ FK Herz/o. cardialis

Temperaturverhalten

■■■ kalt

Geschmacksrichtung/Sapor

■□□ scharf
■■□ bitter

Wirkrichtung

keine Angabe möglich

Wirkort

oberer Wärmebereich/Calorium, Kopf/Augen

Klinische Bemerkungen

toxische Hitze / calor oder Glut / ardor und Hitze-Wind / calor venti im Kopfbereich: wichtige Rezeptur für Parotitis (Mumps) und Lymphadenitis

Modifikationen

Obstipation

\+ Rhei rhizoma (Dahuang)

Nacken- und Kopfschmerzen, Nackensteife

\+ Notopterygii rhizoma (Qianghuo)
\+ Puerariae radix (Gegen)

Fieberkrämpfe

\+ Cicadae periostracum (Chantui)
\+ Uncariae ramulus et uncus (Gouteng)

Kleines Yang / yang minor-Beteiligung: bitterer Mundgeschmack, Schmerz und Schwellung periauriculär, wechselnde Temperatur

\+ Gentianae radix (Longdancao)
\+ Prunellae spica (Xiakucao)
\+ Bambusae in taeniam caulis (Zhuru)

Überstrahlendes Yang / splendor yang-Beteiligung: Kopfschmerzen frontal, Gesicht rot und geschwollen

\+ Gypsum (Shigao)
\+ Anemarrhenae rhizoma (Zhimu)

hartnäckige Schwellung

\+ Paeoniae rubrae radix (Chishaoyao)
\+ Moutan cortex radicis (Mudanpi)
\+ Rhei rhizoma (Dahuang)

testiculäre Schmerzen

\+ Taraxaci herba cum radice (Pugongying)
\+ Smilacis china rhizoma (Baqi)
\+ Patriniae seu Thlapsi herba cum radice (Baijiang)

Kontraindikationen

Vorsicht bei Defizienz des Yin

Gravidität

Vorsicht

Kommentar

Die Erkrankung tritt durch Hitze / calor und Wind / ventus meist im Winter oder Frühjahr auf. Wichtige Rezeptur bei Mumps, allgemein bei Parotitis, Lymphadenitis, Erysipel sowie bei akuter Tonsillitis und Otitis media nützlich.

Desinfizierendes Dekokt mit Coptis (Huanglian jiedu tang)

黄连解毒汤 erste Erwähnung: 8. Jh.

lateinisch: Decoctum Desinficiens Coptidis
englisch: Coptis Decoction to Relieve Toxicity

P	Coptidis rhizoma (Huanglian)	3 g
M	Scutellariae radix (Huangqin)	6 g
A	Phellodendri cortex (Huangbo)	6 g
A	Gardeniae fructus (Zhizi)	6 g

Wirkung Indikation

■■■ **Glut/ardor kühlend**
sehr hohes Fieber, Unruhe, Agitiertheit, Benommenheit, Blutungen (v. a. Epistaxis, Hämoptysis, Purpura), Zungenkörper rot, Zungenbelag gelb, schnelle, füllige Pulse/pp. celeri et repleti

■■■ **feuchte Hitze/calor humidus ausleitend**
nässende Geschwüre, Karbunkel, Dysenterie, Ikterus, Zungenbelag gelb-klebrig, schlüpfrige Pulse/pp. lubrici

■■■ **entgiftend und desinfizierend**
hohes Fieber, Unruhe, Geschwüre, Blutungen

Zusätzliche Indikationen

Septikämie, Dysenterie, urogenitale Infektionen, eitrige Hautinfektionen

Funktionskreis/Orbisbezug

■■■ FK Drei-Wärmebereiche/o. tricalorii
■■□ FK Herz/o. cardialis
■□□ FK Milz/o. lienalis
■□□ FK Magen/o. stomachi
■□□ FK Dickdarm/o. intestini crassi
■■□ FK Lunge/o. pulmonalis

Temperaturverhalten

■■■ kalt

Geschmacksrichtung/Sapor

■■■ bitter

Wirkrichtung

■■■ absenkend

Wirkort

Inneres/intima

Klinische Bemerkungen

Basisrezeptur für alle toxischen Hitze/calor- oder Glut/ardor-Prozesse in den drei Wärmebereichen/Calorien

Modifikationen

Ikterus

+ Artemisiae capillaris seu scopariae herba (Yinchenhao)

Obstipation

+ Rhei rhizoma (Dahuang)

Geschwüre, Abszesse, Karbunkel

+ Taraxaci herba cum radice (Pugongying)
+ Violae herba (Zihua diding)

Blutungen

+ Moutan cortex radicis (Mudanpi)
+ Rehmanniae radix (Shengdihuang)

feuchte Hitze/calor humidus im FK Blase/o. vesicalis: Pollakisurie, Dysurie

+ Plantaginis semen (Cheqianzi)
+ Alismatis rhizoma (Zexie)

feuchte Hitze/calor humidus in den FK Dick- und Dünndarm/oo. intestinorum: blutige, schleimige Stühle mit Krämpfen

+ Inulae seu Aucklandiae radix (Muxiang)
+ Fraxini cortex (Qinpi)

Kontraindikationen

Defizienz des Yin, schwache Orthopathie

Gravidität

Vorsicht

Kommentar

Coptis klärt toxische Glut/ardor im FK Herz/o. cardialis und im mittleren Wärmebereich/Calorium, Scutellaria im oberen und Phellodendri im unteren. Gardenia ist ebenfalls entgiftend und leitet die Schrägläufigkeit/Heteropathie über den Urin aus. Deshalb hat diese Rezeptur eine breite klinische Anwendbarkeit und wird für den jeweiligen Befund modifiziert. Aufgrund der Bitterkeit und Kälte verbietet sich in der Regel eine prolongierte Anwendung.

Epidemisches klärender und Gift lösender Trank (Qingwen baidu yin)

清瘟败毒饮 erste Erwähnung: 18. Jh.

englisch: Clear Epidemics and Overcome Toxin Decoction

P	Gypsum (Shigao)	60 – 120 g
M	Anemarrhenae rhizoma (Zhimu)	12 g
A	Glycyrrhizae radix (Gancao)	6 g
N	Lophatheri herba (Danzhuye)	9 g
P	Bubali cornu (Shuiniujiao)	20 – 30 g
P	Rehmanniae radix (Shengdihuang)	9 – 15 g
M	Moutan cortex radicis (Mudanpi)	9 g
M	Paeoniae rubrae radix (Chishaoyao)	12 g
M	Scrophulariae radix (Xuanshen)	24 g
P	Coptidis rhizoma (Huanglian)	6 – 12 g
P	Scutellariae radix (Huangqin)	9 g
M	Gardeniae fructus (Zhizi)	9 g
A	Forsythiae fructus (Lianqiao)	15 g
N	Platycodi radix (Jiegeng)	3 g

Wirkung / Indikation

■■■ **Glut / ardor kühlend**
Qi-Ebene: hohes Fieber, starkes Schwitzen, starker Durst, gelber Zungenbelag, Kopfschmerzen, überflutende Pulse / pp. exundantes. Xue-Ebene: makulopapulöses Exanthem, Blutungen, dunkelrote Zunge, Unruhe bis Bewusstseinstrübung, zarte, schnelle Pulse / pp. minuti et celeri

■■■ **Xue kühlend**
makulopapulöses Exanthem, Blutungen, dunkelrote Zunge, Unruhe, Bewusstseinstrübung, zarte, schnelle Pulse / pp. minuti et celeri

■■□ **entgiftend und desinfizierend**
infektiöse, epidemische Erkrankungen mit akutem und schwerem Verlauf

Funktionskreis / Orbisbezug

■■□ FK Herz / o. cardialis
■■□ FK Lunge / o. pulmonalis

Temperaturverhalten

■■■ sehr kalt

Geschmacksrichtung / Sapor

■■□ süß
■■■ bitter

Wirkrichtung

■■□ tief

Wirkort

oberer Wärmebereich / Calorium, Inneres / intima

Klinische Bemerkungen

toxische Hitze/calor oder Glut/ardor in der Qi-Ebene breitet sich in die Xue-Ebene aus: infektiöse und epidemische Erkrankungen mit schwerem Verlauf (z. B. Meningitis, Enzephalitis) • Kombination aus den Rezepturen Dekokt des weißen Tigers (Baihu tang), Pulver zur Kühlung des Zwerchfells (Liangge san), Desinfizierendes Dekokt mit Coptis (Huanglian jiedu tang) und Dekokt mit Bubali cornu und Rehmannia (Xijiao dihuang tang)

Modifikationen

livide Effloreszenzen

+ Lithospermi seu Arnebiae radix (Zicao)
+ Carthami flos (Honghua)
+ Persicae semen (Taoren)

Epistaxis

+ Imperatae rhizoma (Baimaogen)
+ Agrimoniae herba (Xianhecao)

Fieberkrämpfe

+ Uncariae ramulus et uncus (Gouteng)
+ Chrysanthemi flos (Juhua)

Obstipation

+ Rhei rhizoma (Dahuang)
+ Natrii sulfas seu Mirabilitum (Mangxiao)

extrem hohes Fieber

+ Isatidis folium (Daqingye)
+ Isatidis radix (Banlangen)

Kontraindikationen

Vorsicht bei Defizienz der Mitte, keine prolongierte Anwendung

Gravidität

Anwendung verboten

Kommentar

Dosierungen können stark variiert werden. Hohe Dosierung von Gypsum, im Original bis 240 g, da Glut/ardor in der Qi-Ebene der Ausgangspunkt und die Wurzel der Symptomatik ist. Die verwendete Dosierung ist auch abhängig vom Pulsbefund: bei einem tiefen und zarten Puls/p. mersus et minutus als Indikator einer noch ernsteren Situation sind hohe und höchste Mengen, bei einem überflutenden Puls/p. exundans niedrigere Dosierungen einzusetzen. Bubali cornu (Shuiniujiao) sollte zusammen mit Gypsum (Shigao) abgekocht werden.

Dekokt mit Gardenia und Soja (Zhizi douchi tang)

栀子豆豉汤 erste Erwähnung: 2. Jh.

englisch: Gardenia and Prepared Soybean Decoction

P	Gardeniae fructus (Zhizi)	9 g
M	Sojae semen praeparatum (Dandouchi)	9 g

Wirkung/Indikation

■□□ **Hitze/calor kühlend**
Fieber, gelblicher Zungenbelag, keine Kälteabneigung, wenig Durst, schnelle Pulse/pp. celeri

■■□ **beruhigend und ausgleichend**
(leichte) Unruhe, gestörter Schlaf mit Umherwälzen, thorakales Engegefühl und Völlegefühl

Funktionskreis/Orbisbezug

■□□ FK Lunge/o. pulmonalis
■■□ FK Herz/o. cardialis

Temperaturverhalten

■■□ kühl

Geschmacksrichtung/Sapor

■□□ bitter
■□□ scharf

Wirkrichtung

■■□ emporhebend

Wirkort

oberer Wärmebereich/Calorium

Klinische Bemerkungen

Hitze/calor im Bereich des FK Herz/o. cardialis (Fieber, Reizbarkeit, Schlaflosigkeit, Unruhe) • Hitze/calor in der Qi-Ebene oder irregulärer Verlauf einer Großen Yang/Yang maior-Erkrankung nach Fehlbehandlung oder bei längerem Verlauf als Restsymptomatik

Modifikationen

Oberfläche/extima-Symptomatik: Schüttelfrost, Halsschmerzen, laufende Nase

+ Arcti fructus (Niubangzi)
+ Menthae herba (Bohe)

verminderte Säfte: Durst, trockene Schleimhäute

+ Phragmitis rhizoma (Lugen)
+ Trichosanthis radix (Tianhuafen)
+ Lophatheri herba (Danzhuye)

Husten

+ Mori folium (Sangye)
+ Armeniacae semen (Xingren)

starkes thorakales Völlegefühl

+ Armeniacae semen (Xingren)
+ Trichosanthis fructus et semen (Gualou)
+ Curcumae longae tuber (Yujin)

Defizienz des Qi: Kurzatmigkeit

+ Glycyrrhizae radix (Gancao)

Erbrechen

+ Zingiberis viridis rhizoma (Shengjiang)

Gravidität

Anwendung erlaubt

Kommentar

Im Vergleich mit dem „Dekokt mit Bambus und Gypsum“ (Zhuye shigao tang) ist dieses indiziert bei Schädigung des Qi und der Säfte, während das Dekokt mit Gardenia und Soja eine gute Orthopathie voraussetzt.

Pulver, das Rotes herausleitet (Daochi san)

导赤散

erste Erwähnung: 12. Jh.

lateinisch: Pulvis Conducens Ruborem
englisch: Guide Out the Red Powder

P	Rehmanniae radix (Shengdihuang)	15 g
M	Clematidis armandii caulis (Chuanmutong)	3 g
A	Lophatheri herba (Danzhuye)	3 g
N	Glycyrrhizae radix (Gancao)	3 g

Wirkung/Indikation

■■□ **Glut/ardor ausleitend**
Unruhe, Geschwüre im Mund, Zungenkörper rot, schnelle Pulse/pp. celeri, schmerzhafte und blutige Miktion

■■□ **Glut/ardor kühlend**
Unruhe, Schlafstörungen, Albträume, thorakales Hitzegefühl, Geschwüre im Mund, gerötetes Gesicht, Zungenkörper rot, Durst, schnelle Pulse/pp. celeri

■■□ **diuretisch**
verminderter Urin, schmerzhafte, blutige Miktion

Zusätzliche Indikationen

Harnwegsinfektionen, Stomatitis

Funktionskreis/Orbisbezug

■■■ FK Herz/o. cardialis
■■□ FK Dünndarm/o. intestini tenuis
■■□ FK Blase/o. vesicalis

Temperaturverhalten

■■□ kalt

Geschmacksrichtung/Sapor

■■□ bitter
■□□ süß

Wirkrichtung

■■□ absenkend

Wirkort

oberer Wärmebereich/Calorium, unterer Wärmebereich/Calorium

Klinische Bemerkungen

Gut / ardor im FK Herz / o. cardialis (Reizbarkeit, thorakales Hitzegefühl, Geschwüre im Mundbereich) greift über auf den FK Dünndarm / o. intestini tenuis (schmerzhafte Miktion, eventuell mit Hämaturie)

Modifikationen

Defizienz des Yin

+ Anemarrhenae rhizoma (Zhimu)
+ Ophiopogonis radix (Maimendong)

Hämaturie

+ Imperatae rhizoma (Baimaogen)
+ Ecliptae herba (Hanliancao)

Kontraindikationen

Vorsicht bei Defizienz des Milz-Qi / qi lienale

Gravidität

Anwendung verboten

Kommentar

Die Rezeptur kühlt nicht nur Glut / ardor im FK Herz / o. cardialis (Rehmannia), sondern leitet auch über den Yang-Funktionskreis FK Dünndarm / o. intestini tenuis und den FK Blase / o. vesicalis aus (Lophatheri, Clematis armandii). Dabei werden Yin und Säfte geschont. Deshalb ist dieses Rezept sowohl bei Hitze-Fülle / calor repletionis als auch bei Hitze-Schwäche / calor depletionis einsetzbar.

Großes verbindende Pille (Jiaotai wan)

交泰丸 erste Erwähnung: 16. Jh.

englisch: Grand Communication Pill

P	Coptidis rhizoma (Huanglian)	6 g
M	Cinnamomi cassiae cortex (Rougui)	1 g

Wirkung/Indikation

■■□ **FK Herz/o. cardialis stützend und kühlend**
Unruhe, Reizbarkeit, Schlafstörungen, Albträume, Palpitationen

■□□ **FK Niere/o. renalis stützend**
Kälte in der unteren Körperhälfte

Funktionskreis/Orbisbezug

■■■ FK Herz/o. cardialis
■■■ FK Niere/o. renalis

Temperaturverhalten

■■□ kühl

Geschmacksrichtung/Sapor

■■□ bitter
■□□ süß

Wirkrichtung

■■□ tief

Wirkort

oberer Wärmebereich/Calorium,
unterer Wärmebereich/Calorium

Klinische Bemerkungen

Basisrezeptur für Störungen der Achse FK Niere und Herz / oo. renalis et cardialis mit Hitze / calor im FK Herz / o. cardialis (emotionale Probleme mit Palpitationen und Schlafstörungen) und Defizienz des Nieren-Yang / yang renale (Kälte der unteren Körperhälfte)

Kontraindikationen

Vorsicht bei Defizienz des Yin

Gravidität

Vorsicht

Kommentar

Hier ist nicht die Defizienz des Nieren-Yin / yin renale mit nachfolgender Schwäche-Hitze / calor depletionis die Ursache der Störung (wie z. B. bei Dekokt mit Coptis und Gelatinum (Huanglian ejiao tang) oder Rehmannia-Pille mit sechs Geschmacksrichtungen (Liuwei dihuang wan)). Aufgrund eines mangelnden Nieren-Yang / yang renale und einer Hitze im FK Herz / calor o. cardialis findet die „Große Verbindung" zwischen Wandlungsphase Wasser und Feuer nicht mehr statt mit einer Dissoziation zwischen Yin (FK Niere / o. renalis) und Yang (FK Herz / o. cardialis). Klinisch ist dies häufig im Rahmen emotionaler Belastungen wie Schreck und Furcht bei Erwachsenen zu sehen.

Pulver zur Zerstreuung des Weißen (Xiebai san)

泻白散 erste Erwähnung: 12. Jh.

lateinisch: Pulvis Dispellens Candidum
englisch: Drain the White Powder

P	Lycii cortex radicis (Digupi)	10 g
M	Mori cortex radicis (Sangbaipi)	10 g
A	Glycyrrhizae radix (Gancao)	3 g
A	Oryzae fructus (klebefreier Reis) (Gengmi)	15 g

Wirkung/Indikation

■■□ **Glut/ardor ausleitend**
blutiger Auswurf, rissige Lippen, hohes Fieber, heiße Haut, Zungenkörper rot, Zungenbelag gelb, schnelle Pulse/pp. celeri

■■□ **Hitze bei Schwäche/calor depletionis beseitigend**
trockener Husten, Keuchen, Hitzewallungen, Fieber, Verschlechterung am Spätnachmittag, trockener Mund, rissige Lippen, zarte Pulse/pp. minuti

■■□ **Husten stillend**
Husten, Kurzatmigkeit

■□□ **Schleim/pituita umwandelnd**
weniges und zähes Sputum

Funktionskreis/Orbisbezug

■■■ FK Lunge/o. pulmonalis

Temperaturverhalten

■■□ kalt

Geschmacksrichtung/Sapor

■■□ süß
■□□ scharf

Wirkrichtung

■■□ absenkend

Wirkort

Lunge

Klinische Bemerkungen

Basisrezeptur bei Hitze / calor im FK Lunge / o. pulmonalis mit Defizienz des Yin (Husten, Kurzatmigkeit) • besonders wichtig in der Pädiatrie während und nach Atemwegsinfektionen (z. B. Bronchitis, Pneumonie, Keuchhusten)

Modifikationen

extreme Hitze / calor

+ Scutellariae radix (Huangqin)
+ Anemarrhenae rhizoma (Zhimu)

starker Schleim / pituita-Befund

+ Lepidii seu Descurainiae semen (Tinglizi)
+ Peucedani radix (Qianhu)
+ Cynanchi atrati radix (Baiwei)

starke Trockenheit / ariditas, vermehrter Husten

+ Trichosanthis fructus et semen (Gualou)
+ Armeniacae semen (Xingren)
+ Fritillariae thunbergii bulbus (Zhebeimu)
+ Glehniae radix (Beishashen)

starke Hitzewallungen

+ Artemisiae annuae seu apiaceae herba (Qinghao)
+ Stellariae radix (Yinchaihu)

Kontraindikationen

Husten und Keuchen bei Kälte-Wind / algor venti, Hitze-Wind / calor venti, Feuchtigkeit-Schleim / humor pituitae

Gravidität

Anwendung erlaubt

Kommentar

Im Vergleich mit dem im Aufbau ähnlichen Rezept „Dekokt des weißen Tigers" (Baihu tang), ist jenes bei heftiger, oft akuter Hitze-Fülle / calor repletionis oder Glut-Fülle / ardor repletionis im FK Lunge / o. pulmonalis indiziert. Das vorliegende Rezept hingegen ist für eine mildere, oft langwierigere Hitze / calor-Symptomatik mit Defizienz (Lungen-Yin / yin pulmonale) passend. Dieses Rezept ist nicht zu verwechseln mit dem gleichnamigen aus dem Zhengzhi zhunsheng, das zusätzlich stark Schleim / pituita umwandelnd und Eiter ausleitend wirkt.

Phragmites-Dekokt (Weijing tang)

苇茎汤

erste Erwähnung: 7. Jh.

lateinisch: Decoctum Phragmitis
englisch: Reed Decoction

P	Phragmitis rhizoma viridis (Lugen)	30 g
M	Coicis semen (Yiyiren)	30 g
M	Benincasae semen (Dongguazi)	24 g
A	Persicae semen (Taoren)	9 g

Wirkung/Indikation

■■□ **Hitze/calor kühlend**
eitriges, eventuell blutiges Sputum, Lungenabszesse, trockener Mund, roter Zungenkörper, Fieber, schnelle Pulse/pp. celeri

■■□ **heißen Schleim/pituita calida umwandelnd**
Husten mit eitrigem, übelriechendem Sputum, Lungenabszesse, Zungenbelag gelb-klebrig, schlüpfrige, schnelle Pulse/pp. lubrici et celeri

■■□ **Stasen des Xue lösend**
Lungenabszesse, thorakale Schmerzen, trockene und schuppige Haut

■■□ **Husten stillend**
Husten mit eitrigem, übelriechendem Sputum, Dyspnoe

Funktionskreis/Orbisbezug

■■■ FK Lunge/o. pulmonalis

Temperaturverhalten

■■□ kühl

Geschmacksrichtung/Sapor

■■□ süß

Wirkrichtung

■■□ absenkend

Wirkort

Lunge

Klinische Bemerkungen

wichtige Rezeptur bei Hitze/calor im FK Lunge/o. pulmonalis mit Schleim/pituita und Xue-Stase: eitrige Pneumonie, Bronchiektasie

Modifikationen

starke Infektion

\+ Houttuyniae herba cum radice (Yuxingcao)
\+ Lonicerae flos (Jinyinhua)
\+ Scutellariae radix (Huangqin)
\+ Taraxaci herba cum radice (Pugongying)

starke thorakale Schmerzen

\+ Salviae miltiorrhizae radix (Danshen)
\+ Paeoniae rubrae radix (Chishaoyao)

viel Eiter

\+ Platycodi radix (Jiegeng)
\+ Fritillariae cirrhosae bulbus (Chuanbeimu)

Defizienz des Qi und Defizienz des Xue

\+ Astragali radix (Huangqi)
\+ Angelicae sinensis radix (Danggui)

Gravidität

Anwendung verboten

Kommentar

Das notwendige Vorgehen mit gleichzeitiger Kühlung von Hitze/calor, Schleim/pituita-Umwandlung und Lösen der Xue-Stasen wird hier elegant und effektiv gelöst. Die Ausleitung erfolgt auf drei Wegen: über die Atemwege, den Stuhl und den Urin. Mit Ergänzungen, v. a. Houttuyniae herba cum radice (Yuxingcao) und Lonicerae flos (Jinyinhua), ein sehr bewährtes Rezept für Infektionen bei Bronchiektasen.

Pulver, das den FK Magen/o. stomachi klärt (Qingwei san)

清胃散 erste Erwähnung: 14. Jh.

englisch: Clear the Stomach Powder

P	Coptidis rhizoma (Huanglian)	3 g
M	Cimicifugae rhizoma (Shengma)	3 g
A	Rehmanniae radix (Shengdihuang)	6 g
A	Moutan cortex radicis (Mudanpi)	6 g
A	Angelicae sinensis radix (Danggui)	6 g

Wirkung/Indikation

■■□ **Glut/ardor kühlend**
Fieber, Zahnfleischentzündungen, Zahnfleischbluten, enorale Aphthen, Mundgeruch, Zahnschmerzen, Zungenkörper rot mit wenig Belag, schnelle, schlüpfrige Pulse/pp. celeri et lubrici

■□□ **Xue kühlend**
Zahnfleischbluten

■■□ **Schmerz beseitigend und verteilend**
Kopfschmerzen, Gesichtsneuralgien, Zahnschmerzen

Funktionskreis/Orbisbezug

■■■ FK Magen/o. stomachi
■□□ FK Leber/o. hepaticus
■□□ FK Dickdarm/o. intestini crassi
■□□ FK Dünndarm/o. intestini tenuis
■□□ FK Gallenblase/o. felleus

Temperaturverhalten

■■□ kalt

Geschmacksrichtung/Sapor

■■□ bitter
■□□ süß

Wirkrichtung

■■□ absenkend

Wirkort

Kopf/Augen

Klinische Bemerkungen

kühlt und klärt Hitze/calor oder Glut/ardor im FK Magen/o. stomachi (Entzündungen im Zahnfleischbereich, schlechter Mundgeruch, Zahnfleischbluten, Zahnschmerzen)

Modifikationen

hohes Fieber, großer Durst, Geschwüre im Mund

+ Anemarrhenae rhizoma (Zhimu)
+ Gypsum (Shigao)

großer Durst

+ Trichosanthis radix (Tianhuafen)

Obstipation

+ Rhei rhizoma (Dahuang)

Kontraindikationen

Kälte/algor und Defizienz bedingte Symptome

Gravidität

Anwendung verboten

Kommentar

Ursache der Glut im FK Magen/ardor o. stomachi ist meist eine Fehlernährung.

Linksdrehende und auf die Wandlungsphase Metall wirkende Pille (Zuojin wan)

左金丸 erste Erwähnung: 15. Jh.

englisch: Left Metal Pill

P	Coptidis rhizoma (Huanglian)	10 g
M	Evodiae fructus (Wuzhuyu)	3 g

Wirkung/Indikation

■■□ **Hitze/calor kühlend**
unstillbarer Hunger, bitterer Mundgeschmack, trockener Mund, Durst, schnelle Pulse/pp. celeri, Zungenkörper rot, Zungenbelag gelb

■■■ **Gegenläufigkeit/Kontravektion absenkend**
saures Aufstoßen, Sodbrennen, Übelkeit

■■□ **FK Leber/o. hepaticus harmonisierend und stützend**
Schmerzen im Hypochondrium, epigastrisches Spannungsgefühl, saitenförmige Pulse/pp. chordales

Funktionskreis/Orbisbezug

■■■ FK Magen/o. stomachi
■■■ FK Leber/o. hepaticus

Temperaturverhalten

■□□ kalt

Geschmacksrichtung/Sapor

■■■ bitter
■■□ scharf

Wirkrichtung

■■■ absenkend

Wirkort

Mitte/mittlerer Wärmebereich/Calorium, Verdauungstrakt

Klinische Bemerkungen

Hitze / calor im FK Leber / o. hepaticus führt zu Hitze / calor oder Glut / ardor im FK Magen / o. stomachi mit Gegenläufigkeiten / Kontravektionen: Schmerzen im Hypochondrium, epigastrische Spannung, Brechreiz, saures Aufstoßen, bitterer Mundgeschmack, quälender Hunger, Refluxerkrankung, Gastritis

Modifikationen

starke Spannungsgefühle

\+ Meliae toosendan fructus (Chuanlianzi)

heftiges Sodbrennen

\+ Sepiae os (Haipiaoxiao)

\+ Arcae concha (Walengzi)

Kontraindikationen

Kälte / algor bedingte Gegenläufigkeiten / Kontravektionen

Gravidität

Anwendung verboten

Abgeleitete Rezepturen

Pille mit Inula und Coptis (Xianglian wan)

Kommentar

In der Rezeptur ergänzen sich die den FK Leber / o. hepaticus kühlende Wirkung der Coptis mit der lösenden der Evodia. Auch die durch Disharmonie zwischen dem FK Leber / o. hepaticus und dem FK Magen / o. stomachi hervorgerufenen Kontravektionen werden durch beide Mittel effektiv behoben, wobei im Original diese Wirkung durch die in Ingwersaft gebratene Coptis noch verstärkt wird. Die im Vergleich sehr hoch dosierte Coptis belegt, dass der Grundbefund eindeutig Hitze / calor ist. Zubereitung: Heutzutage wird die unpäparierte Coptiswurzel deutlich niedriger dosiert.

Das Gelbe zerstreuende Pulver (Xiehuang san)

泻黄散 erste Erwähnung: 12. Jh.

lateinisch: Pulvis Dispellens Luteum
englisch: Drain the Yellow Powder

P	Gypsum (Shigao)	5 g
P	Gardeniae fructus (Zhizi)	6 g
M	Ledebouriellae seu Saposhnikoviae radix (Fangfeng)	20 g
A	Agastachis seu Pogostemonis herba (Huoxiang)	4 g
N	Glycyrrhizae radix (Gancao)	2 g

Wirkung/Indikation

■■□ **Glut/ardor ausleitend**
Geschwüre im Mund, häufiges Hungergefühl, quälender Durst, trockener Mund, trockene Lippen, übler Mundgeruch, schnelle Pulse/pp. celeri, Zungenkörper rot

Funktionskreis/Orbisbezug

■■■ FK Magen/o. stomachi
■■□ FK Milz/o. lienalis

Temperaturverhalten

■■□ kühl

Geschmacksrichtung/Sapor

■■□ scharf
■□□ süß

Wirkrichtung

■□□ emporhebend

Wirkort

Mitte/mittlerer Wärmebereich/Calorium

Klinische Bemerkungen
Hitze / calor oder Glut / ardor-Symptomatik der FK Milz und Magen / oo. lienalis et stomachi aufgrund von stagnierender Feuchtigkeit / humor, Nahrungsstagnation im mittleren Wärmebereich / Calorium: Mundulzera, Aphthen, Mundgeruch, Durst, häufiges Hungergefühl

Gravidität
Anwendung erlaubt

Kommentar
Wie im Namen der Rezeptur angedeutet, steht neben einer Kühlung der mittleren Funktionskreise die Zerstreuung von Hitze / calor oder Glut / ardor im FK Milz / o. lienalis im Vordergrund. Dies zeigt sich in der hohen Dosierung der Ledebouriella seu Saposhnikova, die in ihrer zerstreuenden Wirkung noch durch Agastachis unterstützt wird. Daneben stützen diese zwei Komponenten zusammen mit Glycyrrhiza dic aufsteigenden Kräfte der Mitte. Eine reine Kühlung würde bei vorliegender Diagnose zu keiner Besserung, sondern zu einer Schädigung des FK Milz / o. lienalis führen.

Abkochung des Jademädchens (Yunü jian)

玉女煎 erste Erwähnung: 17. Jh.

lateinisch: Fervefactio Puellae Jaspidis
englisch: Jade Woman Decoction

P	Gypsum (Shigao)	15 g
M	Anemarrhenae rhizoma (Zhimu)	3 g
P	Rehmanniae radix (Shengdihuang)	9 g
M	Ophiopogonis radix (Maimendong)	6 g
N	Achyranthis bidentatae radix (Niuxi)	3 g

Wirkung/Indikation

■■□ **Hitze/calor kühlend**
Zahnschmerzen, frontale Kopfschmerzen, Fieber, Zungenbelag gelb, Zungenkörper rot

■■□ **Glut/ardor kühlend**
Zahnfleischbluten, Zahnschmerzen, Nasenbluten, fortwährendes Hungergefühl, Kopfschmerzen, Fieber, Unruhe, überflutende, schlüpfrige Pulse/pp. exundantes et lubrici

■■□ **Yin stützend und ergänzend**
Durst, schwache Pulse/pp. depleti, trockene Zunge, Zahnprobleme

Funktionskreis/Orbisbezug

■■■ FK Magen/o. stomachi
■■□ FK Niere/o. renalis
■■□ FK Lunge/o. pulmonalis

Temperaturverhalten

■■□ kalt

Geschmacksrichtung/Sapor

■■□ süß
■□□ bitter

Wirkrichtung

■□□ absenkend

Wirkort

oberer Wärmebereich/Calorium, unterer Wärmebereich/Calorium

Klinische Bemerkungen

Hitze/calor oder Glut/ardor im FK Magen/o. stomachi mit Defizienz des Yin (Niere/renale): Mundgeruch, Zahnfleischbluten, Zahnprobleme • klassisches Rezept für konsumierende Durst-Krankheit/sitis diffundens (Xiaoke) (entspricht in etwa unbehandeltem Diabetes mellitus, diabetischer Stoffwechsellage)

Modifikationen

Infektionen mit Hitze/calor in der Qi- und Xue-Ebene

+ Rehmanniae radix (Shengdihuang)
+ Rehmanniae radix praeparata (Shudihuang)
+ Scrophulariae radix (Xuanshen)

massive Defizienz des Nieren-Yin/yin renale

+ Ecliptae herba (Hanliancao)
+ Ligustri fructus (Nüzhenzi)

starke Blutungen

+ Imperatae rhizoma (Baimaogen)
+ Moutan cortex radicis (Mudanpi)

fehlender Zungenbelag

+ Glehniae radix (Beishashen)
+ Dendrobii caulis (Shihu)

starke Schweiße

+ Schisandrae fructus (Wuweizi)

Kontraindikationen

Diarrhö

Gravidität

Anwendung verboten

Kommentar

Magen-Glut/ardor stomachi und Nieren-Yin-Schwäche/depletio yin renale begünstigen sich gegenseitig bei der vorliegenden Symptomatik. Um eine Besserung zu erreichen, muss beides gleichzeitig therapiert werden, was in dieser Rezeptur verwirklicht ist. Achyranthis (Niuxi) als Melderarznei dient dabei zur Absenkung der Glut/ardor nach unten und vermittelt die absenkende Wirkung der übrigen Arzneien.

Pille mit Inula und Coptis (Xianglian wan)

香连丸 erste Erwähnung: 11. Jh.

englisch: Aucklandia and Coptis Pill

P	Coptidis rhizoma (Huanglian)	2 g
M	Evodiae fructus (Wuzhuyu)	10 g
A	Inulae seu Aucklandiae radix (Muxiang)	5 g

Wirkung/Indikation

■■□ **entgiftend und desinfizierend**
infektiöse Diarrhö-Erkrankungen

■■□ **feuchte Hitze/calor humidus ausleitend**
Zungenkörper rot, Zungenbelag gelb-klebrig, Völlegefühl, blutiger, schleimiger oder eitriger Stuhl

■■□ **Qi bewegend und regulierend**
Engegefühl im Thorax, Völlegefühl, Schmerzen und Spannungen im Abdomen

Funktionskreis/Orbisbezug

■□□ FK Magen/o. stomachi
■■□ FK Dickdarm/o. intestini crassi
■■□ FK Dünndarm/o. intestini tenuis
■□□ FK Leber/o. hepaticus

Temperaturverhalten

■■□ kühl

Geschmacksrichtung/Sapor

■■■ bitter
■□□ scharf

Wirkrichtung

■■□ absenkend

Wirkort

Mitte/mittlerer Wärmebereich/Calorium, unterer Wärmebereich/Calorium

Klinische Bemerkungen
Basisrezeptur bei toxischen Hitze/calor- oder Glut/ardor-Prozessen und feuchter Hitze/calor humidus im mittleren Wärmebereich/Calorium mit Qi-Stagnation (klinisch bei Dysenterie mit Schmerzen im Bauchbereich)

Kontraindikationen
keine Langzeitanwendung

Gravidität
Anwendung verboten

Abgeleitete Rezepturen
Linksdrehende und auf die Wandlungsphase Metall wirkende Pille (Zuojin wan)

Dekokt mit Pueraria, Coptis und Scutellaria (Gegen huanglian huangqin tang)

葛根黄连黄芩汤 erste Erwähnung: 2. Jh.

lateinisch: Decoctum Puerariae, Scutellariae et Coptidis
englisch: Kudzu, Coptis and Scutellaria Decoction

M	Puerariae radix (Gegen)	6 g
A	Coptidis rhizoma (Huanglian)	9 g
P	Scutellariae radix (Huangqin)	15 g
N	Glycyrrhizae radix (Gancao)	6 g

Wirkung/Indikation

■■■ **Hitze/calor ausleitend**
übelriechende, brennende Stühle, Brennen im Analbereich, Fieber, Durst, Schweiße, roter Zungenkörper, gelber Zungenbelag, schnelle Pulse/pp. celeri

■□□ **Qi emporhebend**
Diarrhö

■□□ **Oberfläche/extima lockernd und lösend**
Unruhe, Hitzegefühl im Thorax, leichter Husten, leicht erschwerte Atmung, Schweiße

Funktionskreis/Orbisbezug

■■■ FK Dickdarm/o. intestini crassi
■□□ FK Lunge/o. pulmonalis
■■□ FK Milz/o. lienalis

Temperaturverhalten

■■■ kalt

Geschmacksrichtung/Sapor

■■■ bitter
■■□ scharf

Wirkrichtung

■□□ emporhebend
■■□ absenkend

Wirkort

unterer Wärmebereich/Calorium, oberer Wärmebereich/Calorium

Klinische Bemerkungen

feuchte Hitze / calor humidus im FK Dickdarm / o. intestini crassi mit Hitze / calor-Zeichen im FK Lunge / o. pulmonalis • Hitze / calor im Überstrahlenden Yang / splendor yang mit Hitze / calor-Residuen im Großen Yang / yang maior (klinisch: Diarrhö und Dysenterie mit leichtem Husten oder milder Dyspnoe)

Modifikationen

starker Husten

+ Mori folium (Sangye)
+ Platycodi radix (Jiegeng)

Hitze / calor im FK Magen / o. stomachi: Übelkeit und Erbrechen

+ Bambusae in taeniam caulis (Zhuru)

abdominelle Krämpfe

+ Paeoniae lactiflorae radix (Baishaoyao)
+ Inulae seu Aucklandiae radix (Muxiang)

hohes Fieber und eitrig-blutige Stühle

+ Fraxini cortex (Qinpi)
+ Pulsatillae radix (Baitouweng)

Kontraindikationen

langsame Pulse / pp. tardi

Gravidität

Vorsicht

Kommentar

Ursprünglich wurde das Rezept für eine fehlbehandelte Oberflächen / extima-Symptomatik konzipiert, bei der die pathogenen Faktoren aus dem Großen Yang / Yang maior ins Überstrahlende Yang / splendor yang gezogen werden. Heutzutage ist diese Rezeptur immer dann indiziert, wenn Hitze / calor aus dem FK Lunge / o. pulmonalis auf den FK Dickdarm / o. intestini crassi übergreift und dort zu den beschriebenen Symptomen führt. Im Vergleich zum Dekokt mit Pulsatilla (Baitouweng tang) sind hier noch Zeichen einer pulmonalen Beteiligung vorhanden.

Paeonia-Dekokt (Shaoyao tang)

芍药汤

erste Erwähnung: 12. Jh.

lateinisch: Decoctum Paeoniae Radicis
englisch: Peony Decoction

P	Paeoniae lactiflorae radix (Baishaoyao)	15 g
M	Angelicae sinensis radix (Danggui)	6 g
A	Rhei rhizoma (Dahuang)	6 g
A	Coptidis rhizoma (Huanglian)	6 g
A	Scutellariae radix (Huangqin)	9 g
A	Cinnamomi cassiae cortex (Rougui)	1,5 g
M	Inulae seu Aucklandiae radix (Muxiang)	4,5 g
M	Arecae semen (Binglang)	4,5 g
M	Glycyrrhizae radix (Gancao)	4,5 g

Wirkung / Indikation

■■■ **feuchte Hitze / calor humidus ausleitend**
blutig-eitrige Stühle, brennende Schmerzen am Anus, dunkler Urin, Zungenbelag gelb-schmierig, schnelle, schlüpfrige Pulse / pp. celeri et lubrici

■■□ **Qi bewegend und regulierend**
Unterleibsschmerzen, Krämpfe, quälender oft vergeblicher Stuhldrang

■■□ **krampflösend**
Unterleibsschmerzen, Krämpfe

■■□ **entgiftend und desinfizierend**
Diarrhö bei Nahrungsmittelvergiftungen und Infektionen

Zusätzliche Indikationen

chronisch-enzündliche Darmerkrankungen (M. Crohn, kollagene Colitis)

Funktionskreis / Orbisbezug

■■■ FK Dickdarm / o. intestini crassi
■■□ FK Dünndarm / o. intestini tenuis
■□□ FK Leber / o. hepaticus

Temperaturverhalten

■□□ kalt

Geschmacksrichtung / Sapor

■■■ bitter

Wirkrichtung

■■□ tief

Wirkort

unterer Wärmebereich / Calorium

Klinische Bemerkungen

toxische Hitze/calor oder Glut/ardor und feuchte Hitze/calor humidus im Bereich der FK Dick- und Dünndarm/oo. intestinorum bei Stagnation des Qi und des Xue: blutig-eitrige Stühle mit starken Schmerzen und Stuhlproblemen, oft infektiöser Ursache

Modifikationen

Hitze/calor mit Defizienz des Yin: trockene Zunge

– Cinnamomi cassiae cortex (Rougui)

starke Blutungen

\+ Sanguisorbae radix (Diyu)
\+ Moutan cortex radicis (Mudanpi)

starke toxische Hitze/calor

\+ Pulsatillae radix (Baitouweng)
\+ Lonicerae flos (Jinyinhua)

Kontraindikationen

Kälte-Schwäche/algor depletionis

Gravidität

Anwendung verboten

Kommentar

Cinnamomum wirkt schmerzstillend und verhindert durch seine Wärme eine Schädigung des Yang und ein Einschließen des pathogenen Faktors durch die kalten und bitteren Arzneien.

Dekokt mit Pulsatilla (Baitouweng tang)

白头翁汤

erste Erwähnung: 2. Jh.

lateinisch: Decoctum Pulsatillae Radicis
englisch: Pulsatilla Decoction

P	Pulsatillae radix (Baitouweng)	12 g
M	Coptidis rhizoma (Huanglian)	9 g
M	Phellodendri cortex (Huangbo)	9 g
A	Fraxini cortex (Qinpi)	9 g

Wirkung/Indikation

■■■ **entgiftend und desinfizierend**
Dysenterie durch Bakterien oder Parasiten, viral bedingte Darmentzündungen

■■■ **Hitze/calor kühlend**
blutige Stühle, Durst, roter Zungenkörper, gelber Zungenbelag, schnelle Pulse/pp. celeri, Brennen am Anus

■■■ **Diarrhö beendend**
blutige Diarrhö, schleimig-eitrige Diarrhö

■■■ **feuchte Hitze/calor humidus ausleitend**
blutig-schleimige, eitrige Stühle, gelber, klebriger Zungenbelag, roter Zungenkörper

■■□ **krampflösend**
Schmerzen und Krämpfe im Abdomen, saitenförmige Pulse/pp. chordales

Zusätzliche Indikationen

Augenentzündungen

Funktionskreis/Orbisbezug

■■■ FK Dickdarm/o. intestini crassi
■■□ FK Dünndarm/o. intestini tenuis
■□□ FK Magen/o. stomachi
■■□ FK Leber/o. hepaticus

Temperaturverhalten

■■■ kalt

Geschmacksrichtung/Sapor

■■■ bitter

Wirkrichtung

■■■ tief

Wirkort

unterer Wärmebereich/Calorium, Mitte/mittlerer Wärmebereich/Calorium

Klinische Bemerkungen

toxische Hitze / calor oder Glut / ardor und feuchte Hitze / calor humidus in den FK Dick- und Dünndarm / oo. intestinorum: Diarrhö, Dysenterie, abdominelle Schmerzen, Tenesmen, Brennen im Analbereich • mehr Hitze / calor- als Feuchtigkeit / humor-Zeichen

Modifikationen

starke Schmerzen

+ Inulae seu Aucklandiae radix (Muxiang)
+ Arecae semen (Binglang)
+ Citri aurantii fructus immaturus (Zhishi)

Oberfläche / extima-Symptome: Schüttelfrost

+ Puerariae radix (Gegen)
+ Ledebouriellae seu Saposhnikoviae radix (Fangfeng)
+ Lonicerae flos (Jinyinhua)

Augenbeteiligung: rot, geschwollen, schmerzhaft

+ Chrysanthemi flos (Juhua)
+ Moutan cortex radicis (Mudanpi)

Defizienz des Xue und des Yin: Blutverluste, post partum

+ Asini corii gelatinum (Ejiao)
+ Phellodendri cortex (Huangbo)

Kontraindikationen

Defizienz des Milz-Qi / qi lienale, keine längere Anwendung

Gravidität

Vorsicht

Kommentar

Diese Rezeptur ist allgemein bei feuchter Hitze / calor humidus aufgrund von Störungen im FK Leber / o. hepaticus geeignet, da Fraxinum einen Bezug zum FK Leber / o. hepaticus herstellt: Augenentzündungen, Hitze / calor-Chordapsus, Colitis. Im Vergleich mit „Dekokt mit Pulsatilla" (Baitouweng tang) sind hier keine pulmonalen Symptome vorhanden, im Vergleich mit „Linksdrehende und auf die Wandlungsphase Metall wirkende Pille" (Zuojin wan) keine Kontravektionen im FK Magen / o. stomachi, im Vergleich mit „Pille mit Inula und Coptis" (Xianglian wan) stärkere Blutungen und Unterbauchsymptomatik und keine Engegefühle thorakal oder im Oberbauch. Im Vergleich mit „Paeonia-Dekokt" (Shaoyao tang) ist jenes stärker zur Regulierung des Qi-Flusses ausgelegt, dafür weniger Hitze / calor und Toxisches ausleitend (klinisch mehr Schmerzen und weniger Blut im Stuhl).

Gentiana-Dekokt zur Zerstreuung des FK Leber/o. hepaticus (Longdan xiegan tang)

龙胆泻肝汤

erste Erwähnung: 17. Jh.

lateinisch: Decoctum Gentianae Dispulsionis Orbis hepatici
englisch: Gentiana longdancao Decoction to Drain the Liver

P	Gentianae radix (Longdancao)	4 g
M	Gardeniae fructus (Zhizi)	6 g
M	Scutellariae radix (Huangqin)	6 g
M	Bupleuri radix (Chaihu)	6 g
A	Angelicae sinensis radix (Danggui)	6 g
A	Rehmanniae rhizoma (Shengdihuang)	9 g
A	Alismatis rhizoma (Zexie)	6 g
A	Plantaginis semen (Cheqianzi)	12 g
A	Clematis armandi caulis (Chuanmutong)	3 g
N	Glycyrrhizae radix (Gancao)	3 g

Wirkung/Indikation

■■■ **Glut/ardor ausleitend**
FK Leber/o. hepaticus, FK Gallenblase/o. felleus: Kopfschmerzen, gerötete Augen, bitterer Mundgeschmack, Otitis externa, schnelle Pulse/pp. celeri, Zungenkörper rot, Zungenbelag gelb, Herpes zoster, Herpes simplex, arterielle Hypertonie

■■□ **feuchte Hitze/calor humidus ausleitend**
schmerzhafte Miktion, brennende Urethra, juckende Entzündungen im Genitalbereich, übelriechender Fluor, nässende Ekzeme, Hepatitis, Cholezystitis, Pyelonephritis, Cystitis, gynäkologische Beschwerden

■■■ **FK Leber/o. hepaticus harmonisierend und stützend**
Schmerzen an den Rippenbögen, Reizbarkeit, saitenförmige Pulse/pp. chordales, Zungenränder gerötet

Funktionskreis/Orbisbezug

■■■ FK Leber/o. hepaticus
■■□ FK Gallenblase/o. felleus
■■□ FK Blase/o. vesicalis
■■■ FK Drei-Wärmebereiche/o. tricalorii

Temperaturverhalten

■■□ kalt

Geschmacksrichtung/Sapor

■■■ bitter
■□□ süß

Wirkrichtung

■■■ absenkend

Wirkort

unterer Wärmebereich/Calorium, Leitbahnen

Klinische Bemerkungen

wichtigste Rezeptur bei Hitze / calor bzw. Glut / ardor im Bereich des FK Leber / o. hepaticus (Zungenkörper rot, v. a. Zungenränder, saitenförmge Pulse / pp. chordales) mit feuchter Hitze / calor humidus im unteren Wärmebereich / Calorium (dunkler Urin mit Schmerzen) • breites klinisches Einsatzgebiet: Schmerzen im Hypochondrium, Kopfschmerzen, Tinnitus, entzündete Augen, Otitis, bitterer Mundgeschmack, Reizbarkeit, Entzündung und Juckreiz im äußeren Genitalbereich, Leukorrhö, Miktionsstörungen

Modifikationen

starke Kopfschmerzen, rote Augen

\+ Chrysanthemi flos (Juhua)
\+ Mori folium (Sangye)

Tremor

\+ Uncariae ramulus et uncus (Gouteng)
\+ Fritillariae thunbergii bulbus (Zhebeimu)

Kontraindikationen

Defizienz der Mitte, Vorsicht bei Säftedefizienz

Gravidität

Anwendung verboten

Abgeleitete Rezepturen

Pille mit Angelica sinensis, Gentiana und Aloe (Danggui longhui wan)

Kommentar

Diese Rezeptur ist bei allen Hitze / calor- oder Glut / ardor-Störungen im Verlauf der Leber-Leitbahn / s. hepatica mit saitenförmigen und schnellen Pulsen / pp. chordales et celeri, roter Zunge (v. a. Ränder) und dunkler, schmerzhafter Miktion geeignet. Rehmannia und Angelica sinensis suppletieren das durch die Hitze / calor bedrohte Xue ohne Stasen hervorzurufen. Im Vergleich zu „Pulver der heiteren Ungebundenheit" Xiaoyao san (auch in der ergänzten Form mit Gardenia und Moutan) mit der überwiegend den FK Leber / o. hepaticus regulierenden Funktion, muss für die vorliegende Rezeptur ein massiver Hitze-Fülle / calor repletionis-Befund vorliegen.

Pille mit Angelica sinensis, Gentiana und Aloe (Danggui longhui wan)

当归龙荟丸 erste Erwähnung: 12. Jh.

lateinisch: Pilula Angelicae sinensis, Gentianae et Aloe
englisch: Tangkuei, Gentiana longdancao and Aloe Pill

P	Angelicae sinensis radix (Danggui)	10 g
P	Gentianae radix (Longdancao)	5 g
A	Aloe herba (Luhui)	5 g
M	Coptidis rhizoma (Huanglian)	10 g
P	Scutellariae radix (Huangqin)	10 g
M	Phellodendri cortex (Huangbo)	10 g
A	Gardeniae fructus (Zhizi)	10 g
A	Inulae seu Aucklandiae radix (Muxiang)	1 g
A	Rhei rhizoma (Dahuang)	5 g

Wirkung/Indikation

■■■ **Glut/ardor kühlend**
(Dreh-) Schwindel, Gehörsturz, Tinnitus, gerötete Augen, manisches Verhalten, Tobsuchtsanfälle, Kopfschmerzen, Obstipation, verminderte und rötliche Miktion

■■□ **beruhigend und ausgleichend**
manisches Verhalten, Tobsuchtsanfälle, wirres Reden, Nervosität, Palpitationen, Schmerzen an den Rippenbögen

Funktionskreis/Orbisbezug

■■■ FK Leber/o. hepaticus
■■□ FK Gallenblase/o. felleus
■■□ FK Herz/o. cardialis

Temperaturverhalten

■■■ kalt

Geschmacksrichtung/Sapor

■■■ bitter
■□□ scharf

Wirkrichtung

■■■ absenkend

Wirkort

oberer Wärmebereich/Calorium

Klinische Bemerkungen

Glut / ardor im FK Leber / o. hepaticus: rote Augen, Drehschwindel, Bewusstseinstrübungen, manisches Verhalten, Gehörsturz und Tinnitus

Gravidität

Anwendung verboten

Abgeleitete Rezepturen

Gentiana-Dekokt zur Zerstreuung des FK Leber / o. hepaticus (Longdan xiegan tang)

Kommentar

Dieses Rezept ist für schwerere Verläufe bei toxischen Hitze / calor- oder Glut / ardor-Prozessen im FK Leber / o. hepaticus besser geeignet als das „Gentiana-Dekokt zur Zersteuung des FK Leber / o. hepaticus“ (Longdan xiegan tang). Das „Gentiana-Dekokt zur Zersteuung des FK Leber / o. hepaticus“ (Longdan xiegan tang) ist wirksamer bei zusätzlicher feuchter Hitze / calor humidus, vor allem im unteren Wärmebereich / Calorium. In der chinesischen Klinik wichtigste Rezeptur bei akuter Leukämie mit hohem Fieber. Zubereitung: als Dekokt mit Zingiberis viridis rhizoma (Shengjiang). Das Originalrezept enthält noch Moschus.

Kleines Bupleurum-Dekokt (Xiao chaihu tang)

小柴胡汤

erste Erwähnung: 2. Jh.

lateinisch: Decoctum parvum Bupleuri
englisch: Minor Bupleurum Decoction

P	Bupleuri radix (Chaihu)	12 g
P	Scutellariae radix (Huangqin)	9 g
A	Pinelliae rhizoma (Banxia)	12 g
A	Codonopsitis radix (Dangshen)	15 g
A	Glycyrrhizae radix tosta (Zhigancao)	5 g
A	Zingiberis viridis rhizoma (Shengjiang)	9 g
A	Jujubae fructus (Dazao)	4 Stck.

Wirkung/Indikation

■■□ **FK Leber/o. hepaticus harmonisierend und stützend**
Druck im Oberbauch, Schmerzen im Hypochondrium, Hustenreiz, bitterer Mundgeschmack, Übelkeit, Menstruationsstörungen, Schwindel, Reizbarkeit, saitenförmige Pulse/pp. chordales

■■■ **Kleines Yang/yang minor harmonisierend**
Wechsel von Hitze und Kälte, Wechsel von Frieren und Schwitzen, Druck in der Brust, Druck in den Flanken, Völlegefühl, Appetitverlust, Übelkeit, bitterer Mundgeschmack, trockener Rachen, Schwindel, saitenförmige Pulse/pp. chordales, Malaria, Menstruationsstörungen

■■□ **mittlere Funktionskreise harmonisierend und stützend**
Übelkeit, Brechreiz, Appetitverlust, Völlegefühl, Sodbrennen

■□□ **Hitze/calor kühlend**
bitterer Mundgeschmack, gesteigerter Durst, trockener Rachen, Schwindel

Zusätzliche Indikationen

jegliche Kleines Yang/yang minor-Symptomatik

Funktionskreis/Orbisbezug

■■■ FK Gallenblase/o. felleus
■■■ FK Drei-Wärmebereiche/o. tricalorii
■■□ FK Leber/o. hepaticus
■□□ FK Magen/o. stomachi
■□□ FK Milz/o. lienalis

Temperaturverhalten

■□□ neutral

Geschmacksrichtung/Sapor

■■□ bitter
■□□ süß

Wirkrichtung

keine Angabe möglich

Wirkort

Leitbahnen, Mitte/mittlerer Wärmebereich/Calorium

Klinische Bemerkungen

Basisrezeptur für eine Schrägläufigkeit / Heteropathie im Kleinen Yang / yang minor mit Defizienz des Qi und Disharmonie zwischen FK Gallenblase / o. felleus und FK Magen / o. stomachi • häufige Anwendung bei Dysfunktionen von Leber- und Gallenblasen-Qi / qi hepaticum et felleale mit entsprechender Kleinen Yang / yang minor-Symptomatik

Modifikationen

Kleines Yang / yang maior-Symptomatik mit Gelenkschmerzen

+ Cinnamomi cassiae ramulus (Guizhi)
+ Paeoniae lactiflorae radix (Baishaoyao)

Inneres / intima-Symptome mit Obstipation

+ Natrii sulfas seu Mirabilitum (Mangxiao)

Feuchtigkeit / humor und Schleim / pituita

+ Magnoliae cortex (Houpo)
+ Atractylodis rhizoma (Cangzhu)
+ Citri reticulatae pericarpium (Chenpi)

Feuchtigkeit / humor und Hitze / calor im Inneren / intima: deutliches Druckgefühl in Thorax und Abdomen

– Ginseng radix (Renshen)
– Glycyrrhizae radix (Gancao)
– Jujubae fructus (Dazao)
+ Citri aurantii fructus (Zhike)
+ Platycodi radix (Jiegeng)
+ Coptidis rhizoma (Huanglian)
+ Trichosanthis fructus et semen (Gualou)

verstärkter Durst

– Pinelliae rhizoma (Banxia)
+ Trichosanthis radix (Tianhuafen)

abdominelle Schmerzen

+ Scutellariae radix (Huangqin)
+ Paeoniae lactiflorae radix (Baishaoyao)

dunkler Urin, schmerzhafte Miktion

+ Lysimachiae herba (Jinqiancao)
+ Hedyotidis herba (Baihuasheshecao)

Fieber, Husten, gelbes Sputum, Brustschmerzen

+ Platycodi radix (Jiegeng)
+ Trichosanthis fructus et semen (Gualou)
+ Fritillariae thunbergii bulbus (Zhebeimu)

Kontraindikationen

Glut / ardor im FK Leber / o. hepaticus aufgrund Defizienz des Yin, hochschlagendes Leber-Yang / yang hepaticum, blutiges Erbrechen bei Defizienz des Yin, Vorsicht bei arteriellem Hypertonus

Gravidität

Anwendung erlaubt

Großes Bupleurum-Dekokt (Da chaihu tang)

大柴胡汤

erste Erwähnung: 2. Jh.

lateinisch: Decoctum magnum Bupleuri
englisch: Major Bupleurum Decoction

P	Bupleuri radix (Chaihu)	12 g
M	Scutellariae radix (Huangqin)	9 g
M	Rhei rhizoma (Dahuang)	6 g
M	Citri aurantii fructus immaturus (Zhishi)	6 g
A	Pinelliae rhizoma (Banxia)	6 g
A	Paeoniae lactiflorae radix (Baishaoyao)	9 g
N	Zingiberis viridis rhizoma (Shengjiang)	7 g
N	Jujubae fructus (Dazao)	4 Stck.

Wirkung/Indikation

■■■ **Kleines Yang/yang minor harmonisierend**
Wechsel von Hitze und Kälte, Wechsel von Frieren und Schwitzen, Druck in Brust und Flanken, Übelkeit, bitterer Mundgeschmack, Reizbarkeit, saitenförmige Pulse/pp. chordales

■■□ **Hitze/calor kühlend**
FK Magen, Dick- und Dünndarm/oo. stomachi et intestinorum: epigastrische Schmerzen, Übelkeit und Erbrechen, Klumpengefühl, Obstipation, brennende Diarrhö, gelber Zungenbelag, schnelle und füllige, tiefe Pulse/pp. celeri et repleti, mersi

■■■ **mittlere Funktionskreise harmonisierend und stützend**
epigastrische Schmerzen, Übelkeit und Erbrechen, Klumpengefühl, Obstipation, brennende Diarrhö

■■□ **FK Leber/o. hepaticus harmonisierend und stützend**
Druck in Brust und Flanken, Übelkeit, bitterer Mundgeschmack, Reizbarkeit, saitenförmige Pulse/pp. chordales

Funktionskreis/Orbisbezug

■■□ FK Leber/o. hepaticus
■■■ FK Gallenblase/o. felleus
■■■ FK Drei-Wärmebereiche/o. tricalorii
■■□ FK Magen/o. stomachi
■■□ FK Dickdarm/o. intestini crassi

Temperaturverhalten

■■□ kühl

Geschmacksrichtung/Sapor

■■□ bitter
■□□ scharf

Wirkrichtung

■□□ absenkend

Wirkort

Leitbahnen, Mitte/mittlerer Wärmebereich/Calorium

Klinische Bemerkungen

Hitze/calor im Kleinen Yang/yang minor und im Überstrahlendem Yang/splendor yang • klinisch: Gastroenteritis, Cholezystitis, Pancreatitis, Hepatitis, Migräne

Modifikationen

starker thorakaler und epigastrischer Druck

+ Curcumae longae tuber (Yujin)
+ Inulae seu Aucklandiae radix (Muxiang)
+ Citri reticulatae viride pericarpium (Qingpi)

Ikterus

+ Gardeniae fructus (Zhizi)
+ Artemisiae capillaris seu scopariae herba (Yinchenhao)

ausgeprägte Flankenschmerzen

+ Corydalidis rhizoma (Yanhusuo)
+ Trichosanthis fructus et semen (Gualou)
+ Meliae toosendan fructus (Chuanlianzi)
+ Cyperi rhizoma (Xiangfu)

kontinuierliches Erbrechen

+ Coptidis rhizoma (Huanglian)
+ Evodiae fructus (Wuzhuyu)

akute Cholezystitis

+ Lonicerae flos (Jinyinhua)
+ Forsythiae fructus (Lianqiao)
+ Taraxaci herba cum radice (Pugongying)
+ Violae herba (Zihua diding)

Kontraindikationen

Defizienz des Milz-Qi/qi lienale

Gravidität

Anwendung verboten

Kommentar

Die Rezeptur setzt sich modifiziert aus dem „Kleinen Bupleurum-Dekokt“ (Xiao chaihu tang) für die Störung im Kleinen Yang/yang minor und dem „Großen Dekokt zur Wiederherstellung des Energieflusses“ (Da chengqi tang) für die Störung im Überstrahlendem Yang/splendor yang zusammen.

Trank, der an die Quelle vordringen lässt (Dayuan yin)

达原饮

erste Erwähnung: 17. Jh.

lateinisch: Potio Penetrationis in Originem
englisch: Reach the Membrane Source Decoction

M	Scutellariae radix (Huangqin)	3 g
M	Anemarrhenae rhizoma (Zhimu)	3 g
P	Arecae semen (Binglang)	6 g
P	Magnoliae cortex (Houpo)	3 g
P	Amomi tsao-ko fructus (Caoguo)	1,5 g
M	Paeoniae lactiflorae radix (Baishaoyao)	3 g
N	Glycyrrhizae radix (Gancao)	1,5 g

Wirkung / Indikation

■■□ **Feuchtigkeit / humor umwandelnd**
Beklemmungsgefühl in der Brust, Spannungsgefühl im Oberbauch, Übelkeit und Erbrechen, Schweregefühl in den Extremitäten, Zungenbelag dick, weiß, wie gepudert

■■□ **Hitze / calor kühlend**
Unruhe, tiefroter Zungenkörper, Fieberanfälle mit hohen Temperaturen

■■■ **Kleines Yang / yang minor harmonisierend**
Wechselfieber mit Schüttelfrost, mit hohem Fieber und starkem Schüttelfrost, saitenförmige Pulse / pp. chordales

■■□ **mittlere Funktionskreise harmonisierend und stützend**
Spannungsgefühl im Oberbauch, Übelkeit und Erbrechen

Funktionskreis / Orbisbezug

■■□ FK Gallenblase / o. felleus
■■□ FK Drei-Wärmebereiche / o. tricalorii
■■□ FK Leber / o. hepaticus
■■□ FK Magen / o. stomachi

Temperaturverhalten

■□□ kühl

Geschmacksrichtung / Sapor

■■□ scharf
■■□ bitter

Wirkrichtung

■□□ absenkend

Wirkort

Mitte / mittlerer Wärmebereich / Calorium

Klinische Bemerkungen

speziell für Malaria oder Infektionskrankheiten durch Parasiten mit Wechselfieber • bei Fieber im Wechsel mit Schüttelfrost durch feuchte Hitze/calor humidus-Erkrankungen im Kleinen Yang/yang minor • oft ergänzt mit Bupleuri radix (Chaihu)

Modifikationen

Flankenschmerzen, bitterer Mundgeschmack
+ Bupleuri radix (Chaihu)

Rücken- und Nackenschmerzen
+ Notopterygii rhizoma (Qianghuo)

Schmerzen im Stirnbereich
+ Puerariae radix (Gegen)

sehr starke Feuchtigkeit/humor-Belastung
+ Paeoniae lactiflorae radix (Baishaoyao)
+ Anemarrhenae rhizoma (Zhimu)
+ Artemisiae capillaris seu scopariae herba (Yinchenhao)
+ Eupatorii herba (Peilan)

deutliche Hitze/calor: Verschlechterung gegen Abend
+ Gardeniae fructus (Zhizi)
+ Cynanchi atrati radix (Baiwei)

Gravidität

Anwendung verboten

Abgeleitete Rezepturen

Bupleurum-Dekokt, das an die Quelle vordringen lässt (Chaihu dayuan yin)

Kommentar

Das Rezept bezieht sich im Namen auf Moyuan, ein Konzept der Wärme-Erkrankungen/M. temperati (Wenbing)-Schule, das hier unter Kleinem Yang/Yang minor aufgeführt wird, da es auch halb der Oberfläche/extima, halb dem Inneren/intima zugerechnet wird. Es dürfte im Bauchraum anatomisch am ehesten dem Peritoneum und der Pleura entsprechen. Die im Vordergrund stehende Feuchtigkeit/humor verdeckt die Hitze/calor im Inneren/intima, die sich jedoch in der roten Zunge und dem typischen Zungenbelag zeigt und periodisch durch Fieberanfälle nach außen tritt. Im Vergleich zur Rezeptur „Bupleurum-Dekokt, das an die Quelle vordringen lässt" (Chaihu dayuan yin) steht dort die Schleim/pituita-Umwandlung im Vordergrund bei geringerer Hitze/calor-Symptomatik.

Bupleurum-Dekokt, das an die Quelle vordringen lässt (Chaihu dayuan yin)

柴胡达原饮

erste Erwähnung: 18. Jh.

lateinisch: Potio Bupleuri Penetrationis in Originem
englisch: Bupleurum Decoction to Reach the Membrane Source

P	Bupleuri radix (Chaihu)	4,5 g
M	Scutellariae radix (Huangqin)	4,5 g
P	Arecae semen (Binglang)	6 g
P	Magnoliae cortex (Houpo)	4,5 g
P	Amomi tsao-ko fructus (Caoguo)	1,8 g
A	Citri reticulatae viride pericarpium (Qingpi)	4,5 g
A	Platycodi radix (Jiegeng)	3 g
A	Nelumbinis folium (Heye)	9–15 g
N	Glycyrrhizae radix (Gancao)	2,1 g

Wirkung/Indikation

■■■ **Kleines Yang/yang minor harmonisierend**
Wechselfieber mit Schüttelfrost, saitenförmige Pulse/pp. chordales, Schwindel, Schwindelgefühl, Unruhe

■■□ **Schleim/pituita umwandelnd**
Schwindel, Benommenheit, Husten mit zähem Sputum, thorakales und epigastrisches Klumpen- und Spannungsgefühl, Zungenbelag dick, weiß wie gepudert, schlüpfrige Pulse/pp. lubrici

■□□ **Hitze/calor kühlend**
Fieber, Unruhe

Funktionskreis/Orbisbezug

■■□ FK Gallenblase/o. felleus
■■□ FK Drei-Wärmebereiche/o. tricalorii
■■□ FK Milz/o. lienalis

Temperaturverhalten

■□□ kühl

Geschmacksrichtung/Sapor

■■□ scharf
■■□ bitter

Wirkrichtung

■□□ emporhebend

Wirkort

Mitte/mittlerer Wärmebereich/Calorium, oberer Wärmebereich/Calorium

Klinische Bemerkungen
Malaria, Lebensmittelvergiftungen im Sommer, Erkrankungen im Spätsommer im Bereich des Kleinen Yang/yang minor mit Schleim/pituita-Blockaden (Schwindel, Wechselfieber, Klumpen-und Spannungsgefühl thorakal oder abdominal)

Gravidität
Anwendung verboten

Abgeleitete Rezepturen
Trank, der an die Quelle vordringen lässt (Dayuan yin)

Kommentar
Im Vergleich zur Rezeptur „Trank, der an die Quelle vordringen lässt" (Dayuan yin) steht hier die Schleim/pituita-Umwandlung im Vordergrund bei geringerer Hitze/calor-Symptomatik.

Dekokt mit Artemisia capillaris (Yinchenhao tang)

茵陈蒿汤 erste Erwähnung: 2. Jh.

lateinisch: Decoctum Artemisiae capillaris
englisch: Artemisia yinchenhao Decoction

P	Artemisiae capillaris seu scopariae herba (Yinchenhao)	18 g
M	Gardeniae fructus (Zhizi)	9 g
A	Rhei rhizoma (Dahuang)	4,5 g

Wirkung/Indikation

■■■ **Hitze/calor kühlend**
(Yang-Typ-)Ikterus: zitronengelbe Haut, gelbe Skleren, spärlicher, rötlicher Urin, Obstipationsneigung, trockener Mund, Zungenbelag gelb, schnelle Pulse/pp. celeri

■■□ **Feuchtigkeit/humor ausleitend**
Spannungsgefühl in Brust Abdomen, Miktionsstörungen, Zungenbelag dick-klebrig, schlüpfrige Pulse/pp. lubrici

■■■ **feuchte Hitze/calor humidus ausleitend**
(Yang-Typ-)Ikterus: zitronengelbe Haut, gelbe Skleren, spärlicher, rötlicher Urin, Obstipationsneigung, trockener Mund, Spannungsgefühl in Brust und Abdomen, Miktionsstörungen, Zungenbelag dick-klebrig, Zungenbelag gelb, schnelle Pulse/pp. celeri, schlüpfrige Pulse/pp. lubrici

■□□ **laxierend**
Obstipation

Funktionskreis/Orbisbezug

■■□ FK Gallenblase/o. felleus
■■□ FK Leber/o. hepaticus
■■□ FK Milz/o. lienalis
■■□ FK Magen/o. stomachi
■■■ FK Dickdarm/o. intestini crassi

Temperaturverhalten

■■□ kalt

Geschmacksrichtung/Sapor

■■□ bitter

Wirkrichtung

■■□ absenkend

Wirkort

Inneres/intima, Mitte/mittlerer Wärmebereich/Calorium

Klinische Bemerkungen

wichtige Basisrezeptur für Ikterus bei feuchter Hitze/calor humidus • Erkrankungen des FK Gallenblase/o. felleus wie Cholezystitis und Hepatitis (besonders akute Hepatitis)

Modifikationen

Schmerzen im Hypochondrium, Stagnation des Leber-Qi/qi hepaticum

+ Bupleuri radix (Chaihu)
+ Meliae toosendan fructus (Chuanlianzi)
+ Cyperi rhizoma (Xiangfu)
+ Paeoniae lactiflorae radix (Baishaoyao)

Übelkeit, Erbrechen, Inappetenz

+ Bambusae in taeniam caulis (Zhuru)
+ Pinelliae rhizoma (Banxia)
+ Massa medicata fermentata (Shenqu)

hohes Fieber

+ Gentianae radix (Longdancao)
+ Isatidis radix (Banlangen)
+ Polygoni multiflori radix (Heshouwu)

Fieber mit Schüttelfrost

+ Forsythiae fructus (Lianqiao)
+ Chrysanthemi flos (Juhua)

Cholelithiasis

+ Lysimachiae herba (Jinqiancao)

Kontraindikationen

Ikterus mit Überwiegen von Feuchtigkeit/humor (Yin-Ikterus), Vorsicht bei längerer Anwendung

Gravidität

Anwendung verboten

Kommentar

Feuchtigkeit/humor und v.a. Hitze/calor werden als Ursache des Ikterus effektiv beseitigt durch die den Gallenfluss fördernde Wirkung der Artemisia capillaris, die über den FK Drei-Wärmebereich/o. tricalorium und insbesondere über den Urin ausleitende Wirkung der Gardenia und der laxativen Wirkung von Rheum.

Dekokt zur Ausscheidung von Gallensteinen (Dandao paishi tang)

胆道排石汤 erste Erwähnung: 20. Jh.

P	Inulae flos (Xuanfuhua)	30 g
M	Artemisiae capillaris seu scopariae herba (Yinchenhao)	10 g
M	Curcumae longae tuber (Yujin)	9 g
A	Citri aurantii fructus immaturus (Zhishi)	9 g
A	Inulae seu Aucklandiae radix (Muxiang)	9 g
A	Rhei rhizoma (Dahuang)	9 g

Wirkung/Indikation

■■■ **Hitze/calor kühlend**
Fieber, Unruhe, Obstipation, Zungenkörper rot, Zungenbelag gelb, schnelle Pulse/pp. celeri

■■□ **Feuchtigkeit/humor ausleitend**
Völlegefühl im Abdomen, Übelkeit, Appetitlosigkeit, klebriger Zungenbelag

■■□ **Qi bewegend und regulierend**
Spannungsgefühle im Flankenbereich und im Abdomen, saitenförmige Pulse/pp. chordales, abdominale Schmerzen

■■□ **Schmerz beseitigend und verteilend**
kolikartige Schmerzen

■■■ **stoffliche Verhärtungen/concretiones zerschlagend und lösend**
Cholezystolithiasis, Choledocholithiasis

Funktionskreis/Orbisbezug

■■■ FK Gallenblase/o. felleus
■■□ FK Leber/o. hepaticus
■■□ FK Milz/o. lienalis

Temperaturverhalten

■□□ kalt

Geschmacksrichtung/Sapor

■■■ bitter
■□□ scharf

Wirkrichtung

■■■ absenkend

Wirkort

Mitte/mittlerer Wärmebereich/Calorium

Klinische Bemerkungen

zur Ausleitung von kleinen Gallensteinen (Durchmesser im Millimeterbereich) • Steinbildungen im Bereich der Gallengänge • Rezidivtherapie • evtl. kombinieren mit „Großes Bupleurum-Dekokt" (Da chaihu tang)

Kontraindikationen

keine längere Anwendung

Gravidität

Anwendung verboten

Kommentar

Die Rezeptur wurde im 20. Jh. aufgrund der westlichen Diagnose „Gallensteine" nach den Kriterien der chinesischen Medizin entwickelt (Nankai-Krankenhaus, Tianjin).

Dekokt mit Artemisia apiacea und Amyda (Qinghao biejia tang)

青蒿鳖甲汤 erste Erwähnung: 18. Jh.

lateinisch: Decoctum Artemisiae apaceae et Carapacis Amydae
englisch: Artemisia Annua and Turtle Shell Decoction

P	Artemisiae annuae seu apiaceae herba (Qinghao)	6 g
P	Amydae sinensis carapax (Biejia)	15 g
M	Rehmanniae radix (Shengdihuang)	12 g
M	Anemarrhenae rhizoma (Zhimu)	6 g
A	Moutan cortex radicis (Mudanpi)	9 g

Wirkung / Indikation

■■□ **Hitze / calor kühlend**
subfebrile Temperaturen abends und nachts, Zungenkörper rot, schnelle Pulse / pp. celeri

■■□ **Yin stützend und ergänzend**
subfebrile Temperaturen abends und nachts, Schweißlosigkeit, Abmagerung bei normalem Appetit, wenig Zungenbelag, zarte Pulse / pp. minuti

Zusätzliche Indikationen

Tuberkulose, konsumierende Erkrankungen, Fieber unbekannten Urprungs

Funktionskreis / Orbisbezug

■■■ FK Niere / o. renalis
■■□ FK Leber / o. hepaticus

Temperaturverhalten

■■□ kalt

Geschmacksrichtung / Sapor

■■□ salzig
■■□ bitter

Wirkrichtung

■■■ tief

Wirkort

Inneres / intima

Klinische Bemerkungen

fieberhafte Erkrankungen im einem spätem Stadium;Hitze/calor oder Glut/ardor in der Ebene der Bauenergie/qi constructivum (ying) hat Nieren- und Leber-Yin/yin renale et hepaticum geschädigt • klinisch: nach fieberhafter Erkrankung weiterhin Hitze/calor-Zeichen mit abendlichem Temperaturanstieg • heute auch gebraucht bei Yin konsumierenden Erkrankungen wie Neoplasien

Modifikationen

Beteiligung des FK Lunge/o. pulmonalis: Husten, Trockenheit, blutiger Auswurf

+ Ophiopogonis radix (Maimendong)
+ Glehniae radix (Beishashen)
+ Ecliptae herba (Hanliancao)

deutliche Hitze bei Schwäche/calor depletionis

+ Lycii cortex radicis (Digupi)
+ Cynanchi atrati radix (Baiwei)

Kontraindikationen

Hitze/calor in der Qi-Ebene

Gravidität

Anwendung verboten

Abgeleitete Rezepturen

Pulver mit Gentiana macrophylla und Amyda (Qinjiao biejia san)

Kommentar

Durch die sudative Wirkung von Artemisia annua darf das Rezept wegen der zugrundeliegendenden Defizienz des Yin nur in geringer Dosierung eingesetzt werden (im Gegensatz zur stützenden Carapax Amydae). Moutan unterstützt die Hitze/calor eliminierenden Wirkung. Das Rezept ist vor allem bei milder Hitze-Schwäche/calor depletionis und schrägläufigen/heteropathischen Hitze/calor-Residuen geeignet. Im Vergleich wird die „Pille mit Anemarrhena, Phellodendron und Rehmannia" (Zhibai dihuang wan) und „Pille, die das Yin mächtig ergänzt" (Da buyin wan) mehr bei Defizienz des Yin eingesetzt. Zubereitung: Artemisiae annuae seu apiaceae herba (Qinghao) erst zum Schluss zugeben und 3 min. ziehen lassen. Amyda kann durch die Kombination von Ostreae concha (Muli) und Curcumae zedoariae rhizoma (Ezhu) ersetzt werden.

Pulver mit Gentiana macrophylla und Amyda (Qinjiao biejia san)

秦艽鳖甲散 erste Erwähnung: 14. Jh.

lateinisch: Pulvis Gentianae macrophyllae et Carapacis Amydae
englisch: Gentiana and Turtle Shell Powder

M	Gentianae macrophyllae radix (Qinjiao)	6 g
M	Amydae sinensis carapax (Biejia)	12 g
P	Stellariae radix (Yinchaihu)	12 g
P	Lycii cortex radicis (Digupi)	12 g
M	Anemarrhenae rhizoma (Zhimu)	6 g
A	Angelicae sinensis radix (Danggui)	6 g
M	Artemisiae annuae seu apiaceae herba (Qinghao)	6 g
A	Mume praeparatus fructus (Wumei)	6 g

Wirkung/Indikation

■■□ **Hitze bei Schwäche/calor depletionis beseitigend**
Nachtschweiße, Schweiße im Schlaf, rote Lippen und Wangen, blutiges Sputum, 5-Flächen-Hitze, Fieber am Nachmittag, schnelle Pulse/pp. celeri

■■□ **Yin stützend und ergänzend**
Nachtschweiße, trockener, abgehackter Husten, Fieber am Nachmittag, Abmagerung, zarte Pulse/pp. minuti, 5-Flächen-Hitze

■□□ **hämostyptisch**
blutig tingiertes Sputum, Hämoptysis

■■□ **Husten stillend**
Husten mit zähem, blutigem Sputum

Funktionskreis/Orbisbezug

■■□ FK Lunge/o. pulmonalis
■■□ FK Niere/o. renalis
■□□ FK Leber/o. hepaticus

Temperaturverhalten

■■□ kalt

Geschmacksrichtung/Sapor

■■□ bitter
■□□ salzig

Wirkrichtung

■■■ tief

Wirkort

Lunge, oberer Wärmebereich/Calorium

Klinische Bemerkungen

fieberhafte Entzündungen im Spätstadium, mit Schädigung des Yin • insbesondere bei Beteiligung des FK Lunge / o. pulmonalis: trockener, eventuell blutiger Husten mit Abmagerung und Nachtschweißen

Modifikationen

starke Schweiße

+ Astragali radix (Huangqi)

Gravidität

Anwendung verboten

Abgeleitete Rezepturen

Dekokt mit Artemisia apiacea und Amyda (Qinghao biejia tang)

Kommentar

Im Vergleich zu den anderen Rezepturen dieser Untergruppe hat diese Rezeptur einen besonderen Bezug zum FK Lunge / o. pulmonalis mit Stützung des Yin und Behandlung des Hustens. Zubereitung: Amyda kann durch die Kombination von Ostreae concha (Muli) und Curcumae zedoariae rhizoma (Ezhu) ersetzt werden.

Pulver zur Kühlung des Knochengefüges (Qinggu san)

清骨散 erste Erwähnung: 17. Jh.

lateinisch: Pulvis Refrigerans Ossas
englisch: Cool the Bones Powder

M	Artemisiae annuae seu apiaceae herba (Qinghao)	6 g
M	Gentianae macrophyllae radix (Qinjiao)	6 g
P	Stellariae radix (Yinchaihu)	9 g
M	Picrorhizae rhizoma (Huhuanglian)	6 g
M	Lycii cortex radicis (Digupi)	6 g
M	Anemarrhenae rhizoma (Zhimu)	6 g
A	Amydae sinensis carapax (Biejia)	6 g
N	Glycyrrhizae radix (Gancao)	3 g

Wirkung / Indikation

■■■ **Hitze bei Schwäche / calor depletionis beseitigend**
periodisches Fieber, Fieber am Nachmittag, subfebrile Temperaturen, 5-Flächen-Hitze, inneres Hitzegefühl, Unruhe, Schlafstörungen, Nachtschweiße, Schweiße im Schlaf, Abmagerung, Zungenkörper rot, schnelle Pulse / pp. celeri

■■□ **Yin stützend und ergänzend**
subfebrile Temperaturen, 5-Flächen-Hitze, Schlafstörungen, Nachtschweiße, Abmagerung, Durst, trockener Rachen, wenig Zungenbelag, zarte Pulse / pp. minuti

Funktionskreis / Orbisbezug

■■■ FK Niere / o. renalis
■■□ FK Leber / o. hepaticus

Temperaturverhalten

■□□ kalt

Geschmacksrichtung / Sapor

■■□ bitter
■□□ süß

Wirkrichtung

■■■ tief

Wirkort

Inneres / intima, unterer Wärmebereich / Calorium

Klinische Bemerkungen
breit wirkende Rezeptur bei Hitze bei Schwäche / calor depletionis mit deutlichen Hitze / calor-Zeichen wie Fieber, inneres Hitzegefühl, Schlafstörungen • bei klinischen Bildern wie konsumierenden chronischen Erkrankungen, unklaren Fieberzuständen, Menopausensyndrom

Modifikationen
starke Defizienz des Yin
\+ Rehmanniae radix praeparata (Shudihuang)

Defizienz des Xue
\+ Angelicae sinensis radix (Danggui)
\+ Paeoniae lactiflorae radix (Baishaoyao)
\+ Rehmanniae radix praeparata (Shudihuang)

trockener Husten, zähes Sputum, eventuell blutig
\+ Ophiopogonis radix (Maimendong)
\+ Schisandrae fructus (Wuweizi)
\+ Asini corii gelatinum (Ejiao)

Defizienz des Qi: starke Schweiße, Blässe, Kurzatmigkeit
\+ Astragali radix (Huangqi)
\+ Codonopsitis radix (Dangshen)

Kontraindikationen
Hitze-Fülle / calor repletionis

Gravidität
Anwendung erlaubt

Kommentar
Im Vergleich zu den anderen Rezepturen dieser Untergruppe dient diese Rezeptur besonders zum Kühlen von Hitze / calor. Soll eine deutliche Stützung des Yin vorgenommen werden, muss es durch Einzelmittel oder entsprechende Rezepturen modifiziert werden. Zubereitung: Amyda kann durch die Kombination von Ostreae concha (Muli) und Curcumae zedoariae rhizoma (Ezhu) ersetzt werden.

Dekokt mit Angelica sinensis und den sechs Gelben (Danggui liuhuang tang)

当归六黄汤

erste Erwähnung: 14. Jh.

lateinisch: Decoctum Angelicae sinensis et sex Luteorum
englisch: Tangkuei and Six Yellow Decoction

M	Scutellariae radix (Huangqin)	6 g
M	Phellodendri cortex (Huangbo)	6 g
M	Coptidis rhizoma (Huanglian)	3 g
P	Rehmanniae radix (Shengdihuang)	9 g
P	Rehmanniae radix praeparata (Shudihuang)	9 g
P	Angelicae sinensis radix (Danggui)	6 g
A	Astragali radix (Huangqi)	12 g

Wirkung/Indikation

■■■ **Hitze bei Schwäche/calor depletionis beseitigend**
Nachtschweiße, Schweiße im Schlaf, Fieber, nervöse Unruhe, dunkler Urin, Zungenkörper sehr rot, schnelle Pulse/pp. celeri

■■□ **Schweiß zurückhaltend**
Nachtschweiße

■■□ **Yin stützend und ergänzend**
Nachtschweiße, Durst, trockener Rachen, trockener Stuhl, verminderter Urin, zarte Pulse/pp. minuti

■□□ **Qi stützend und ergänzend**
Erschöpfung durch starkes Schwitzen

■■□ **Xue ergänzend und suppletierend**
Erschöpfung durch starkes Schwitzen

Funktionskreis/Orbisbezug

■■■ FK Niere/o. renalis
■■□ FK Lunge/o. pulmonalis
■■□ FK Leber/o. hepaticus
■■□ FK Herz/o. cardialis

Temperaturverhalten

■■□ kalt

Geschmacksrichtung/Sapor

■■■ bitter
■■□ süß

Wirkrichtung

■■□ tief

Wirkort

Oberfläche/extima, Inneres/intima

Klinische Bemerkungen

Rezeptur bei Hitze bei Schwäche / calor depletionis mit deutlichen Nachtschweißen und anderen Hitze / calor-Zeichen wie Fieber, Unruhe • stützt gleichzeitig Qi und Xue • bei klinischen Bildern wie konsumierenden, chronischen Erkrankungen, Menopausensyndrom

Modifikationen

extremes Schwitzen

+ Ephedrae radix (Mahuanggen)
+ Tritici fructus germinatus (Fuxiaomai)

deutliche Defizienz des Yin bei geringer Hitze / calor

+ Scutellariae radix (Huangqin)
+ Coptidis rhizoma (Huanglian)
+ Phellodendri cortex (Huangbo)
+ Scrophulariae radix (Xuanshen)
+ Ophiopogonis radix (Maimendong)

Kontraindikationen

Defizienz der Mitte, Vorsicht bei längerer Anwendung

Gravidität

Anwendung verboten

Kommentar

Wie das „Pulver zur Kühlung des Knochengefüges“ (Qinggu san) dient diese Rezeptur besonders zum Kühlen von Hitze / calor oder Glut / ardor aufgrund einer Nieren-Yin-Schwäche / depletio yin renale. Der Schwerpunkt liegt hier jedoch auf starken Nachtschweißen. Deshalb finden sich im Gegensatz zur oben genannten, breit wirkenden Rezeptur hier sehr bittere, Glut / ardor kühlende Mittel neben Xue-und Qi-stützenden Arzneien und somit die Bau-und Wehrenergie / qi constructivum et defensivum stabilisierenden Substanzen.

Pille mit Anemarrhena, Phellodendron und Rehmannia (Zhibai dihuang wan)

知柏地黄丸 erste Erwähnung: 18. Jh.

lateinisch: Pilula Rehmanniae cum Anemarrhena et Phellodendro
englisch: Anemarrhenae, Phellodendron and Rehmannia Pill

P	Anemarrhenae rhizoma (Zhimu)	9 g
P	Phellodendri cortex (Huangbo)	9 g
M	Rehmanniae radix praeparata (Shudihuang)	24 g
A	Dioscoreae oppositae rhizoma (Shanyao)	12 g
A	Corni fructus (Shanzhuyu)	12 g
M	Moutan cortex radicis (Mudanpi)	9 g
A	Alismatis rhizoma (Zexie)	9 g
A	Poria alba (Fuling)	9 g

Wirkung/Indikation

■■■ **Hitze bei Schwäche/calor depletionis beseitigend**
subfebrile Temperaturen, Nachtschweiße, 5-Flächen-Hitze, Schweiße im Schlaf, schmerzhafte Miktion, verminderter Urin, Lumbalgie, nächtliche Samenergüsse, roter Zungenkörper, wenig Zungenbelag, schnelle Pulse/pp. celeri, überflutende Pulse/pp. exundantes

■■□ **Yin stützend und ergänzend**
Nachtschweiße, 5-Flächen-Hitze, trockener Rachen, verminderter Urin, lumbale Schwäche, wenig Zungenbelag, zarte Pulse/pp. minuti

■■□ **Jing/Struktivpotenzial stützend**
Nachtschweiße, nächtliche Samenergüsse, Tinnitus, verschlechtertes Gehör, Schwindel

■■□ **feuchte Hitze/calor humidus ausleitend**
verminderter, dunkler Urin, schmerzhafte Miktion, riechender Fluor, lumbale Beschwerden

Zusätzliche Indikationen

Zahnprobleme: lockere, ausfallende Zähne, Entzündungen

Funktionskreis/Orbisbezug

■■■ FK Niere/o. renalis

Temperaturverhalten

■■□ kalt

Wirkrichtung

■■□ tief

Geschmacksrichtung/Sapor

■■□ bitter
■■□ süß

Wirkort

unterer Wärmebereich/Calorium, Inneres/intima

Klinische Bemerkungen

bei Hitze bei Schwäche / calor depletionis aufgrund einer Defizienz des Nieren-Yin / yin renale und des Jing / Struktivpotenzials • vor allem für Hitze bei Schwäche / calor depletionis im unteren Wärmebereich / Calorium geeignet • besonders geeignet in der Menopause und bei Funktionsstörungen des FK Niere / o. renalis wie Miktionsstörungen, Nykturie, Rückenschmerzen

Kontraindikationen

Defizienz der Mitte, Diarrhö

Gravidität

Anwendung verboten

Abgeleitete Rezepturen

Rehmannia-Pille mit sechs Geschmacksrichtungen (Liuwei dihuang wan) • Pille für das Nieren-Qi aus dem Goldenen Schrein (Jingui shenqi wan)

Kommentar

Die zugrundeliegende „Rehmanniae-Pille mit den sechs Geschmacksrichtungen" (Liuwei dihuang wan) wird durch die Ergänzung kühler und ist deshalb bei stärkeren Hitze / calor-Symptomen indiziert. Im Vergleich mit den anderen Rezepturen dieser Untergruppe konzentriert sich die Wirkung überwiegend auf den unteren Wärmebereich / Calorium. Außerdem ist die Hitze / calor nicht schrägläufig / heteropathisch, sondern entsteht durch die Nieren-Yin-Schwäche / depletio yin renale.

3 Feuchtigkeit/humor ausleitend

3a Wind-Feuchtigkeit/ventus humidus aus der Oberfläche/extima und den Leitbahnen ausleitend (schweißtreibend)

3b Innere Feuchtigkeit/humor intimae austreibend

Betont auf den mittleren Wärmebereich/calorium: Ausleitung, Umwandlung und Trocknung von Feuchtigkeit/humor

Betont auf den unteren Wärmebereich/calorium: Ausleitung von Feuchtigkeit/humor

3c Feuchtigkeit/humor ausleitend und Hitze/calor kühlend

Notopterygium-Dekokt, das Feuchtigkeit/humor bezwingt (Qianghuo shengshi tang)

羌活胜湿汤 erste Erwähnung: 12. Jh.

lateinisch: Decoctum Notopterygii Vincens Humorem
englisch: Notopterygium Decoction to Overcome Dampness

P	Notopterygii rhizoma (Qianghuo)	6 g
P	Angelicae pubescentis seu Heraclei radix (Duhuo)	6 g
M	Ledebouriellae seu Saposhnikoviae radix (Fangfeng)	3 g
M	Ligustici sinensis radix (Gaoben)	3 g
A	Ligustici chuanxiong rhizoma (Chuanxiong)	3 g
A	Viticis fructus (Manjingzi)	2 g
N	Glycyrrhizae radix (Gancao)	3 g

Wirkung/Indikation

■■■ **Feuchtigkeit bei Wind/humor venti ausleitend**
Kopfschmerzen, Benommenheit im Kopf, Rückenschmerzen, Schmerzen im ganzen Körper, Frösteln, Fieber, Müdigkeit, Benommenheit, Zungenbelag weiß

Funktionskreis/Orbisbezug

■■□ FK Lunge/o. pulmonalis
■■□ FK Blase/o. vesicalis
■□□ FK Leber/o. hepaticus

Temperaturverhalten

■■□ warm

Geschmacksrichtung/Sapor

■■□ scharf
■□□ bitter

Wirkrichtung

■■■ oberflächlich

Wirkort

Leitbahnen, Kopf/Augen

Klinische Bemerkungen

Feuchtigkeit-Wind/humor venti-Befunde in der Oberfläche/extima mit Kopfschmerzen, Benommenheit, Rückenschmerzen, Blockade der Leitbahnen mit Muskelschmerzen, Gliederschmerzen, Erkältungssymptomatik, rheumatoidem Beschwerdebild, Arthritis • speziell für Schmerzen durch Feuchtigkeit bei Wind/humor venti

Modifikationen

Kälte/algor

+ Aconiti radix lateralis praeparata (Fuzi)

Feuchtigkeit/humor mit Schwellungen

- Viticis fructus (Manjingzi)
- Angelicae pubescentis seu Heraclei radix (Duhuo)
- Ligustici chuanxiong rhizoma (Chuanxiong)

+ Cimicifugae rhizoma (Shengma)
+ Atractylodis macrocephalae rhizoma (Baizhu)

Hitze/calor mit heißen, geröteten Gelenken

+ Atractylodis rhizoma (Cangzhu)
+ Coicis semen (Yiyiren)
+ Phellodendri cortex (Huangbo)
+ Stephaniae radix (Fangji)

Gravidität

Anwendung verboten

Aus neun Geschmacksrichtungen bestehendes Notopterygium-Dekokt (Jiuwei qianghuo tang)

九味羌活汤

erste Erwähnung: 13. Jh.

lateinisch: Decoctum Notopterygii novem Saporum
englisch: Nine Herb Decoction with Notopterygium

P	Notopterygii rhizoma (Qianghuo)	4,5 g
M	Ledebouriellae seu Saposhnikoviae radix (Fangfeng)	4,5 g
M	Atractylodis rhizoma (Cangzhu)	4,5 g
M	Ligustici chuanxiong rhizoma (Chuanxiong)	3 g
M	Angelicae dahuricae radix (Baizhi)	3 g
M	Asari herba (Xixin)	1,5 g
A	Scutellariae radix (Huangqin)	3 g
A	Rehmanniae radix (Shengdihuang)	3 g
N	Glycyrrhizae radix (Gancao)	3 g

Wirkung/Indikation

■■■ **Feuchtigkeit bei Wind/humor venti ausleitend**
Kopfschmerzen, Schmerzen im Nacken, verspannte Rückenmuskulatur, Schmerzen im Körper

■■■ **Oberfläche/extima lockernd, lösend**
Schüttelfrost, hohes Fieber, Schweißlosigkeit, Kopfschmerzen, Schmerzen im Nacken, Zungenbelag weiß, oberflächliche Pulse/pp. superficiales

■□□ **Hitze/calor kühlend**
vermehrter Durst, bitterer Mundgeschmack

Funktionskreis/Orbisbezug

■■□ FK Lunge/o. pulmonalis
■□□ FK Blase/o. vesicalis

Temperaturverhalten

■□□ kühl

Geschmacksrichtung/Sapor

■■□ scharf
■□□ bitter

Wirkrichtung

■■□ oberflächlich

Wirkort

Leitbahnen

Klinische Bemerkungen

Wind/ventus-Affektion in der Oberfläche/extima, Feuchtigkeit-Wind/humor venti sowie Feuchtigkeit-Wind/humor venti mit Kälte/algor führen zur Blockade der Leitbahnen. In der Folge entsteht eine Hitze/calor-Symptomatik im oberen Wärmebereich/Calorium. Laryngitis, Kopfschmerzen, Streptokokken im Rachenbereich, rheumatoide Symptomatik • Erkältungskrankheiten mit Gliederschmerzen und Hitze/calor-Zeichen im oberen Wärmebereich/Calorium (Reizbarkeit, bitterer Mundgeschmack): hier ist besonders Scutellariae radix (Huang qin) nötig

Modifikationen

Nacken- und Schulterschmerzen

\+ Gentianae macrophyllae radix (Qinjiao)

Schmerzen in der Lumbalregion

\+ Angelicae pubescentis seu Heraclei radix (Duhuo)
\+ Stephaniae radix (Fangji)

ausgeprägte Hitze/calor mit Durst und Unruhe

\+ Gypsum (Shigao)
\+ Anemarrhenae rhizoma (Zhimu)

Defizienz des Qi bei spontanen Schweißen

– Atractylodis rhizoma (Cangzhu)
\+ Atractylodis macrocephalae rhizoma (Baizhu)
\+ Astragali radix (Huangqi)

Feuchtigkeit-Schleim/humor pituitae im FK Lunge/o. pulmonalis mit Husten und dickem Auswurf

\+ Armeniacae semen (Xingren)
\+ Peucedani radix (Qianhu)

Toxizität

Vorsicht Asarum

Gravidität

Anwendung verboten

Kleine, die Netzbahnen durchgängig machende Arznei (Xiao huoluo dan)

小活络丹 erste Erwähnung: 10. Jh.

englisch: Minor Invigorate the Collaterals Special Pill

P	Aconiti carmichaeli radix praep. (Zhichuanwu)	18 g
P	Aconiti kusnezoffii radix praep. (Zhicaowu)	18 g
M	Arisaematis rhizoma (Tiannanxing)	18 g
A	Myrrha (Moyao)	6,6 g
A	Olibanum (Ruxiang)	6,6 g
A	Pheretima (Dilong)	18 g

Wirkung/Indikation

■■■ **Feuchtigkeit bei Wind/humor venti ausleitend**
chronische Schmerzen, Gelenkschmerzen, wandernd oder fixiert, Bewegungseinschränkung der Gelenke, Kraftlosigkeit, Taubheitsgefühl

■■■ **Stasen des Xue lösend**
chronische Schmerzen, Kraftlosigkeit und Taubheitsgefühl in den Extremitäten, Gelenkschmerzen, Bewegungseinschränkung

■■■ **Leitbahnen öffnend**
Taubheitsgefühl, schmerzhafte, kraftlose Extremitäten, anhaltende Gelenkschmerzen

■■■ **Leitbahnen erwärmend**
chronische Schmerzen, durch Wärme gebessert, Kälte verschlechtert

■■□ **Schleim/pituita umwandelnd**
chronische Schmerzen, Taubheitsgefühl, Kraftlosigkeit, Paresen

Zusätzliche Indikationen

St.n. Apoplex, Polyneuropathie

Funktionskreis/Orbisbezug

■■□ FK Lunge/o. pulmonalis

Temperaturverhalten

■■■ warm

Geschmacksrichtung/Sapor

■■■ scharf
■■□ bitter

Wirkrichtung

■■□ emporhebend

Wirkort

Leitbahnen

Klinische Bemerkungen

bei Feuchtigkeit-Wind/humor venti, Kälte/algor sowie Wind-Schleim/ventus pituitae oder Stasen des Xue, die zu Blockaden der Leitbahnen führen (Arthritis, Bi-Syndrom, rheumatoide Symptomatik) • üblicherweise verwendet für Kälte-Bi-Syndrom (algor occlusio)

Toxizität

Arisaema: durch Abkochen und Ingwer wird die Toxizität vermindert. Vorsicht bei Aconit: siehe Arzneimittel-Lehrbücher

Modifikationen

Feuchtigkeit/humor-Blockaden mit Gelenkschwellungen

+ Atractylodis rhizoma (Cangzhu)
+ Coicis semen (Yiyiren)
+ Stephaniae radix (Fangji)

Wind/ventus-Blockaden mit wandernden Gelenkschmerzen

+ Gentianae macrophyllae radix (Qinjiao)
+ Ledebouriellae seu Saposhnikoviae radix (Fangfeng)

Defizienz der FK Leber und Niere/oo. hepaticus et renalis: Kraftlosigkeit und Schwäche der unteren Extremitäten

+ Heracleum- und Mistel-Dekokt (Duhuo jisheng tang)

Kontraindikationen

Defizienz des Yin

Gravidität

Anwendung verboten

Kommentar

Zubereitung: häufig als Fertigarznei verwendet, als Dekokt sind beide Aconit-Sorten durch Poria zu ersetzen. Wegen der Toxizität vorsichtige Verwendung.

Bi-Blockade/occlusio bereinigendes Dekokt (Juanbi tang)

蠲痹汤 erste Erwähnung: 18. Jh.

lateinisch: Decoctum Repurgans Occlusionem
englisch: Remove Painful Obstruction Decoction from Medical Relevations

P	Notopterygii rhizoma (Qianghuo)	9 g
P	Angelicae pubescentis seu Heraclei radix (Duhuo)	9 g
N	Cinnamomi cassiae ramulus (Guizhi)	6 g
M	Gentianae macrophyllae radix (Qinjiao)	9 g
A	Angelicae sinensis radix (Danggui)	9 g
A	Ligustici chuanxiong rhizoma (Chuanxiong)	6 g
N	Glycyrrhizae radix tosta (Zhigancao)	4,5 g
M	Mori ramulus (Sangzhi)	9 g
M	Capsici fructus (Haifengteng)	9 g
A	Olibanum (Ruxiang)	3 g
A	Inulae seu Aucklandiae radix (Muxiang)	4,5 g

Wirkung/Indikation

■■□ **Feuchtigkeit bei Wind/humor venti ausleitend**
Blockaden durch Feuchtigkeit-Wind/humor venti, Blockaden durch kalte Feuchtigkeit/humor algidus, Bi-Syndrom, rheumatoide Schmerzen, Gelenkschmerzen, durch Wärme gebessert und Kälte verschlechtert, Schweregefühl in den Extremitäten, wandernde Schmerzen, Zungenkörper belegt, schlüpfrige Pulse/pp. lubrici

■■■ **Wind-Blockaden/occlusio venti lösend**
Bi-Syndrom, rheumatoide Schmerzen, Gelenkschmerzen, wandernde Schmerzen

■■■ **occlusio humoris beseitigend**
Bi-Syndrom, Gelenkschmerzen, durch Wärme gebessert und Kälte verschlechtert, Schweregefühl in den Extremitäten, kalte Füße und Hände

■■□ **Schmerz beseitigend und verteilend**
Bi-Syndrom, rheumatoide Schmerzen, Gelenkschmerzen, wandernde Schmerzen

■■■ **Leitbahnen öffnend**
Blockaden durch Wind/ventus, Blockaden durch Feuchtigkeit/humor, Blockaden durch Kälte/algor, rheumatoide Schmerzen, Gelenkschmerzen, Muskelschmerzen, durch Wärme gebessert und Kälte verschlechtert, verspannte Muskulatur von Hals/Rücken

■■□ **Kälte/algor wärmend**
Blockaden, Bi-Syndrom, rheumatoide Schmerzen, durch Wärme gebessert und Kälte verschlechtert, kalte Füße und Hände

Funktionskreis/Orbisbezug

■□□ FK Lunge/o. pulmonalis

■□□ FK Milz/o. lienalis

Klinische Bemerkungen

rheumatoide Beschwerden (Bi-Syndrom, occlusio-Syndrom), Muskel- und Gelenkschmerzen, andere Erkrankungen auf der Basis von Feuchtigkeit-Wind/humor venti und Kälte/algor mit der Folge einer Blockade der Leitbahnen, vor allem im oberen Körperbereich • begleitet von Stasen des Xue

Modifikationen

Wind/ventus-Schmerzen

+ Ledebouriellae seu Saposhnikoviae radix (Fangfeng)

Kälte/algor

+ Aconiti radix lateralis praeparata (Fuzi)

Feuchtigkeit/humor

+ Stephaniae radix (Fangji)
+ Atractylodis rhizoma (Cangzhu)
+ Coicis semen (Yiyiren)

Schmerzen in den Armen

+ Clematidis radix (Weilingxian)
+ Curcumae longae rhizoma (Jianghuang)

Schmerzen in den Beinen

+ Achyranthis bidentatae radix (Niuxi)
+ Chaenomelis fructus (Mugua)

Gravidität

Anwendung verboten

Temperaturverhalten

■■■ warm

Geschmacksrichtung/Sapor

■■□ scharf

■■□ bitter

Wirkrichtung

■■■ oberflächlich

Wirkort

Leitbahnen, Bewegungsapparat

Dekokt gegen die drei Bi-Blockaden/occlusiones (Sanbi tang)

三痹汤 erste Erwähnung: 13. Jh.

lateinisch: Decoctum contra tres Occlusiones
englisch: Three Painful Obstruction Decoction

P	Angelicae pubescentis seu Heraclei radix (Duhuo)	0,9 g
M	Ledebouriellae seu Saposhnikoviae radix (Fangfeng)	1,5 g
M	Gentianae macrophyllae radix (Qinjiao)	0,9 g
M	Asari herba (Xixin)	1,5 g
A	Ligustici chuanxiong rhizoma (Chuanxiong)	0,9 g
A	Angelicae sinensis radix (Danggui)	1,5 g
A	Paeoniae lactiflorae radix (Baishaoyao)	1,5 g
A	Rehmanniae radix (Shengdihuang)	0,9 g
A	Ginseng radix (Renshen)	1,5 g
A	Astragali radix (Huangqi)	1,5 g
A	Poria alba (Fuling)	1,5 g
N	Glycyrrhizae radix (Gancao)	1,5 g
A	Eucommiae cortex (Duzhong)	1,5 g
A	Achyranthis bidentatae radix (Niuxi)	1,5 g
A	Cinnamomi cassiae cortex (Rougui)	1,5 g
A	Dipsaci radix (Xuduan)	1,5 g

Wirkung/Indikation

■■■ **Feuchtigkeit bei Wind/humor venti ausleitend**
Schweregefühl und Schmerzen lumbal und in der unteren Extremität, steife Gelenke, Kälteaversion, Zittern von Händen und Füßen

■■■ **FK Niere/o. renalis stützend**
lumbale Kraftlosigkeit und Schmerzen, durch Wärme verbessert, Kälteaversion, Palpitationen, Kurzatmigkeit, Zungenkörper blass, Zittern von Händen und Füßen

■■□ **FK Leber/o. hepaticus harmonisierend und stützend**
Schmerzen in Knie- und Lumbalregion, Kraftlosigkeit, Steifigkeit, Taubheitsgefühl, schmerzhafte Parästhesien, Zittern von Händen und Füßen

■■■ **Bewegungsapparat kräftigend**
Kraftlosigkeit und Schmerzen von Lumbalregion und Knie, Zittern von Händen und Füßen

■■■ **Qi stützend und ergänzend**
Kraftlosigkeit Extremitäten, kalte Hände und Füße, Kälteaversion, Palpitationen, Kurzatmigkeit, Zungenkörper blass

■■■ **Leitbahnen öffnend**
Schweregefühl und Schmerzen der Gelenke, Steifigkeit, Kraftlosigkeit, Taubheitsgefühl, schmerzhafte Parästhesien

Funktionskreis/Orbisbezug

■■□ FK Lunge/o. pulmonalis
■■□ FK Leber/o. hepaticus
■■□ FK Milz/o. lienalis
■■■ FK Niere/o. renalis

Klinische Bemerkungen

rheumatoides Beschwerdebild, Bi-Syndrom, occlusio-Symptomatik, arthritische Beschwerden, Rückenschmerzen, Hüftschmerzen, Knieschmerzen, alle Erkrankungen auf der Basis von Feuchtigkeit-Wind/humor venti mit Kälte/algor • hierdurch bedingte Blockaden der Leitbahnen mit Defizienz der FK Niere, Leber und Milz/oo. renalis, hepaticus et lienalis und Schwäche des Bewegungsapparates (nervus) (unterer Körperbereich, chronische Formen, älterere Patienten, schwache Konstitution)

Modifikationen

Kälte/algor mit Verschlechterung durch Kälte

+ Zingiberis rhizoma (Ganjiang)
+ Aconiti radix lateralis praeparata (Fuzi)

Feuchtigkeit/humor mit deutlicher Gelenkschwellung, Diarrhö

– Rehmanniae radix (Shengdihuang)
+ Atractylodis rhizoma (Cangzhu)
+ Stephaniae radix (Fangji)

Hitze/calor mit Erwärmung, Entzündung

+ Rehmanniae radix (Shengdihuang)
+ Paeoniae rubrae radix (Chishaoyao)
↑ Gentianae macrophyllae radix (Qinjiao)

Xue-Stase mit ausgeprägten Schmerzen

+ Pheretima (Dilong)
+ Persicae semen (Taoren)
+ Paeoniae rubrae radix (Chishaoyao)

milde Defizienz

– Ginseng radix (Renshen)
– Paeoniae lactiflorae radix (Baishaoyao)
– Rehmanniae radix (Shengdihuang)

Toxizität

Vorsicht Asarum

Gravidität

Anwendung verboten

Abgeleitete Rezepturen

Dekokt mit Heracleum und Loranthus (Duhuo jisheng tang) • Großes Dekokt mit Gentiana macrophylla (Da qinjiao tang)

Temperaturverhalten

■■□ warm

Geschmacksrichtung/Sapor

■■□ scharf
■■□ süß

Wirkrichtung

■■□ emporhebend

Wirkort

unterer Wärmebereich/Calorium, Bewegungsapparat

Dekokt mit Heracleum und Loranthus (Duhuo jisheng tang)

独活寄生汤

erste Erwähnung: 7. Jh.

lateinisch: Decoctum Heraclei et Loranthi
englisch: Angelica Pubescens and Sangjisheng Decoction

P	Angelicae pubescentis seu Heraclei radix (Duhuo)	9 g
M	Ledebouriellae seu Saposhnikoviae radix (Fangfeng)	6 g
M	Gentianae macrophyllae radix (Qinjiao)	6 g
M	Asari herba (Xixin)	6 g
A	Eucommiae cortex (Duzhong)	6 g
A	Achyranthis bidentatae radix (Niuxi)	6 g
A	Cinnamomi cassiae cortex (Rougui)	6 g
A	Loranthi seu Taxilli ramulus (Sangjisheng)	6 g
A	Ligustici chuanxiong rhizoma (Chuanxiong)	6 g
A	Angelicae sinensis radix (Danggui)	6 g
A	Paeoniae lactiflorae radix (Baishaoyao)	6 g
A	Rehmanniae radix (Shengdihuang)	6 g
A	Ginseng radix (Renshen)	6 g
A	Poria alba (Fuling)	6 g
N	Glycyrrhizae radix (Gancao)	6 g

Wirkung/Indikation

■■■ **Feuchtigkeit bei Wind/humor venti ausleitend**
Schweregefühl und Schmerzen lumbal und in der unteren Extremität, steife Gelenke, Kälteaversion

■■■ **Leitbahnen öffnend**
Schweregefühl und Schmerzen der Gelenke, Steifigkeit, Kraftlosigkeit, Taubheitsgefühl, schmerzhafte Parästhesien

■■■ **FK Niere/o. renalis stützend**
lumbale Kraftlosigkeit und Schmerzen, Kälteaversion, durch Wärme verbessert, Palpitationen, Kurzatmigkeit, Zungenkörper blass

■■□ **FK Leber/o. hepaticus harmonisierend und stützend**
Schmerzen der Knie und lumbal, Kraftlosigkeit, Steifigkeit, Taubheitsgefühl, schmerzhafte Parästhesien

■■■ **Bewegungsapparat kräftigend**
Kraftlosigkeit der Lumbalregion, Schmerzen der Knie und lumbal

■■□ **Qi stützend und ergänzend**
Kraftlosigkeit der Extremitäten, kalte Hände und Füße, Kälteaversion, Palpitationen, Kurzatmigkeit, Zungenkörper blass

Funktionskreis/Orbisbezug

■■□ FK Lunge/o. pulmonalis
■■■ FK Niere/o. renalis
■■□ FK Leber/o. hepaticus

Klinische Bemerkungen

Bi-Syndrom (occlusio-Syndrom) bei Defizienz der FK Leber und Niere / oo. hepaticus et renalis • rheumatoides Beschwerdebild, Rückenschmerzen, Hüftschmerzen, Knieschmerzen, alle Erkrankungen auf der Grundlage von Leitbahnblockaden durch Feuchtigkeit-Wind / humor venti und Kälte / algor (Bi-Syndrom), bei Defizienz der FK Niere, Leber und Milz / oo. renalis, hepaticus et lienalis und Schwäche des Bewegungsapparates (Knochen, Muskeln, Sehnen) • chronische Erkrankungen, ältere Patienten, schwache Konstitution

Modifikationen

Kälte / algor mit Verschlechterung durch Kälte

+ Zingiberis rhizoma (Ganjiang)
+ Aconiti radix lateralis praeparata (Fuzi)

Feuchtigkeit / humor mit deutlicher Gelenkschwellung, Diarrhö

– Rehmanniae radix (Shengdihuang)
+ Atractylodis rhizoma (Cangzhu)
+ Stephaniae radix (Fangji)

Hitze / calor mit Erwärmung, Entzündung

+ Rehmanniae radix (Shengdihuang)
+ Paeoniae rubrae radix (Chishaoyao)
↑ Gentianae macrophyllae radix (Qinjiao)

Xue-Stase mit ausgeprägten Schmerzen

+ Pheretima (Dilong)
+ Persicae semen (Taoren)
+ Paeoniae rubrae radix (Chishaoyao)

milde Defizienz

– Ginseng radix (Renshen)
– Paeoniae lactiflorae radix (Baishaoyao)
– Rehmanniae radix (Shengdihuang)

Residuen nach Poliomyelitis

+ Notoginseng radix (Sanqi)
+ Clematidis radix (Weilingxian)
+ Chaenomelis fructus (Mugua)

Toxizität

Vorsicht Asarum

Gravidität

Anwendung verboten

Abgeleitete Rezepturen

Dekokt gegen die drei Bi-Blockaden (Sanbi tang) • Großes Dekokt mit Gentiana macrophylla (Da qinjiao tang)

Temperaturverhalten

■■□ warm

Geschmacksrichtung / Sapor

■■□ scharf
■■□ süß

Wirkrichtung

■■□ emporhebend

Wirkort

unterer Wärmebereich / Calorium, Bewegungsapparat

Großes Dekokt mit Gentiana macrophylla (Da qinjiao tang)

大秦艽汤

erste Erwähnung: 13. Jh.

lateinisch: Decoctum magnum Gentianae macrophyllae
englisch: Major Gentiana Qinjiao Decoction

P	Gentianae macrophyllae radix (Qinjiao)	9 g
M	Notopterygii rhizoma (Qianghuo)	3 g
M	Ledebouriellae seu Saposhnikoviae radix (Fangfeng)	3 g
M	Angelicae pubescentis seu Heraclei radix (Duhuo)	6 g
M	Asari herba (Xixin)	1,5 g
A	Angelicae sinensis radix (Danggui)	6 g
A	Ligustici chuanxiong rhizoma (Chuanxiong)	6 g
A	Paeoniae lactiflorae radix (Baishaoyao)	6 g
A	Rehmanniae radix (Shengdihuang)	3 g
A	Rehmanniae radix praeparata (Shudihuang)	3 g
A	Angelicae dahuricae radix (Baizhi)	6 g
A	Atractylodis macrocephalae rhizoma (Baizhu)	3 g
A	Poria alba (Fuling)	3 g
N	Glycyrrhizae radix (Gancao)	6 g
A	Gypsum (Shigao)	30 g
A	Scutellariae radix (Huangqin)	3 g

Wirkung / Indikation

■■■ **Feuchtigkeit bei Wind / humor venti ausleitend**
Kälteaversion, Fieber, Gelenkschmerzen, Muskelspasmen, Taubheitsgefühl in den Extremitäten, Kraftlosigkeit der Extremitäten, Paresen der Gesichtsmuskulatur, motorische Aphasie

■■□ **Kälte bei Wind / algor venti ausleitend**
Kälteaversion, Fieber, Gelenkschmerzen, verspannte Muskulatur, Paresen der Gesichtsmuskulatur, motorische Aphasie

■■□ **Hitze bei Wind / calor venti ausleitend**
Kälteaversion, Fieber, Gelenkschmerzen, verspannte Muskulatur, Paresen der Gesichtsmuskulatur, motorische Aphasie

■■□ **Hitze / calor kühlend**
Unruhe, Durst, Schweiße, Fieber, Obstipation

■□□ **Qi stützend und ergänzend**
Kraftlosigkeit der Extremitäten, Bewegungsunfähigkeit

■■□ **Xue ergänzend und suppletierend**
Muskelkrämpfe, Taubheitsgefühl in den Extremitäten, Bewegungsunfähigkeit, Kraftlosigkeit der Extremitäten

■□□ **Leitbahnen erwärmend**
Kälteaversion, Gelenkschmerzen, Taubheitsgefühl in den Extremitäten, Kraftlosigkeit

■■■ **Leitbahnen öffnend**
Gelenkschmerzen, verspannte Muskulatur, Taubheitsgefühl in den Extremitäten, Kraftlosigkeit der Extremitäten, Paresen der Gesichtsmuskulatur, Sprechstörungen, motorische Aphasie

Funktionskreis/Orbisbezug

■■□ FK Lunge/o. pulmonalis

■■■ FK Leber/o. hepaticus

Klinische Bemerkungen

Wind/ventus in den Leitbahnen (Insult) • Bi/occlusio-Symptomatik (milde Symptomatik, häufig Facialisparese) • bedingt durch Wind/ventus, Feuchtigkeit/humor, Kälte/algor, Bi-Syndrom (occlusio-Syndrom), das sich in eine Hitze/calor-Symptomatik wandelt • häufig benutzt bei Hauterkrankungen (Wind/ventus, Feuchtigkeit/humor, Hitze/calor) sowie bei Erkrankungen der kollateralen Leitbahnen (Exantheme, Juckreiz)

Modifikationen

Feuchtigkeit/humor

\+ Zingiberis rhizoma (Ganjiang)

Hitze/calor

\+ Anemarrhenae rhizoma (Zhimu)

Qi-Stasen

\+ Citri aurantii fructus (Zhike)

Toxizität

Vorsicht Asarum

Gravidität

Anwendung verboten

Abgeleitete Rezepturen

Dekokt mit Heracleum und Loranthus (Duhuo jisheng tang) • Dekokt gegen die drei Bi-Blockaden (Sanbi tang)

Temperaturverhalten

■□□ kalt

Geschmacksrichtung/Sapor

■■□ scharf

■■□ bitter

Wirkrichtung

■■□ emporhebend

Wirkort

oberer Wärmebereich/Calorium, Bewegungsapparat

Den FK Magen/o. stomachi befriedendes Pulver (Pingwei san)

平胃散

erste Erwähnung: 12. Jh.

lateinisch: Pulvis Pacationis Orbis Stomachi
englisch: Calm the Stomach Powder

P	Atractylodis rhizoma (Cangzhu)	6 g
M	Magnoliae cortex (Houpo)	6 g
A	Citri reticulatae pericarpium (Chenpi)	6 g
N	Glycyrrhizae radix (Gancao)	3 g
N	Zingiberis viridis rhizoma (Shengjiang)	3 Scheiben
N	Jujubae fructus (Dazao)	3 Stck.

Wirkung/Indikation

■■■ **Feuchtigkeit/humor trocknend**
Druck in Thorax und Abdomen, Spannungsgefühl im Abdomen, Appetitverlust, Müdigkeit, Diarrhöneigung, weicher Stuhl, Zungenbelag weiß/klebrig, schlüpfrige Pulse/pp. lubrici

■■□ **mittlere Funktionskreise harmonisierend und stützend**
Übelkeit, Brechreiz, weicher Stuhl, Diarrhöneigung, Appetitverlust, Zungenkörper weich, Zungenbelag weiß, schlüpfrige Pulse/pp. lubrici, Schweiße, Lupus erythematodes

■■□ **Qi bewegend und regulierend**
Schmerzen im Epigastrium, Völlegefühl im Oberbauch, Druck in Thorax und Abdomen

■□□ **Qi stützend und ergänzend**
Appetitverlust, Müdigkeit, Diarrhöneigung, weicher Stuhl

■■□ **Qi absenkend**
Übelkeit, Brechreiz, Aufstoßen, Sodbrennen

Funktionskreis/Orbisbezug

■■■ FK Milz/o. lienalis
■■□ FK Magen/o. stomachi

Temperaturverhalten

■■□ warm

Geschmacksrichtung/Sapor

■□□ scharf
■□□ bitter

Wirkrichtung

■□□ emporhebend

Wirkort

Mitte/mittlerer Wärmebereich/Calorium

Klinische Bemerkungen

häufig benutzt bei allen Arten von Feuchtigkeit/humor-Erkrankungen im mittleren Wärmebereich/Calorium (Völlegefühl, Spannungsgefühl, Übelkeit, Erbrechen), Verschlechterung besonders in feuchter schwüler Umgebung • Zungenbefund entsprechend: grauer, dicker, schlüpfriger, weißlicher Belag • häufig benutzt bei Gastritis, bei Unwohlsein im Bereich des FK Magen/o. stomachi durch Feuchtigkeit/humor-Blockierung, Qi-Stagnation im Bereich des FK Magen/o. stomachi, hochschlagendem Magen-Qi/qi stomachi (Übelkeit, Brechreiz) • zusammen mit dem „Pulver der fünf Ling-Bestandteile" (Wuling san) häufig benutzt bei Ödemen mit Feuchtigkeit/humor im FK Milz/o. lienalis

Modifikationen

Kälte-Feuchtigkeit/algor humoris mit Schmerzen

+ Cinnamomi cassiae ramulus (Guizhi)
+ Zingiberis rhizoma (Ganjiang)

Hitze-Feuchtigkeit/calor humoris, bitterer Mundgeschmack, trockener Rachen, gelber Zungenbelag

+ Scutellariae radix (Huangqin)
+ Coptidis rhizoma (Huanglian)

Stagnation der Verdauung mit Spannungsgefühl und Obstipation

+ Raphani semen (Laifuzi)
+ Arecae pericarpium (Dafupi)
+ Ponciri fructus (Gouju)

starke Übelkeit

+ Pinelliae rhizoma (Banxia)

Defizienz der Mitte mit Appetitverlust, Völlegefühl

– Atractylodis rhizoma (Cangzhu)
+ Atractylodis macrocephalae rhizoma (Baizhu)
+ Astragali radix (Huangqi)
+ Dioscoreae oppositae rhizoma (Shanyao)

Cholelithiasis

+ Artemisiae capillaris seu scopariae herba (Yinchenhao)
+ Gardeniae fructus (Zhizi)
+ Curcumae longae tuber (Yujin)

Kontraindikationen

Defizienz des Yin, Defizienz des Xue

Gravidität

Vorsicht

Abgeleitete Rezepturen

Pulver, das das Qi ausrichtet und mehr wert ist als Gold (Bu huanjin zhengqi san) • Pulver mit Agastache zur Stärkung des geradläufigen Qi (Huoxiang zhengqi san)

Pulver, das das Qi ausrichtet und mehr wert ist als Gold (Bu huanjin zhengqi san)

不换金正气散 erste Erwähnung: 10. Jh.

englisch: Rectify the Qi Powder Worth More than Gold

P	Agastachis seu Pogostemonis herba (Huoxiang)	6 g
A	Pinelliae rhizoma (Banxia)	6 g
M	Atractylodis rhizoma (Cangzhu)	12 g
M	Magnoliae cortex (Houpo)	9 g
M	Citri reticulatae pericarpium (Chenpi)	9 g
N	Glycyrrhizae radix (Gancao)	3 g

Wirkung/Indikation

■■■ **Feuchtigkeit/humor trocknend**
Völlegefühl in Oberbauch und Abdomen, Spannungsgefühl in Oberbauch und Abdomen, Übelkeit, Erbrechen, Gliederschmerzen, Appetitlosigkeit

■■□ **mittlere Funktionskreise harmonisierend und stützend**
Völlegefühl in Abdomen und Oberbauch, Spannungsgefühl in Abdomen und Oberbauch, Appetitlosigkeit, Übelkeit, Erbrechen, Diarrhö

■■□ **Qi bewegend und regulierend**
Spannungsgefühl in Abdomen und Oberbauch, Übelkeit, Erbrechen, Diarrhö, Schmerzen im Bauch

■□□ **Oberfläche/extima öffnend**
Frösteln, Fieber, Gliederschmerzen

■■□ **Qi absenkend**
Aufstoßen, Übelkeit, Erbrechen

Funktionskreis/Orbisbezug

■■□ FK Milz/o. lienalis
■■■ FK Magen/o. stomachi

Temperaturverhalten

■■□ warm

Geschmacksrichtung/Sapor

■□□ scharf
■□□ bitter

Wirkrichtung

■□□ emporhebend

Wirkort

Mitte/mittlerer Wärmebereich/Calorium

Klinische Bemerkungen

wirkt stärker als das „den FK Magen / o. stomachi befriedende Pulver“ (Pingwei san) • häufig benutzt bei allen Arten von Feuchtigkeit / humor-Erkrankungen im mittleren Wärmebereich / Calorium (Völlegefühl, Spannungsgefühl, Übelkeit, Erbrechen), Verschlechterung besonders in feuchter schwüler Umgebung • Zungenbefund entsprechend: grauer, dicker, schlüpfriger, weißlicher Belag • häufig benutzt bei Gastritis, bei Unwohlsein im Bereich des FK Magen / o. stomachi durch humor-Blockierung, Qi-Stagnation im Bereich des FK Magen / o. stomachi, hochschlagendes Magen-Qi / qi stomachi (Übelkeit, Brechreiz) • zusammen mit dem „Pulver der fünf Ling-Bestandteile“ (Wuling san) häufig benutzt bei Ödemen, Feuchtigkeit / humor im FK Milz / o. lienalis

Modifikationen

äußere Feuchtigkeit / humor externus mit Übelkeit, Erbrechen

+ Perillae caulis et folium (Zisuye)
+ Zingiberis viridis rhizoma (Shengjiang)
+ Amomi xanthioidis fructus (Sharen)

Blockaden durch Feuchtigkeit / humor in den Leitbahnen mit Gliederschmerzen

+ Stephaniae radix (Fangji)
+ Coicis semen (Yiyiren)
+ Sojae semen germinatum (Doujuan)

milde Hitze / calor mit gelblichem Zungenbelag

+ Tetrapanacis medulla (Tongcao)
+ Talcum (Huashi)

ausgeprägte Hitze / calor mit trockenem Mund, bitterem Mundgeschmack, Obstipation

+ Scutellariae radix (Huangqin)
+ Coptidis rhizoma (Huanglian)

Kontraindikationen

Defizienz des Yin

Gravidität

Vorsicht

Abgeleitete Rezepturen

Den FK Magen / o. stomachi befriedendes Pulver (Pingwei san) • Pulver mit Agastache zur Stärkung des geradläufigen Qi (Huoxiang zhengqi san)

Pulver mit Agastache zur Stärkung des geradläufigen Qi (Huoxiang zhengqi san)

藿香正气散 erste Erwähnung: 12. Jh.

lateinisch: Pulvis Agastachis pro Qi Orthopathico
englisch: Agastache Powder to Rectify the Qi

P	Agastachis seu Pogostemonis herba (Huoxiang)	9 g
M	Perillae caulis et folium (Zisuye)	6 g
M	Angelicae dahuricae radix (Baizhi)	6 g
A	Platycodi radix (Jiegeng)	6 g
A	Atractylodis macrocephalae rhizoma (Baizhu)	6 g
M	Magnoliae cortex (Houpo)	6 g
A	Pinelliae rhizoma (Banxia)	6 g
A	Arecae pericarpium (Dafupi)	6 g
A	Poria alba (Fuling)	12 g
M	Citri reticulatae pericarpium (Chenpi)	6 g
N	Glycyrrhizae radix (Gancao)	3 g

Wirkung/Indikation

■■□ **Feuchtigkeit/humor umwandelnd**
Völlegefühl, Übelkeit, Appetitverlust, Diarrhöneigung, weicher Stuhl, süßlicher Mundgeschmack, Zungenbelag weiß, schlüpfrige Pulse/pp. lubrici, chronische Gastritis, Enteritis

■■□ **kalte Feuchtigkeit/humor algidus trocknend**
äußere kalte Feuchtigkeit/humor algidus: Frösteln, Kopfschmerzen, Fieber, Schüttelfrost. Völlegefühl, Druck im Thorax, Schmerzen in Epigastrium und Abdomen, Übelkeit, Brechreiz, Diarrhöneigung, chronische Gastritis, Enteritis

■■□ **Oberfläche/extima lockernd, lösend**
Frösteln, Kopfschmerzen, Fieber. Kälte-Wind/algor venti mit Schleim/pituita: Kopfschmerzen, Fieber, Schüttelfrost, Übelkeit, Husten, Sommergrippe. Sommerhitze/aestus: Wechselfieber, Erbrechen, Diarrhö

■■■ **mittlere Funktionskreise harmonisierend und stützend**
Übelkeit, Brechreiz, Appetitverlust, Diarrhöneigung, weicher Stuhl

■■□ **Kälte bei Wind/algor venti ausleitend**
Kälte-Wind/algor venti mit Schleim/pituita: Kopfschmerzen, Fieber, Schüttelfrost, Übelkeit, Husten

■□□ **Sommerhitze/aestus ausleitend**
Wechselfieber, choleraähnliche Symptomatik, Diarrhöneigung, Erbrechen, Sommergrippe, Dermatitis, Schweiße

■■□ **Qi regulierend**
Spannungsgefühl in der Brust, Schmerzen in Bauch und Oberbauch, Übelkeit, Erbrechen, Husten

Funktionskreis/Orbisbezug
■■■ FK Milz/o. lienalis
■□□ FK Magen/o. stomachi
■■□ FK Lunge/o. pulmonalis

Klinische Bemerkungen
Infektion im Bereich des FK Magen/o. stomachi oder jede andere Erkrankung aufgrund von Feuchtigkeit/humor im mittleren Wärmebereich/Calorium, gemeinsam mit einer Disharmonie der FK Magen, Dick- und Dünndarm und Milz/oo. stomachi, intestinorum et lienalis • erste Wahl bei fieberhaften Erkrankungen durch Kälte-Wind/algor venti mit Feuchtigkeit/humor im mittleren Wärmebereich/Calorium (Hauptsymptomatik: Erbrechen, Diarrhö, Magengrippe) • Unterschied zu dem „Den FK Magen/o. stomachi befriedenes Pulver“: jenes zeigt nur innere Feuchtigkeit/humor-Zeichen, hier findet sich auch eine äußere Symptomatik • besonders häufig benutzt in den Sommermonaten • in Zentralchina auch gebräuchlich als Instantpulver, Granulat, Tinktur

Modifikationen
starker Kälte-Wind/alor venti
↑ Perillae caulis et folium (Zisuye)
Verdauungsstillstand
– Glycyrrhizae radix (Gancao)
– Jujubae fructus (Dazao)
\+ Massa medicata fermentata (Shenqu)
\+ Galli endothelium corneum (Ji neijin)
starke Feuchtigkeit/humor mit dickem Zungenbelag
– Atractylodis macrocephalae rhizoma (Baizhu)
\+ Atractylodis rhizoma (Cangzhu)
wenig dunkler Urin
\+ Clematidis armandii caulis (Chuanmutong)
\+ Alismatis rhizoma (Zexie)

Kontraindikationen
Hitze-Wind/calor venti, Glut/ardor bei Defizienz des Yin

Gravidität
Vorsicht

Abgeleitete Rezepturen
Den FK Magen/o. stomachi befriedendes Pulver (Pingwei san) • Pulver, das das Qi ausrichtet und mehr wert ist als Gold (Bu huanjin zhengqi san) • Modifikation des Pulvers mit Agastache zur Stärkung des orthopathischen Qi (Yi jiajian zhengqi san) • Dekokt aus den zwei Abgestandenen (Ingredienzen) (Erchen tang)

Temperaturverhalten
■■□ Tendenz warm

Geschmacksrichtung/Sapor
■□□ scharf

Wirkrichtung
■□□ emporhebend

Wirkort
Mitte/mittlerer Wärmebereich/Calorium, Oberfläche/extima

Modifikation des Pulvers mit Agastache zur Stärkung des orthopathischen Qi (Yi jiajian zhengqi san)

一加减正气散

erste Erwähnung: 18. Jh.

englisch: Modification of Rectify the Qi Powder

P	Agastachis seu Pogostemonis herba (Huoxiang)	6 g
M	Magnoliae cortex (Houpo)	6 g
M	Citri reticulatae pericarpium (Chenpi)	3 g
M	Poria alba (Fuling)	6 g
A	Armeniacae semen (Xingren)	6 g
A	Artemisiae capillaris seu scopariae herba (Yinchenhao)	6 g
A	Arecae pericarpium (Dafupi)	3 g
N	Massa medicata fermentata (Shenqu)	4,5 g
N	Hordei fructus germinatus (Maiya)	4,5 g

Wirkung/Indikation

■■□ **Feuchtigkeit/humor umwandelnd**
Appetitverlust, Spannungsgefühl in Abdomen und Epigastrium, Völlegefühl

■■□ **Qi bewegend und regulierend**
Qi-Fluss im mittleren Wärmebereich/Calorium: Verdauungsstillstand, Brechreiz, Schmerzen im Epigastrium

■■■ **mittlere Funktionskreise harmonisierend und stützend**
Verdauungsstillstand, Brechreiz, Übelkeit, Schmerzen im Epigastrium, Schmerzen im Abdomen, weicher Stuhl, Diarrhöneigung

■■□ **Stauungen zerstreuend**
Verdauungsstillstand, Diarrhö, weicher Stuhl

■■□ **Diarrhö beendend**
Diarrhö, weicher Stuhl

■■□ **Brechreiz stillend**
Verdauungsstillstand, Qi-Absenkung

Funktionskreis/Orbisbezug

■■■ FK Milz/o. lienalis
■□□ FK Lunge/o. pulmonalis
■■□ FK Magen/o. stomachi
■■□ FK Dickdarm/o. intestini crassi
■■■ FK Drei-Wärmebereiche/o. tricalorii

Temperaturverhalten

■■□ Tendenz warm

Geschmacksrichtung/Sapor

■□□ scharf
■□□ bitter

Wirkrichtung

■□□ absenkend

Wirkort

Mitte/mittlerer Wärmebereich/Calorium, Verdauungstrakt

Klinische Bemerkungen

bei Nahrungsstagnation, Feuchtigkeit/humor-Blockade und Einengung des mittleren Wärmebereichs/Calorium (epigastrische Spannungen, abdominelle Spannungen, Völlegefühl, klebrige Stühle, Darmgeräusche)

Modifikationen

Feuchtigkeit/humor in den Leitbahnen, milde Hitze/calor mit Gelenkschmerzen

+ Sojae semen germinatum (Doujuan)
+ Stephaniae radix (Fangji)
+ Coicis semen (Yiyiren)
+ Tetrapanacis medulla (Tongcao)

feuchte Hitze/calor humidus mit gelbem Zungenbelag

+ Armeniacae semen (Xingren)
+ Talcum (Huashi)

feuchte Kälte/algor humidus mit Schmerzen im Abdomen und Schwäche

+ Amomi tsao-ko fructus (Caoguo)
+ Crataegi fructus (Shanzha)
+ Massa medicata fermentata (Shenqu)

feuchte Kälte/algor humidus und Qi-Stase, Spannungsgefühl im Abdomen

+ Arecae pericarpium (Dafupi)
+ Atractylodis rhizoma (Cangzhu)
+ Oryzae fructus germinatus (Guya)

Toxizität

Armeniacae semen enthält Amygdalin

Gravidität

Vorsicht

Abgeleitete Rezepturen

Pulver mit Agastache zur Stärkung des geradläufigen Qi (Huoxiang zhengqi san)

Kommentar

Alle Modifikationen des Agastache-Pulvers enthalten Agastachis herba, Magnoliae cortex, Citri reticulatae peric. und Poria alba als Hauptarzneien zur Umwandlung von Feuchtigkeit/humor und Regulation des mittleren Wärmebereich/Calorium. Dieses Rezept und die ersten zwei Modifikationen behandeln leichte feuchte Hitze/calor humidus-Befunde, die 3. und 4. Modifikation dagegen feuchte Kälte/algor humidus.

Dekokt zur Harmonisierung der Sechs (Yang-Funktionskreise) (Liuhe tang)

六和汤 erste Erwähnung: 16. Jh.

englisch: Harmonize the Six Decoction

P	Agastachis seu Pogostemonis herba (Huoxiang)	6 g
M	Pinelliae rhizoma (Banxia)	6 g
A	Atractylodis macrocephalae rhizoma (Baizhu)	6 g
M	Magnoliae cortex (Houpo)	2,4 g
N	Glycyrrhizae radix (Gancao)	1,5 g
M	Amomi xanthioidis fructus (Sharen)	3 g
A	Armeniacae semen (Xingren)	6 g
A	Chaenomelis fructus (Mugua)	4,5 g
A	Poria alba (Fuling)	6 g
A	Ginseng radix (Renshen)	6 g
A	Dolichoris lablab semen (Biandou)	6 g

Wirkung/Indikation

■■■ **Feuchtigkeit/humor ausleitend**
Völle- und Spannungsgefühl in Abdomen und Oberbauch, Übelkeit, Erbrechen, Diarrhö, Appetitlosigkeit, Schmerzen im Abdomen, Gliederschmerzen

■■■ **Qi stützend und ergänzend**
Müdigkeit, Kraftlosigkeit, rasche Erschöpfbarkeit, verminderter Appetit, Diarrhöneigung

■■■ **mittlere Funktionskreise harmonisierend und stützend**
Appetitlosigkeit, Völlegefühl im Oberbauch, Übelkeit, Erbrechen, Diarrhö

Funktionskreis/Orbisbezug

■■■ FK Milz/o. lienalis
■■■ FK Magen/o. stomachi

Temperaturverhalten

■■□ warm

Geschmacksrichtung/Sapor

■■□ süß
■■□ scharf

Wirkrichtung

■□□ emporhebend

Wirkort

Mitte/mittlerer Wärmebereich/Calorium

Klinische Bemerkungen

ähnlich wie das „Pulver, das das Qi ausrichtet und mehr wert ist als Gold", aber zusätzlich Defizienz des Milz-Qi / qi lienale • enthält das Dekokt der vier Edlen zur Stützung des Qi • zur Behandlung von akutem Brechdurchfall auf der Basis einer geschwächten Konstituition • harmonisiert die Funktion der sechs Yang-Funktionskreise

Modifikationen

Defizienz des Milz-Yang / yang lienale mit anhaltender Diarrhö

+ Cimicifugae rhizoma (Shengma)
+ Puerariae radix (Gegen)

Stase des Qi mit abdominellen Schmerzen

+ Inulae seu Aucklandiae radix (Muxiang)
+ Cyperi rhizoma (Xiangfu)

Hitze / calor mit übelriechender Diarrhö, Fieber, roter Zungenkörper

+ Coptidis rhizoma (Huanglian)
+ Scutellariae radix (Huangqin)

gleichzeitig Kälte-Wind / algor venti mit Frösteln, Fieber, Kopfschmerzen

+ Perillae caulis et folium (Zisuye)
+ Angelicae dahuricae radix (Baizhi)

Gravidität

Vorsicht

Abgeleitete Rezepturen

Dekokt der vier Edlen (Si junzi tang) • Pulver, das das Qi ausrichtet und mehr wert ist als Gold (Bu huanjin zhengqi san)

Pulver, das beim Hahnenschrei einzunehmen ist (Jiming san)

鸡鸣散

erste Erwähnung: 13. Jh.

englisch: Powder to Take at Cock's Crow

P	Arecae semen (Binglang)	12 g
M	Citri reticulatae pericarpium (Chenpi)	10 g
A	Perillae caulis et folium (Zisuye)	3 g
P	Chaenomelis fructus (Mugua)	10 g
M	Evodiae fructus (Wuzhuyu)	2 g
A	Platycodi radix (Jiegeng)	5 g
N	Zingiberis viridis rhizoma (Shengjiang)	5 g

Wirkung/Indikation

■■□ **Feuchtigkeit/humor ausleitend**
Schweregefühl und Schwäche in der unteren Extremität und Wade, Taubheitsgefühl, Schwellung der unteren Extremität, Ödeme der unteren Extremität, Übelkeit, Spannungsgefühl in der Brust

■■□ **Feuchtigkeit/humor trocknend**
Schweregefühl und Schwäche in der unteren Extremität und Wade, Taubheitsgefühl, Schwellung der unteren Extremität, Ödeme der unteren Extremität, Übelkeit, Spannungsgefühl in der Brust

■■□ **Qi bewegend und regulierend**
Taubheitsgefühl, Kältegefühl in der unteren Extremität, Schmerzen der unteren Extremität, Muskelkrämpfe in der Wade, Spannungsgefühl in der Brust, Übelkeit

■□□ **Feuchtigkeit bei Wind/humor venti ausleitend**
Frösteln, Hitzegefühl, Schmerzen der unteren Extremität, Schwellung von Gelenken und Weichteilen

■□□ **Schwellung zerteilend**
Ödeme der unteren Extremität, geschwollene Gelenke

Funktionskreis/Orbisbezug

■□□ FK Milz/o. lienalis
■□□ FK Lunge/o. pulmonalis

Temperaturverhalten

■■□ warm

Geschmacksrichtung/Sapor

■■□ scharf
■□□ bitter

Wirkrichtung

■□□ absenkend

Wirkort

Leitbahnen, Bewegungsapparat

Klinische Bemerkungen

bei ausgeprägten Feuchtigkeit/humor-Befunden z. B. Beriberi • für Bi-Syndrome (occlusio-Syndrom) • Feuchtigkeit/humor in den unteren Extremitäten mit Taubheitsgefühl, Ödemneigung bei Verstopfung der Leitbahnen • gut auch zur Ausleitung von Feuchtigkeit-Wind/humor venti

Modifikationen

Feuchtigkeit-Wind/humor venti mit spontanen Schweißen, Zugluftempfindlichkeit, oberflächliche Pulse/pp. superficiales

+ Cinnamomi cassiae ramulus (Guizhi)
+ Ledebouriellae seu Saposhnikoviae radix (Fangfeng)

kalte Feuchtigkeit/humor algidus mit Schweißlosigkeit, ortsfeste Schmerzen

+ Cinnamomi cassiae cortex (Rougui)
+ Aconiti radix lateralis praeparata (Fuzi)

feuchte Hitze/calor humidus im unteren Calorium mit spärlichem Urin, dicker gelber Zungenbelag

- Evodiae fructus (Wuzhuyu)
- Zingiberis viridis rhizoma (Shengjiang)
+ Atractylodis rhizoma (Cangzhu)
+ Phellodendri cortex (Huangbo)
+ Achyranthis bidentatae radix (Niuxi)

kontravektives Qi führt zu Unruhe im FK Herz/o. cardialis mit Palpitationen, Druckgefühl in der Brust

- Platycodi radix (Jiegeng)
- Perillae caulis et folium (Zisuye)
- Citri reticulatae pericarpium (Chenpi)
+ Aquilariae lignum (Chenxiang)
+ Cinnamomi cassiae cortex (Rougui)
+ Aconiti radix lateralis praeparata (Fuzi)
+ Pinelliae rhizoma (Banxia)

Toxizität

Evodia: stimuliert das ZNS und wirkt in hoher Dosierung halluzinogen. Areca: tödliche Vergiftung durch Atemlähmung bei sehr hoher Dosierung.

Gravidität

Anwendung verboten

Pulver mit fünf Rinden (Wupi san)

五皮散

erste Erwähnung: 7.–9. Jh.

lateinisch: Pulvis quinque Corticum
englisch: Five Peel Powder

M	Poria alba (Fuling)	10 g
P	Mori cortex radicis (Sangbaipi)	10 g
N	Zingiberis viridis rhizoma (Shengjiang)	6 g
P	Arecae pericarpium (Dafupi)	10 g
A	Citri reticulatae pericarpium (Chenpi)	10 g

Wirkung / Indikation

■■■ **Feuchtigkeit / humor ausleitend**
Gedunsenheit am ganzen Körper, Schweregefühl, Völlegefühl in Abdomen und Oberbauch, Atemnot, Beklemmung im Thorax

■■■ **diuretisch**
Gedunsenheit am ganzen Körper, Miktionsstörungen, spärlicher Urin

■■□ **Qi bewegend und regulierend**
Völlegefühl in Epigastrium und Abdomen, Spannungsgefühl in Abdomen und Epigastrium, Beklemmung im Thorax, Schweregefühl

■■■ **Schwellung zerteilend**
Gedunsenheit, Ödeme

Funktionskreis / Orbisbezug

■■■ FK Milz / o. lienalis
■■□ FK Blase / o. vesicalis
■■□ FK Lunge / o. pulmonalis

Temperaturverhalten

■□□ Tendenz warm

Geschmacksrichtung / Sapor

■■□ scharf
■□□ süß

Wirkrichtung

■■□ absenkend

Wirkort

Mitte / mittlerer Wärmebereich / Calorium, unterer Wärmebereich / Calorium

Klinische Bemerkungen

Basisrezeptur für Erkrankungen mit Ödemen bei wässriger Feuchtigkeit/humor oder Schleim/pituita mit Dysfunktion der Säfteverteilung im FK Drei-Wärmebereiche/o. tricalorii (klinische Beispiele: Nephritis, Herzinsuffizienz, PMS), Hauptbedeutung für Wasserretention im Hautbereich, Ödeme

Modifikationen

ausgeprägte Ödeme

+ Astragali radix (Huangqi)
+ Plantaginis semen (Cheqianzi)
+ Benincasae exocarpium (Dongguapi)

äußerer Wind/ventus externus, Ödeme in der oberen Körperhälfte

+ Ledebouriellae seu Saposhnikoviae radix (Fangfeng)
+ Schizonepetae herba (Jingjie)
+ Perillae caulis et folium (Zisuye)
+ Angelicae dahuricae radix (Baizhi)

Ödeme in der unteren Körperhälfte

+ Plantaginis semen (Cheqianzi)
+ Stephaniae radix (Fangji)
+ Phaseoli calcarati semen (Chixiaodou)

Defizienz des Qi

+ Astragali radix (Huangqi)
+ Atractylodis macrocephalae rhizoma (Baizhu)

Stagnation des Qi: Schmerzen im Abdomen

+ Raphani semen (Laifuzi)
+ Magnoliae cortex (Houpo)
+ Citri reticulatae viride pericarpium (Qingpi)

Kälte/algor bei Defizienz des Nieren-Yang/yang renale

+ Zingiberis rhizoma (Ganjiang)
+ Aconiti radix lateralis praeparata (Fuzi)

Gravidität

Vorsicht

Kommentar

Die Rinden werden verwendet, um eine Wirkung auf die Haut zu erreichen.

Pulver der fünf Ling-Bestandteile (Wuling san)

五苓散

erste Erwähnung: 2. Jh.

lateinisch: Pulvis Diureticus quinque Medicamentorum
englisch: Five Ingredient Powder with Poria

M	Poria alba (Fuling)	10 g
M	Polyporus (Zhuling)	10 g
A	Atractylodis macrocephalae rhizoma (Baizhu)	10 g
P	Alismatis rhizoma (Zexie)	16 g
N	Cinnamomi cassiae ramulus (Guizhi)	5 g

Wirkung/Indikation

■■□ **Feuchtigkeit/humor ausleitend**
Schweregefühl im ganzen Körper, Übelkeit, Erbrechen, Diarrhö, Husten

■■■ **diuretisch**
Gedunsenheit, Ödeme, spärlicher Urin, Miktionsstörungen, Aszites

■■□ **mittlere Funktionskreise harmonisierend und stützend**
Diarrhö evtl. wässrig, Übelkeit, Erbrechen

■□□ **Yang erwärmend**
Schwindel, Palpitationen, Husten

Funktionskreis/Orbisbezug

■■■ FK Blase/o. vesicalis
■■□ FK Drei-Wärmebereiche/o. tricalorii
■□□ FK Milz/o. lienalis

Temperaturverhalten

■□□ Tendenz warm

Geschmacksrichtung/Sapor

■□□ scharf
■■□ neutral

Wirkrichtung

■■□ absenkend

Wirkort

unterer Wärmebereich/Calorium

Klinische Bemerkungen

Basisrezeptur für Erkrankungen aufgrund von wässriger Feuchtigkeit / humor oder Schleim / pituita mit Dysfunktionen im FK Drei-Wärmebereiche / o. tricalorii • Miktionsstörungen, Dysurie, Harngries, blutiger Urin, Nephritis, Herzinsuffizienz, prämenstruelles Syndrom • häufig benutzt für alle Formen von Wassereinlagerungen, sehr mild aber sicher

Modifikationen

Feuchtigkeit / humor im mittleren Wärmebereich / Calorium mit Diarrhö
Verminderte Urinausscheidung

- Cinnamomi cassiae ramulus (Guizhi)

Defizienz des Qi mit allgemeiner Kraftlosigkeit

\+ Codonopsitis radix (Dangshen)

ausgeprägter Feuchtigkeit / humor der Mitte mit Spannungsgefühl im Oberbauch, Schmerzen im Abdomen, Diarrhö

\+ Atractylodis rhizoma (Cangzhu)
\+ Magnoliae cortex (Houpo)
\+ Citri reticulatae pericarpium (Chenpi)

feuchte Hitze / calor humidus mit Ikterus

\+ Artemisiae capillaris seu scopariae herba (Yinchenhao)

ausgeprägte Ödeme

\+ Mori cortex radicis (Sangbaipi)
\+ Arecae pericarpium (Dafupi)
\+ Citri reticulatae pericarpium (Chenpi)

Gravidität

Anwendung verboten

Kommentar

Das „Pulver mit fünf Rinden“ (Wupi san) ist mehr für den oberen Wärmebereich / Calorium geeignet, dieses mehr für den mittleren und unteren. Shanghanlun: eine Erkrankung im Großen Yang / yang maior (taiyang), die in den FK Blase / o. vesicalis eingedrungen ist.

Abgeleitete Rezepturen

Pulver der fünf Ling-Bestandteile mit Artemisia capillaris (Yinchen wuling san) • Polyporus-Dekokt (Zhuling tang)

Dekokt mit Poria, Cinnamomum, Atractylodes und Glycyrrhiza (Linggui zhugan tang)

苓桂术甘汤

erste Erwähnung: 2. Jh.

lateinisch: Decoctum Poriae, Cassiae, Atractylodis et Glycyrrhizae
englisch: Poria, Cinnamon Twig, Atractylodes Macrocephala and Licorice Decoction

P	Poria alba (Fuling)	12 g
A	Atractylodis macrocephalae rhizoma (Baizhu)	6 g
M	Cinnamomi cassiae ramulus (Guizhi)	9 g
N	Glycyrrhizae radix (Gancao)	6 g

Wirkung/Indikation

■■■ **Feuchtigkeit/humor ausleitend**
Druck- und Völlegefühl in Thorax und Oberbauch, Diarrhö, dünnflüssiges Sputum

■■□ **Schleim/pituita umwandelnd**
Palpitationen, Kurzatmigkeit, Atembeklemmung, Husten mit wässrigem Sputum, Schwindel

■■□ **Yang erwärmend**
Benommenheit, Schwindel, Sputum klar/wässrig, Zungenbelag blass, Zungenkörper geschwollen

■□□ **mittlere Funktionskreise harmonisierend und stützend**
Völlegefühl im Oberbauch, Diarrhö, weicher Stuhl

Funktionskreis/Orbisbezug

■■■ FK Milz/o. lienalis
■■□ FK Lunge/o. pulmonalis

Temperaturverhalten

■■□ warm

Geschmacksrichtung/Sapor

■■□ süß
■□□ scharf

Wirkrichtung

■■□ absenkend

Wirkort

oberer Wärmebereich/Calorium, Mitte/mittlerer Wärmebereich/Calorium

Klinische Bemerkungen

Ödemneigung bei wässriger Feuchtigkeit/humor oder Schleim/pituita mit Dysfunktionen des FK Drei-Wärmebereiche/o. tricalorii • pituita-Ansammlung im Mittenbereich mit Klumpengefühl, Völlegefühl, Husten, Kurzatmigkeit, Atembeschwerden, weichen Stühlen • Jingui yao lue: gestaute Säfte in der epigastrischen Region • Hauptrezeptur für wässrigen Schleim/pituita auf der Basis einer Defizienz des Milz-Yang/yang lienale

Modifikationen

Defizienz des Qi mit Müdigkeit, Abgeschlagenheit

\+ Codonopsitis radix (Dangshen)

Schleim/pituita mit Erbrechen, viel Schleim

\+ Pinelliae rhizoma (Banxia)

\+ Citri reticulatae pericarpium (Chenpi)

Kälte-Schwäche/algor depletionis mit Kältegefühl und Schmerz in der Lumbalregion, spärlicher Urin, Durstlosigkeit

– Cinnamomi cassiae ramulus (Guizhi)

\+ Zingiberis rhizoma (Ganjiang)

Qi-Stase mit Spannungsgefühl und Schmerzen im Epigastrium

\+ Citri aurantii fructus (Zhike)

\+ Magnoliae cortex (Houpo)

wässriger Schleim/pituita (Yin) im FK Lunge/o. pulmonalis auf der Basis einer Defizienz des Nieren-Yang/yang renale

– Atractylodis macrocephalae rhizoma (Baizhu)

\+ Schisandrae fructus (Wuweizi)

Gravidität

Anwendung verboten

Kommentar

Wird Cinnamomi cassiae ramulus (Guizhi) durch Zingiberis rhizoma (Ganjiang) ersetzt, heißt die Rezeptur „Dekokt mit Glycyrrhiza, Ingwer, Poria und Atractylodes (Gancao ganjiang fuling baizhu tang)".

Dekokt mit Stephania und Poria (Fangji fuling tang)

防己茯苓汤 erste Erwähnung: 2. Jh.

lateinisch: Decoctum Stephaniae et Poriae
englisch: Stephania and Poria Decoction

P	Stephaniae radix (Fangji)	9 g
P	Poria alba (Fuling)	18 g
M	Astragali radix (Huangqi)	9 g
A	Cinnamomi cassiae ramulus (Guizhi)	9 g
N	Glycyrrhizae radix (Gancao)	6 g

Wirkung/Indikation

■■■ **diuretisch**
oberflächliche Schwellungen und Ödeme in der unteren Körperhälfte und im Abdomen, Miktionsstörungen, spärlicher Urin

■■■ **Feuchtigkeit/humor ausleitend**
Schwere- und Spannungsgefühl in den Extremitäten, Schwellung von Haut und Gelenken

■□□ **Qi stützend und ergänzend**
Abgeschlagenheit, Schweiße, Frösteln

■■□ **mittlere Funktionskreise harmonisierend und stützend**
Müdigkeit, Abgeschlagenheit

■■□ **FK Niere/o. renalis stützend**
Ödeme, Gedunsenheit, spärlicher Urin

Funktionskreis/Orbisbezug

■■□ FK Milz/o. lienalis
■■■ FK Niere/o. renalis
■■□ FK Drei-Wärmebereiche/o. tricalorii

Temperaturverhalten

■■□ neutral

Geschmacksrichtung/Sapor

■■□ scharf
■■□ süß

Wirkrichtung

■□□ absenkend

Wirkort

Oberfläche/extima, unterer Wärmebereich/Calorium

Klinische Bemerkungen

bei allen Erkrankungen mit Ödemneigung auf der Basis von wässriger Feuchtigkeit/humor oder Schleim/pituita mit Defizienz des Qi und Dysfunktion des Yangqi im FK Niere/o. renalis (Astragali radix schützt und stärkt die Proteine) • deshalb gut bei Ödemen auf der Basis von Hypoproteinämie

Gravidität

Anwendung verboten

Abgeleitete Rezepturen

Dekokt mit Stephania und Astragalus (Fangji huangqi tang)

Kommentar

Im Quellentext (Jingui Yaolue) wird die Rezeptur verwendet für die Behandlung von Haut-Ödemen. Dabei handelt es sich um Ödeme, die einerseits oberflächlich im Hautbereich, andererseits mehr im Abdomen und der unteren Körperhälfte lokalisiert sind (ohne Einfluss eines pathogenen Faktors). Im Vergleich zu dem „Dekokt aus Stephania und Astragalus" wird hier weniger die Mitte gestützt, dafür mit Cassia und Poria die Qi-Umwandlung im unteren Wärmebereich/Calorium und somit die Diurese kräftig angeregt. Ausserdem wird durch Kombination von Cassia, Astragalus und Stephania eine deutliche Wirkung auf die Oberfläche/extima und Leitbahnebene erreicht.

Dekokt des wahren Kriegers (Zhenwu tang)

眞武汤

erste Erwähnung: 2. Jh.

lateinisch: Decoctum Bellatoris Meri
englisch: True Warrior Decoction

P	Aconiti radix lateralis praeparata (Fuzi)	6 g
M	Atractylodis macrocephalae rhizoma (Baizhu)	6 g
M	Poria alba (Fuling)	10 g
A	Zingiberis viridis rhizoma (Shengjiang)	4 Scheiben
A	Paeoniae lactiflorae radix (Baishaoyao)	10 g

Wirkung/Indikation

■■■ **Yang erwärmend**
spärlicher Urin, Ödemneigung, Gedunsenheit, Schlaffheit, Schweregefühl in den Extremitäten, Gliederschmerzen, Frieren, Schüttelfrost, Diarrhö, Schwindelanfälle, Kurzatmigkeit, Benommenheit, Schweregefühl im Kopf, Palpitationen, Husten, Zungenkörper blass/geschwollen mit Zahneindrücken, Zungenbelag weiß, zarte, tiefe Pulse/pp. minuti, mersi

■■■ **Kälte/algor zerstreuend**
Schmerzen im Abdomen, Kälteempfindlichkeit, Gliederschmerzen, Schweregefühl in den Extremitäten, Ödemneigung, lockerer Stuhl, Zungenkörper blass, starke Schweiße

■■□ **mittlere Funktionskreise harmonisierend und stützend**
Flüssigkeitsstauungen, Ödemneigung, Schweregefühl in den Extremitäten, lockerer Stuhl

■■□ **FK Niere/o. renalis stützend**
verminderte Miktion, Ödemneigung, Flüssigkeitsstauungen, Schmerzen im Abdomen, durch Kälte verschlechtert, Palpitationen, Schwindel

■■□ **diuretisch**
verminderte Miktion, Ödemneigung, Flüssigkeitsstauungen, rheumatoide Symptomatik, chronische Nephritis

Funktionskreis/Orbisbezug

■■■ FK Niere/o. renalis
■■□ FK Milz/o. lienalis

Temperaturverhalten

■■■ warm

Geschmacksrichtung/Sapor

■■□ scharf

Wirkrichtung

■■□ emporhebend

Wirkort

unterer Wärmebereich/Calorium, Mitte/mittlerer Wärmebereich/Calorium

Klinische Bemerkungen

FK Niere / o. renalis erwärmend, Kälte / algor zerstreuend • die Mitte kräftigend • diuretisch bei verminderter Urinausscheidung, Gedunsenheit, Ödemen • Unterbauchschmerzen, Diarrhö • Gliederschmerzen, Frieren, Schüttelfrost

Modifikationen

kalte Feuchtigkeit und Husten

+ Schisandrae fructus (Wuweizi)
+ Asari herba (Xixin)
+ Zingiberis rhizoma (Ganjiang)

Diarrhö

– Paeoniae lactiflorae radix (Baishaoyao)
+ Zingiberis rhizoma (Ganjiang)

Aszites

+ Alismatis rhizoma (Zexie)
+ Coicis semen (Yiyiren)
+ Plantaginis semen (Cheqianzi)

unstillbare Schweiße aufgrund einer Defizienz des Yang und instabiler Oberfläche / extima

+ Ginseng radix (Renshen)
+ Astragali radix (Huangqi)
+ Schisandrae fructus (Wuweizi)

Fluor albus durch feuchte Kälte / algor humidus

+ Cinnamomi cassiae ramulus (Guizhi)
+ Codonopsitis radix (Dangshen)

Ödeme durch nephrotisches Syndrom

+ Codonopsitis radix (Dangshen)
+ Amomi fructus rotundus (Baidoukou)
+ Eucommiae cortex (Duzhong)
+ Cuscutae semen (Tusizi)
+ Epimedii herba (Yinyanghuo)

Aszites infolge Leberzirrhose bei Defizienz von Milz- und Nieren-Yang / yang lienale et renale

+ Codonopsitis radix (Dangshen)
+ Astragali radix (Huangqi)
+ Morindae radix (Bajitian)
+ Trigonellae foeni-graeci semen (Huluba)

rheumatoide Arthritis

+ Cinnamomi cassiae ramulus (Guizhi)
+ Codonopsitis radix (Dangshen)

Toxizität

Vorsicht bei Aconit: siehe Arzneimittel-Lehrbücher

Gravidität

Vorsicht

Abgeleitete Rezepturen

Den FK Milz / o. lienalis stabilisierender Trank (Shipi yin)

Dekokt mit Stephania und Astragalus (Fangji huangqi tang)

防己黄芪汤

erste Erwähnung: 2. Jh.

lateinisch: Decoctum Stephaniae et Astragali
englisch: Stephania and Astragalus Decoction

P	Stephaniae radix (Fangji)	9 g
P	Astragali radix (Huangqi)	12 g
M	Atractylodis macrocephalae rhizoma (Baizhu)	7 g
N	Zingiberis viridis rhizoma (Shengjiang)	4 Scheiben
N	Jujubae fructus (Dazao)	1 Stck.
A	Glycyrrhizae radix (Gancao)	3 g

Wirkung/Indikation

■■■ **Feuchtigkeit bei Wind/humor venti ausleitend**
Schweregefühl in den Extremitäten, Gedunsenheit, oberflächliche Ödeme

■■□ **diuretisch**
Gedunsenheit, Ödeme, Schweregefühl, Miktionsstörungen

■■■ **Qi stützend und ergänzend**
Abgeschlagenheit, Schweiße, Frösteln

■■■ **Oberfläche/extima festigend**
Schweiße, Zugluftaversion, Frösteln

■□□ **Schwellung zerteilend**
Gedunsenheit, oberflächliche Ödeme

Funktionskreis/Orbisbezug

■■□ FK Milz/o. lienalis
■■■ FK Lunge/o. pulmonalis
■■□ FK Blase/o. vesicalis

Temperaturverhalten

■□□ Tendenz warm

Geschmacksrichtung/Sapor

■■□ süß
■□□ scharf

Wirkrichtung

■■□ oberflächlich

Wirkort

Oberfläche/extima

Klinische Bemerkungen

Schwerpunkt der Rezeptur ist eine Defizienz der Oberfläche/extima bei gleichzeitiger Feuchtigkeit-Wind/humor-venti-Affektion • Ödemneigung aufgrund wässriger Feuchtigkeit/humor oder Schleim/pituita mit Defizienz des Qi und Dysfunktion der Wehrenergie

Modifikationen

ausgeprägte Feuchtigkeit/humor mit Schweregefühl der Extremitäten

\+ Poria alba (Fuling)
\+ Atractylodis rhizoma (Cangzhu)

Kälte/algor

\+ Asari herba (Xixin)

Keuchatmung, Asthma

\+ Ephedrae herba (Mahuang)

abdominelle Schmerzen

\+ Paeoniae lactiflorae radix (Baishaoyao)

chronische Miktionsstörungen

\+ Poria alba (Fuling)
\+ Polyporus (Zhuling)
\+ Alismatis rhizoma (Zexie)
\+ Cinnamomi cassiae ramulus (Guizhi)

Gravidität

Vorsicht

Abgeleitete Rezepturen

Dekokt mit Stephania und Poria (Fangji fuling tang) • Pulver gegen Wind aus Jade (Yu ping feng san)

Kommentar

Vergleich: Dieses Rezept ist in der stützenden Wirkung stärker als das „Dekokt mit Stephania und Poria" (Fangji fuling tang).

Den FK Milz/o. lienalis stabilisierender Trank (Shipi yin)

实脾饮

erste Erwähnung: 13. Jh.

lateinisch: Potio Stabiliens Orbem lienalem
englisch: Bolster the Spleen Decoction

M	Poria alba (Fuling)	10 g
M	Atractylodis macrocephalae rhizoma (Baizhu)	6 g
A	Arecae pericarpium (Dafupi)	6 g
A	Magnoliae cortex (Houpo)	6 g
A	Inulae seu Aucklandiae radix (Muxiang)	6 g
A	Amomi tsao-ko fructus (Caoguo)	6 g
P	Aconiti radix lateralis praeparata (Fuzi)	6 g
P	Zingiberis rhizoma (Ganjiang)	6 g
A	Chaenomelis fructus (Mugua)	6 g
N	Glycyrrhizae radix (Gancao)	3 g

Wirkung/Indikation

■■□ **Feuchtigkeit/humor ausleitend**
generalisierte Ödeme, Schweregefühl im Körper, Gliederschwere, Appetitlosigkeit, Durstlosigkeit, Diarrhö

■■□ **diuretisch**
generalisierte Ödeme, spärliche Miktion, Diarrhö

■■□ **Qi bewegend und regulierend**
Völlegefühl in Thorax und Abdomen, Spannungsgefühl in Thorax und Abdomen, Gliederschwere

■■■ **Yang erwärmend**
generalisierte Ödeme v. a. in der unteren Körperhälfte, kalte Extremitäten

■■■ **Yang stützend**
generalisierte Ödeme, kalte Extremitäten, spärlicher Urin, Müdigkeit, Gliederschwere, Diarrhö

■■■ **mittlere Funktionskreise harmonisierend und stützend**
Völlegefühl in Thorax und Abdomen, Spannungsgefühl in Thorax und Abdomen, Gliederschwere, Durstlosigkeit, Appetitlosigkeit

Funktionskreis/Orbisbezug

■■■ FK Milz/o. lienalis
■■□ FK Niere/o. renalis
■□□ FK Drei-Wärmebereiche/o. tricalorii

Klinische Bemerkungen
Defizienz des Milz-Yang/yang lienale mit Wasserretention führt zu einer Stase des Qi • klinisch: prämenstruelles Syndrom, Herzinsuffizienz, chronische Nephritis

Modifikationen
spärliche Miktion
+ Alismatis rhizoma (Zexie)
+ Polyporus (Zhuling)

Aszites bei Leberzirrhose
+ Codonopsitis radix (Dangshen)
+ Alismatis rhizoma (Zexie)
+ Curcumae longae tuber (Yujin)
+ Citri reticulatae pericarpium (Chenpi)

Toxizität
Vorsicht bei Aconit: siehe Arzneimittel-Lehrbücher

Gravidität
Vorsicht

Abgeleitete Rezepturen
Dekokt des wahren Kriegers (Zhenwu tang)

Kommentar
Dieses Rezept ist besser für eine Milz-Yang-Schwäche/depletio yang lienale geeignet als für eine Nieren-Yang-Schwäche/depletio yang renale (im Vergleich zum „Dekokt des wahren Kriegers“).

Temperaturverhalten
■■■ warm

Geschmacksrichtung/Sapor
■■□ scharf
■□□ bitter

Wirkrichtung
■□□ absenkend

Wirkort
Mitte/mittlerer Wärmebereich/Calorium, unterer Wärmebereich/Calorium

Dioscorea-Trank zur vielfältigen Kühlung (Bixie fenqing yin)

萆薢分清饮

erste Erwähnung: 14. Jh.

lateinisch: Potio Dioscoreae Refrigerationis multiplicis
englisch: Dioscorea Hypoglauca Decoction to Separate the Clear

P	Dioscoreae hypoglaucae rhizoma (Bixie)	12 g
M	Zingiberis nigri fructus (Yizhiren)	9 g
A	Linderae radix (Wuyao)	9 g
A	Poria alba (Fuling)	9 g
A	Acori graminei rhizoma (Shichangpu)	9 g
N	Glycyrrhizae radix (Gancao)	3 g

Wirkung/Indikation

■■■ **Feuchtigkeit/humor ausleitend**
häufige, unergiebige, schmerzhafte Miktion, trüber, milchiger, fetter Urin, Harnträufeln

■■■ **diuretisch**
häufige, spärliche, schmerzhafte Miktion, Urin trüb

■■□ **Yang erwärmend**
häufige, unergiebige Miktion, Harnträufeln

■■□ **FK Niere/o. renalis stützend**
spärliche, unergiebige Miktion, Harnträufeln

Funktionskreis/Orbisbezug

■□□ FK Milz/o. lienalis
■■■ FK Niere/o. renalis
■■□ FK Drei-Wärmebereiche/o. tricalorii

Temperaturverhalten

■■□ warm

Geschmacksrichtung/Sapor

■■□ scharf
■□□ bitter

Wirkrichtung

■■□ absenkend

Wirkort

unterer Wärmebereich/Calorium

Klinische Bemerkungen
bei percolationes/Steinleiden (Harn wirkt wie mit Fett vermischt) • Miktionsstörungen: Harnträufeln, Polyurie auf der Basis von Feuchtigkeit/humor mit Defizienz des Nieren-Yang/yang renale und des Nieren-Qi/qi renale (klinisch: Prostatitis, Urethritis, Nephritis)

Modifikationen

Defizienz des Qi mit Müdigkeit und Kraftlosigkeit
+ Codonopsitis radix (Dangshen)
+ Atractylodis macrocephalae rhizoma (Baizhu)
+ Poria alba (Fuling)
+ Glycyrrhizae radix (Gancao)

feuchte Kälte/algor humidus mit Leukorrhö
+ Aconiti radix lateralis praeparata (Fuzi)
+ Cinnamomi cassiae cortex (Rougui)
+ Cuscutae semen (Tusizi)
+ Atractylodis rhizoma (Cangzhu)
+ Poria alba (Fuling)

feuchte Hitze/calor humidus
+ Phellodendri cortex (Huangbo)
+ Plantaginis semen (Cheqianzi)
+ Salviae miltiorrhizae radix (Danshen)

chronische Prostatitis
+ Cuscutae semen (Tusizi)
+ Ligustri fructus (Nüzhenzi)
+ Lysimachiae herba (Jinqiancao)
+ Plantaginis semen (Cheqianzi)

Gravidität
Vorsicht

Pille für das Nieren-Qi/qi renale mit Achyranthes und Plantago (Jisheng shenqi wan)

济生肾气丸

erste Erwähnung: 2. Jh.

englisch: Kidney Qi Pill

M	Achyranthis bidentatae radix (Niuxi)	15 g
N	Plantaginis semen (Cheqianzi)	30 g
P	Aconiti radix lateralis praeparata (Fuzi)	15 g
P	Cinnamomi cassiae cortex (Rougui)	15 g
A	Rehmanniae radix praeparata (Shudihuang)	15 g
A	Dioscoreae oppositae rhizoma (Shanyao)	30 g
A	Corni fructus (Shanzhuyu)	30 g
M	Poria alba (Fuling)	30 g
M	Alismatis rhizoma (Zexie)	30 g
A	Moutan cortex radicis (Mudanpi)	30 g

Wirkung/Indikation

■■□ **Feuchtigkeit/humor ausleitend**
Gedunsenheit, Ödeme, spärliche Miktion, Harnverhalt, Asthma, Husten

■■■ **diuretisch**
Gedunsenheit, Ödeme, v. a. untere Extremität, Miktionsstörungen, erschwerte Miktion, Harnverhalt, spärlicher Urin

■■□ **Yang stützend**
Kälteaversion, kalte Extremitäten, Ödeme der Beine, Schmerzen im Abdomen, lumbale Schmerzen, Zunge blass/geschwollen mit Zahneindrücken

■■□ **Yang erwärmend**
Kälteaversion, kalte Extremitäten, Schmerzen im Abdomen, lumbale Schmerzen, Wasseransammlungen, spärliche Miktion

■■■ **FK Niere/o. renalis stützend**
lumbale Schmerzen, Miktionsstörungen, spärliche Miktion, Wasseransammlungen, Ödeme v. a. untere Extremität

Funktionskreis/Orbisbezug

■■■ FK Blase/o. vesicalis
■□□ FK Drei-Wärmebereiche/o. tricalorii
■■■ FK Niere/o. renalis

Temperaturverhalten

■■□ warm

Geschmacksrichtung/Sapor

■■□ scharf
■□□ bitter

Wirkrichtung

■■□ absenkend

Wirkort

Unterer Wärmebereich/Calorium

Klinische Bemerkungen

Alle Erkrankungen in Folge von eingestauter Feuchtigkeit / humor im unterem Wärmebereich / Calorium mit Defizienz des Nieren-Yang / yang renale und des Jing / Struktivpotenzials und Dysfunktion des Nieren-Qi / qi renale (klinisch: Nephritis, Dialysepatienten mit Defizienz des Yang, Prostatahyperplasie) • auch zur Stützung des Nieren-Yang / yang renale geeignet • aber besonders für die Unterstützung der Miktion, speziell bei Ödemen

Modifikationen

Inkontinenz

– Alismatis rhizoma (Zexie)
\+ Schisandrae fructus (Wuweizi)

Impotenz

\+ Morindae radix (Bajitian)
\+ Cistanchis herba (Roucongrong)
\+ Cynomorii caulis (Suoyang)
\+ Lycii fructus (Gouqizi)

ausgeprägte Ödeme

\+ Mori cortex radicis (Sangbaipi)
\+ Arecae pericarpium (Dafupi)

Toxizität

Vorsicht bei Aconit: siehe Arzneimittel-Lehrbücher

Gravidität

Anwendung verboten

Abgeleitete Rezepturen

Pille für das Nieren-Qi / qi renale aus dem Goldenen Schrein (Jingui shenqi wan) • Rehmannia-Pille mit den sechs Geschmacksrichtungen (Liuwei dihuang wan)

Dekokt der drei Samen (Sanren tang)

三仁汤 erste Erwähnung: 18. Jh.

lateinisch: Decoctum trium Seminum
englisch: Three Nut Decoction

P	Armeniacae semen (Xingren)	7,5 g
P	Amomi fructus rotundus (Baidoukou)	3 g
P	Coicis semen (Yiyiren)	9 g
M	Magnoliae cortex (Houpo)	3 g
M	Pinelliae rhizoma (Banxia)	4,5 g
A	Lophatheri herba (Danzhuye)	3 g
A	Talcum (Huashi)	9 g
A	Tetrapanacis medulla (Tongcao)	3 g

Wirkung / Indikation

■■■ **Drei-Wärmebereiche / tricalorium stützend und regulierend**
Kopfschmerzen, Kopf schwer, Spannungsgefühl Abdomen und Brust, Übelkeit, Gliederschmerzen, Schweregefühl im Körper

■■■ **Feuchtigkeit / humor ausleitend**
Spannungsgefühl Abdomen und Brust, Übelkeit, Durstlosigkeit, Appetitlosigkeit, Müdigkeit, Schweregefühl Körper, Gliederschmerzen, Zungenbelag weiß / klebrig

■□□ **feuchte Hitze / calor humidus klärend**
Temperaturerhöhung am Nachmittag, Durstlosigkeit

■■□ **Oberfläche / extima lockernd, lösend**
Kälteaversion, Frösteln, Fieber oder Temperaturerhöhung am Nachmittag, Kopfschmerzen, Gliederschmerzen

Funktionskreis / Orbisbezug

■■■ FK Drei-Wärmebereiche / o. tricalorii
■■□ FK Lunge / o. pulmonalis
■■□ FK Magen / o. stomachi

Temperaturverhalten

■□□ kühl

Geschmacksrichtung / Sapor

■■■ scharf
■■□ süß

Wirkrichtung

■■□ emporhebend

Wirkort

oberer Wärmebereich / Calorium, Mitte / mittlerer Wärmebereich / Calorium

Klinische Bemerkungen

Anfangsstadium von Wenbing/morbi temperati mit Feuchtigkeit/humor in der Wehrenergie/qi defensivum- und Qi-Ebene (mehr Feuchtigkeit/humor als Hitze/calor) • Zungenbelag: gräulich, schlüpfrig • Jede Erkrankung auf der Basis von Feuchtigkeit/humor und Hitze/calor, welche die Wege des Tricaloriums blockieren (häufig benutzt bei Übelkeit im Sommer, in heißen, feuchten, schwülen Gegenden, Übelkeit nach chirurgischen Eingriffen (abdominal) • Indikationen: unklare fieberhafte Zustände, chronic fatigue syndrom (CFS), Borreliose, Polymyalgia rheumatica

Modifikationen

ausgeprägte Oberfläche/extima-Symptomatik mit Kopfschmerzen, Kälteaversion

+ Agastachis seu Pogostemonis herba (Huoxiang)
+ Perillae caulis et folium (Zisuye)
+ Sojae semen praepartum (Dandouchi)

deutliche feuchte Hitze/calor humidus mit Fieber, dunklem Urin, rotem Zungenkörper

+ Artemisiae capillaris seu scopariae herba (Yinchenhao)
+ Gardeniae fructus (Zhizi)
+ Scutellariae radix (Huangqin)

Qi-Stase mit Druck- und Spannungsgefühl in Brust und Oberbauch

+ Agastachis seu Pogostemonis herba (Huoxiang)
+ Peucedani radix (Qianhu)

Wechselfieber, Malaria

+ Artemisiae annuae seu apiaceae herba (Qinghao)
+ Amomi tsao-ko fructus (Caoguo)

Gravidität

Vorsicht

Abgeleitete Rezepturen

Dekokt mit Scutellaria und Talcum (Huangqin huashi tang) • Gift auflösende Pille des süßen Taus (Ganlu xiaodu dan)

Gift auflösende Pille des süßen Taus (Ganlu xiaodu dan)

甘露消毒丹

erste Erwähnung: 18. Jh.

lateinisch: Pilula Desinficiens Roris dulcis
englisch: Sweet Dew Special Pill to Eliminate Toxin

P	Belamcandae rhizoma (Shegan)	9 g
M	Fritillariae cirrhosae bulbus (Chuanbeimu)	6 g
M	Menthae herba (Bohe)	6 g
A	Acori graminei rhizoma (Shichangpu)	4 g
A	Agastachis seu Pogostemonis herba (Huoxiang)	9 g
A	Amomi fructus rotundus (Baidoukou)	10 g
A	Artemisiae capillaris seu scopariae herba (Yinchenhao)	24 g
A	Talcum (Huashi)	18 g
A	Clematidis armandi caulis (Chuanmutong)	9 g
M	Scutellariae radix (Huangqin)	12 g
P	Forsythiae fructus (Lianqiao)	12 g

Wirkung/Indikation

■■□ **Feuchtigkeit/humor umwandelnd**
Abgeschlagenheit, Gliederschmerzen, Spannungsgefühl in Abdomen und Brust, Übelkeit, Erbrechen, Kopfschmerzen, Benommenheit, Diarrhö

■■■ **Hitze/calor kühlend**
hohes Fieber, Halsschmerzen, Schwellung des Halses, Schweiße, bitterer Mundgeschmack, Durst, spärlicher dunkler Urin, Zungenbelag gelb/klebrig

■■■ **Hitze/calor zerstreuend**
Fieber, Schwellung des Halses, Schweiße, bitterer Mundgeschmack, Durst, spärlicher dunkler Urin, Zungenbelag gelb/klebrig

■□□ **entgiftend und desinfizierend**
hohes Fieber, Halsschmerzen, Schwellung des Halses

■■□ **feuchte Hitze/calor humidus ausleitend**
Fieber, Übelkeit, Diarrhö, Ikterus, spärlicher Urin, Zungenbelag gelb/klebrig

Funktionskreis/Orbisbezug

■■■ FK Drei-Wärmebereiche/o. tricalorii
■■□ FK Lunge/o. pulmonalis
■■□ FK Magen/o. stomachi

Temperaturverhalten

■■□ kalt

Geschmacksrichtung/Sapor

■■□ bitter
■□□ scharf

Wirkrichtung

■■□ emporhebend

Wirkort

oberer Wärmebereich/Calorium, Mitte/mittlerer Wärmebereich/Calorium

Klinische Bemerkungen
häufig benutzt für sommerliche Übelkeit, Infektionen auf der Basis von feuchter Hitze/calor humidus (Hepatitis, Ikterus, Ödeme, Miktionsstörungen) • Hitze/calor mehr als Feuchtigkeit/humor: gelblicher Zungenbelag • feuchte Hitze/calor humidus-Zeichen: dunkler Urin, verminderte Miktion, Ikterus

Modifikationen
Schleim/pituita mit Übelkeit und Erbrechen
+ Pinelliae rhizoma (Banxia)
+ Zingiberis viridis rhizoma (Shengjiang)
+ Bambusae in taeniam caulis (Zhuru)

Hitze/calor mit starker Reizbarkeit, Ruhelosigkeit und Durst
+ Gardeniae fructus (Zhizi)
+ Phragmitis rhizoma (Lugen)
+ Lophatheri herba (Danzhuye)

Blockaden durch Feuchtigkeit/humor mit Glieder- und Gelenkschmerzen
+ Erythrinae cortex (Haitongpi)
+ Coicis semen (Yiyiren)

feuchte Hitze/calor humidus mit Hepatitis und Ikterus
↑ Artemisiae capillaris seu scopariae herba (Yinchenhao)
+ Gardeniae fructus (Zhizi)
+ Phellodendri cortex (Huangbo)
+ Rhei rhizoma (Dahuang)

feuchte hitze/calor humidus in den FK Dick- und Dünndarm/oo. intestinorum mit Enteritis und Fieber
+ Coptidis rhizoma (Huanglian)
+ Sophorae flavescentis radix (Kushen)
+ Sanguisorbae radix (Diyu)

Toxizität
Clematidis armandii caulis (Chuanmutong) enthält keine Aristocholsäure und ist somit nicht nephrotoxisch und nicht cancerogen.

Gravidität
Anwendung verboten

Abgeleitete Rezepturen
Dekokt der drei Samen (Sanren tang) • Dekokt mit Scutellaria und Talcum (Huangqin huashi tang)

Kommentar
Dieses Rezept ist stärker kühlend als das „Dekokt der drei Samen" (Sanren tang). Es ist geeignet für eine Wenbing/morbi temperati-Erkrankung im Frühstadium, bei sich mehr Hitze/calor als Feuchtigket/humor findet, die Erkrankung befindet sich in der Qi-Ebene.

Sechs-zu-Eins-Pulver (Liuyi san)

六一散

erste Erwähnung: 2. Jh.

englisch: Six to one Powder

P	Talcum (Huashi)	9 g
M	Glycyrrhizae radix (Gancao)	1,5 g

Wirkung/Indikation

■■□ **diuretisch**
Miktionsstörungen, spärlicher Urin, schmerzhafte Miktion

■■□ **Feuchtigkeit/humor ausleitend**
Miktionsstörungen, spärlicher gelber Urin, schmerzhafte brennende Miktion, Zungenbelag klebrig

■■■ **feuchte Hitze/calor humidus ausleitend**
Miktionsstörungen, spärlicher gelber Urin, schmerzhafte brennende Miktion, Zungenbelag klebrig

■■□ **Sommerhitze/aestus ausleitend**
Fieber, Schweiße, Durst, Reizbarkeit, Unruhe, Zungenbelag gelb/klebrig, schnelle Pulse/pp. celeri

■□□ **Qi stützend und ergänzend**
Müdigkeit, profuse Schweiße, Kurzatmigkeit

Funktionskreis/Orbisbezug

■□□ FK Drei-Wärmebereiche/o. tricalorii
■■□ FK Blase/o. vesicalis

Temperaturverhalten

■■□ kalt

Geschmacksrichtung/Sapor

■□□ süß

Wirkrichtung

■□□ absenkend

Wirkort

unterer Wärmebereich/Calorium

Klinische Bemerkungen

Basisrezeptur für alle Erkrankungen bedingt durch Feuchtigkeit/humor oder feuchte Hitze/calor humidus im unteren Wärmebereich/Calorium, häufig verwendet als Bestandteil größerer Rezepturen • leitet Feuchtigkeit/humor aus, ohne das Qi zu schwächen • zur Behandlung von Sommerhitze/aestus in Kombination mit Feuchtigkeit/humor

Modifikationen

ausgeprägte Hitze/calor mit roten Augen, rotem Rachen, Mund- und Zungenulceration

+ Indigo naturalis (Qingdai)
+ Natrii sulfas seu Mirabilitum (Mangxiao)
+ Lophatheri herba (Danzhuye)

Säftemangel mit starkem Durst, roter und trockener Zungenkörper

+ Ophiopogonis radix (Maimendong)
+ Adenophorae radix (Nanshashen)
+ Dendrobii caulis (Shihu)

Harngries

+ Lysimachiae herba (Jinqiancao)
+ Lygodii spora (Haijinsha)
+ Galli endothelium corneum (Jineijin)

blutiger Urin

+ Imperatae rhizoma (Baimaogen)
+ Cephalanopli seu Cirsii herba (Xiaoji)

Wind/ventus: Zugluftaversion und Kopfschmerzen

+ Menthae herba (Bohe)

Gravidität

Vorsicht

Dekokt mit Scutellaria und Talcum (Huangqin huashi tang)

黄芩滑石汤 erste Erwähnung: 18. Jh.

englisch: Scutellaria and Talcum Decoction

P	Scutellariae radix (Huangqin)	9 g
P	Talcum (Huashi)	9 g
A	Amomi fructus rotundus (Baidoukou)	3 g
M	Poria alba (Fuling)	9 g
M	Polyporus (Zhuling)	9 g
A	Arecae pericarpium (Dafupi)	6 g
M	Tetrapanacis medulla (Tongcao)	3 g

Wirkung/Indikation

■■■ **diuretisch**
Miktionsstörungen, spärlicher konzentrierter Urin

■■□ **Feuchtigkeit/humor ausleitend**
Gelenkschmerzen, Gliederschmerzen, Durstlosigkeit, Zungenbelag klebrig, Spannungsgefühl in Oberbauch und Abdomen, Übelkeit, Diarrhöneigung, Abgeschlagenheit, allgemeines Schweregefühl

■■□ **Hitze/calor kühlend**
rezidivierendes Fieber, das durch Schwitzen sinkt, aber dann wieder kommt

■■□ **feuchte Hitze/calor humidus ausleitend**
rezidivierendes Fieber, Gliederschmerzen, Spannungsgefühl in Oberbauch und Abdomen, Übelkeit, Diarrhöneigung, Durstlosigkeit, spärliche Miktion

Funktionskreis/Orbisbezug

■■□ FK Milz/o. lienalis
■□□ FK Leber/o. hepaticus
■■□ FK Drei-Wärmebereiche/o. tricalorii
■■□ FK Blase/o. vesicalis

Temperaturverhalten

■□□ kühl

Geschmacksrichtung/Sapor

■□□ bitter
■■□ süß

Wirkrichtung

■■□ absenkend

Wirkort

Mitte/mittlerer Wärmebereich/Calorium, unterer Wärmebereich/Calorium

Klinische Bemerkungen

alle Erkrankungen bedingt durch feuchte Hitze/calor humidus im mittleren und unterem Wärmebereich/Calorium (häufig benutzt für sommerliche Übelkeit, Infektionen im Sommer, sehr oft bei Hepatitis A) • fieberhafte feuchte Hitze/calor-humidus Erkrankung (Wenbing) mit gleichen Anteilen von Hitze/calor und Feuchtigkeit/humor

Modifikationen

wenig Hitze/calor

- – Scutellariae radix (Huangqin)
- \+ Agastachis seu Pogostemonis herba (Huoxiang)
- \+ Armeniacae semen (Xingren)

starke Hitze/calor

- \+ Coptidis rhizoma (Huanglian)
- \+ Curcumae longae tuber (Yujin)

Gravidität

Vorsicht

Abgeleitete Rezepturen

Dekokt der drei Samen (Sanren tang) • Gift auflösende Pille des süßen Taus (Ganlu xiaodu dan)

Pulver der beiden Wunderbaren (Ermiao san)

二妙散

erste Erwähnung: 14. Jh.

lateinisch: Pulvis Duorum Mirabilium
englisch: Marvel Powder

P	Phellodendri cortex (Huangbo)	9 g
M	Atractylodis rhizoma (Cangzhu)	6 g

Wirkung / Indikation

■■□ **Hitze / calor kühlend**
rote erwärmte Gelenke, übelriechender gelber Ausfluss, schmerzhafte spärliche gelbe Miktion

■■□ **Feuchtigkeit / humor trocknend**
Schmerzen in der Lumbalregion, Schwellung der Gelenke an unteren Extremitäten, Juckreiz, Schmerzen und Ausfluss im Genitalbereich, nässende Geschwüre, Kraftlosigkeit der Extremitäten, spärlicher Urin, Zungenbelag klebrig

■■■ **feuchte Hitze / calor humidus ausleitend**
spärlicher gelber Urin, Zungenbelag gelb / klebrig, Schmerzen lumbal und in den Extremitäten, Rötung, Schwellung, Erwärmung der Gelenke v. a. Knie, Juckreiz, dick-gelber genitaler Ausfluss, Kraftlosigkeit, Schwäche und Atrophie der unteren Extremität, Geschwüre der unteren Extremität, schlechtheilende Ulzeration der unteren Extremität

Funktionskreis / Orbisbezug

■■□ FK Milz / o. lienalis
■■□ FK Niere / o. renalis
■■□ FK Drei-Wärmebereiche / o. tricalorii
■■□ FK Leber / o. hepaticus

Temperaturverhalten

■□□ kühl

Geschmacksrichtung / Sapor

■■■ bitter
■■□ scharf

Wirkrichtung

■■□ absenkend

Wirkort

unterer Wärmebereich / Calorium

Klinische Bemerkungen

Basisrezeptur für feuchte Hitze/calor humidus im unterem Wärmebereich/Calorium, besonders weil es stark nach unten wirkt (Bi-Syndrom (occlusio-Syndrom), Kniebeschwerden, Gelenkbeschwerden, Abgeschlagenheit, Miktionsstörungen, Leukorrhö)

Modifikationen

Taubheitsgefühl, brennende Schmerzen, Kraftlosigkeit der Füße, z.B. Polyneuropathie

+ Achyranthis bidentatae radix (Niuxi)
+ Coicis semen (Yiyiren)

Lumbalgien

+ Achyranthis bidentatae radix (Niuxi)
+ Chaenomelis fructus (Mugua)
+ Acanthopanacis cortex radicis (Wujiapi)

Spannungsgefühl, Taubheitsgefühl, leichte Ödeme

+ Coicis semen (Yiyiren)
+ Phaseoli calcarati semen (Chixiaodou)
+ Arecae semen (Binglang)

Ausfluss

+ Poria alba (Fuling)
+ Euryalis semen (Qianshi)

Geschwüre an den unteren Extremitäten

+ Gentianae macrophyllae radix (Qinjiao)
+ Coicis semen (Yiyiren)
+ Phaseoli calcarati semen (Chixiaodou)

Gravidität

Anwendung erlaubt

Kommentar

Dieses Rezept wird häufig als Grundbaustein für andere Rezepturen verwendet. Die Ergänzung von Achyranthis bidentatae radix (Niuxi) ergibt das „Pulver der drei Wunderbarne (Sanmiao san)", kommt noch Coicis semen (Yiyiren) hinzu, heißt die Rezeptur „Pulver der Vier Wunderbaren (Simiao san)".

Achtfaches Mittel zur Wiederherstellung der Geradläufigkeit (Bazheng san)

八正散 erste Erwähnung: 12. Jh.

lateinisch: Pulvis Rectificationis octuplus
englisch: Eight Herb Powder for Rectification

P	Clematidis armandii caulis (Chuanmutong)	3 g
M	Plantaginis semen (Cheqianzi)	9 g
M	Dianthi herba (Qumai)	6 g
M	Polygoni avicularis herba (Bianxu)	6 g
M	Talcum (Huashi)	12 g
N	Junci effusi medulla (Dengxincao)	3 g
A	Gardeniae fructus (Zhizi)	3 g
A	Rhei rhizoma (Dahuang)	6 g
N	Glycyrrhizae radix (Gancao)	3 g

Wirkung/Indikation

■■□ **Hitze/calor kühlend**
Durst, trockener Rachen, spärliche Miktion, schmerzhafte Miktion, saitenförmige, schnelle Pulse/pp. chordales et celeri, Zungenkörper rot, Zungenbelag gelb

■■□ **Glut/ardor ausleitend**
starker Durst, trockener Rachen und Lippen, Nasenbluten, Aphthen, Reizbarkeit, Ruhelosigkeit

■■■ **diuretisch**
Miktionsstörungen, erschwerte Miktion, schmerzhafte brennende Miktion, Harnverhalt, Harnzwang, Blut im Urin

■■■ **feuchte Hitze/calor humidus ausleitend**
dunkler Urin, spärlicher trüber Urin, erschwerte Miktion, schmerzhafte Miktion, Harnverhalt, Schmerzen im Unterbauch, Blut im Urin, Zungenbelag gelb/klebrig

Funktionskreis/Orbisbezug

■■■ FK Blase/o. vesicalis
■□□ FK Drei-Wärmebereiche/o. tricalorii

Temperaturverhalten

■■■ kalt

Geschmacksrichtung/Sapor

■■■ bitter
■□□ süß

Wirkrichtung

■■■ absenkend

Wirkort

unterer Wärmebereich/Calorium

Klinische Bemerkungen
Hitze/calor-bedingte Miktionsstörungen, Dysurie, blutiger Urin, Leukorrhö

Modifikationen
Xue-Stase mit ausgeprägten Schmerzen
+ Angelicae sinensis radix (Danggui)
+ Paeoniae rubrae radix (Chishaoyao)

Hitze/calor mit Hitze, bakterielle Entzündung
+ Lonicerae flos (Jinyinhua)
+ Taraxaci herba cum radice (Pugongying)

blutiger Urin
+ Imperatae rhizoma (Baimaogen)
+ Cephalanopli seu Cirsii herba (Xiaoji)

Harngries, Steinleiden
+ Lysimachiae herba (Jinqiancao)
+ Lygodii spora (Haijinsha)
+ Galli endothelium corneum (Jineijin)

trüber Urin
+ Dioscoreae hypoglaucae rhizoma (Bixie)
+ Acori graminei rhizoma (Shichangpu)

Toxizität
Clematidis armandii caulis (Chuanmutong) enthält keine Aristocholsäure und ist somit weder nephrotoxisch noch cancerogen.

Kontraindikationen
Kälte/algor, keine Langzeitanwendung

Gravidität
Anwendung verboten

Kommentar
Häufig benutzte Rezeptur. Zubereitung: Clematidis armandii caulis (Chuanmutong, Hocquartiae caulis) evtl. durch Gentianae radix (Longdancao) ersetzen.

Pulver der fünf Ling-Bestandteile mit Artemisia capillaris (Yinchen wuling san)

茵陈五苓散 erste Erwähnung: 2. Jh.

lateinisch: Pulvis Diureticus Quinque Medicamentorum cum Artemisia capillaris

englisch: Artemisia Yinchenhao and Five Ingredients Powder with Poria

P	Artemisiae capillaris seu scopariae herba (Yinchenhao)	20 g
M	Poria alba (Fuling)	10 g
M	Polyporus (Zhuling)	10 g
A	Atractylodis macrocephalae rhizoma (Baizhu)	10 g
M	Alismatis rhizoma (Zexie)	16 g
A	Cinnamomi cassiae ramulus (Guizhi)	5 g

Wirkung/Indikation

■■■ **feuchte Hitze/calor humidus ausleitend**
Ikterus, blass-gelbe Gesichtsfarbe, Miktionsstörungen, spärlicher Urin, Müdigkeit, Abgeschlagenheit, Appetitverlust, Zungenbelag dick, Zungenbelag klebrig

■■□ **FK Gallenblase/o. felleus harmonisierend und stützend**
Spannungsgefühl am Rippenbogen, Spannungsgefühl in der Brust, heller Stuhl, Abgeschlagenheit, bitterer Mundgeschmack, Ikterus, Diarrhöneigung

■□□ **diuretisch**
Gedunsenheit, Ödeme, Miktionsstörungen, spärlicher Urin, Ikterus, Aszites

■□□ **Yang erwärmend**
Müdigkeit, Kraftlosigkeit, Abgeschlagenheit, Diarrhö

Funktionskreis/Orbisbezug

■■□ FK Drei-Wärmebereiche/o. tricalorii
■■□ FK Leber/o. hepaticus
■■■ FK Gallenblase/o. felleus
■■□ FK Blase/o. vesicalis

Temperaturverhalten

■□□ kühl

Geschmacksrichtung/Sapor

■■□ bitter
■■□ süß

Wirkrichtung

■□□ absenkend

Wirkort

Mitte/mittlerer Wärmebereich/Calorium, unterer Wärmebereich/Calorium

Klinische Bemerkungen

alle Erkrankungen auf der Basis von feuchter Hitze / calor humidus im mittleren und unteren Wärmebereich / Calorium (Hauptbedeutung für Ikterus) • löst feuchte Hitze / calor humidus in den FK Leber und Gallenblase / oo. hepaticus et felleus • Basisrezeptur für Yin-Ikterus, bei dem die Feuchtigkeit / humor-Komponente (Yin) überwiegt

Modifikationen

Hitze / calor mit intensiv gelbem Teint, Obstipation, Fieber, wenig gelbem Urin, trockenem Mund

\+ Gardeniae fructus (Zhizi)
\+ Rhei rhizoma (Dahuang)
\+ Gentianae radix (Longdancao)

Qi-Stase mit Spannungsgefühl am Rippenbogen

\+ Bupleuri radix (Chaihu)
\+ Curcumae longae tuber (Yujin)
\+ Meliae toosendan fructus (Chuanlianzi)

Feuchtigkeit / humor mit Appetitlosigkeit, Völlegefühl, spärlichem Urin

\+ Phaseoli calcarati semen (Chixiaodou)
\+ Lysimachiae herba (Jinqiancao)

chronischer Ikterus mit Defizienz des Yang mit Frösteln, Schmerzen im Abdomen, Kraftlosigkeit

\+ Zingiberis rhizoma (Ganjiang)
\+ Aconiti radix lateralis praeparata (Fuzi)

Gravidität

Anwendung verboten

Abgeleitete Rezepturen

Pulver der fünf Ling-Bestandteile (Wuling san)

Polyporus-Dekokt (Zhuling tang)

猪苓汤

erste Erwähnung: 2. Jh.

lateinisch: Decoctum Polypori
englisch: Polyporus Decoction

P	Polyporus (Zhuling)	6 g
P	Poria alba (Fuling)	6 g
M	Alismatis rhizoma (Zexie)	6 g
A	Talcum (Huashi)	6 g
N	Asini corii gelatinum (Ejiao)	6 g

Wirkung/Indikation

■■■ **diuretisch**
stockende Miktion, Harnverhalt, schmerzhafte Miktion, Blut im Urin, Diarrhö, Husten, Übelkeit

■■□ **feuchte Hitze/calor humidus ausleitend**
Diarrhö, Übelkeit, Husten

■□□ **Yin stützend und ergänzend**
Schlaflosigkeit, Ruhelosigkeit, Reizbarkeit, Hitzegefühl, Fieber, Durst, spärlicher Urin

■□□ **hämostyptisch**
Blut im Urin

Funktionskreis/Orbisbezug

■■■ FK Blase/o. vesicalis
■□□ FK Drei-Wärmebereiche/o. tricalorii

Temperaturverhalten

■□□ kühl

Geschmacksrichtung/Sapor

■■■ süß

Wirkrichtung

■■■ absenkend

Wirkort

unterer Wärmebereich/Calorium

Klinische Bemerkungen

bei blutigen Miktionsstörungen auf der Basis von feuchter Hitze / calor humidus mit Defizienz des Yin (häufig benutzt bei Miktionsstörungen, entzündlichen Prozessen während der Menstruation) • stützt das Yin • diuretische Rezepturen verbrauchen häufig das Yin (klinisch: Verlust des Zungenbelages) • diese Rezeptur schützt das Yin

Modifikationen

Defizienz des Yin mit ausgeprägtem Durst

\+ Adenophorae radix (Nanshashen)
\+ Trichosanthis radix (Tianhuafen)

Hitze-Fülle / calor repletionis

\+ Gardeniae fructus (Zhizi)
\+ Polygoni avicularis herba (Bianxu)

blutiger Urin

\+ Imperatae rhizoma (Baimaogen)
\+ Dianthi herba (Qumai)
\+ Cephalanopli seu Cirsii herba (Xiaoji)

Defizienz des Qi mit heftiger Diarrhö

– Asini corii gelatinum (Ejiao)
\+ Cimicifugae rhizoma (Shengma)

Gravidität

Vorsicht

Abgeleitete Rezepturen

Pulver der fünf Ling-Bestandteile (Wuling san)

Kommentar

Shanghanlun: der ursprüngliche pathogene Faktor Kälte / algor ist in die Ebene des Überstrahlenden Yang / splendor yang oder in die Ebene des Kleinen Yin / yin minor eingedrungen und ist in Hitze / calor umgeschlagen.

4 Schleim/pituita lösend

4a Schleim/pituita lösend und Feuchtigkeit/ humor beseitigend

4b Schleim/pituita lösend und Hitze/calor kühlend

4c Schleim/pituita lösend und Wind/ventus besänftigend

Dekokt aus den zwei Abgestandenen (Ingredienzen) (Erchen tang)

二陈汤

erste Erwähnung: 12. Jh.

lateinisch: Decoctum duorum Veterum
englisch: Two Cured Decoction

P	Pinelliae rhizoma (Banxia)	6 g
P	Citri reticulatae pericarpium (Chenpi)	6 g
M	Poria alba (Fuling)	9 g
A	Glycyrrhizae radix tosta (Zhigancao)	2 g

Wirkung/Indikation

■■■ **Feuchtigkeit/humor trocknend**
Husten mit viel weißem Auswurf, Übelkeit, Brechreiz, Schwindel, Zungenbelag klebrig, schlüpfrige Pulse/pp. lubrici

■■■ **Schleim/pituita umwandelnd**
viel schleimiger Auswurf, Druck in der Brust, Übelkeit, Brechreiz, Schwindel, Zungenkörper geschwollen, Zungenbelag klebrig, Erythema induratum, Palpitationen

■■□ **Qi bewegend und regulierend**
Husten, Übelkeit, Brechreiz, Schwindel

■■□ **mittlere Funktionskreise harmonisierend und stützend**
Übelkeit, Brechreiz, Zungenbelag weiß, klebrig, dick, schlüpfrige Pulse/pp. lubrici

■□□ **Husten stillend**
Husten mit viel Auswurf, Auswurf schleimig, Druck in der Brust

■□□ **Feuchtigkeit/humor ausleitend**
Husten, Übelkeit, Spannungsgefühl in Brust und Abdomen

Funktionskreis/Orbisbezug

■■■ FK Milz/o. lienalis
■■□ FK Lunge/o. pulmonalis
■■□ FK Magen/o. stomachi

Temperaturverhalten

■■□ warm

Geschmacksrichtung/Sapor

■■□ scharf
■□□ süß

Wirkrichtung

■□□ absenkend

Wirkort

Mitte/mittlerer Wärmebereich/Calorium, Lunge

Klinische Bemerkungen

Grundlagenrezeptur bei Erkrankungen auf der Basis von Schleim/pituita und Feuchtigkeit/humor im Bereich der FK Lunge und Magen/oo. pulmonalis et stomachi • keine Hitze/calor-Zeichen

Modifikationen

deutlicher Wind/ventus

\+ Arisaematis rhizoma (Tiannanxing)
\+ Typhonii rhizoma (Baifuzi)
\+ Gleditsiae spina (Zaojiaoci)
\+ Bambusae in taeniam caulis (Zhuru)

Belastung durch Kälte/algor

\+ Zingiberis rhizoma (Ganjiang)
↑ Pinelliae rhizoma (Banxia)

Hitze/calor, Glut/ardor

\+ Gypsum (Shigao)
\+ Indigo naturalis (Qingdai)

chronische Belastung durch Feuchtigkeit/humor

\+ Atractylodis rhizoma (Cangzhu)
\+ Atractylodis macrocephalae rhizoma (Baizhu)

Trockenheit/ariditas

\+ Trichosanthis fructus et semen (Gualou)
\+ Armeniacae semen (Xingren)

Verdauungsstörungen mit Schleim/pituita

\+ Crataegi fructus (Shanzha)
\+ Hordei fructus germinatus (Maiya)
\+ Massa medicata fermentata (Shenqu)

Schleim/pituita im Senium

\+ Citri aurantii fructus (Zhike)
\+ Granati pericarpium (Shiliupi)

Husten mit Schleim, klebriger Auswurf

\+ Armeniacae semen (Xingren)
\+ Sinapis albae semen (Baijiezi)

Kontraindikationen

Defizienz des Lungen-Yin/yin pulmonale

Gravidität

Vorsicht

Abgeleitete Rezepturen

Schleim herausführendes Dekokt (Daotan tang) • Dekokt, das den FK Gallenblase erwärmt (Wendan tang) • Dekokt, das Schleim einen Weg bahnt (Ditan tang) • Pille, die das Qi klärt und Schleim transformiert (Qingqi huatan wan) • Dekokt mit Pinellia, Atractylodes macrocephala und Gastrodia (Banxia baizhu tianma tang) • Dekokt der sechs Edlen (Liu junzi tang) • Die Harmonie schützende Pille (Lizhong wan)

Schleim herausführendes Dekokt (Daotan tang)

导痰汤

erste Erwähnung: 13. Jh.

lateinisch: Decoctum Educens Pituitam
englisch: Guide out Phlegm Decoction

P	Arisaematis rhizoma (Tiannanxing)	3 g
P	Pinelliae rhizoma (Banxia)	6 g
M	Citri reticulatae pericarpium (Chenpi)	3 g
M	Citri aurantii fructus immaturus (Zhishi)	3 g
A	Poria alba (Fuling)	3 g
N	Glycyrrhizae radix (Gancao)	3 g

Wirkung/Indikation

■■■ **Schleim/pituita umwandelnd**
Übelkeit, Aufstoßen, Appetitverlust, Husten mit zähem Schleim, Keuchatmung, Asthma, Dyspnoe, Schwindel, Kopfschmerzen, dickes zähes Nasensekret

■□□ **Kollapsneigung/Flexus beseitigend**
Kollapsneigung, Schwindel mit Kopfschmerzen, unerträgliche Horizontallage, Depression

■□□ **Zusammenballung lösend**
Beklemmungsgefühl in Brust und Oberbauch bzw. Flanken, Klumpengefühl im Abdomen

■■□ **Husten stillend**
Husten mit zähem Schleim, Kurzatmigkeit, Keuchatmung

■□□ **Keuchen stillend**
Keuchatmung, zäher Auswurf, unerträgliche Horizontallage

■■□ **Qi bewegend und regulierend**
Schwindel, Kollapsneigung, Beklemmungsgefühl in Brust und Oberbauch und in den Flanken, Völlegefühl und Klumpen im Abdomen, Übelkeit, Niedergeschlagenheit, Depression

Funktionskreis/Orbisbezug

■■■ FK Milz/o. lienalis
■■□ FK Lunge/o. pulmonalis
■■□ FK Magen/o. stomachi

Temperaturverhalten

■■□ warm

Geschmacksrichtung/Sapor

■■□ scharf
■□□ bitter

Wirkrichtung

■□□ absenkend

Wirkort

oberer Wärmebereich/Calorium, Mitte/mittlerer Wärmebereich/Calorium

Klinische Bemerkungen

alle Erkrankungen auf der Basis von Schleim/pituita und Feuchtigkeit/humor, vor allem im FK Lunge/o. pulmonalis und im Mittenbereich • ähnlich wie das „Dekokt aus den zwei Abgestandenen (Ingredienzen)" (Erchen tang) aber stärker • Keuchen, Husten, massiver, zäher Auswurf, Atemnot, Beklemmungsgefühl, Inappetenz, Übelkeit, Aufstoßen

Modifikationen

Defizienz des Qi mit Abgeschlagenheit, Müdigkeit

+ Ginseng radix (Renshen)
+ Atractylodis macrocephalae rhizoma (Baizhu)

Feuchtigkeit/humor mit Appetitlosigkeit, Durchfällen

+ Atractylodis rhizoma (Cangzhu)
+ Atractylodis macrocephalae rhizoma (Baizhu)

Hitze/calor mit Unruhe, Durst

+ Scutellariae radix (Huangqin)
+ Coptidis rhizoma (Huanglian)

Husten, Asthma

+ Armeniacae semen (Xingren)
+ Perillae fructus (Zisuzi)
+ Sinapis albae semen (Baijiezi)

Wind/ventus mit Schwindel, Paresen

+ Gastrodiae rhizoma (Tianma)
+ Bombyx batryticatus (Jiangcan)
+ Scorpio (Quanxie)

Toxizität

Die Toxizität von Arisaema wird durch Abkochen mit Ingwer gemildert.

Gravidität

Anwendung verboten

Abgeleitete Rezepturen

Dekokt aus den zwei Abgestandenen (Ingredienzen) (Erchen tang) • Dekokt, das Schleim einen Weg bahnt (Ditan tang) • Pille, die das Qi klärt und Schleim/pituita transformiert (Qingqi huatan wan)

Dekokt, das den FK Gallenblase/o. felleus erwärmt (Wendan tang)

温胆汤 erste Erwähnung: 7. Jh.

lateinisch: Decoctum Tepeficiens Orbem Felleum
englisch: Warm the Gallbladder Decoction

A	Pinelliae rhizoma (Banxia)	6 g
A	Citri reticulatae pericarpium (Chenpi)	6 g
A	Poria alba (Fuling)	9 g
A	Glycyrrhizae radix (Gancao)	3 g
M	Citri aurantii fructus (Zhike)	6 g
P	Bambusae in taeniam caulis (Zhuru)	6 g
N	Jujubae fructus (Dazao)	5 Stck.

Wirkung/Indikation

■■■ **heißen Schleim/pituita calida umwandelnd**
Disharmonie FK Gallenblase/o. felleus und FK Magen/o. stomachi: bitterer Mundgeschmack, Zungenbelag gelb, schnelle, schlüpfrige, saitenförmige Pulse/pp. celeri, lubrici, chordales, Schwindel, Benommenheit, Übelkeit, Brechreiz, Schlaflosigkeit, Palpitationen, Ängstlichkeit

■■□ **Qi absenkend**
Übelkeit, Brechreiz, Erregungszustände, Schlaflosigkeit, Palpitationen

■■□ **mittlere Funktionskreise harmonisierend und stützend**
Übelkeit, Brechreiz, Hungerattacken, Appetitlosigkeit

■□□ **beruhigend und ausgleichend**
Schlaflosigkeit, Palpitationen, Ängstlichkeit, schnelle Pulse/pp. celeri, Erregungszustände, Depression

■■□ **Kontravektion absenkend**
Übelkeit, Brechreiz, Schwindel, bitterer Mundgeschmack, Schleimbildung

■□□ **FK Gallenblase/o. felleus harmonisierend und stützend**
bitterer Mundgeschmack, Spannungsgefühl in der Brust

■□□ **FK Magen/o. stomachi harmonisierend und stützend**
Appetitlosigkeit, Übelkeit, Brechreiz

Funktionskreis/Orbisbezug

■■■ FK Gallenblase/o. felleus
■■□ FK Magen/o. stomachi
■■□ FK Herz/o. cardialis
■□□ FK Milz/o. lienalis

Temperaturverhalten

■□□ kühl

Geschmacksrichtung/Sapor

■□□ scharf
■□□ bitter

Wirkrichtung

■■□ absenkend

Wirkort

Mitte/mittlerer Wärmebereich/Calorium

Klinische Bemerkungen

Disharmonie zwischen FK Magen / o. stomachi und FK Gallenblase / o. felleus aufgrund feuchter Hitze / calor humidus im FK Magen / o. stomachi und Hitze / calor im FK Gallenblase / o. felleus (Übelkeit, Brechreiz, morgendliche Übelkeit, prämenstruelles Syndrom, generelle Probleme des FK Magen / o. stomachi, dysurische Beschwerden mit Schleim / pituita, mentale, emotionale Probleme auf der Basis von Hitze-Schleim / calor pituitae, welcher die Öffnungen des FK Herz / o. cardialis blockiert) • wärmt den FK Gallenblase / o. felleus nicht, aber klärt und kühlt diesen Funktionskreis, harmonisiert FK Magen / o. stomachi • hauptsächlich bei Übelkeit, Brechreiz, Aufstoßen, mentalne Störungen • bei stärkeren Hitze / calor-Zeichen ergänzen mit Coptidis rhizoma (Huanglian)

Modifikationen

starker Schwindel

+ Paeoniae lactiflorae radix (Baishaoyao)
+ Scutellariae radix (Huangqin)
+ Haematitum (Daizheshi)

Insomnia

+ Zizyphi spinosae semen (Suanzaoren)
+ Ostreae concha (Muli)

Tinnitus, Hörverlust aufgrund von feuchter Hitze / calor humidus im FK Gallenblase / o. felleus

+ Bupleuri radix (Chaihu)
+ Uncariae ramulus et uncus (Gouteng)
+ Chrysanthemi flos (Juhua)
+ Acori graminei rhizoma (Shichangpu)
+ Tetrapanacis medulla (Tongcao)

ausgeprägte Schlaflosigkeit aufgrund einer Defizienz der FK Herz und Gallenblase / oo. cardialis et felleus

+ Ginseng radix (Renshen)
+ Gypsum (Shigao)
+ Ophiopogonis radix (Maimendong)
+ Euphoriae longanae arillus (Longyanrou)
+ Zizyphi spinosae semen (Suanzaoren)

Hitze-Schleim / calor pituitae, große Unruhe, bitterer Mundgeschmack

+ Coptidis rhizoma (Huanglian)
+ Scutellariae radix (Huangqin)

heißer Schleim / pituita calida mit Schwindelanfällen, Beklemmungsgefühl, Übelkeit, Brechreiz

+ Agastachis seu Pogostemonis herba (Huoxiang)
+ Acori calami rhizoma (Changpu)

Gravidität

Vorsicht

Abgeleitete Rezepturen

Dekokt aus den zwei Abgestandenen (Ingredienzen) (Erchen tang) • Schleim herausführendes Dekokt (Daotan tang)

Pinellia-Dekokt zur Zerstreuung der Leibesmitte (Banxia xiexin tang)

半夏泻心汤

erste Erwähnung: 2. Jh.

lateinisch: Decoctum Pinelliae pro Dispulsione Praecordii
englisch: Pinellia Decoction to Drain the Epigastrium

P	Pinelliae rhizoma (Banxia)	12 g
M	Scutellariae radix (Huangqin)	9 g
M	Coptidis rhizoma (Huanglian)	3 g
A	Ginseng radix (Renshen)	9 g
M	Zingiberis rhizoma (Ganjiang)	9 g
N	Glycyrrhizae radix (Gancao)	6 g
A	Jujubae fructus (Dazao)	4 Stck.

Wirkung/Indikation

■■□ **Schleim/pituita kanalisierend**
Aufstoßen, Übelkeit, Erbrechen, Völle- und Spannungsgefühl im Epigastrium

■■□ **Hitze/calor kühlend**
bitterer Mundgeschmack, Aufstoßen, Erbrechen, Zungenbelag gelb und klebrig, schnelle Pulse/pp. celeri

■■□ **Qi stützend und ergänzend**
Appetitlosigkeit, Diarrhöneigung, Kraftlosigkeit, Müdigkeit

■■■ **mittlere Funktionskreise harmonisierend und stützend**
Völle- und Spannungsgefühl im Epigastrium, Aufstoßen, Übelkeit, Erbrechen, Diarrhö

■■□ **FK Magen/o. stomachi harmonisierend und stützend**
Aufstoßen, Übelkeit, Erbrechen, Appetitlosigkeit, Spannungsgefühl im Epigastrium

■■□ **Qi absenkend**
Aufstoßen, Übelkeit, Erbrechen

Funktionskreis/Orbisbezug

■■■ FK Magen/o. stomachi
■■□ FK Milz/o. lienalis

Temperaturverhalten

■□□ neutral

Geschmacksrichtung/Sapor

■■□ scharf
■■□ bitter

Wirkrichtung

■□□ absenkend

Wirkort

Mitte/mittlerer Wärmebereich/Calorium

Klinische Bemerkungen

alle Erkrankungen, bei denen Hitze-Schleim / calor pituitae den FK Magen / o. stomachi und die Leitbahnen blockiert (Knoten in der Brust, Mastitis, Klumpengefühl im Epigastrium) • Magen-Qi / qi stomachi wird abgesenkt, Milz-Qi / qi lienale wird emporgehoben • deshalb zur Behandlung von Diarrhö geeignet • sowohl Kälte / algor als auch Hitze / calor in der Mitte • gleichzeitig Fülle / repletio und Defizienz • Shanghanlun: Ursprung ist ein pathogenes Agens • Schlüsselsymptom: ganz leichte oder keine Schmerzen

Modifikationen

Feuchtigkeit / humor mit Appetitlosigkeit, Diarrhö

\+ Atractylodis rhizoma (Cangzhu)
\+ Magnoliae cortex (Houpo)

Schleim / pituita mit starker Übelkeit, Brechreiz

↑ Zingiberis rhizoma (Ganjiang)
↑ Pinelliae rhizoma (Banxia)

Defizienz des Qi mit unverdauter Nahrung, Unruhe

↑ Glycyrrhizae radix (Gancao)

Qi-Stase mit Schmerzen

\+ Bupleuri radix (Chaihu)
\+ Citri aurantii fructus (Zhike)

Kälte / algor mit Schmerzen im Unterleib

– Scutellariae radix (Huangqin)
↑ Zingiberis rhizoma (Ganjiang)
\+ Cinnamomi cassiae ramulus (Guizhi)
\+ Aconiti radix lateralis praeparata (Fuzi)

Hitze / calor mit Unruhe, Hitzegefühl, Durst, Mundgeruch, übelriechendem Aufstoßen

↑ Scutellariae radix (Huangqin)
↑ Coptidis rhizoma (Huanglian)

Gravidität

Vorsicht

Kommentar

eine Modifikation des kleinen Bupleurum-Dekoktes

Dekokt, das Schleim/pituita einen Weg bahnt (Ditan tang)

涤痰汤

erste Erwähnung: 13. Jh.

lateinisch: Decoctum Deducens Pituitam
englisch: Scour Phlegm Decoction

P	Pinelliae rhizoma (Banxia)	6 g
A	Citri reticulatae pericarpium (Chenpi)	6 g
A	Poria alba (Fuling)	6 g
N	Glycyrrhizae radix (Gancao)	1,5 g
P	Arisaematis rhizoma (Dannanxing) (cum felle bovis)	6 g
A	Citri aurantii fructus immaturus (Zhishi)	6 g
M	Acori graminei rhizoma (Shichangpu)	3 g
M	Bambusae in taeniam caulis (Zhuru)	2 g
A	Ginseng radix (Renshen)	3 g
N	Zingiberis viridis rhizoma (Shengjiang)	3 Scheiben

Wirkung/Indikation

■■■ **Schleim/pituita kanalisierend**
steife schwere Zunge, Sprechstörungen, Zungendeviation, motorische Aphasie, Epilepsie, geistige Verwirrung, Depression, Paresen, Übelkeit, Atemnot, Apoplex

■■□ **Augen und Kopf klärend**
Sprechstörungen, Aphasie, steife schwere Zunge, Zungendeviation, Paresen der Gesichtsmuskulatur, Speichelfluss

■■□ **Qi stützend und ergänzend**
Depression, Ausdruckslosigkeit, Redeunlust, innerer Rückzug

■■□ **Qi bewegend und regulierend**
Übelkeit, Beklemmungsgefühl in Brust und Bauch, Atemnot, Kopfschmerzen, Stimmungsschwankungen

■□□ **heißen Schleim/pituita calida umwandelnd**
Unruhe, bitterer Mundgeschmack

Funktionskreis/Orbisbezug

■□□ FK Lunge/o. pulmonalis
■■□ FK Milz/o. lienalis
■■□ FK Herz/o. cardialis

Temperaturverhalten

■□□ neutral

Geschmacksrichtung/Sapor

■■■ scharf
■□□ süß

Wirkrichtung

■■□ emporhebend

Wirkort

Kopf/Augen, Leitbahnen

Klinische Bemerkungen

alle Erkrankungen bei denen Hitze-Schleim/calor pituitae den FK Herz/o. cardialis und seine Öffnungen blockiert (Zungensteife, Sprachstörungen, Aphasie, Deviation der Zunge) • bei Insult-Erkrankungen auf der Basis von Schleim-Blockaden/pituita occlusiones • Alzheimer-Erkrankung • alle Erkrankungen mit mentaler Verlangsamung, Denkschwierigkeiten

Modifikationen

ausgeprägte Hitze/calor

+ Scutellariae radix (Huangqin)
+ Coptidis rhizoma (Huanglian)

fehlende Hitze/calor

+ Arisaematis rhizoma (Tiannanxing)
– Bambusae in taeniam caulis (Zhuru)
– Arisaematis rhizoma (Dannanxing) cum felle bovis

Toxizität

Die Toxizität von Arisaema wird durch Abkochen mit Ingwer gemildert.

Gravidität

Anwendung verboten

Abgeleitete Rezepturen

Dekokt aus den zwei Abgestandenen (Ingredienzen) (Erchen tang) • Schleim herausführendes Dekokt (Daotan tang) • Dekokt, das den FK Gallenblase/o. felleus erwärmt (Wendan tang) • Dekokt der sechs Edlen (Liu junzi tang)

Kleines Dekokt gegen Vernichtungsgefühl in der Brust (Xiao xianxiong tang)

小陷胸汤 erste Erwähnung: 2. Jh.

lateinisch: Decoctum parvum Pectoris Interempti
englisch: Minor Sinking into the Chest Decoction

P	Trichosanthis fructus et semen (Gualou)	25 g
A	Pinelliae rhizoma (Banxia)	9 g
M	Coptidis rhizoma (Huanglian)	3 g

Wirkung / Indikation

■■■ **Schleim / pituita kanalisierend**
Spannungsgefühl in Epigastrium und Brust, Knotenbildung im Thorax, Schwindel, Erbrechen, Husten mit zähem gelbem Auswurf

■■■ **heißen Schleim / pituita calida umwandelnd**
Husten mit zähem gelbem Schleim, Hitzegefühl im Körper, Durst, bitterer Mundgeschmack, Obstipation, spärlicher Urin

■■□ **Qi absenkend**
Husten, Erbrechen

■■□ **Qi bewegend und regulierend**
Spannungsgefühl in Thorax oder Epigastrium, durch Druck verstärkt, stechende Schmerzen, Husten, Erbrechen

■■□ **Zusammenballung lösend**
schmerzhaftes Spannungsgefühl in Oberbauch oder Brust, mit oder ohne Knotenbildung, Druck- und Engegefühl im Oberbauch

Funktionskreis / Orbisbezug

■■■ FK Lunge / o. pulmonalis
■□□ FK Herz / o. cardialis
■■□ FK Magen / o. stomachi

Temperaturverhalten

■■□ kalt

Geschmacksrichtung / Sapor

■■□ scharf
■■□ bitter

Wirkrichtung

■■□ absenkend

Wirkort

oberer Wärmebereich / Calorium, Mitte / mittlerer Wärmebereich / Calorium

Klinische Bemerkungen

Erkrankungen, bei denen durch Hitze-Schleim / calor pituitae das Lungen-Qi / qi pulmonale blockiert wird, eine Absenkung nicht möglich ist (Bronchitis, Pneumonie, asthmoide Beschwerden) • Hauptmittel für Schweregefühl in der Brust oder Schweregefühl im Thorax, Engegefühl in der Brust • eine Rezeptur aus dem Shanghanlun / algor laedens

Modifikationen

Qi-Stase mit starkem Spannungsgefühl, Schmerzen

\+ Citri aurantii fructus immaturus (Zhishi)
\+ Curcumae longae tuber (Yujin)

Xue-Stase mit massiven Schmerzzuständen, Angina pectoris

\+ Persicae semen (Taoren)
\+ Carthami flos (Honghua)
\+ Typhae pollen (Puhuang)
\+ Pteropi seu Trogopteri faeces (Wulingzhi)

Schleim / pituita mit Übelkeit, Erbrechen

\+ Bambusae in taeniam caulis (Zhuru)
\+ Zingiberis viridis rhizoma (Shengjiang)

Hitze / calor mit unbestimmtem Hungergefühl, Hitzegefühl

\+ Gardeniae fructus (Zhizi)
\+ Citri aurantii fructus immaturus (Zhishi)

zähes, schwer lösliches Sputum

\+ Fritillariae cirrhosae bulbus (Chuanbeimu)
\+ Arisaematis rhizoma (Tiannanxing)

Husten, asthmatisches Beschwerdebild

\+ Ephedrae herba (Mahuang)
\+ Armeniacae semen (Xingren)
\+ Gypsum (Shigao)
\+ Glycyrrhizae radix (Gancao)

Gravidität

Vorsicht

Pille, die das Qi klärt und Schleim transformiert (Qingqi huatan wan)

清气化痰丸 erste Erwähnung: 16. Jh.

englisch: Clear the Qi and Transform Phlegm Pill

A	Pinelliae rhizoma (Banxia)	6 g
A	Citri reticulatae pericarpium (Chenpi)	4 g
A	Poria alba (Fuling)	4 g
A	Glycyrrhizae radix (Gancao)	3 g
M	Scutellariae radix (Huangqin)	4 g
M	Trichosanthis semen (Gualouren)	4 g
P	Arisaematis pulvis cum Bovis felle (Dannanxing)	5 g
A	Armeniacae semen (Xingren)	4 g
A	Citri aurantii fructus immaturus (Zhishi)	3 g

Wirkung/Indikation

■■■ **heißen Schleim/pituita calida umwandelnd**
Husten mit zähem gelbem dickem Schleim, Kurzatmigkeit, Hitzegefühl in der Brust

■■□ **Qi bewegend und regulierend**
Spannungs- und Völlegefühl in Brust und Oberbauch, Übelkeit, Druckgefühl in der Brust

■■□ **Hitze/calor zerstreuend**
Husten mit zähem gelbem dickem Auswurf, roter Zungenkörper, gelber Zungenbelag, schnelle Pulse/pp. celeri

■■□ **Qi absenkend**
Husten mit zähem Schleim, erschwerte Atmung, Übelkeit

■■□ **Husten stillend**
Husten mit zähem gelbem dickem Auswurf

Funktionskreis/Orbisbezug

■■■ FK Lunge/o. pulmonalis
■□□ FK Milz/o. lienalis

Temperaturverhalten

■■□ kalt

Geschmacksrichtung/Sapor

■■□ bitter
■■□ scharf

Wirkrichtung

■■□ absenkend

Wirkort

oberer Wärmebereich/Calorium

Klinische Bemerkungen

alle Erkrankungen auf der Basis von Hitze-Schleim/calor pituitae mit Trockenheit/ariditas, die den FK Lunge/o. pulmonalis blockiert • Erkältungskrankheiten wandeln sich in Hitze-Schleim/calor pituitae und blockieren den FK Lunge/o. pulmonalis

Modifikationen

Glut/ardor mit viel Durst, Fieber, starkem Schwitzen

\+ Gypsum (Shigao)
\+ Anemarrhenae rhizoma (Zhimu)

klebriges Sputum

\+ Benincasae semen (Dongguazi)
\- Pinelliae rhizoma (Banxia)

reichhaltiges, eitriges Sputum

\+ Houttuyniae herba (Yuxingcao)
\+ Trichosanthis radix (Tianhuafen)

Qi-Stase mit Schmerzen in der Brust

\+ Platycodi radix (Jiegeng)
\+ Amomi xanthioidis fructus (Sharen)
\+ Inulae seu Aucklandiae radix (Muxiang)

Toxizität

Die Toxizität von Arisaema wird durch Abkochen mit Ingwer gemildert.

Gravidität

Vorsicht

Abgeleitete Rezepturen

Dekokt aus den zwei Abgestandenen (Ingredienzen) (Erchen tang) • Schleim herausführendes Dekokt (Daotan tang)

Kommentar

eine Erweiterung des Schleim herausführendes Dekokt (Daotan tang); sehr häufig benutzte Rezeptur

Pulver mit Fritillaria und Trichosanthes (Beimu gualou san)

贝母瓜蒌散 erste Erwähnung: 18. Jh.

lateinisch: Pulvis Fritillariae et Trichosanthis
englisch: Fritillaria and Trichosanthes Fruit Powder

P	Fritillariae thunberg bulbus (Zhebeimu)	9 g
M	Trichosanthis fructus et semen (Gualou)	6 g
A	Trichosanthis radix (Tianhuafen)	5 g
A	Poria alba (Fuling)	5 g
A	Citri reticulatae pericarpium (Chenpi)	5 g
A	Platycodi radix (Jiegeng)	5 g

Wirkung/Indikation

■■■ **Trockenheit/ariditas befeuchtend**
FK Lunge/o. pulmonalis: Schleim sekundär, Hustenreiz, trockener Husten, trockener schmerzhafter Rachen, beschleunigte Atmung, Keuchen, Zungenkörper trocken, schnelle Pulse/pp. celeri

■■□ **Säfte ergänzend**
Hustenreiz, trockener Husten, trockener schmerzhafter Rachen, Zungenkörper trocken

■■□ **Schleim/pituita umwandelnd**
Hustenreiz, trockener Husten, trockener schmerzhafter Rachen

■□□ **Hitze/calor kühlend**
Keuchen, schwer löslicher zäher Auswurf, sekundär Schleim bei Trockenheit/ariditas, schnelle Pulse/pp. celeri, Zungenkörper rot

■■□ **Qi bewegend und regulierend**
trockener schmerzhafter Rachen, erschwerte Atmung, Zungenkörper trocken, ständiger Hustenreiz

■■□ **Husten stillend**
Keuchen, Husten, wenig Auswurf, schleimig zäher Auswurf, Hustenreiz

Funktionskreis/Orbisbezug

■■■ FK Lunge/o. pulmonalis
■□□ FK Milz/o. lienalis

Temperaturverhalten

■■□ kühl

Geschmacksrichtung/Sapor

■■□ süß
■□□ bitter

Wirkrichtung

■□□ absenkend

Wirkort

Lunge

Klinische Bemerkungen
Erkrankungen, bei denen Hitze-Schleim / calor pituitae den FK Lunge / o. pulmonalis blockiert • besonders bei Hitze bei Trockenheit / calor ariditatis

Modifikationen
starker Husten und Keuchen
+ Armeniacae semen (Xingren)
+ Eriobotryae folium (Pipaye)
+ Tussilaginis farfarae flos (Kuandonghua)

blutiger Auswurf
- Citri reticulatae pericarpium (Chenpi)
+ Adenophorae radix (Nanshashen)
+ Ophiopogonis radix (Maimendong)
+ Phragmitis rhizoma (Lugen)
+ Agrimoniae herba (Xianhecao)

extreme Trockenheit, trockener Rachen
+ Scrophulariae radix (Xuanshen)
+ Ophiopogonis radix (Maimendong)
+ Anemarrhenae rhizoma (Zhimu)

Oberfläche / extima-Symptomatik: Frösteln, Schwitzen
+ Mori folium (Sangye)
+ Arctii fructus (Niubangzi)
+ Armeniacae semen (Xingren)
+ Peucedani radix (Qianhu)

Kontraindikationen
Husten bei Defizienz des Yin

Gravidität
Anwendung verboten

Kommentar
Zubereitung: Diese Rezeptur kann als Pulver und als Dekokt verwendet werden.

Pulver von der Echtheit der Jade (Yuzhen san)

玉眞散

erste Erwähnung: 16. Jh.

lateinisch: Pulvis meri Jaspidis
englisch: True Jade Powder

P	Typhonii rhizoma (Baifuzi)	3 g
P	Arisaematis rhizoma (Tiannanxing)	5 g
M	Notopterygii rhizoma (Qianghuo)	4 g
M	Ledebouriellae seu Saposhnikoviae radix (Fangfeng)	3 g
M	Angelicae dahuricae radix (Baizhi)	11 g
A	Gastrodiae rhizoma (Tianma)	3 g

Wirkung/Indikation

■■□ **Wind/ventus ausleitend**
verspannte Muskulatur in Gesicht und Nacken, Spasmen der Gesichts- und Nackenmuskulatur, Kopfschmerzen, Schwindel, Paresen der Gesichtsmuskulatur, Muskelzuckungen, Strabismus

■■□ **schädigenden Wind/ventus laedens beseitigend**
Tetanus, Opisthotonus, Paresen der Gesichtsmuskulatur, Kiefersperre, Paresen, Paralyse, Apoplexfolgen, Fieberkrämpfe

■■□ **Schleim/pituita kanalisierend**
Kopfschmerzen, Migräne, Schwindel, Haarausfall, lokales Taubheitsgefühl, schmerzhafte Extremitäten

■■■ **krampflösend**
Spasmen der Gesicht- und Nackenmuskulatur, Kiefersperre, Opisthotonus, Krampfneigung, Zuckungen, Tetanus, Spasmen des Auges

Funktionskreis/Orbisbezug

■■■ FK Leber/o. hepaticus
■■□ FK Lunge/o. pulmonalis

Temperaturverhalten

■■□ warm

Geschmacksrichtung/Sapor

■■■ scharf

Wirkrichtung

■■■ emporhebend

Wirkort

Kopf/Augen, Leitbahnen

Klinische Bemerkungen
Erkrankungen aufgrund von schädigenden Wind / ventus laedens oder Wind-Schleim / ventus pituitae (klinisch: Tetanus, Fibromyalgie, Lupus erythematodes, Multiple Sklerose

Modifikationen
Kopfschmerzen
+ Bombyx batryticatus (Jiangcan)
+ Cicadae periostracum (Chantui)
+ Tribuli fructus (Baijili)
+ Persicae semen (Taoren)

äußerer Wind / ventus externus mit Fieberkrämpfen
+ Cicadae periostracum (Chantui)
+ Schizonepetae herba (Jingjie)

Tetanus
+ Scorpio (Quanxie)
+ Scolopendra (Wugong)
+ Bombyx batryticatus (Jiangcan)

Toxizität
Die Toxizität von Typhonium wird durch Erhitzen vermindert, die von Arisaema durch Abkochen mit Ingwer.

Gravidität
Anwendung verboten

Kommentar
Toxizität von Typhonii rhizoma (Baifuzi) und Arisaematis rhizoma (Tiannanxing) beachten

Dekokt mit Pinellia, Atractylodes macrocephala und Gastrodia (Banxia baizhu tianma tang)

半夏白术天麻汤 erste Erwähnung: 18. Jh.

lateinisch: Decoctum Pinelliae, Atractylodis macrocephalae et Gastrodiae
englisch: Pinellia, Atractylodis macrocephala and Gastrodia Decoction

P	Pinelliae rhizoma (Banxia)	4,5 g
P	Gastrodiae rhizoma (Tianma)	3 g
A	Poria alba (Fuling)	3 g
A	Citri reticulatae pericarpium (Chenpi)	3 g
M	Atractylodis macrocephalae rhizoma (Baizhu)	9 g
N	Glycyrrhizae radix (Gancao)	1,5 g

Wirkung/Indikation

■■□ **Qi stützend und ergänzend**
Schwindel, Benommenheit, Kopfschmerzen, Übelkeit, Brechreiz, Auswurf

■■□ **mittlere Funktionskreise harmonisierend und stützend**
Übelkeit, Brechreiz, Aufstoßen, Zungenbelag weiß/klebrig, schlüpfrige Pulse/pp. lubrici

■■■ **Feuchtigkeit/humor trocknend**
Übelkeit, Brechreiz, Aufstoßen, Schleimbildung, Schwindel, Kopfschmerzen, Zungenbelag weiß/dick, schlüpfrige Pulse/pp. lubrici

■■■ **Schleim/pituita umwandelnd**
Schwindel, Benommenheit, Kopfschmerzen, viel Auswurf, Übelkeit, Brechreiz, Palpitationen, Völlegefühl in Brust und Oberbauch, Zungenbelag weiß/dick, saitenförmige Pulse/pp. chordales

■■□ **inneren Wind/ventus internus besänftigend**
Kopfschmerzen, Palpitationen, Erregungszustände, Schwindel, M. Menière, Hypertonie, saitenförmige Pulse/pp. chordales

■■□ **Qi absenkend**
Übelkeit, Brechreiz, Aufstoßen, Palpitationen, Erregungszustände, Schwindel, Benommenheit

Funktionskreis/Orbisbezug

■■■ FK Milz/o. lienalis
■■□ FK Leber/o. hepaticus

Temperaturverhalten

■■□ warm

Geschmacksrichtung/Sapor

■■□ scharf
■□□ süß

Wirkrichtung

■■□ absenkend

Wirkort

Mitte/mittlerer Wärmebereich/Calorium, Kopf/Augen

Klinische Bemerkungen

Erkrankungen auf der Basis von Wind-Schleim/ventus pituitae mit Blockierung im Kopfbereich und der Sinnesöffnungen (M. Menière, Schwindel, Benommenheit) Hauptrezeptur bei Benommenheit und Schwindel aufgrund von Wind/ ventus und Schleim/pituita

Modifikationen

schwere Kopfschmerzen

\+ Viticis fructus (Manjingzi)

starker Schwindel

\+ Bombyx batryticatus (Jiangcan)
\+ Arisaematis rhizoma (Tiannanxing)

allgemeine Schwäche

\+ Codonopsitis radix (Dangshen)
\+ Astragali radix (Huangqi)

tuberkulöse Meningitis

\+ Scorpio (Quanxie)
\+ Pheretima (Dilong)
\+ Bombyx batryticatus (Jiangcan)

Kontraindikationen

Schwindel bei hochschlagendem Leber-Yang/yang hepaticum, Defizienz des Xue

Gravidität

Vorsicht

Abgeleitete Rezepturen

Dekokt aus den zwei Abgestandenen (Ingredienzen) (Erchen tang)

Kommentar

Die Rezeptur sollte lange eingenommen werden.

Dekokt mit Pinellia und Magnoliae cortex (Banxia houpo tang)

半夏厚朴汤

erste Erwähnung: 2. Jh.

lateinisch: Decoctum Pinelliae et corticis Magnoliae
englisch: Pinellia and Magnolia Bark Decoction

P	Pinelliae rhizoma (Banxia)	9 g
M	Magnoliae cortex (Houpo)	6 g
M	Poria alba (Fuling)	9 g
N	Perillae caulis et folium (Zisuye)	9 g
A	Zingiberis viridis rhizoma (Shengjiang)	3 Scheiben

Wirkung/Indikation

■■□ **Qi bewegend und regulierend**
Globusgefühl, ziehende Schmerzen in Brust und Hypochondrium, Klumpengefühl im Oberbauch

■■□ **Kontravektion absenkend**
Globusgefühl, Klumpengefühl im Oberbauch, Übelkeit, Brechreiz

■■□ **Schleim/pituita umwandelnd**
Globusgefühl, Klumpengefühl im Oberbauch, Übelkeit, Brechreiz, Husten, Spannungsgefühl im Thorax, oberflächliche Atmung, Zungenbelag weiß und dick, saitenförmige Pulse/pp. chordales

■■□ **Zusammenballung lösend**
Globusgefühl, Klumpengefühl im Oberbauch

■□□ **Schwellung zerteilend**
Globusgefühl, Klumpengefühl im Oberbauch, Spannungsgefühl im Thorax, Völlegefühl

■■□ **Rachen freimachend**
Globusgefühl

■■□ **Qi absenkend**
Globusgefühl, Schluckstörungen, Engegefühl im Hals

Funktionskreis/Orbisbezug

■■□ FK Magen/o. stomachi
■■□ FK Lunge/o. pulmonalis
■□□ FK Leber/o. hepaticus

Temperaturverhalten

■■□ warm

Geschmacksrichtung/Sapor

■■□ scharf

Wirkrichtung

■■□ absenkend

Wirkort

Rachen/Kehle/Hals

Klinische Bemerkungen

Basisrezeptur für Feuchtigkeit-Schleim/humor pituitae mit Qi-Stagnation bedingt durch emotionale Einflüsse (Verknotungen, Verhärtungen, Knoten in der Brust, Zysten) • Schleim/pituita und Qi-Stagnation im oberen Wärmebereich/Calorium, im Rachenbereich

Modifikationen

Verletzung des Yin

+ Dendrobii caulis (Shihu)
+ Trichosanthis radix (Tianhuafen)
+ Asparagi radix (Tianmendong)
+ Akebiae trifoliatae seu Payehchae fructus (Bayuezha)
↓ Pinelliae rhizoma (Banxia)
↓ Magnoliae cortex (Houpo)

Stagnation des Qi

+ Bupleuri radix (Chaihu)
+ Curcumae longae tuber (Yujin)
+ Cyperi rhizoma (Xiangfu)
+ Citri reticulatae pericarpium (Chenpi)

Erbrechen

+ Amomi fructus rotundus (Baidoukou)
+ Caryophylli flos (Dingxiang)
+ Amomi xanthioidis fructus (Sharen)

starke Schmerzen in der Brust

+ Curcumae longae tuber (Yujin)
+ Citri aurantii fructus (Zhike)

starke Schmerzen im Thorax

+ Trichosanthis fructus et semen (Gualou)
+ Allii bulbus (Xiebai)

Spannungen im Abdomen

+ Amomi xanthioidis fructus (Sharen)
+ Inulae seu Aucklandiae radix (Muxiang)

Schmerzen im Hypochondrium

+ Meliae toosendan fructus (Chuanlianzi)
+ Corydalidis rhizoma (Yanhusuo)

Schmerzen und Schwellungen des Rachens

+ Scrophulariae radix (Xuanshen)
+ Platycodi radix (Jiegeng)

Kontraindikationen

Defizienz des Yin, trockener Hals

Gravidität

Vorsicht

Pulver zum Geradeziehen (der Gesichtsmuskulatur) (Qianzheng san)

牵正散

erste Erwähnung: 12. Jh.

lateinisch: Pulvis recte Trahens
englisch: Lead to Symmetry Powder

P	Typhonii rhizoma (Baifuzi)	6 g
A	Scorpio (Quanxie)	6 g
M	Bombyx batryticatus (Jiangcan)	6 g

Wirkung / Indikation

■■□ **Schleim / pituita kanalisierend**
Taubheitsgefühl v. a. Gesichtsbereich, Paresen der Gesichtsmuskulatur, Apoplexfolgen, Schwindel

■■■ **Wind / ventus ausleitend**
Zuckungen der Gesichtsmuskulatur, Paresen der Gesichtsmuskulatur, plötzliche Schmerzen im Gesicht, Trigeminusneuralgie

■■□ **Leitbahnen öffnend**
Apoplexfolgen, Paresen der Gesichtsmuskulatur, Taubheitsgefühl im Gesicht

■■□ **Augen und Kopf klärend**
Paresen der Gesichtsmuskulatur, Zuckungen der Gesichtsmuskulatur, Schwindel, Benommenheit

■■□ **Energiebahnen und Sinne öffnend**
Paresen der Gesichtsmuskulatur, Neuralgien im Gesicht

■□□ **krampflösend**
Zuckungen der Gesichtsmuskulatur, Tics

Funktionskreis / Orbisbezug

■■■ FK Leber / o. hepaticus

Temperaturverhalten

■□□ warm

Geschmacksrichtung / Sapor

■□□ scharf

Wirkrichtung

■■■ absenkend

Wirkort

Kopf / Augen, Leitbahnen

Klinische Bemerkungen

Erkrankungen aufgrund von Wind-Schleim/ventus pituitae mit Blockade der Yang-Leitbahnen • vor allem im Gesichtsbereich (Fazialisparese) • nach apoplektischem Insult • Indikationen: Fazialisparese, Trigeminusneuralgie, Zuckungen der Gesichtsmuskulatur

Modifikationen

Wirkungsverstärkung bei Fazialisparese

+ Gastrodiae rhizoma (Tianma)
+ Scolopendra (Wugong)

Bell-Phänomen mit unvollständigem Augenlidschluss zur äußerlichen Anwendung

+ Aconiti radix lateralis praeparata (Fuzi)
+ Pinelliae rhizoma (Banxia)
+ Citri reticulatae pericarpium (Chenpi)
+ Clematidis radix (Weilingxian)

Toxizität

Die Toxizität von Typhonium wird durch Erhitzen vermindert. Buthus enthält Buthotoxin, in hoher Dosierung besteht die Gefahr einer Atemlähmung.

Gravidität

Anwendung verboten

Abgeleitete Rezepturen

Pulver von der Echtheit der Jade (Yuzhen san) • Spasmen lösendes Pulver (Zhijing san)

Spasmen lösendes Pulver (Zhijing san)

止痉散 erste Erwähnung: 20. Jh.

englisch: Stop Spasms Powder

P	Scorpio (Quanxie)	2 g
P	Scolopendra (Wugong)	2 g

Wirkung/Indikation

■■■ **inneren Wind/ventus internus besänftigend**
Muskelzuckungen der Extremitäten, Rigidität, Spasmen im Körper, Verkrampfung des Körpers, Opisthotonus, Kiefersperre, Bewusstlosigkeit, Apoplexfolgen

■■□ **Schmerz beseitigend**
Kopfschmerzen, Migräne, Neuralgien im Gesicht, schmerzhafte Gelenke, rheumatoide Symptomatik

■■■ **krampflösend**
Fieberkrämpfe im Kindesalter, Tic, epileptiforme Erkrankung, Tetanie

Funktionskreis/Orbisbezug

■■■ FK Leber/o. hepaticus

Temperaturverhalten

■□□ warm

Geschmacksrichtung/Sapor

■■□ scharf

Wirkrichtung

■■□ absenkend

Wirkort

Inneres/intima • Leitbahnen

Klinische Bemerkungen

Muskelzuckungen in den Extremitäten • Rigidität und Spasmen im ganzen Körper, Opisthotonus, Krampfneigung, Bewusstseinsstörung

Modifikationen

Hitze/calor mit hohem Fieber

+ Mori folium (Sangye)
+ Chrysanthemi flos (Juhua)
+ Gentianae radix (Longdancao)
+ Uncariae ramulus et uncus (Gouteng)
+ Gastrodiae rhizoma (Tianma)

Defizienz des Milz-Yang/yang lienale mit anhaltender Diarrhö

+ Aconiti radix lateralis praeparata (Fuzi)

äußerer Wind/ventus externus und Toxine mit Tetanus

+ Ledebouriellae seu Saposhnikoviae radix (Fangfeng)
+ Angelicae dahuricae radix (Baizhi)
+ Notopterygii rhizoma (Qianghuo)
+ Typhonii rhizoma (Baifuzi)
+ Arisaematis rhizoma (Tiannanxing)
+ Gastrodiae rhizoma (Tianma)

Xue-Stase mit Migräne

+ Ligustici chuanxiong rhizoma (Chuanxiong)
+ Paeoniae rubrae radix (Chishaoyao)
+ Salviae miltiorrhizae radix (Danshen)
+ Pinelliae rhizoma (Banxia)
+ Bombyx batryticatus (Jiangcan)

Bi-Syndrom mit rheumatischen Beschwerden

+ Ligustici chuanxiong rhizoma (Chuanxiong)
+ Angelicae sinensis radix (Danggui)
+ Olibanum (Ruxiang)
+ Myrrha (Moyao)

Toxizität

Buthus enthält Buthotoxin, in hoher Dosierung Gefahr der Atemlähmung. Scolopendra enthält Taurin, eine histaminähnliche Substanz.

Gravidität

Anwendung verboten

Abgeleitete Rezepturen

Pulver zum Geradeziehen (der Gesichtsmuskulatur) (Qianzheng san)

5 Qi und Xue bewegend

5a Qi bewegend

5b Qi und Xue bewegend

5c Xue bewegend und Xue-Stasen lösend

5d Xue-Stasen lösend und Verknotungen beseitigend mit: Qi, Schleim/pituita, wässriger Feuchtigkeit/humor, Kälte/algor, Hitze/calor oder Toxinen

Pulver gegen die vier Gegenläufigkeiten (Sini san)

四逆散

erste Erwähnung: 3. Jh.

lateinisch: Pulvis quattuor Contravectionum
englisch: Frigid Extremities Powder

P	Bupleuri radix (Chaihu)	6 g
M	Citri aurantii fructus immaturus (Zhishi)	6 g
A	Paeoniae lactiflorae radix (Baishaoyao)	9 g
N	Glycyrrhizae radix tosta (Zhigancao)	3 g

Wirkung / Indikation

■■□ **FK Leber / o. hepaticus harmonisierend und stützend**
Schmerzen im Brustbereich, Schmerzen in den Flanken, Schmerzen im Unterleib, Dysmenorrhö, Diarrhö, saitenförmige Pulse / pp. chordales, kalte Hände und Füße

■■□ **Qi bewegend und regulierend**
Schmerzen im Brustbereich, Schmerzen im Epigastrium, Reizbarkeit, kalte Hände und Füße

■□□ **Xue regulierend**
Schmerzen im Abdomen, Schmerzen im Epigastrium, Völlegefühl in Brust und Epigastrium

■■□ **Kollapsneigung / Flexus beseitigend**
kalte Hände und Füße, pathogene Faktoren im Kleinen Yang / yang minor werden am tieferdringen gehindert

■■□ **mittlere Funktionskreise harmonisierend und stützend**
Diarrhöneigung, Krämpfe im Oberbauch, gespanntes Abdomen, Spannungsgefühl in der Mitte

Funktionskreis / Orbisbezug

■■■ FK Leber / o. hepaticus
■□□ FK Gallenblase / o. felleus
■■□ FK Milz / o. lienalis

Temperaturverhalten

■□□ Tendenz warm

Geschmacksrichtung / Sapor

■□□ sauer
■□□ süß

Wirkrichtung

■□□ emporhebend und absenkend

Wirkort

Mitte / mittlerer Wärmebereich / Calorium

Klinische Bemerkungen

Basisrezeptur (Shanghanlun) bei Stagnationen des Leber- und Gallenblasen-Qi / qi hepaticum et felleum, die den FK Milz / o. lienalis attackieren: das Yangqi kann die Extremitäten nicht erreichen, dadurch Kältegefühl in den Extremitäten, Kollapsneigung • Basisrezeptur bei Disharmonie zwischen FK Leber / o. hepaticus und FK Milz / o. lienalis: Schmerzen im Abdomen, Flankenschmerzen, Dysmenorrhö

Modifikationen

Husten

\+ Schisandrae fructus (Wuweizi)
\+ Zingiberis rhizoma (Ganjiang)

Palpitationen

\+ Cinnamomi cassiae ramulus (Guizhi)

Miktionsstörungen

\+ Poria alba (Fuling)

abdominelle Schmerzen durch Kälte / algor

\+ Aconiti radix lateralis praeparata (Fuzi)

Defizienz des Xue und hypochondrische Schmerzen, Dysmenorrhö

\- Citri aurantii fructus (Zhike)
\+ Atractylodis macrocephalae rhizoma (Baizhu)
\+ Poria alba (Fuling)
\+ Angelicae sinensis radix (Danggui)

Verdauungsstillstand mit abdominellen Schmerzen

\+ Crataegi fructus (Shanzha)
\+ Hordei fructus germinatus (Maiya)
\+ Galli endothelium corneum (Jineijin)

schmerzhafte Menstruation mit Stase des Xue

\+ Angelicae sinensis radix (Danggui)
\+ Linderae radix (Wuyao)
\+ Cyperi rhizoma (Xiangfu)
\+ Corydalidis rhizoma (Yanhusuo)

Mastitis

\+ Citri reticulatae viride pericarpium (Qingpi)

Toxizität

Einzelbestandteile können in höherer Dosierung und bei Langzeitanwendung Nebenwirkungen auslösen: Bupleurum (Chaihu): Übelkeit und Aufstoßen, Paeonia (Baishaoyao): Diarrhö, Glycyrrhiza (Zhigancao): Hypertonie, Meteorismus, Bauchschmerz. Als Rezeptur sind Nebenwirkungen bei gegebener Indikation sehr selten.

Kontraindikationen

traditionell keine, wegen Citri aurantii fructus (Zhike) sollte die Rezeptur während der Schwangerschaft aber mit Vorsicht angewandt werden

Gravidität

Vorsicht

Abgeleitete Rezepturen

Bupleurum-Pulver, das den FK Leber / o. hepaticus löst (Chaihu shugan san) • Pulver der heiteren Ungebundenheit (Xiaoyao san)

Bupleurum-Pulver, das den FK Leber/o. hepaticus löst (Chaihu shugan san)

柴胡疏肝散 erste Erwähnung: 17. Jh.

lateinisch: Pulvis Bupleuri Solvens Orbem hepaticum
englisch: Bupleurum Powder to Spread the Liver

P	Bupleuri radix (Chaihu)	6–12 g
M	Paeoniae lactiflorae radix (Baishaoyao)	9 g
M	Citri aurantii fructus (Zhike)	4,5 g
N	Glycyrrhizae radix (Gancao)	3 g
A	Ligustici chuanxiong rhizoma (Chuanxiong)	3–6 g
A	Cyperi rhizoma (Xiangfu)	6–9 g
A	Citri reticulatae pericarpium (Chenpi)	3–6 g

Wirkung/Indikation

■■□ **Qi bewegend und regulierend**
Schmerzen in Brust, Oberbauch und Flanken, Schmerzen vor und während der Menstruation, Mastopathie, prämenstruelles Syndrom, Stimmungsschwankungen, depressive Verstimmung

■■□ **FK Leber/o. hepaticus harmonisierend und stützend**
Aufstoßen, Übelkeit, Schmerzen in Brust, Bauch und Flanken, Verdauungsblockaden, Völlegefühl, Obstipation

■□□ **Xue bewegend**
Dysmenorrhö, Verklumpungen und Verdichtungen des Qi und Xue: Myome, Hepatopathie, Leberzirrhose

■■□ **Schmerz beseitigend und verteilend**
Schmerzen in Brust, Oberbauch und Flanken, Schmerzen vor und während der Menstruation, Mastopathie, prämenstruelles Syndrom

■□□ **Stauungen zerstreuend**
Schmerzen in Brust, Oberbauch und Flanken, Spannungs- und Völlegefühl in Brust und Abdomen • Qi-Verdichtungen/congelationes mit beginnenden Stasen des Xue: fixierte heftige Schmerzen, Myome, Mastopathie mit fibrösen Veränderungen • Hepatopathie (Fibrose, Zirrhose)

Funktionskreis/Orbisbezug

■■■ FK Leber/o. hepaticus

Temperaturverhalten

■□□ neutral

Geschmacksrichtung/Sapor

■□□ scharf
■□□ süß

Wirkrichtung

■□□ emporhebend

Wirkort

Mitte/mittlerer Wärmebereich/Calorium

Klinische Bemerkungen

Zerstreut Blockaden (sanyu) • reguliert und harmonisiert sowohl Stagnation wie Verkrampfung (yu) des Leber-Qi/qi hepaticum und des Xue • als Basisrezeptur für Blockaden des Qi und Xue bei: Menstruationsstörungen mit Schmerzen, prämenstruelles Syndrom, Mastopathie, Schmerzen in den Flanken und im Oberbauch, Depressionen • wird aus der Erfahrung des Altarztes Pan Yuren als Basisrezeptur bei Hepatopathie wie chronischer Leberfibrose und Leberzirrhose verwendet (siehe Modifikationen)

Modifikationen

Refluxkrankheit mit saurem Aufstoßen

+ Sepiae os (Haipiaoxiao)

massive abdominelle Schmerzen

↑ Cyperi rhizoma (Xiangfu)
+ Corydalidis rhizoma (Yanhusuo)

bitterer Mundgeschmack

+ Scutellariae radix (Huangqin)

Schwellung der Leber

+ Artemisiae capillaris seu scopariae herba (Yinchenhao)
+ Salviae miltiorrhizae radix (Danshen)
+ Ginseng folium (Renshenye)

Mastopathie

+ Citri reticulatae viride pericarpium (Qingpi)
+ Akebiae trifoliatae seu Payehchae fructus (Bayuezha)

Toxizität

siehe Pulver der vier Gegenläufigkeiten (Sini san)

Zusätzliche Indikationen

Hepatopathien: chronische Leberfibrosen und Leberzirrhosen

Kontraindikationen

Schwangerschaft, Stillzeit

Gravidität

Anwendung verboten

Abgeleitete Rezepturen

Paeonia-Dekokt (Shaoyao tang) • Pulver gegen die vier Gegenläufigkeiten (Sini san)

Kommentar

Dieses Rezept ist eine Erweiterung des „Pulvers der vier Gegenläufigkeiten/Kontravektionen" (Sini san): aus der Stase des Qi hat sich bereits eine stärkere Blockade (yu) mit einer Stase des Xue entwickelt. Bupleurum ist die Hauptarznei/m. principale, es löst das Leber-Qi/qi hepaticum, zerstreut pathogene Faktoren nach außen und hebt abgesunkenes Qi nach oben. Die Ministerarzneien/mm. ministrales sind Citri aurantii fructus (Zhike), Cyperus (Xiangfu) und Citri reticulatae pericarpium (Chenpi), die das Leber-Qi/qi hepaticum bewegen, Qi-Verdichtungen/congelationes brechen und absenkend und zerstreuend wirken. Ligusticum (Chuanxiong) bewegt das Xue in allen drei Wärmebereichen/Calorien und gilt als Hilfsarznei/m. auxiliare, Glycyrrhiza (Gancao) harmonsiert und schützt vor der stark zerstreuenden Wirkung.

Dekokt mit Citrus aurantium, Allium und Cinnamomum (Zhishi xiebai guizhi tang)

枳实薤白桂枝汤 erste Erwähnung: 3. Jh.

lateinisch: Decoctum Citri, Allii et Cassiae
englisch: Immature Bitter Orange Trichosanthes Cinnamon Twig Decoction

P	Trichosanthis fructus et semen (Gualou)	12 g
A	Magnoliae cortex (Houpo)	12 g
A	Citri aurantii fructus immaturus (Zhishi)	12 g
A	Allii bulbus (Xiebai)	9 g
A	Cinnamomi cassiae ramulus (Guizhi)	3 g

Wirkung/Indikation

■■■ **Qi bewegend und regulierend**
Völlegefühl im Thorax mit starken Schmerzen, die auch in den Rücken ausstrahlen, Husten, Keuchatmung, Asthma, Dyspnoe, zähes, weißliches Sekret • tiefe, saitenförmige und gespannte Pulse / pp. mersus, chordales et intentus, Zunge blass, Belag dick, weiß, klebrig

■□□ **Yang erwärmend**
Spannungsgefühl und Kälteempfinden, das im Thorax von den Flanken zur Region um das Herz ausstrahlt, Palpitationen

■□□ **Kälte/algor zerstreuend**
Husten, Frösteln, Kältegefühl im Thorax

Zusätzliche Indikationen

Asthma, COPD, Interkostalneuralgie, Angina pectoris

Funktionskreis/Orbisbezug

■■■ FK Lunge/o. pulmonalis
■□□ FK Leber/o. hepaticus
■□□ FK Herz/o. cardialis

Temperaturverhalten

■■□ warm

Geschmacksrichtung/Sapor

■■■ scharf
■□□ süß

Wirkrichtung

■■□ absenkend

Wirkort

Leitbahnen, oberer Wärmebereich/Calorium

Klinische Bemerkungen

Erkrankungen auf der Basis von Qi- und Xue-Stagnationen im Thoraxbereich (Thorax-Bi, occlusio thoracis), starke Schmerzen, Unerträglichkeit einer horizontalen Lage, Keuchatmung • Qi-Stagnationen führen zur Blockade des Yangqi, es entsteht Schleim/pituita (tan)

Modifikationen

Keuchatmung und Blockade im Thorax

+ Armeniacae semen (Xingren)
+ Ephedrae herba (Mahuang)
+ Schisandrae fructus (Wuweizi)

Schleim/pituita

+ Pinelliae rhizoma (Banxia)
+ Zingiberis viridis rhizoma (Shengjiang)
+ Citri reticulatae pericarpium (Chenpi)

Interkostalneuralgie

+ Cyperi rhizoma (Xiangfu)
+ Ligustici chuanxiong rhizoma (Chuanxiong)
+ Salviae miltiorrhizae radix (Danshen)

Angina pectoris

+ Salviae miltiorrhizae radix (Danshen)
+ Amomi xanthioidis fructus (Sharen)
+ Aquilariae lignum (Chenxiang)

massives Kältegefühl im Thorax mit ausstrahlendem Schmerz

+ Aconiti radix lateralis praeparata (Fuzi)
+ Zingiberis rhizoma (Ganjiang)

Kontraindikationen

Defizienz des Lungen-Yin/yin pulmonale, Hitze/calor im FK Lunge/o. pulmonalis

Gravidität

Anwendung verboten

Abgeleitete Rezepturen

Dekokt mit Trichosanthes, Allium und Reiswein (Gualou xiebai baijiu tang)

Trank aus den vier Zerriebenen (Arzneien) (Simo tang)

四磨汤 erste Erwähnung: 13. Jh.

lateinisch: Potio quattuor Fricatorum
englisch: Four Milled-Herb Decoction

P	Ginseng radix (Renshen)	3 g
M	Arecae semen (Binglang)	9 g
M	Aquilariae lignum (Chenxiang)	3 g
M	Linderae radix (Wuyao)	9 g

Wirkung/Indikation

■■■ **Qi bewegend und regulierend**
Druck- und Völlegefühl in Thorax und Epigastrium, Gefühl erschwerter Atmung, psychogenes Asthma, Keuchatmung (anhelitus, dingchuang), lokale Spannnung im Epigastrium mit Inappetenz

■■□ **FK Magen/o. stomachi harmonisierend und stützend**
lokale Spannnung im Epigastrium mit Inappetenz, Qi-Verdichtungen/congelationes (ji)

■□□ **FK Leber/o. hepaticus harmonisierend und stützend**
Emotionen lösend, saitenförmige Pulse/pp. chordales

■■□ **Qi stützend und ergänzend**
Inappetenz

Funktionskreis/Orbisbezug

■■■ FK Leber/o. hepaticus
■■□ FK Magen/o. stomachi
■■□ FK Lunge/o. pulmonalis

Temperaturverhalten

■■□ warm

Geschmacksrichtung/Sapor

■■□ scharf
■□□ bitter

Wirkrichtung

■□□ absenkend

Wirkort

oberer Wärmebereich/Calorium, Mitte/mittlerer Wärmebereich/Calorium

Klinische Bemerkungen

Durch Emotionen entsteht eine Stagnation des Leber-Qi / qi hepaticum, die den FK Lunge / o. pulmonalis oder den FK Magen / o. stomachi blockiert und zu kontravektivem Lungen-Qi / qi pulmonale oder Magen-Qi / qi stomachi führt • Leitsymptome sind Kurzatmigkeit, Asthma und Völlegefühl im Epigastrium mit Appetitverlust • Basisrezeptur für psychogenes Asthma

Modifikationen

Obstipation, Aufstoßen, Spannung im Abdomen, Schmerzen (ergibt das Dekokt aus den sechs gemahlenen Arzneien (Liumotang))

- – Ginseng radix (Renshen)
- \+ Inulae seu Aucklandiae radix (Muxiang)
- \+ Ponciri fructus (Gouju)
- \+ Rhei rhizoma (Dahuang)

Kontraindikationen

Schwangerschaft, Stillzeit, Defizienz des Yin • keine Langzeitanwendung, sonst kann das orthopathische Qi und die Säfte geschmälert werden

Gravidität

Anwendung verboten

Abgeleitete Rezepturen

Dekokt aus sechs gemahlenen Arzneien (Liumo tang) • Dekokt der fünf Zerriebenen (Arzneien) (Wumo yinzi)

Kommentar

Der Porkertsche Name der Rezeptur ist eher poetisch-literarisch zu verstehen: Mo bedeutet „mahlen", erst später auch „zerreiben". Ein besserer Name des Rezeptes wäre deshalb „Dekokt aus den vier Gemahlenen (Drogen)". Lindera (Wuyao) ist die Hauptarznei / m. principale, es löst wärmend die Blockade des Leber-Qi / qi hepaticum in der Mitte, die durch eine akute emotionale Blockade das Beschwerdebild ausgelöst hat. Areca (Binglang) als Ministerarznei / m. ministrale leitet die Völle nach unten aus, Aquilaria (Chenxiang) als weitere Ministerarznei senkt das Qi in den FK Lunge und Magen / oo. pulmonalis et stomachi effektiv ab, beruhigt so Asthma und harmonisiert die Mitte. Ginseng (Renshen) schützt das Qi vor den trockenden und Qi konsumierenden Eigenschaften der ersten drei Arzneien. Zubereitung: Die Arzneimittel sollen gemahlen eingenommen werden, um die ganze Wirkung der aromatischen Bestandteile zur Entfaltung bringen zu können. Das Rezept darf nur kurze Zeit eingenommen werden und eignet sich für eine akute, symtomatische Therapie. Für die Behandlung der Krankheitswurzel (ben) müssen andere Rezepturen (beispielsweise das Pulver zur heiteren Ungebundenheit, Xiaoyao san) eingesetzt werden.

Trank der fünf Zerriebenen (Arzneien) (Wumo yinzi)

五磨饮子

erste Erwähnung: 13. Jh.

lateinisch: Potio quinque Fricatorum
englisch: Five Milled-Herb Decoction

P	Linderae radix (Wuyao)	9 g
M	Arecae semen (Binglang)	9 g
M	Aquilariae lignum (Chenxiang)	6 g
M	Inulae seu Aucklandiae radix (Muxiang)	6 g
M	Citri aurantii fructus immaturus (Zhishi)	3 g

Wirkung/Indikation

■■■ **Qi bewegend und regulierend**
Spannungs- und Völlegefühl in Epigastrium, Oberbauch und Thorax mit starken, wandernden Schmerzen nach massiver emotionaler Belastung

■■■ **Qi absenkend**
Spannungs- und Völlegefühl in Epigastrium und Thorax, Inappetenz, Nausea, Asthma, Beklemmungsgefühl im Thorax

Funktionskreis/Orbisbezug

■■■ FK Leber/o. hepaticus
■■■ FK Magen/o. stomachi
■□□ FK Herzbeutel/o. pericardialis
■□□ FK Herz/o. cardialis

Temperaturverhalten

■□□ warm

Geschmacksrichtung/Sapor

■■■ scharf
■□□ bitter

Wirkrichtung

■□□ absenkend

Wirkort

oberer Wärmebereich/Calorium, Mitte/mittlerer Wärmebereich/Calorium

Klinische Bemerkungen

Akute Rezeptur für Erkrankungen aufgrund von stagnierendem Qi, hochschlagendem Magen-Qi/qi stomachi mit epigastrischen Schmerzen, Spannung im Abdomen • da das Qi nicht gestützt wird, nur bei Patienten mit guter Konstitution einzusetzen • akuter, heftiger Schmerz in Brust, Epigastrium, Abdomen nach massivem Ärger oder emotionalen Belastungen

Kontraindikationen

Schwangerschaft, Stillzeit, Defizienz des Yin, Defizienz des Qi • keine Langzeitanwendung, sonst kann das orthopathische Qi und die Säfte geschmälert werden

Gravidität

Anwendung verboten

Abgeleitete Rezepturen

Trank aus den vier Zerriebenen (Arzneien) (Simo tang)

Kommentar

Dieses Rezept ist eine Abwandlung des „Pulvers aus den vier Zerriebenen (Arzneimitteln) (Simo san)". Lindera (Wuyao) ist die Hauptarznei/m. principale, es löst wärmend die Blockade des Leber-Qi/qi hepaticum in der Mitte, die durch eine akute emotionale Blockade das Beschwerdebild ausgelöst hat. In diesem Rezept wird die Wirkung durch Aucklandia (Muxiang) sowie Citri aurantii fructus immaturus (Zhishi) noch verstärkt. Areca (Binglang) als Ministerarznei/m. ministrale leitet die Völle nach unten aus, Aquilaria (Chenxiang) als weitere Ministerarznei senkt das Qi in FK Lunge und Magen/oo. pulmonalis et stomachi effektiv ab, beruhigt so Asthma und harmonisiert die Mitte. Ursprünglich wurden die Drogen gemahlen und in Reiswein eingenommen, heute wird es als Dekokt verordnet. Das Rezept darf nur kurze Zeit eingenommen werden und eignet sich für eine akute, symtomatische Therapie. Für die Behandlung der Krankheitswurzel (ben) müssen andere Rezepturen (beispielsweise das „Pulver zur heiteren Ungebundenheit, Xiaoyaosan") eingesetzt werden. Da Ginseng (Renshen) aus der Ausgangsrezeptur fehlt, ist die Qi-Bewegung und Zerstreuung verstärkt, weshalb das Dekokt nur bei guter Konstitution eingenommen werden darf.

Pulver mit Melia (Jinlingzi san)

金铃子散

erste Erwähnung: 12. Jh.

lateinisch: Pulvis Toosendan (Pulvis Meliae)
englisch: Melia Toosendan Powder

P	Meliae toosendan fructus (Chuanlianzi)	3–6 g
M	Corydalidis rhizoma (Yanhusuo)	5–12 g

Wirkung/Indikation

■■■ **Qi bewegend und regulierend**
Schmerzen, intermittiernd bis fixiert, Schmerzen im Epigastrium, Schmerzen in den Leisten und genital, Dysmenorrhö, Reizbarkeit

■■□ **Xue regulierend**
fixierte Schmerzen, Schmerzen im Epigastrium, Schmerzen in den Leisten und genital, Dysmenorrhö

■■■ **Schmerz beseitigend und verteilend**
fixierte Schmerzen, Schmerzen im Epigastrium, Schmerzen in den Leisten und genital, Dysmenorrhö

■□□ **Hitze/calor kühlend**
Schmerzen mit Verschlechterung durch heiße, scharfe Getränke oder Speisen, rote Zunge mit gelbem Belag, saitenförmige, schnelle Pulse/pp. chordales, celeri

Zusätzliche Indikationen

Migräne

Funktionskreis/Orbisbezug

■□□ FK Leber/o. hepaticus

Temperaturverhalten

■□□ kalt

Geschmacksrichtung/Sapor

■■□ scharf
■□□ bitter

Wirkrichtung

■■□ absenkend

Wirkort

Mitte/mittlerer Wärmebereich/Calorium, Verdauungstrakt

Klinische Bemerkungen
Intermittierende Schmerzen im Abdomen, Leistenbereich oder während der Menstruation durch Qi- und Xue-Stagnationen, die durch heiße, scharfe Speisen vestärkt werden • Basis-Rezept bei Stase von Qi und Xue mit Hitze/calor oder Glut/ardor im FK Leber/o. hepaticus • deshalb zusammen mit anderen, das Yang absenkenden und das Yin des FK Leber/o. hepaticus stützenden Arzneidrogen auch bei Migräne

Modifikationen
Schmerzen im Epigastrium und Hitze/calor
+ Scutellariae radix (Huangqin)
+ Paeoniae lactiflorae radix (Baishaoyao)

Dysmenorrhö
+ Cyperi rhizoma (Xiangfu)
+ Salviae miltiorrhizae radix (Danshen)
+ Leonuri herba (Yimucao)
+ Carthami flos (Honghua)

Schmerzen in der Leistengegend, Hernienschmerz, Post-Herniotomie-Schmerz
+ Citri aurantii semen (Juhe)
+ Evodiae fructus (Wuzhuyu)
+ Foeniculi fructus (Xiao huixiang)

Toxizität
in therapeutischen Dosen als sicher geltend, bei Vergiftungen durch hohen Dosen aber zentralnervöse Symptome auslösend und hepatotoxisch

Kontraindikationen
Schwangerschaft, Stillzeit, Kälte/algor

Gravidität
Anwendung verboten

Abgeleitete Rezepturen
Pulver mit Melia (Jinlingzi san) • Tiantai-Pulver mit Lindera (Tiantai wuyao san)

Kommentar
Melia (Chuanlianzi) bewegt das Qi mächtig in der Leber-Leitbahn/sin. hepatica und im ganzen Funktionskreis, es kühlt außerdem Hitze/calor. Als Hauptarznei/m. principale stellt es den weichen Fluss wieder her und löst Blockaden mit Hitze/calor-Zeichen effektiv, besonders in den Flanken, Leisten und Unterleib. Corydalis (Yanhusuo) bewegt das Qi und das Xue, kühlt Glut/ardor im FK Leber/o. hepaticus, besänftigt diesen Funktionskreis und wirkt so schmerzstillend. Es ist deshalb Ministerarznei/m. ministrale.

Tiantai-Pulver mit Lindera (Tiantai wuyao san)

天台乌药散 erste Erwähnung: 13. Jh.

lateinisch: Pulvis Tiantai cum Lindera
englisch: Top-Quality Lindera Powder

P	Linderae radix (Wuyao)	6–12 g
M	Inulae seu Aucklandiae radix (Muxiang)	6–9 g
M	Citri reticulatae viride pericarpium (Qingpi)	6–9 g
M	Arecae semen (Binglang)	6–12 g
M	Meliae toosendan fructus (Chuanlianzi)	3–9 g
A	Alpiniae officinari rhizoma (Gaoliangjiang)	3–6 g
A	Foeniculi fructus (Xiao huixiang)	6–9 g
N	(Croton semen (Badou))	(15 g)

Wirkung/Indikation

■■■ **Qi bewegend und regulierend**
heftige, lanzierende Schmerzen im Leistenbereich, die ins Genitale (Hoden) ausstrahlen, Schmerzen im Unterleib, Schmerzen in den Flanken und im Hypochondrium, heftige, fixierte Menstruationsschmerzen mit Ausstrahlung im Bereich der Leber-Leitbahn / s. hepatica, tiefe, gespannte und verlangsamte Pulse / pp. mersi, intenti et tardi, Zunge blass

■■□ **Kälte / algor wärmend**
heftige, lanzierende Schmerzen im Leistenbereich, die ins Genitale (Hoden) ausstrahlen, Schmerzen im Unterleib, Schmerzen in den Flanken und im Hypochondrium, heftige, fixierte Menstruationsschmerzen mit Ausstrahlung im Bereich der Leber-Leitbahn / s. hepatica, Besserung durch Wärme, tiefe, gespannte und verlangsamte Pulse / pp. mersi, intenti et tardi, Zunge blass

■■□ **Kälte / algor zerstreuend**
Schmerzen, fixiert und heftig, Zunge blass

Zusätzliche Indikationen

Magenschmerzen durch Kälte / algor

Funktionskreis / Orbisbezug

■■■ FK Leber / o. hepaticus
■□□ FK Niere / o. renalis

Temperaturverhalten

■■□ heiß

Geschmacksrichtung / Sapor

■■□ bitter
■■□ scharf

Wirkrichtung

■■□ tief

Wirkort

Leitbahnen, unterer Wärmebereich / Calorium

Klinische Bemerkungen

Erkrankungen, bei denen das Qi mit einer Kälte / algor-Blockierung in den Leitbahnen verknotet ist (Flankenschmerz, Schmerzen im unterem Abdomen mit Ausstrahlung in den Hoden, Schmerzen im Leistenbereich, Dysmenorrhö) • für Leisten- und Hodenschmerzen durch Stagnation des Leber-Qi / qi hepaticum mit Kälte / algor in der Leber-Leitbahn / s. hepatica (shanqi)

Modifikationen

Hernien und Hernienschmerz

+ Citri aurantii semen (Juhe)
+ Litchi semen (Lizhihe)

massive Kälte / algor

+ Cinnamomi cassiae cortex (Rougui)
+ Evodiae fructus (Wuzhuyu)

Stase des Xue

+ Carthami flos (Honghua)
+ Persicae semen (Taoren)

Toxizität

Croton semen (Badou) ist sehr toxisch. Deshalb wird dieses Mittel nicht mitgekocht, sondern vorher mit Meliae toosendan fructus (chuanlianzi) zusammen eine Stunde abgekocht oder mit pulverisiertem Meliae fructus dann dem Pulver / Dekokt zugefügt. Die meisten Kommentatoren sehen dies als genial, dass auf diese Weise die Geschmacksrichtung / sapor von Croton, nicht aber seine Toxizität in die Rezeptur gelangt. Andere Quellen empfehlen dagegen, Croton ganz wegzulassen.

Kontraindikationen

Schwangerschaft, Stillzeit

Gravidität

Anwendung verboten

Abgeleitete Rezepturen

Pulver mit Melia (Jinlingzi san)

Kommentar

Hauptarznei / m. principale ist Lindera (Wuyao), die das Qi bewegt und gleichzeitig im Unterbauch und unterem Wärmebereich / Calorium wärmt. Der chinesische Name weist darauf hin, dass im Tiantai-Gebirge die besten Lindera-Wurzeln gedeihen. Zwei Gruppen von Ministerarzneien / mm. ministrales sind zu finden: Alpinia (Gaoliangjiang) und Foeniculum (Xiao huixiang) wärmen Kälte / algor in der Leitbahn und im Unterleib, Inula seu Aucklandia (Muxiang), Citri reticulatae viride pericarpium (Qingpi) und Areca (Binglang) bewegen mächtig das Qi, brechen Stasen und Verdichtungen / congelationes, Areca (Binglang) führt das Qi nach unten. Melia (Chuanlianzi) dient als Meldearznei für die Leber-Leitbahn / s. hepatica, die Prozessierung mit Croton (Badou) verstärkt die Fähigkeit, den FK Leber / o. hepaticus zu erweichen und mildert die kalten Eigenschaften von Melia. Rezepturvergleich: – das „Dekokt, das den FK Leber / o. hepaticus erwärmt" (Nuangan jian) ist geeigneter bei Kälte / algor in der Leber-Leitbahn / s. hepatica – die „Pille mit Citri aurantii semen" (Juhe wan) ist geeigneter bei Verhärtungen im Hodenbereich, Schwellungen, Tumoren, Klumpenbildung. Zubereitung: siehe Toxizität.

Pille mit Citri aurantii semen (Juhe wan)

橘核丸 erste Erwähnung: 13. Jh.

englisch: Tangerine Seed Pill

P	Citri aurantii semen (Juhe)	5–12 g
M	Magnoliae cortex (Houpo)	6–9 g
M	Meliae toosendan fructus (Chuanlianzi)	3–9 g
M	Citri aurantii fructus immaturus (Zhishi)	6–9 g
M	Corydalidis rhizoma (Yanhusuo)	6–9 g
M	Inulae seu Aucklandiae radix (Muxiang)	6–9 g
A	Sargassi thallus (Haizao)	6–9 g
A	Laminariae seu Algae thallus (Kunbu)	6–9 g
M	Persicae semen (Taoren)	6–9 g
A	Akebiae caulis (Mutong)	3–9 g
A	Cinnamomi cassiae cortex (Rougui)	1–3 g

Wirkung/Indikation

■■■ **Qi bewegend und regulierend**
Spannungsgefühl und Schmerzen in Unterbauch, Leiste und Scrotum, Tenesmen, Schmerzen

■■□ **Zusammenballung lösend**
Schwellung, steinhart im Scrotum, Verdichtungen im Unterleib, Schwellungen der inguinalen Lymphknoten, Abszesse mit Absonderung gelblicher Flüssigkeit

■■□ **Schwellung zerteilend**
Schwellungen im Hoden, Verdichtungen im Unterleib, Schwellungen der inguinalen Lymphknoten

■■□ **Schleim/pituita umwandelnd**
Schwellungen, Verdichtungen, Verhärtungen im Scrotum, inguinal und im Unterbauch

■■□ **Kälte/algor wärmend**
inguinale Schmerzen, Schmerzen im Unterleib, fixiert, heftig, tiefe, verlangsamte, gespannte Pulse/pp. mersi, tardi, intenti

■□□ **Stasen des Xue lösend**
fixierte Schmerzen, livide Zunge

Zusätzliche Indikationen

Orchitis, Epididymitis, Hydrozele, Prostatitis

Funktionskreis/Orbisbezug

■■■ FK Leber/o. hepaticus
■□□ FK Drei-Wärmebereiche/o. tricalorii
■□□ FK Niere/o. renalis

Klinische Bemerkungen

bewegt und dynamisiert Qi und Xue: stärkste Schmerzen und Schwellung im Genitale mit Ausstrahlung in den Nabelbereich • Feuchtigkeit-Schleim-Kälte/algor humoris et pituitae blockiert die Leber-Leitbahn/s. hepatica: steinharte Schwellung des Hodens, Verhärtungen/concretiones und Abszesse. Die klassische Indikation der inkarzerierten Leistenhernie ist chirurgisch zu behandeln.

Modifikationen

deutliche Stase des Xue

\+ Curcumae zedoariae rhizoma (Ezhu)
\+ Scirpi seu Sparganii rhizoma (Sanleng)

massive Kälte/algor mit starken Schmerzen

↑ Cinnamomi cassiae cortex (Rougui)
\+ Evodiae fructus (Wuzhuyu)
\+ Foeniculi fructus (Xiao huixiang)

calor humidus

– Cinnamomi cassiae cortex (Rougui)
\+ Plantaginis semen (Cheqianzi)
\+ Smilacis glabrae rhizoma (Tufuling)
\+ Scutellariae radix (Huangqin)
\+ Phellodendri cortex (Huangbo)
\+ Alismatis rhizoma (Zexie)

Toxizität

Meliae toosendan fructus (Chuanlianzi) kann bei hoher Dosis und langer Einnahme hepatoxisch wirken. Die in der Rezeptur angegebenen Dosen gelten als sicher. Akebiae seu Clematis caulis (Mutong) kann durch Aristolochiaarten vertauscht worden sein, die nephrotoxische und cancerogene Aristolochiasäuren enthalten. Diese Verwechslung muss durch geeignete Tests ausgeschlossen sein.

Gravidität

Anwendung verboten

Abgeleitete Rezepturen

Tiantai-Pulver mit Lindera (Tiantai wuyao san) • Dekokt, das den FK Leber/o. hepaticus erwärmt (Nuangan jian)

Temperaturverhalten

■□□ warm

Geschmacksrichtung/Sapor

■■□ scharf
■■■ salzig

Wirkrichtung

■■■ tief

Wirkort

Leitbahnen, unterer Wärmebereich/Calorium

Pille zur Überwindung des Ballgefühls in der Leibesmitte (Yueju wan)

越鞠丸 erste Erwähnung: 15. Jh.

lateinisch: Pilula Superans Pilam
englisch: Escape Restraint Pill

M	Ligustici chuanxiong rhizoma (Chuanxiong)	6 g
M	Atractylodis rhizoma (Cangzhu)	6 g
P	Cyperi rhizoma (Xiangfu)	9 g
M	Gardeniae fructus (Zhizi)	6 g
M	Massa medicata fermentata (Shenqu)	6 g

Wirkung / Indikation

■■□ **Qi bewegend und regulierend**
Verdauungsstörungen, Klumpengefühl in Brust und Abdomen, Druck in der Brust, Druck im Abdomen, Schmerzen im Hypochondrium, Übelkeit, Brechreiz

■■□ **Feuchtigkeit / humor umwandelnd**
Übelkeit, Brechreiz, Appetitverlust, Husten mit Schleim, Klumpengefühl in Brust und Abdomen

■■□ **Hitze / calor zerstreuend**
saures Aufstoßen, Schmerzen im Epigastrium, rote Zunge, Durst

■■□ **Stasen des Xue lösend**
Schmerzen Hypochondrium, Klumpengefühl und Druck in Brust und Abdomen

■■□ **Schmerz beseitigend und verteilend**
Qi-Blockaden, Xue-Stasen: Hypochondrium, Oberbauch, Brust, Abdomen

■■□ **Verdauungsblockaden lösend**
Völlegefühl, Blockade in den Eingeweiden, Verdauungsblockaden, Übelkeit, Meteorismus, Diarrhö oder Obstipation nach schweren, fettreichen, fleischreichen Mahlzeiten, Mundgeruch, saures Aufstoßen

Funktionskreis / Orbisbezug

■□□ FK Leber / o. hepaticus
■□□ FK Magen / o. stomachi
■□□ FK Milz / o. lienalis
■□□ FK Drei-Wärmebereiche / o. tricalorii

Temperaturverhalten

■□□ warm

Geschmacksrichtung / Sapor

■■□ bitter
■□□ scharf

Wirkrichtung

■□□ absenkend

Wirkort

Mitte / mittlerer Wärmebereich / Calorium

Klinische Bemerkungen

didaktische Rezeptur und Basisrezept für alle fünf Formen der Stase laut Zhu Danxi: Stase des Qi, Stase des Xue, Feuchtigkeit / humor, Hitze / calor, Verdauungsblockaden • Stasen auflösend bei Klumpengefühl, Beklemmungsgefühl, Völlegefühl in Thorax und Abdomen, Aufstoßen, Übelkeit, Reflux, Husten, Verdauungsstörungen, Inappetenz

Modifikationen

Blockaden des Qi
+ Inulae seu Aucklandiae radix (Muxiang)
+ Curcumae longae tuber (Yujin)
+ Linderae radix (Wuyao)

Glut / ardor im FK Leber / o. hepaticus
– Atractylodis rhizoma (Cangzhu)
+ Paeoniae lactiflorae radix (Baishaoyao)
+ Moutan cortex radicis (Mudanpi)

Stasen des Xue, livider bzw. zyanotischer Zungenkörper, Schmerzen im Hypochondrium
+ Persicae semen (Taoren)
+ Carthami flos (Honghua)

pituita
+ Pinelliae rhizoma (Banxia)
+ Arisaematis rhizoma (Tiannanxing)

starke Feuchtigkeit / humor
+ Magnoliae cortex (Houpo)
+ Poria alba (Fuling)

Verdauungsblockaden (gan)
+ Crataegi fructus (Shanzha)
+ Tritici fructus germinatus (Fuxiaomai)

Kälte / algor
– Gardeniae fructus (Zhizi)
+ Evodiae fructus (Wuzhuyu)
+ Zingiberis rhizoma (Ganjiang)

starkes Beklemmungsgefühl im Abdomen
+ Citri reticulatae viride pericarpium (Qingpi)
+ Citri reticulatae pericarpium (Chenpi)
+ Citri aurantii fructus immaturus (Zhishi)
+ Arecae semen (Binglang)

Kontraindikationen

Stagnation und Stase aufgrund von Defizienz

Gravidität

Anwendung verboten

Dekokt der vier Bestandteile (Siwu tang)

四物汤 erste Erwähnung: 11. Jh.

lateinisch: Decoctum quattuor Medicamentorum
englisch: Four Substances Decoction

M	Angelicae sinensis radix (Danggui)	9 g
P	Rehmanniae rhizoma praeparata (Shudihuang)	9–24 g
M	Paeoniae lactiflorae radix (Baishaoyao)	6 g
A	Ligustici chuanxiong rhizoma (Chuanxiong)	3 g

Wirkung / Indikation

■□□ **Xue bewegend**
Menstruationsstörungen, Amenorrhö, Schmerzen periumbilikal, Schmerzen im Abdomen, Rückenschmerzen, Verhärtungen / concretiones im Abdomen

■■■ **Xue ergänzend und suppletierend**
Schwindel, Benommenheit, blasses Gesicht, verschwommene Sicht, erhöhter Muskeltonus, Menstruationsstörungen, Amenorrhö, Frühgeburtsbestrebungen, sporadisches Fieber, Palpitationen, Insomnia, Haare und Nägel brüchig, zarte Pulse / pp. minuti

■■□ **Xue regulierend**
Schwindel, Benommenheit, Menstruationsstörungen, Schmerzen im Abdomen, Rückenschmerzen, Verhärtungen / concretiones im Abdomen, tumoröse Prozesse im Abdomen

■■□ **FK Leber / o. hepaticus harmonisierend und stützend**
Schwindel, Benommenheit, verschwommene Sicht, helle Fingernägel, erhöhter Muskeltonus, Menstruationsstörungen, Amenorrhö, saitenförmige Pulse / pp. chordales

■□□ **Schmerz beseitigend und verteilend**
Schmerzen im Abdomen, Rückenschmerzen

Funktionskreis / Orbisbezug

■■■ FK Leber / o. hepaticus
■□□ FK Herz / o. cardialis
■□□ FK Dickdarm / o. intestini crassi

Temperaturverhalten

■■□ Tendenz warm

Geschmacksrichtung / Sapor

■□□ scharf
■■□ süß

Wirkrichtung

■■□ tief

Wirkort

unterer Wärmebereich / Calorium, Inneres / intima

Klinische Bemerkungen

gynäkologische Basisrezeptur • indiziert bei Defizienz des Xue mit Zeichen einer Stase des Xue

Modifikationen

Hitze im Xue / calor xue
- \+ Scutellariae radix (Huangqin)
- \+ Coptidis rhizoma (Huanglian)

Stasen des Xue
- \+ Persicae semen (Taoren)
- \+ Carthami flos (Honghua)

Defizienz des qi lienale
- \+ Astragali radix (Huangqi)
- \+ Codonopsitis radix (Dangshen)
- \+ Atractylodis macrocephalae rhizoma (Baizhu)

Defizienz des Xue und Kälte / algor
- \+ Cinnamomi cassiae cortex (Rougui)
- \+ Zingiberis rhizoma (Ganjiang)

Dynamisierung des Xue
- – Paeoniae lactiflorae radix (Baishaoyao)
- \+ Paeoniae rubrae radix (Chishaoyao)

unruhiger Fetus
- \+ Artemisiae argyi folium (Aiye)
- \+ Asini corii gelatinum (Ejiao)

Defizienz des Xue und Kälte / algor im Uterusbereich
- \+ Artemisiae argyi folium (Aiye)
- \+ Cyperi rhizoma (Xiangfu)

Insomnia
- \+ Ostreae concha (Muli)
- \+ Zizyphi spinosae semen (Suanzaoren)

Gravidität

Vorsicht

Abgeleitete Rezepturen

Dekokt der vier Bestandteile mit Persica und Carthamus (Taohong siwu tang)

Dekokt der vier Bestandteile mit Persica und Carthamus (Taohong siwu tang)

桃红四物汤 erste Erwähnung: 18. Jh.

lateinisch: Decoctum quattuor Medicamentorum cum Persica et Carthamum
englisch: Four Substances Decoction with Safflower and Peach Pit

P	Carthami flos (Honghua)	5 g
P	Persicae semen (Taoren)	6 g
M	Angelicae sinensis radix (Danggui)	9 g
M	Ligustici chuanxiong rhizoma (Chuanxiong)	3 g
M	Paeoniae lactiflorae radix (Baishaoyao)	9 g
M	Rehmanniae radix praeparata (Shudihuang)	9 g

Wirkung / Indikation

■■■ **Xue bewegend**
verkürzte Menstruation, verstärkte Blutung mit dunkel-lividen Klumpen, schmerzhafte Menstruation

■■□ **Xue ergänzend und suppletierend**
Müdigkeit, Schwindelgefühl, blasser Teint, brüchige Nägel, unregelmäßige Menstruation, wenig Blut, Zunge blass, raue Pulse / pp. asperi

Funktionskreis / Orbisbezug

■■■ FK Leber / o. hepaticus
■□□ FK Niere / o. renalis
■□□ FK Herz / o. cardialis

Temperaturverhalten

■□□ warm

Geschmacksrichtung / Sapor

■□□ süß
■■□ scharf

Wirkrichtung

■■□ tief

Wirkort

unterer Wärmebereich / Calorium

Klinische Bemerkungen

Basisrezeptur für Erkrankungen bedingt durch Stagnation des Xue, Stasen des Xue: Dysmenorrhö, verkürzter Menstruationszyklus

Kontraindikationen

Schwangerschaft, Stillzeit

Gravidität

Anwendung verboten

Abgeleitete Rezepturen

Dekokt der vier Bestandteile (Siwu tang)

Kommentar

Dieses Rezept ist eine Abwandlung des „Dekokts der vier Bestandteile“. Carthami flos (Honghua) und Persicae semen (Taoren) sind zwei wirksame Bewegungsmittel des Xue, sie brechen Stasen auf und beleben die Menstruation. Das Rezept eignet sich bei allen Menstruationsstörungen, bei denen eine Stase des Xue im Vordergrund steht und gleichzeitig eine Defizienz des Xue vorhanden ist.

Xue belebendes Dekokt, das an den Ursprung zurückkehren lässt (Fuyuan huoxue tang)

复元活血汤

erste Erwähnung: 11. Jh.

lateinisch: Decoctum Animans Xue pro Reversio ad Principuum
englisch: Revive Health by Invigorating Blood Decoction

P	Carthami flos (Honghua)	6 g
P	Persicae semen (Taoren)	9 g
P	Angelicae sinensis radix (Danggui)	9 g
P	Manitis pentadactylae squama (Chuanshanjia)	6 g
N	Bupleuri radix (Chaihu)	15 g
M	Trichosanthis radix (Tianhuafen)	9 g
M	Rhei rhizoma (Dahuang)	30 g
N	Glycyrrhizae radix (Gancao)	6 g

Wirkung/Indikation

■■■ **Schmerz beseitigend und verteilend**
Trauma, heftigster, posttraumatischer Schmerz in Brust, Flanken, Rippenbogen, fixierter Schmerz, Verschlimmerung durch Druck, raue, saitenförmige Pulse/pp. asperi, chordales

■■■ **Leitbahnen öffnend**
posttraumatische Stase des Xue in der Leber-Leitbahn/s. hepatica: Schmerzen in Hypochondrium, Flanken, Thorax

■■■ **Stasen des Xue lösend**
Schmerzen in Brust, Flanken, Rippenbogen, posttraumatischer, fixierter Schmerz, Verschlimmerung durch Druck, saitenförmige, raue Pulse/pp. chordales, asperi

■□□ **laxierend**
Stasen und Klumpen (über FK Dickdarm/o. intestini crassi)

■□□ **FK Leber/o. hepaticus harmonisierend und stützend**
Schmerzen in Throrax, Rippenbogen und Flanken, Unruhe, Reizbarkeit

Zusätzliche Indikationen

Verletzungen, Traumen

Funktionskreis/Orbisbezug

■■■ FK Leber/o. hepaticus
■□□ FK Dickdarm/o. intestini crassi

Temperaturverhalten

■□□ neutral

Geschmacksrichtung/Sapor

■□□ bitter
■□□ salzig

Wirkrichtung

■■□ tief

Wirkort

oberer Wärmebereich/Calorium, Mitte/mittlerer Wärmebereich/Calorium

Klinische Bemerkungen

alle Arten von Verletzungen • Stase des Xue mit Schmerzen und Schwellungen nach einem Trauma oder physischer Verletzung (besonders Schmerzen in Thorax, Hypochondrium, Flanken) • Basisrezept für eine Stase des Xue im oberen Wärmebereich / Calorium • bei allen Erkrankungen auf der Basis einer Xue-Stagnation • besonders wirksam in der Leber-Leitbahn / s. hepatica und im hypochondrischen Bereich

Modifikationen

heftigste Schmerzen

\+ Notoginseng radix (Sanqi)
\+ Mori ramulus (Sangzhi)
\+ Corydalidis rhizoma (Yanhusuo)

Stase des Qi mit Reizbarkeit, Unruhe, Stimmungsschwankungen

\+ Ponciri fructus (Gouju)
\+ Curcumae longae tuber (Yujin)

Kontraindikationen

Schwangerschaft

Gravidität

Anwendung verboten

Abgeleitete Rezepturen

Siebentausendstel-eines-Tael-Puder (Qili san)

Kommentar

Die vier Hauptarzneien / mm. principales sind Carthami flos (Honghua), Persicae semen (Taoren), Angelicae sinensis radix (Danggui) und Manitis pentadactylae squama (Chuanshanjia). Alle vier dynamisieren das Xue und brechen Stasen, reduzieren Hämatome, lösen Blockaden der Leitbahnen und stillen so Schmerz. Ministerarzneien: Rheum (Dahuang) soll hier in prozessierter Form, nämlich in Reiswein gebraten (baijiuchao), eingesetzt werden, da es auf diese Weise auch das Xue dynamisiert und milde Klumpen über den Darm eliminiert. Dabei wird es durch Persicae semen (taoren) unterstützt. Trichosanthis radix (Tianhuafen) wird die Eigenschaft zugesprochen, frisches Gewebe zu generieren, die Wundheilung zu fördern und das Xue zu beleben. Bupleuri radix (Chaihu) dient als Meldearznei / m. nuntiale für die Leber-Leitbahn / s. hepatica, löst und reguliert Qi und entspannt den FK Leber / o. hepaticus. Glycyrrhizae radix (Gancao) dient zur Schmerzstillung, harmonisiert und löst Verkrampfungen. Zubereitung: kann als Tinktur oder Pulver benutzt werden, zur lokalen Anwendung. Falls Rheum (Dahuang) nur in roher, also nicht prozessesierter Form erhältlich, muss die Dosis drastisch gemindert werden. Manitis squama (Chuanshanjia) unterliegt dem Artenschutzabkommen. es kann durch Vaccariae semen (Wangbuliuxing) in höherer Dosis ersetzt werden.

Dekokt, das die Sinnesöffnungen löst und das Xue vorantreibt (Tongqiao huoxue tang)

通窍活血汤

erste Erwähnung: 19. Jh.

englisch: Unblock the Orifices and Invigorate the Blood Decoction

A	Moschus secretio (Shexiang)	0,15 g
P	Carthami flos (Honghua)	9 g
P	Persicae semen (Taoren)	9 g
M	Angelicae sinensis radix (Danggui)	6 g
P	Ligustici chuanxiong rhizoma (Chuanxiong)	3 g
P	Paeoniae rubrae radix (Chishaoyao)	3 g
M	Allii fistulosi bulbus (Congbai)	3 g
A	Zingiberis viridis rhizoma (Shengjiang)	9 g
N	Jujubae fructus (Dazao)	7 Stck.

Wirkung / Indikation

■■■ **Xue bewegend**
Stasen des Xue im Kopf und Gesichtsbereich: Kopfschmerzen, Schwindel, Benommenheit, Tinnitus, Haarausfall, dunkler Teint mit Augenringen, saitenförmige, raue Pulse / pp. chordales, asperi, Zunge livide

■□□ **Qi bewegend und regulierend**
Kopfschmerzen, Schwindel

■■■ **Energiebahnen und Sinne öffnend**
Schwindel, Benommenheit, Vertigo, Tinnitus

■■□ **Augen und Kopf klärend**
Schwindel, Benommenheit, Vertigo, Tinnitus

Zusätzliche Indikationen

kindliche Verdauungsblockade und Gedeihstörungen (gan-Syndrom)

Funktionskreis / Orbisbezug

■■□ FK Leber / o. hepaticus
■■□ FK Herz / o. cardialis

Temperaturverhalten

■□□ Tendenz warm

Geschmacksrichtung / Sapor

■■■ scharf
■□□ bitter

Wirkrichtung

■□□ emporhebend

Wirkort

oberer Wärmebereich / Calorium, Kopf / Augen

Klinische Bemerkungen

Erkrankungen auf der Basis einer Stagnation des Xue, Stasen des Xue mit Symptomen im Kopfbereich, Gesichtsbereich oder in der oberen Körperhälfte: Kopfschmerzen, Schwindel, Tinnitus, Haarausfall), öffnet den Kopf und die fünf Sinne bei Stasen des Xue und Schleim/pituita

Kontraindikationen

Schwangerschaft, Stillzeit, Defizienz des Xue

Gravidität

Anwendung verboten

Abgeleitete Rezepturen

Dekokt der vier Bestandteile mit Persica und Carthamus (Taohong siwu tang) • Dekokt der vier Bestandteile (Siwu tang)

Kommentar

Diese Rezeptur ist eine Abwandlung des „Decocts der vier Bestandteile (Siwu tang)" bzw. der umfangreicheren Basisrezeptur „Dekokt zur Austreibung von Xue-Stasen aus dem Palast des Xue" (Xuefu zhuyu tang). Durch eine Stase des Xue im Kopf, dem Zusammenkunftsort aller Yang-Leitbahnen, durch Schleim/pituita und durch eine Stase des Qi kommt es zu Kopfschmerzen, Vertigo, Tinnitus, Sehstörungen. Die Hauptarzneien/mm. principales sind Paeonia (Chishao), Ligusticum (Chuanxiong), Persica (Taoren) und Carthamus (Honghua), die alle effektiv das Xue dynamisieren, Stasen brechen und durch ihr leichtes Paradigma nach oben wirken und die Sinne öffnen. Allium (Congbai) und Zingiber (Shengjiang) sind Hilfsarzneien, die Schleim/pituita umwandeln, das Qi bewegen und den Thorax wärmen und öffnen. Moschus (Shexiang) ist sehr effektiv, um die Sinne zu öffnen, Kopf und Augen zu klären. Es bewegt stark das Xue und gilt deshalb als Ministerarznei. Jujuba (Dazao) schützt die Mitte vor den stark trocknenden Eigenschaften der anderen Arzneien und stützt das Qi. Zubereitung: Moschus secretio (Shexiang) unterliegt dem Artenschutzabkommen und kannn durch Acori graminei rhizoma (Shichangpu) und Borneol ersetzt werden. Künstlicher Moschus ist wegen der sehr hohen Allergisierungsgefahr zu vermeiden.

Salvia-Trank (Danshen yin)

丹参饮

erste Erwähnung: 19. Jh.

lateinisch: Potio Salviae
englisch: Salvia Decoction

P	Salviae miltiorrhizae radix (Danshen)	30 g
M	Santali albi lignum (Tanxiang)	4,5 g
A	Amomi xanthioidis fructus (Sharen)	4,5 g

Wirkung/Indikation

■■■ **Xue bewegend**
Schmerzen im Epigastrium, Oberbauch, in den Thorax ausstrahlend, Unruhe, Angstgefühl, Druck im Thorax, Spannungsgefühl im Hypochondrium, Dysmenorrhö, Zunge livide, saitenförmige, raue Pulse / pp. chordales, asperi

■□□ **Hitze / calor kühlend**
Unruhegefühl, Schlafstörungen, Reizbarkeit, Palpitationen, Schmerzen im Epigastrium, Zunge rot, wenig Belag

■■□ **Qi bewegend und regulierend**
Schmerzen, ziehend, wandernd, ausstrahlend in Epigastrium und Oberbauch

■□□ **Säfte ergänzend**
trockener Mund, Unruhe, Palpitationen, Zunge rot mit wenig Belag

Zusätzliche Indikationen

KHK, Dysmenorrhö, Gastritis

Funktionskreis / Orbisbezug

■■□ FK Leber / o. hepaticus
■■□ FK Magen / o. stomachi
■■□ FK Herz / o. cardialis

Temperaturverhalten

■□□ kühl

Geschmacksrichtung / Sapor

■■□ bitter
■□□ scharf

Wirkrichtung

■■□ absenkend

Wirkort

oberer Wärmebereich / Calorium

Klinische Bemerkungen

Stasen des Xue und Qi akkumulieren im mittleren und oberen Wärmebereich/Calorium, zusätzlich entsteht Hitze/calor: ausstrahlende Schmerzen, vom Epigastrium und Thorax ausgehend • Basisrezept in China bei Angina pectoris, meist als Fertigarznei eingenommen • weitere Indikationen: Dysmenorrhö, Schlafstörungen, Flankenschmerzen

Modifikationen

Angina pectoris

\+ Trichosanthis fructus et semen (Gualou)
\+ Allii bulbus (Xiebai)
\+ Pinelliae rhizoma (Banxia)
\+ Reiswein (Huangjiu)

Dysmenorrhö

\+ Corydalidis rhizoma (Yanhusuo)
\+ Carthami flos (Honghua)

Toxizität

Wechselwirkungen mit oralen Antikoagulanzien sind beschrieben, es sollten regelmäßige Kontrollen der INR erfolgen.

Kontraindikationen

Schwangerschaft, hämorrarghische Diathese

Gravidität

Anwendung verboten

Kommentar

Die westliche Indikation KHK sollte primär einer aktuellen Diagnostik und Therapie zugeführt werden, sekundär oder zur Prophylaxe ist dieses Rezept indiziert. Der Name der Rezeptur und die hohe Dosis von Salvia (Danshen) weisen bereits auf die Funktion als Hauptarznei/m. principale hin: Salvia bewegt das Xue in der Mitte und im Thorax, senkt ab, sediert das shen, befeuchtet und kühlt Hitze/calor. Sie stillt so Schmerz, beruhigt und löst die Blockaden des Xue. Lignum santali (Tanxiang) ist Ministerarznei/m. ministrale, wärmt die Mitte und reguliert das Qi, die Hilfsarznei/m. auxiliare Amomi semen (Sharen) entspannt und harmonisiert die Mitte, reguliert das Qi, löst so Blockaden im Thorax und stillt Schmerz. Trotz der wenigen Bestandteile ist diese Rezeptur sehr wirksam, besonders bei Stasen des Xue und Magenschmerzen. Zubereitung: Lignum santali (Tanxiang) enthält aromatische Öle und sollte deshalb dem Dekokt erst zum Schluss zugefügt werden.

Stasen aus der Versammlungshalle des Xue vertreibendes Dekokt (Xuefu zhuyu tang)

血府逐瘀汤 erste Erwähnung: 19. Jh.

lateinisch: Decoctum Expellens Stasis ex Aula Xue
englisch: Drive Out Stasis in the Mansion of Blood Decoction

P	Persicae semen (Taoren)	12 g
P	Carthami flos (Honghua)	9 g
M	Angelicae sinensis radix (Danggui)	9 g
P	Ligustici chuanxiong rhizoma (Chuanxiong)	4,5 g
M	Paeoniae rubrae radix (Chishaoyao)	6 g
M	Achyranthis bidentatae radix (Niuxi)	9 g
N	Bupleuri radix (Chaihu)	3 g
N	Platycodi radix (Jiegeng)	4,5 g
A	Citri aurantii fructus (Zhike)	6 g
A	Rehmanniae rhizoma (Shengdihuang)	9 g
N	Glycyrrhizae radix (Gancao)	3 g

Wirkung/Indikation

■■■ **Xue bewegend**
Schmerzen im Brustbereich, Schmerzen im Hypochondrium, Kopfschmerzen stechend/anhaltend. Xue-Stasen FK Magen/o. stomachi: Schluckauf. Xue-Stasen FK Herz/o. cardialis: Palpitationen, Schlaflosigkeit, Reizbarkeit, gestauter, dunkelfleckiger Zungenkörper, Zyanose der Lippen

■■■ **Xue regulierend**
Schmerzen im Brustbereich, Schmerzen im Hypochondrium, stechende Kopfschmerzen, Stimmungsschwankungen, depressive Symptomatik

■■■ **Stasen des Xue lösend**
Schmerzen im Brustbereich, Schmerzen im Hypochondrium, Kopfschmerzen stechend/ortsfest, Palpitationen, Schlaflosigkeit, Zungenkörper dunkelrot, Zungenrand dunkelfleckig, saitenförmige Pulse/pp. chordales, Sklerodermie

■□□ **Qi bewegend und regulierend**
Schmerzen im Brustbereich, Schmerzen im Hypochondrium, Kopfschmerzen, Stimmungsschwankungen, depressive Symptomatik, Palpitationen, Schlaflosigkeit, Reizbarkeit, Zornbereitschaft

■□□ **Hitze/calor kühlend**
Palpitationen, Schlaflosigkeit, Depression, Hitzegefühl im Thorax

■■□ **FK Leber/o. hepaticus harmonisierend und stützend**
Kopfschmerzen, Stimmungsschwankungen, depressive Symptomatik, Palpitationen, Schlaflosigkeit, Reizbarkeit, Zornbereitschaft, Schmerzen im Hypochondrium

Funktionskreis/Orbisbezug

■■■ FK Leber/o. hepaticus
■□□ FK Magen/o. stomachi
■□□ FK Herz/o. cardialis

Klinische Bemerkungen

eine Blockade des Xue im Thorax hemmt den Xue-Fluss oberhalb des Zwerchfells, begleitet von einer Stase des qi hepaticum • Leitsymptome sind Schmerzen und Hitzegefühl im Thorax, Palpitationen, Insomnia, hartnäckiger Kopfschmerz, depressive Stimmung mit Stimmungsschwankungen, abendlich subfebrile Temperaturen, raue, saitenförmige Pulse/pp. asperi, chordales und ein livider Zungenkörper mit dunklen Flecken

Modifikationen

Kopfschmerzen

\+ Viticis fructus (Manjingzi)
\+ Tribuli fructus (Baijili)

Schmerzen im Hypochondrium

\+ Curcumae longae tuber (Yujin)
\+ Allii bulbus (Xiebai)

abdominelle Verhärtungen, Tumore

\+ Curcumae longae tuber (Yujin)
\+ Salviae miltiorrhizae radix (Danshen)

Amenorrhö, Dysmenorrhö

– Platycodi radix (Jiegeng)
\+ Cyperi rhizoma (Xiangfu)
\+ Leonuri herba (Yimucao)
\+ Lycopi herba (Zelan)

Schlaflosigkeit

\+ Zizyphi spinosae semen (Suanzaoren)

Toxizität

Wechselwirkungen mit oralen Antikoagulanzien sind möglich.

Kontraindikationen

starke Menstruationsblutung, Blutungen, hämorrarghische Diathese

Gravidität

Anwendung verboten

Abgeleitete Rezepturen

Dekokt, das Xue-Stasen im unteren Abdomen austreibt (Shaofu zhuyu tang) • Dekokt, das Xue-Stasen unter dem Zwerchfell austreibt (Gexia zhuyu tang) • Dekokt, das Xue-Stasen aus einem schmerzhaften Körper austreibt (Shentong zhuyu tang)

Temperaturverhalten

■■□ warm

Geschmacksrichtung/Sapor

■□□ scharf
■□□ bitter

Wirkrichtung

■□□ emporhebend

Wirkort

oberer Wärmebereich/Calorium, Leitbahnen

Dekokt, das Xue-Stasen unter dem Zwerchfell austreibt (Gexia zhuyu tang)

膈下逐瘀汤 erste Erwähnung: 19. Jh.

englisch: Drive Out Blood Stasis below the Diaphragm Decoction

P	Carthami flos (Honghua)	9 g
P	Persicae semen (Taoren)	9 g
M	Angelicae sinensis radix (Danggui)	9 g
P	Ligustici chuanxiong rhizoma (Chuanxiong)	6 g
M	Paeoniae rubrae radix (Chishaoyao)	6 g
M	Moutan cortex radicis (Mudanpi)	6 g
A	Linderae radix (Wuyao)	6 g
A	Cyperi rhizoma (Xiangfu)	4,5 g
A	Citri aurantii fructus (Zhike)	4,5 g
M	Corydalidis rhizoma (Yanhusuo)	3 g
M	Pteropi seu Trogopteri faeces (Wulingzhi)	9 g
N	Glycyrrhizae radix (Gancao)	9 g

Wirkung/Indikation

■■■ **Xue bewegend**
fixierte Schmerzen in Hypopchondrium, Epigastrium, Abdomen • tastbare Verhärtungen im Abdomen, Zunge mit lividen Flecken, raue, saitenförmige Pulse/pp. asperi, chordales

■■■ **Stasen des Xue lösend**
fixierte Schmerzen in Hypopchondrium, Epigastrium, Abdomen • tastbare Verhärtungen im Abdomen, Zunge mit lividen Flecken, raue, saitenförmige Pulse/pp. asperi, chordales

■■■ **Schmerz beseitigend und verteilend**
fixierte Schmerzen in Hypopchondrium, Epigastrium, Abdomen

■■■ **Qi bewegend und regulierend**
Schmerzen in Epigastrium, Oberbauch, Abdomen • Reizbarkeit, Agitiertheit

Funktionskreis/Orbisbezug

■■■ FK Leber/o. hepaticus
■■□ FK Drei-Wärmebereiche/o. tricalorii
■■□ FK Gallenblase/o. felleus
■■□ FK Dünndarm/o. intestini tenuis
■■□ FK Dickdarm/o. intestini crassi
■□□ FK Milz/o. lienalis

Klinische Bemerkungen
Blockade des Xue-Flusses mit Stase des Leber-Qi / qi hepaticum unterhalb der Zwerchfells • Leitsymptome: fixierter, heftiger Schmerz unterhalb des Zwerchfells, im gesamten Abdomen • tastbare, bei Rückenlage auch sichtbare abdominelle Massen (Verdichtungen und Verhärtungen / congelationes et conretiones)

Kontraindikationen
starke Menstruationsblutung, Blutungen, hämorrarghische Diathese

Gravidität
Anwendung verboten

Abgeleitete Rezepturen
Dekokt, das Xue-Stasen aus einem schmerzhaften Körper austreibt (Shentong zhuyu tang) • Dekokt, das Xue-Stasen im unteren Abdomen austreibt (Shaofu zhuyu tang)

Kommentar
Dieses Rezept geht auf Wang Qingren zurück, der die Idee der Zersteuung, des Brechens von Stasen des Xue (zhuyu) entwickelte und für verschiedene Körperregionen passende Rezepturen verfasste – hier für die Region unterhalb des Zwerchfells. Hauptarznei / m. principale unter der Gruppe der Xue bewegenden Arzneien ist Pteropi excrementum (Wulingzhi), das zusammen mit Angelica sinensis (Danggui), Ligusticum (Chuanxiong), Persica (Taoren), Carthamus (Honghua), Corydalis (Yanhusuo) massiv Stasen des Xue bricht und damit heftige, fixierte Schmerzen lindert und abdominelle, tastbare Veränderungen auflösen kann. Ministerarzneien sind die Qi regulierenden Arzneien, da das Beschwerdebild immer auch mit einer massiven Stase des Leber-Qi / qi hepaticum einhergeht: Cyperus (Xiangfu) ist dafür das wichtigste Einzelmittel, zusätzlich bricht Citri aurantii fructus (Zhike) Stasen und senkt nach unten ab, Lindera (Wuyao) wärmt und harmonisiert ds Qi im Abdomen. Hilfsarzneien / mm. auxiliares sind Moutan (Mudanpi) und Paeonia rubra (Chishao), die kühlend bewegen und durch die Stase akkumulierte Hitze / calor ausgleichen.

Temperaturverhalten
■■□ warm

Geschmacksrichtung / Sapor
■□□ scharf
■□□ bitter

Wirkrichtung
■■□ tief

Wirkort
Mitte / mittlerer Wärmebereich / Calorium, Verdauungstrakt

Dekokt, das Xue-Stasen im unteren Abdomen austreibt (Shaofu zhuyu tang)

少腹逐瘀汤 erste Erwähnung: 19. Jh.

englisch: Drive Out Blood Stasis in the Lower Abdomen Decoction

P	Angelicae sinensis radix (Danggui)	9 g
P	Ligustici chuanxiong rhizoma (Chuanxiong)	3 g
M	Paeoniae rubrae radix (Chishaoyao)	6 g
P	Corydalidis rhizoma (Yanhusuo)	3 g
M	Pteropi seu Trogopteri faeces (Wulingzhi)	6 g
M	Myrrha (Moyao)	3 g
M	Zingiberis rhizoma (Ganjiang)	0,5 g
M	Cinnamomi cassiae cortex (Rougui)	3 g
M	Foeniculi fructus (Xiao huixiang)	1,5 g
M	Typhae pollen (Puhuang)	9 g

Wirkung / Indikation

■■■ **Xue bewegend**
tastbare abdominelle Massen (congelationes et conretiones), Schmerzen, Spannungsgefühl im Unterbauch oder unterem Rücken während der Menstruation, Hypermenorrhö, dunkel-klumpige und schmerzhafte Menstruation, Kältegefühl

■■□ **stoffliche Verhärtungen / concretiones zerschlagend und lösend**
tastbare abdominelle Massen (congelationes et conretiones), Schmerzen, Spannungsgefühl im Unterbauch oder unterem Rücken während der Menstruation

■■□ **Schmerz beseitigend und verteilend**
Schmerzen im Abdomen und Beckenbereich, Spannungsgefühl im Unterbauch oder unterem Rücken während der Menstruation, Hypermenorrhö, dunkel-klumpige und schmerzhafte Menstruation, Kältegefühl

■■□ **Kälte / algor wärmend**
Schmerzen im Abdomen und Beckenbereich, Spannungsgefühl im Unterbauch oder unterem Rücken während der Menstruation, Hypermenorrhö, dunkel-klumpige und schmerzhafte Menstruation, Kältegefühl

Funktionskreis / Orbisbezug

■■■ FK Leber / o. hepaticus
■□□ FK Niere / o. renalis

Temperaturverhalten

■■□ warm

Geschmacksrichtung / Sapor

■□□ scharf
■□□ bitter

Wirkrichtung

■■■ absenkend

Wirkort

unterer Wärmebereich / Calorium

Klinische Bemerkungen

Blockade des Xue-Flusses mit Stase des Leber-Qi/qi hepaticum im unteren Abdomen • Leitsymptome: tastbare abdominelle Massen (Verdichtungen und Verhärtungen/congelationes et conretiones), mit oder ohne Schmerzen, Spannungsgefühl im Unterbauch oder Rückenschmerzen während der Menstruation, Hypermenorrhö, dunkel-klumpige, schmerzhafte Menstruation, Kältegefühl • bei Kälte/algor und Stase des Xue: Myome, Hypermenorrhö, Endometriose. Toxizität, Typhae pollen (Puhuang) kann Uteruskontraktionen auslösen.

Modifikationen

Leberzirrhose mit Ödemen

- \+ Carthami flos (Honghua)
- \+ Persicae semen (Taoren)
- \+ Cyperi rhizoma (Xiangfu)
- \+ Rehmanniae radix (Shengdihuang)
- \+ Luffae fasciculus vascularis (Sigualou)
- \+ Linderae radix (Wuyao)

Kontraindikationen

hämorrarghische Diathese

Gravidität

Anwendung verboten

Abgeleitete Rezepturen

Dekokt, das Xue-Stasen aus einem schmerzhaften Körper austreibt (Shentong zhuyu tang) • Dekokt, das Xue-Stasen unter dem Zwerchfell austreibt (Gexia zhuyu tang) • Pulver des verlorenen Lachens (Shixiao san)

Kommentar

Dieses Rezept gegen auf Wang Qingren zurück, der die Idee der Zerstreuung, des Brechens von Stasen des Xue (zhuyu) entwickelte und für verschiedene Körperregionen passende Rezepturen verfasste – hier bei Verdichtungen im Unterleib und Becken (Myome, Endometriose). Ziel der Rezeptur ist es, Verhärtungen und Verdichtungen im Unterleib und speziell den gynäkologischen Organen aufzulösen, begleitet von einer schmerzhaften Menstruation mit Ausstrahlung.
Hauptarzneien/mm. principales sind Pteropi excrementum (Wulingzhi) und Typhae pollen (Puhuang) (zusammen das „Pulver des verlorenen Lächelns [Shixiao san]"), die zuverlässig milde Verdichtungen und Stasen des Xue brechen und auflösen können. Die Ministerarzneien/mm. ministrales, Myrrha (Moyao), Angelica sinensis (Danggui), Ligusticum (Chuanxiong), Paeoniae rubrae radix (Chishaoyao) und Corydalis (Yanhusuo) unterstützen die Hauptwirkung. Zusätzlich ist Kälte/algor im Unterleib das Hauptagens, weshalb die Hilfsarzneien/mm. auxiliares Zingiber (Ganjiang), Cinnamomum (Rougui) und Foeniculus (Xiao huixiang) diese Kälte/algor wärmen. Sie stillen Schmerz, lösen das Kältegefühl und wärmen das Nieren-Yang/yang renale. Die Rezeptur bedeutet eine Verstärkung des „Pulver des verlorenen Lächelns (Shixiao san)" bei Kälte/algor und ist bei Myomen, Hypermenorrhö und Endometriose wichtig.

Pulver des verlorenen Lachens (Shixiao san)

失笑散 erste Erwähnung: 11. Jh.

lateinisch: Pulvis Risi Vagati
englisch: Sudden Smile Powder

P	Pteropi seu Trogopteri faeces (Wulingzhi)	6–12 g
P	Typhae pollen (Puhuang)	6–12 g

Wirkung / Indikation

■■□ **Schmerz beseitigend und verteilend**
Schmerzen post partum, heftige Menstruationsschmerzen mit Hypermenorrhö, Koliken im Unterleib, heftiger Schmerz im Abdomen und Epigastrium

■■□ **Xue bewegend**
Stase des Xue in den Leitbahnen, heftiger, fixierter Schmerz im Unterleib, Dysmenorrhö, unregelmäßige Menstruation

■■□ **Stasen des Xue lösend**
Stase des Xue in den Leitbahnen, heftiger, fixierter Schmerz im Unterleib, Dysmenorrhö, unregelmäßige Menstruation

■■□ **Xue haltend**
Hypermenorrhö

Zusätzliche Indikationen

Endometriose, Angina pectoris

Funktionskreis / Orbisbezug

■■■ FK Leber / o. hepaticus
■□□ FK Magen / o. stomachi

Temperaturverhalten

■□□ warm

Geschmacksrichtung / Sapor

■■□ süß
■■□ bitter

Wirkrichtung

■■□ absenkend

Wirkort

unterer Wärmebereich / Calorium

Klinische Bemerkungen

durch Rückhalt von Xue (klassisch: Lochien) in den Leitbahnen kommt es zur Stase des Xue: Lochienretention, Dysmenorrhö, unregelmäßige Menstruation, Hypermenorrhö, kolikartiger Schmerz im Unterleib • mildes Rezept, doch zuverlässig wirksam, besonders in prozessierter Form (paozhi) • Gynäkologische Basisrezeptur: Schmerzlinderung, Hypermenorrhö, Dysmenorrhö, Endometriose • später wurde das Indikationsspektrum auch auf Schmerzen im gesamten Abdomen, Epigastrium und auch Angina pectoris durch Stase des Xue erweitert

Modifikationen

Kälte / algor im Unterleib

+ Zingiberis rhizoma tosta (Paojiang)
+ Artemisiae argyi folium (Aiye)
+ Foeniculi fructus (Xiao huixiang)

Stase des Qi mit Reizbarkeit, wandernden Schmerzen

+ Cyperi rhizoma (Xiangfu)

irreguläre Menstruation, Defizienz und Stase des Xue

+ Angelicae sinensis radix (Danggui)
+ Ligustici chuanxiong rhizoma (Chuanxiong)
+ Rehmanniae radix praeparata (Shudihuang)
+ Paeoniae lactiflorae radix (Baishaoyao)

Angina pectoris durch Stase des Xue

+ Salviae miltiorrhizae radix (Danshen)
+ Carthami flos (Honghua)

Toxizität

Typhae pollen (Puhuang) kann Uteruskontraktionen auslösen.

Kontraindikationen

Defizienz des Magen-Qi / qi stomachi

Gravidität

Anwendung verboten

Abgeleitete Rezepturen

Dekokt, das Xue-Stasen im unteren Abdomen austreibt (Shaofu zhuyu tang)

Kommentar

Pteropi faeces (Wulingzhi) ist süß und warm, wirkt milde, aber kontinuierlich und zuverlässig Stasen des Xue bewegend, das Xue belebend und in den Leitbahnen verklebtes Xue dynamisierend. Typhae pollen (Puhuang) hält nicht nur das Xue, sondern ist auch stark Xue bewegend. Beide zusammen wirken synergistisch und verstärken sich gegenseitig. Am wirksamsten sind beide in prozessierter Form: zunächst werden sie mit Honig geröstet, dann entweder mit Wein gebraten (jiuchao), was die Xue dynamisierenden Effekte potenziert, oder zusammen mit Reisessig (cuchao), was die Xue haltenden Eigenschaften akzentuiert.

Pulver gegen kneifende Schmerzen (Shounian san)

手拈散

erste Erwähnung: 19. Jh.

englisch: Pinch Powder

P	Corydalidis rhizoma (Yanhusuo)	6 g
M	Pteropi seu Trogopteri faeces (Wulingzhi)	6 g
M	Myrrha (Moyao)	6 g
A	Amomi tsao-ko fructus (Caoguo)	6 g

Wirkung / Indikation

■■■ **Schmerz beseitigend und verteilend**
Schmerzen in Epigastrium, Abdomen, Muskelschmerzen

■■■ **Xue bewegend**
Schmerzen in Epigastrium, Abdomen, Muskelschmerzen

■□□ **Qi bewegend und regulierend**
wechselnde Schmerzen in Epigastrium, Abdomen, Muskelschmerzen, Übelkeit, Völlegefühl

Funktionskreis / Orbisbezug

■■■ FK Leber / o. hepaticus

Temperaturverhalten

■□□ warm

Geschmacksrichtung / Sapor

■■□ bitter

Wirkrichtung

■■□ tief

Wirkort

Leitbahnen, Verdauungstrakt

Klinische Bemerkungen
Basisrezeptur zur Schmerzlösung oder zur Ergänzung anderer Rezepturen • geeignet für abdominelle Schmerzen, Muskelschmerzen, Schmerzen des Bewegungsapparates

Gravidität
Anwendung verboten

Abgeleitete Rezepturen
Pulver des verlorenen Lachens (Shixiao san) • Dekokt, das Xue-Stasen aus einem schmerzhaften Körper austreibt (Shentong zhuyu tang)

Kommentar
Die Hauptarznei/m. principale Corydalis (Yanhusuo) bewegt Qi und Xue und gilt deshalb als wirksames Schmerzmittel. Die Ministerarznei/m. ministrale Pteropi faeces (Wulingzhi) löst milde und zuverlässig Stasen des Xue und bricht Verhärtungen. Amomum (Caoguo), eine der Hilfsarzneien/mm. auxiliares, bewegt das Qi, wandelt Feuchtigkeit/humor um und wärmt die Mitte. Myrrha (Moyao) bewegt das Xue in den Leitbahnen und bricht Stasen. Dieses Rezept ist stärker als das „Pulver des verlorenen Lachens“, wirkt mehr im Oberbauch und im Muskelbereich und besonders bei Kälte/algor. Zubereitung: die Arzneien werden üblicherweise zu gleichen Teilen zermahlen, dann in 6 g-Dosen 2 – 3-mal tgl. mit warmen Wasser eingenommen. Oben sind die Dosierungen für die Zubereitung als Dekokt angegeben.

Wirksame Pille zum Durchgängigmachen der Netzleitbahnen (Huoluo xiaoling dan)

活络效灵丹 erste Erwähnung: 20. Jh.

englisch: Fantastically Effective Pill to Invigorate the Collaterals

P	Olibanum (Ruxiang)	15 g
P	Myrrha (Moyao)	15 g
M	Angelicae sinensis radix (Danggui)	15 g
M	Salviae miltiorrhizae radix (Danshen)	15 g

Wirkung / Indikation

■■■ **Schmerz beseitigend und verteilend**
Schmerzen in der Herzgegend, im Abdomen, Rückenschmerzen, Schmerzen im Bewegungsapparat, rheumatoide Krankheitsbilder, posttraumatische Schmerzen und Schwellungen

■■■ **Xue bewegend**
Schmerzen in der Herzgegend, im Abdomen, Rückenschmerzen, Schmerzen im Bewegungsapparat, rheumatoide Krankheitsbilder, posttraumatische Schmerzen und Schwellungen

■■□ **Wind-Blockaden / occlusio venti lösend**
Schmerzen im Bewegungsapparat, rheumatoide Krankheitsbilder

Zusätzliche Indikationen

Polyarthralgie, Polyarthritis (Bi-Syndrom), Schmerzen nach Trauma, chronischen Schmerzen

Funktionskreis / Orbisbezug

■■■ FK Leber / o. hepaticus
■□□ FK Herz / o. cardialis

Temperaturverhalten

■□□ warm

Geschmacksrichtung / Sapor

■□□ bitter

Wirkrichtung

■□□ emporhebend

Wirkort

Leitbahnen

Klinische Bemerkungen

Stase des Xue in den Hauptleitbahnen (jingmai) und Netzleitbahnen (luomai) • Leitsymptome: Schmerzen in der Herzgegend, im Abdomen, im Rücken und im Bewegungsapparat, rheumatoide Krankheitsbilder, posttraumatischer Schmerz und Schwellung

Modifikationen

Schmerzen in den Beinen

+ Angelicae pubescentis seu Heraclei radix (Duhuo)
+ Achyranthis bidentatae radix (Niuxi)

Schmerzen in den Armen und im Schulterbereich

+ Notopterygii rhizoma (Qianghuo)
+ Curcumae longae rhizoma (Jianghuang)

Schmerzen im Unterleib bei Frauen

+ Persicae semen (Taoren)
+ Pteropi seu Trogopteri faeces (Wulingzhi)

Toxizität

Myrrha (Moyao) kann im Dekokt Übelkeit auslösen.

Kontraindikationen

Defizienz des Yin

Gravidität

Anwendung verboten

Abgeleitete Rezepturen

Dekokt gegen schmerzhafte Blockaden (Juanbi tang)

Kommentar

Leitsymptom sind Schmerzen durch eine Blockade des Qi und des Xue in den Netzleitbahnen / reticulares (luomai), was auf Chronizität und Hartnäckigkeit des Beschwerdebildes hinweist. Die Hauptarznei / m. principale Angelica (Danggui) bewegt und nährt das Xue und erleichtert so auch den Fluss in den Netzleitbahnen. Salvia als Ministerarznei / m. ministrale bewegt, befeuchtet und kühlt das Xue. Die Hilfsarzneien / mm. auxiliares Olibanum (Ruxiang) und Myrrha (Moyao) sind stark aromatisch, brechen Stasen des Xue auch in den Netzleitbahnen, bewegen das Qi und stillen so Schmerz. Dieses Rezept ist eine wichtige Basis bei rheumatoiden Beschwerdebildern (Bi-Syndromen) durch Stase des Xue. Sie wird in China meist auch als Fertigpille (gemischt mit anderen Medikamenten und in Varianten) verwendet bei Polyarthralgie, Polyarthritis (Bi-Syndrom), Schmerzen nach Trauma, chronischen Schmerzen.

Siebentausendstel-eines-Tael-Puder (Qili san)

七厘散

erste Erwähnung: 19. Jh.

englisch: Seven Thousands of a Tael Powder

A	Moschus secretio (Shexiang)	0,36 g
P	Daemonoropsis resina seu Draconis sanguis (Xuejie)	30 g
A	Borneol (Bingpian)	0,36 g
M	Olibanum (Ruxiang)	4,5 g
M	Myrrha (Moyao)	4,5 g
M	Acaciae seu Uncariae pasta (Ercha)	7,5 g
M	Carthami flos (Honghua)	4,5 g
A	Cinnabaris (Zhusha)	3,6 g

Wirkung/Indikation

■■■ **Schmerz beseitigend und verteilend**
posttraumatische Schmerzen, Schwellungen, Hämatome, Blutungen, Muskel-, Sehnen und Knochenverletzungen, massive Schmerzen

■■■ **Xue bewegend**
posttraumatische Schmerzen, Schwellungen, Hämatome, Blutungen, Muskel-, Sehnen und Knochenverletzungen, massive Schmerzen

■■■ **Schwellung zerteilend**
posttraumatische Schwellungen, Hämatome, Blutungen

Funktionskreis/Orbisbezug

■■■ FK Leber/o. hepaticus

Temperaturverhalten

■■□ warm

Geschmacksrichtung/Sapor

■□□ scharf

■□□ bitter

Wirkrichtung

■□□ oberflächlich

Wirkort

Leitbahnen, Oberfläche/extima

Klinische Bemerkungen

akute Stasen des Xue durch Traumata, bewegt massiv das Xue, reduziert Hämatome und Schwellungen • stillt Schmerzen bei Traumata, Knochen- und Sehnenverletzungen, Hämatomen • in der Regel als Fertigarznei benutzt bei Verletzungen und Traumen, häufig werden weitere starke, aber auch toxische Arzneimittel ergänzt, um die Wirkung zu verstärken

Modifikationen

Knochenbrüche

+ Notoginseng radix (Sanqi)
+ Eupolyphaga (Tubiechong)
+ Pyritum (Zirantong)

Toxizität

Cinnabaris (Zhusha) ist eine Quecksilberverbindung, die als Pulver oder Pille eingenommen, nicht toxisch ist, da sie nicht resorbiert werden kann. Nicht im Dekokt zu verwenden, nicht erhitzen. Kann mit leichter löslichen Quecksilberverbindungen vermischt sein.

Kontraindikationen

Schwangerschaft (kann Aborte auslösen), keine Langzeitanwendung

Gravidität

Anwendung verboten

Kommentar

Die Hauptarznei / m. principale Daemonoropsis resina seu Draconis sanguis (Xuejie) zerstreut effektiv alle Stasen des Xue, lindert Schmerz und wirkt adstringierend bei Blutungen. Olibanum (Ruxiang) und Myrrha (Moyao) wirken stark das Xue bewegend, Carthamus (Honghua) unterstützt sie dabei. Moschus (Shexiang) und Borneol (Bingpian) verhindern durch ihre aromatischen Eigenschaften eine Blockade der Leitbahnen und bewegen ebenfalls das Xue. Acacia seu Uncaria (Ercha) ist kühl, wirkt adstringierend und hilft Blutungen und Hämatome zu begrenzen. Cinnabaris (Zhusha) soll die durch ein Trauma ausgelöste Angst bekämpfen. Vergleich: dieses Rezept wirkt stärker als das „Xue belebende Dekokt, das an den Ursprung zurückkehren lässt" (Fuyuan huoxue tang) und eignet sich besonders für Knochen- und Sehnenverletzungen. Zubereitung: Anwendung nur als Pulver oder Pille und nur für kurze Zeit.

Dekokt, das Xue-Stasen aus einem schmerzhaften Körper austreibt (Shentong zhuyu tang)

身痛逐瘀汤

erste Erwähnung: 19. Jh.

englisch: Drive Out Blood Stasis from a Painful Body Decoction

P	Carthami flos (Honghua)	9 g
P	Persicae semen (Taoren)	9 g
M	Angelicae sinensis radix (Danggui)	9 g
M	Ligustici chuanxiong rhizoma (Chuanxiong)	6 g
M	Notopterygii rhizoma (Qianghuo)	3 g
M	Gentianae macrophyllae radix (Qinjiao)	3 g
M	Myrrha (Moyao)	6 g
M	Pteropi seu Trogopteri faeces (Wulingzhi)	6 g
M	Pheretima (Dilong)	6 g
N	Cyperi rhizoma (Xiangfu)	3 g
A	Achyranthis bidentatae radix (Niuxi)	9 g
N	Glycyrrhizae radix (Gancao)	6 g

Wirkung / Indikation

■■■ **Xue bewegend**
Schmerzen: heftig, fixiert oder wandernd, Besserung durch Bewegung, Schwellung der Gelenke, Schmerzen der Arme, Beine, Schultern, Rücken, saitenförmige Pulse / pp. chordales, Zunge livide Flecken

■■■ **Feuchtigkeit bei Wind / humor venti ausleitend**
wandernde Schmerzen, Besserung durch Bewegung, Schwellung der Gelenke, Schmerzen der Arme, Beine, Schultern, Rücken

■■■ **Schmerz beseitigend und verteilend**
heftige Schmerzen, fixiert oder wandernd, Besserung durch Bewegung, Schwellung der Gelenke, Schmerzen der Arme, Beine, Schultern, Rücken

■■■ **Leitbahnen öffnend**
heftige Schmerzen, fixiert oder wandernd, Besserung durch Bewegung, Schwellung der Gelenke, Schmerzen der Arme, Beine, Schultern, Rücken

Funktionskreis / Orbisbezug

■■■ FK Leber / o. hepaticus

Temperaturverhalten

■□□ warm

Wirkrichtung

■□□ emporhebend

Geschmacksrichtung / Sapor

■■□ scharf

Wirkort

Leitbahnen

Klinische Bemerkungen

Blockade des Xue (occlusio, bizheng, Bi-Syndrom) und des Qi im ganzen Körper, besonders in den Leitbahnen und Netzleitbahnen mit Schmerzen des ganzen Körpers: Arme, Schulter, Rücken, Hypochondrium, Thorax, Gelenke • auch bei Feuchtigkeit-Wind / humor venti: rheumatoide Bilder, Fibromyalgie

Kontraindikationen

Defizienz von Qi oder Yin

Gravidität

Anwendung verboten

Abgeleitete Rezepturen

Dekokt, das Xue-Stasen unter dem Zwerchfell austreibt (Gexia zhuyu tang) • Dekokt, das Xue-Stasen im unteren Abdomen austreibt (Shaofu zhuyu tang) • Dekokt, das standhalten lässt (Didang tang)

Kommentar

Diese Rezeptur wirkt bei Stase des Xue und Feuchtigkeit-Wind / humor venti mit dem alten Therapieprinzip: „Um Wind / ventus auszuleiten, muss das Xue bewegt werden". Hauptarzneien / mm. principales sind die Bewegungsmittel des Xue: Carthamus (Honghua), Persica (Taoren)und Ligusticum (Chuanxiong). Sie bewegen das Xue im ganzen Körper, brechen Stasen, regulieren auch das Qi und lindern so Schmerzen. Ministerarzneien / mm. ministrales: Angelica (Danggui) befeuchtet, ergänzt und dynamisiert das Xue, Achyranthis (Niuxi) wirkt besonders im Rücken und bewegt das Xue, Myrrha (Moyao), das besonders tief in die Hauptleitbahnen (jingmai) eindringt, und Pteropi faeces (Wulingzhi) brechen Stasen des Xue. Als Hilfsarnei / m. auxiliare wirkt Pheretima (Dilong) in den Netzleitbahnen / reticulares (luomai). Notopterygium (Qianghuo) und Gentiana macrophylla (Qinjiao) als ebenfalls Hilfsarzneien und leiten Feuchtigkeit-Wind / humor venti aus. Als wichtigste Qi regulierende Arznei für den FK Leber / o. hepaticus wirkt Cyperus (Xiangfu) schmerzstillend.

Dekokt der fünf Ingredienzen mit Astragalus und Cinnamomum (Huangqi guizhi wuwu tang)

黄芪桂枝五物汤 erste Erwähnung: 3. Jh.

englisch: Astragalus and Cinnamon Twig Five Substance Decoction

P	Cinnamomi cassiae ramulus (Guizhi)	9 g
M	Paeoniae lactiflorae radix (Baishaoyao)	9 g
M	Astragali radix (Huangqi)	12 g
A	Zingiberis viridis rhizoma (Shengjiang)	12 g
A	Jujubae fructus (Dazao)	12 Stck.

Wirkung/Indikation

■□□ **Xue bewegend**
Kälte-Wind/algor venti: Schmerzen durch Stase des Xue im Leitbahnbereich, oberflächliches Taubheitsgefühl, Fazialisparese, Parästhesien, Schmerzen in Muskeln, schwache, saitenförmige Pulse/pp. depleti, chordales

■■□ **Qi stützend und ergänzend**
spontane Schweiße, Müdigkeit, verzögerte Rekonvaleszenz, Infektneigung, Anfälligkeit gegen Kälte, Zugluft, Wehr- und Bauenergie/qi defensivum et constructivum harmonisierend

■■□ **Kälte/algor wärmend**
Frösteln bzw. Neigung dazu, Anfälligkeit gegen Kälte, Zugluft

■■□ **Qi bewegend und regulierend**
Wehr- und Bauenergie/qi defensivum e tconstructivum harmonisierend, spontane Schweiße, Infektneigung

Zusätzliche Indikationen

leichte Muskel- oder Gelenkschmerzen, Infektneigung, spontanes Schwitzen

Funktionskreis/Orbisbezug

■□□ FK Milz/o. lienalis
■■□ FK Leber/o. hepaticus
■□□ FK Herz/o. cardialis
■■□ FK Lunge/o. pulmonalis

Temperaturverhalten

■□□ warm

Geschmacksrichtung/Sapor

■■□ scharf
■■□ süß

Wirkrichtung

■□□ oberflächlich

Wirkort

Oberfläche/extima, Leitbahnen

Klinische Bemerkungen

Basisrezeptur für alle Erkrankungen durch Stagnationen des Xue mit Defizienz des Qi, z. B. Rezidive einer Fazialisparese, die erneut nach Schwitzen, Stress auftreten, nach apoplektischem Insult • suppletiert das Qi, harmonisiert die Wehr- und Bauenergie / qi defensivum et constructivum (weiqi, yingqi), wärmt Kälte / algor, bewegt leicht das Xue

Gravidität

Anwendung erlaubt

Abgeleitete Rezepturen

Dekokt gegen die vier Gegenläufigkeiten mit Angelica sinensis (Danggui sini tang) • Dekokt mit Cinnamomum (Guizhi tang)

Kommentar

Dieses Rezept leitet sich von dem „Dekokt mit Cinnamomum (Guizhi tang)" ab: Durch eine Defizienz des Wehrenergie / qi defensivum und eine Disharmonie zwischen Wehr- und Bauenenergie kann leicht eine Kälte-Wind / algor venti-Schädigung in das Leitbahnsystem eindringen und eine Xue-Stagnation verursachen: Parästhesien, Schmerzen, Taubheit und Funktionsausfälle der Muskulatur sind die Folge. Cinnamomum (Guizhi) und Paeonia (Baishao) wärmen die Leitbahnen, harmonisieren Wehr- und Bauenergie, leiten so pathogene Faktoren aus, bewegen und nähren das Xue. Die Ministerarznei Astragalus (Huangqi) gilt als die effektivste Qi stützende Arznei für die Wehrenergie (weiqi) und das Lungen-Qi / qi pulmonale. Die Hilfsarznei Zingiber (Shengjiang) öffnet die Oberfläche / extima, wärmt die Mitte, Jujuba (Dazao) unterstützt in hoher Dosis Astragalus. Sehr mildes Rezept, eher für die Oberfläche / extima geeignet, bewegt nur wenig das Xue.

Dekokt, das das Yang stützt und die fünf Zehntel zurückkehren lässt (Buyang huanwu tang)

补阳还五汤 erste Erwähnung: 19. Jh.

englisch: Tonify the Yang to Restore Five Decoction

A	Carthami flos (Honghua)	3 g
N	Persicae semen (Taoren)	3 g
M	Angelicae sinensis radix (Danggui)	6 g
A	Ligustici chuanxiong rhizoma (Chuanxiong)	3 g
A	Paeoniae rubrae radix (Chishaoyao)	4,5 g
P	Astragali radix (Huangqi)	120 g
A	Pheretima (Dilong)	3 g

Wirkung/Indikation

■■□ **Xue bewegend**
Hemiplegie, Paralysen, Muskelatrophie, chronische Fazialisparesen

■■■ **Qi stützend und ergänzend**
Hemiplegie, Paralysen, Muskelatrophie, verwaschene Sprache, Müdigkeit, Erschöpfung, Obstipation, häufige Miktion, Durst, moderate Pulse

■□□ **Qi emporhebend**
Müdigkeit, verwaschene Sprache, blasser Teint, Inkontinenz

■■□ **Leitbahnen öffnend**
Hemiplegie, Paralysen

Zusätzliche Indikationen

Präapoplex, SAEB, TIA, Polio-Folgeschäden, Thrombangitis obliterans

Funktionskreis/Orbisbezug

■■■ FK Milz/o. lienalis
■■■ FK Leber/o. hepaticus
■□□ FK Herz/o. cardialis

Temperaturverhalten

■□□ Tendenz warm

Geschmacksrichtung/Sapor

■■■ süß
■□□ scharf

Wirkrichtung

■□□ emporhebend

Wirkort

Leitbahnen, Inneres/intima

Klinische Bemerkungen

Folgen eines apoplektischen Insults oder von Polio: Hemiplegie, Paralysen, Muskelatrophie, chronische Fazialisparese, verwaschene Sprache • Stase des Xue durch massive Defizienz des Qi • ähnliches Indikationsspektrum wie das „Dekokt der fünf Ingredienzen mit Astragalus und Cinnamomum" (Huangqi guizhi wuwu tang), nur deutlich stärker • üblich für Insult-Erkrankungen (schädigender Wind / ventus laedens) auf der Basis einer Defizienz des Qi • nicht im akuten Fall, erst in der Rekovaleszenz

Modifikationen

Kälte / algor

\+ Aconiti radix lateralis praeparata (Fuzi)

Defizienz des Milz-Qi / qi lienale mit weichen Stühlen, Inappetenz

\+ Codonopsitis radix (Dangshen)
\+ Atractylodis macrocephalae rhizoma (Baizhu)

Schleim / pituita mit Schleimauswurf

\+ Pinelliae rhizoma (Banxia)
\+ Bambusae concretio silicea (Tianzhuhuang)

Fazialisparese

\+ Typhonii rhizoma (Baifuzi)
\+ Bombyx batryticatus (Jiangcan)

undeutliches Reden

\+ Acori graminei rhizoma (Shichangpu)
\+ Polygalae radix (Yuanzhi)

hypertensive Krisen

\+ Gypsum (Shigao)
\+ Haematitum (Daizheshi)
↓ Astragali radix (Huangqi)

Kontraindikationen

akuter Insult, Koma, unkontrollierte Hypertonie, zerebralen Blutungen, Defizienz des Yin, hochschlagendes Yang

Gravidität

Anwendung verboten

Kommentar

Hauptarznei / m. principale ist schon auf Grund der hohen Dosis Astragalus (Huang qi), der mächtig abgesunkenes Qi der Mitte emporhebt, das Yang suppletiert und zusammen mit Angelica sinenis (Danggui), der Ministerarzei, auch das Xue nährt. Bei diesem Befund kommt es durch eine Defizienz des Qi (und des Xue) sekundär zu einer Stase des Xue und zu allen Folgen der Mangelversorgung wie Parästhesien, Muskelschwäche, Paresen. Die sehr hohe Dosis wird in der Chinesichen Medizin kontrovers diskutiert, weil Astragalus stark anhebend wirkt. Bei Angelica sinensis sollten am besten die feinen Wurzeln (wei), die stärker das Xue bewegen, verwendet werden. Die anderen Hilfsarzneien Carthamus (Honghua), Persica (Taoren)und Ligusticum (Chuanxiong) bewegen das Xue, Paeonia rubra (Chishaoyao) kühlt und bewegt. Pheretima (Dilong) als tierisches Arzneimittel wirkt bis in die feinen Netzleitbahnen / reticulares (luomai) hinein und leitet Stasen des Xue wie Feuchtigkeit-Wind / humor venti aus.

Pille mit Cinnamomum und Poria (Guizhi fuling wan)

桂枝茯苓丸

erste Erwähnung: 3. Jh.

lateinisch: Pilula Cassiae et Poriae
englisch: Cinnamon Twig and Poria Pill

A	Persicae semen (Taoren)	9 g
A	Moutan cortex radicis (Mudanpi)	9 g
M	Paeoniae rubrae radix (Chishaoyao)	9 g
P	Cinnamomi cassiae ramulus (Guizhi)	9 g
P	Poria alba (Fuling)	9 g

Wirkung / Indikation

■■□ **Xue bewegend**
Schmerzen im Unterleib, Schmerzen durch Druck verschlechtert, Spannungsgefühl, Tenesmen, Spasmen, Verdichtungen, Myome, Zysten, Blutungen während der Schwangerschaft, Lochienretention, Dysmenorrhö, Amenorrhö

■■□ **Schmerz beseitigend und verteilend**
Schmerzen im Unterleib, Schmerzen durch Druck verschlechtert, Spannungsgefühl, Tenesmen, Spasmen, Dysmenorrhö

■□□ **Kälte / algor wärmend**
Schmerzen im Unterleib, Amenorrhö, Dysmenorrhö

Zusätzliche Indikationen

Lochienretention, Mammazysten, Ovarialzysten, Zysten während der Menstruation, Zysten unter der Haut, Bursitis, Gewichtszunahme vor der Menstruation, Dysmenorrhö, Myome, Endometriose, Pelvic inflamatory disease (PID), chronische Salpingitis

Funktionskreis / Orbisbezug

■■■ FK Leber / o. hepaticus
■□□ FK Drei-Wärmebereiche / o. tricalorii
■□□ FK Blase / o. vesicalis
■□□ FK Niere / o. renalis

Temperaturverhalten

neutral

Geschmacksrichtung / Sapor

■□□ scharf
■□□ bitter

Wirkrichtung

■□□ tief

Wirkort

unterer Wärmebereich / Calorium

Klinische Bemerkungen
Stasen des Xue im Unterleib führen zu Schmerzen, leichten Blutungen oder Schmierblutungen, Verdichtungen im Unterleib, Spannung und Härtegefühl, Spasmus, Amenorrhö, Dysmenorrhö, raue Pulse / pp. Asperi • Leitsymtpome: Lochienretention, Blutungen während der Schwangerschaft mit Bauchschmerz, der durch Druck zunimmt, Amenorrhö, Dysmenorrhö, Zysten, Myome

Modifikationen
massive Stase des Xue
\+ Rhei rhizoma (Dahuang)

Kontraindikationen
nur mit Sorgfalt während der Schwangerschaft (siehe Kommentar)

Gravidität
Vorsicht

Abgeleitete Rezepturen
Dekokt mit Cinnamomum (Guizhi tang) • Dekokt mit Poria, Cinnamomum, Atractylodes und Glycyrrhiza (Linggui zhugan tang) • Pulver der fünf Ling-Bestandteile (Wuling san)

Kommentar
Klassiches Rezept für eine Stase des Xue während der Schwangerschaft, nach Meinung einiger Autoren sei es jedoch kontraindiziert. Deshalb ist äußerste Sorgfalt geboten. Die Idee war, dass durch die Stase des Xue der Fetus im Wachstum gefährdet ist und es zu Schmierblutungen kommen könnte. Hauptarzneien / mm. principales: Cinnamomum (Guizhi) wärmt, bewegt und öffnet die Leitbahnen, bewegt und wärmt milde das Xue und den Unterleib, Poria alba (Fuling) leitet milde nach unten ab und bringt den gestörten Säftehaushalt in Ordnung. Es beruhigt auch das shen, was in der Situation einer gefährdeten Schwangerschaft ein wichtiger Effekt ist. Ministerarznei / m. ministrale Paeonia rubra (Chishaoyao) löst Spasmen und bewegt milde das Xue. Hilfsarzneien / mm. auxiliares: Moutan (Mudanpi) und Persica (Taoren) bewegen das Xue, lösen Verdichtungen auf. Moutan (Mudanpi) kühlt zusätzlich die durch die Stase entstandene Hitze / calor. Persica (Taoren) führt nach unten ab. Zubereitung: Die Pillen werden mit Honig (zhimi) gedreht, der mild suppletiert und als Meldearznei / m. nuntiale zählt. Er sollte einem Dekokt deshalb ebenfalls zugefügt werden.

Persica-Dekokt zur Wiederherstellung des Qi-Flusses (Taohe chengqi tang)

桃核承气汤

erste Erwähnung: 3. Jh.

englisch: Peach Pit Decoction to Order the Qi

P	Persicae semen (Taoren)	12 g
P	Rhei rhizoma (Dahuang)	12 g
M	Cinnamomi cassiae ramulus (Guizhi)	6 g
A	Natrii sulfas seu Mirabilitum (Mangxiao)	6 g
N	Glycyrrhizae radix (Gancao)	6 g

Wirkung/Indikation

■■□ **Xue bewegend**
akute, fixierte Schmerzen im Abdomen, Verschlimmerung durch Druck, Dysmenorrhö, Amenorrhö, tiefe, raue, schnelle Pulse/pp. mersi, asperi, celeri, Zunge mit dunkel-lividen Flecken, rot

■■■ **laxierend**
akute, fixierte Schmerzen im Abdomen, Verschlimmerung durch Druck, Verhärtungen, tastbare Massen im Darm oder Unterleib, Obstipation

■■□ **Hitze/calor kühlend**
Fieber, Unruhe, Agitiertheit bis hin zum Delir, Dysmenorrhö, Amenorrhö, tiefe, raue, schnelle Pulse/pp. mersi, asperi, celeri, Zunge mit dunkel-lividen Flecken, rot

Zusätzliche Indikationen

Kopfschmerzen, Zahnschmerzen, Epistaxis, Magenschmerzen mit Stase des Xue und calor, Amenorrhö, Dysmenorrhö, Endometriose, Pelvic inflamatory disease (PID), Salpingitis, Appendizitis (letzteres sollte einer chirurgischen Intervention zugeführt werden)

Funktionskreis/Orbisbezug

■■□ FK Leber/o. hepaticus
■■■ FK Dickdarm/o. intestini crassi

Temperaturverhalten

■□□ Tendenz kalt

Geschmacksrichtung/Sapor

■■■ salzig
■■□ bitter

Wirkrichtung

■■□ absenkend

Wirkort

unterer Wärmebereich/Calorium
Verdauungstrakt

Klinische Bemerkungen

Basisrezeptur für Erkrankungen auf der Basis von Stasen des Xue verbunden mit Hitze / calor oder Glut / ardor • klassische Rezeptur aus dem Shanghanlun: Ursprünglich über das Große Yang / yang maior (taiyang) eingedrungene pathogenen Faktoren gelangen tiefer, werden zu Hitze / calor und führen zu Verkotungen mit Stasen des Xue in den FK Dick- und Dünndarm / oo. intestinorum oder im Neben-FK Uterus / paraorbis uteri: Appendizitis, Pankreatitis, Cholezystitis, Divertikulitis, Hämorrhoiden • Leitsymptome: akuter, fixierter Schmerz im Abdomen, Verschlimmerung durch Druck, Fieber, Unruhe, Agitiertheit bis hin zum Delir, Urininkontinenz

Modifikationen

Dysmenorrhö, unregelmäßige, schmerzhafte Menstruation

\+ Angelicae sinensis radix (Danggui)
\+ Carthami flos (Honghua)

Epistaxis

\+ Rehmanniae radix (Shengdihuang)
\+ Imperatae rhizoma (Baimaogen)

posttraumatischer Verhalt von Xue

\+ Paeoniae rubrae radix (Chishaoyao)
\+ Notoginseng radix (Sanqi)

Lochienretention

\+ Pulver des verlorenen Lachens (Shixiao san)

Kontraindikationen

Falls pathogene Faktoren noch in oberflächlicheren Schichten aktiv wirken, müssen erst diese ausgeleitet werden.

Gravidität

Anwendung verboten

Abgeleitete Rezepturen

Dekokt, das standhalten lässt (Didang tang)

Kommentar

Hauptarzneien / mm. principales: Persica (Taoren) bricht Stasen des Xue und befeuchtet den Darm, Rheum (Dahuang) löst Verhärtungen auf, kühlt Hitze im Xue / calor xue und leitet nach unten aus, auf diesem Weg werden pathogene Faktoren eliminiert. Ministerarznei / m. ministrale: Cinnamomum (Guizhi) wärmt, bewegt und öffnet die Leitbahnen, bewegt und wärmt milde das Xue und den Unterleib. Hilfsarzneien / mm. auxiliares: Natrii sulfas (Mangxiao) kann durch seine salzige Geschmacksrichtung Verhärtungen auflösen. Glycyrrhiza (Gancao) ist Meldearznei / m. nuntiale und Hilfsarznei / m. auxiliare zugleich, sie schützt die Mitte vor den starken Wirkungen der Arzneien und harmonisiert die Mitte.

Dekokt mit Rheum und Moutan (Dahuang mudan tang)

大黄牡丹汤 erste Erwähnung: 3. Jh.

lateinisch: Decoctum Rhei et Moutan
englisch: Rhubarb and Moutan Decoction

P	Rhei rhizoma (Dahuang)	12 g
M	Persicae semen (Taoren)	9 g
M	Natrii sulfas seu Mirabilitum (Mangxiao)	9 g
M	Moutan cortex radicis (Mudanpi)	9 g
A	Benincasae semen (Dongguazi)	15 g

Wirkung/Indikation

■■■ **Glut/ardor ausleitend**
Schmerzen in Unterbauch und Abdomen, Resistenzen im Abdomen, Abwehrspannung, Loslassschmerz, Beugungsschmerz, Temperaturerhöhung, Schüttelfrost, Schweiße, Zunge rot, gelb-dünner Belag, schnelle, gespannte Pulse/pp. celeri, intenti

■■□ **Xue regulierend**
Schmerzen in Unterbauch und Abdomen, Resistenzen im Abdomen, Abwehrspannung, Loslassschmerz, Beugungsschmerz, schnelle, gespannte Pulse/pp. celeri, intenti

■■□ **Zusammenballung lösend**
Schmerzen in Unterbauch und Abdomen, Loslassschmerz, Beugungsschmerz, tastbare Verdichtungen und Verhärtungen, Resistenzen im Unterbauch und Abdomen

Zusätzliche Indikationen

postpartale Lochienentzündung, Pelvic inflammatory disease (PID), Entzündungen nach Vasektomien

Funktionskreis/Orbisbezug

■■□ FK Leber/o. hepaticus
■■□ FK Dünndarm/o. intestini tenuis
■■■ FK Dickdarm/o. intestini crassi
■□□ FK Milz/o. lienalis

Temperaturverhalten

■■□ kalt

Geschmacksrichtung/Sapor

■■■ salzig
■■□ bitter

Wirkrichtung

■■□ absenkend

Wirkort

Verdauungstrakt, unterer Wärmebereich/Calorium

Klinische Bemerkungen

Basisrezeptur für Erkrankungen auf der Basis von Xue-Stasen verknotet mit Hitze / calor oder Glut / ardor • klinisch: Appendixreizung, milde Appendizitis, Pelvic inflammatory disease (PID)

Modifikationen

Dysenterie mit roter Zunge

- – Natrii sulfas seu Mirabilitum (Mangxiao)
- \+ Scrophulariae radix (Xuanshen)
- \+ Rehmanniae radix (Shengdihuang)

abdominelle Abszesse

- \+ Taraxaci herba cum radice (Pugongying)
- \+ Lonicerae flos (Jinyinhua)
- \+ Hedyotidis herba (Baihuasheshecao)

Kontraindikationen

Alte, geschwächte Patienten • hochakute Appendizitis mit Perforationsgefahr, Peritonitis, Appendizitis bei Kindern und Abzesse der Bauchhöhle (ursprüngliche Indikationen) sind einer chirurgischen Intervention zuzuführen.

Gravidität

Anwendung verboten

Abgeleitete Rezepturen

Dekokt zur Regulation des FK Magen / o. stomachi und Wiederherstellung des Qi-Flusses (Tiaowei chengqi tang)

Kommentar

Vorherrschend ist hier Hitze / calor oder Glut / ardor, die zu Xue-Stagnationen und zu Schmerzen führen. Ziel ist die akute Ausleitung des pathogenen Faktors und damit die Wiederherstellung der Geradläufigkeit / Orthopathie. Hauptarznei / m. principale: Rheum (Dahuang) löst Verhärtungen auf, kühlt Xue-Hitze / calor xue und leitet nach unten aus. Ministerarzneien / mm. ministrales: Natrii sulfas (Mangxiao) löst durch seine salzige Geschmacksrichtung Verhärtungen auf und hilft der Herrscherarznei, Hitze / calor nach unten auszuleiten. Moutan (Mudanpi) bewegt das Xue und kühlt, Persica (Taoren) dynamisiert das Xue, kann Stasen brechen, Verhärtungen auflösen und unterstützt durch seine laxierende Wirkung die Herrscherarznei. Benincasa (Dongguazi) drainiert Eiter, kühlt und wirkt besonders im FK Dickdarm / o. intestini crassi.

Dekokt, das standhalten lässt (Didang tang)

抵当汤 erste Erwähnung: 3. Jh.

lateinisch: Decoctum per Resistere
englisch: Resistance Decoction

P	Tabanus (Mengchong)	9 g
M	Hirudo seu Whitmaniae (Shuizhi)	9 g
M	Persicae semen (Taoren)	6 g
M	Rhei rhizoma (Dahuang)	9 g

Wirkung/Indikation

■■■ **Xue bewegend**
tastbare Verhärtungen im Unterbauch, Spannung, Unruhe bis manisches Verhalten, Vergesslichkeit, Amenorrhö, schwarz gefärbte Stühle, Urininkotinenz, tiefe, verlangsamte, unregelmäßige Pulse/pp. mersi, tardi, irregulares

■■■ **Stasen des Xue lösend**
tastbare Verhärtungen im Unterbauch, Spannung, Unruhe bis manisches Verhalten, Vergesslichkeit, Amenorrhö, schwarz gefärbte Stühle, Urininkontinenz, tiefe, verlangsamte, unregelmäßige Pulse/pp. mersi, tardi, irregulares

■■■ **Zusammenballung lösend**
tastbare Verhärtungen im Unterbauch, Spannung, Unruhe bis manisches Verhalten, schwarz gefärbte Stühle

Zusätzliche Indikationen

Endometriose, Ektopien, Thrombozytenaggregation (Vermeidung von Klumpenbildungen) • früher auch benutzt, um einen Abort zu induzieren

Funktionskreis/Orbisbezug

■■■ FK Leber/o. hepaticus

Temperaturverhalten

■□□ Tendenz warm

Wirkrichtung

■■□ tief

Geschmacksrichtung/Sapor

■■■ bitter
■■□ salzig

Wirkort

unterer Wärmebereich/Calorium

Klinische Bemerkungen

Durch eine massive Stase des Xue im Unterbauch entstehen Verdichtungen, Verhärtungen, Verknotungen bis hin zu tumorösen Prozessen • Leitsymptome: Amenorrhö, tastbare Verhärtungen im Unterbauch, Spannung, Unruhe bis manisches Verhalten

Toxizität

Tabanus (Mengchong) ist toxisch, höhere Dosen und längere Anwendung sollten vermieden werden. Hirudo kann in zu hohen Dosen (mehr als 6 g tgl. im Dekokt, mehr als 0,6 g in Pillen / Pulver) Übelkeit und Blutungen auslösen.

Kontraindikationen

hämorrhagische Diathese, parenterale / orale Antikoagulation, Defizienz von Qi, Yin, Xue

Gravidität

Anwendung verboten

Abgeleitete Rezepturen

Persica-Dekokt zur Wiederherstellung des Qi-Flusses (Taohe chengqi tang)

Kommentar

Tabanus (Mengchong) und Hirudo seu Whitmaniae (Shuizhi) wirken im Xue des FK Leber / o. hepaticus, brechen stark Stasen und lösen Verdichtungen auf. Beide zusammen wirken synergistisch. Tabanus ist kühl, toxisch, schnell wirkend und geht in alle, auch die feinsten Netzleitbahnen, Hirudo ist milder, langsamer aber kontinuierlicher im Effekt. Beide sind hier die Hauptarzneien / mm. principales, da sie das klinische Hauptproblem, nämlich Blockaden und Zusammenballungen des Xue, beheben. Persica (Taoren) als Ministerarznei / m. ministrale bricht ebenfalls Stasen des Xue, leitet die Verdichtungen zusätzlich durch seine laxierende Wirkung über den Darm aus und wird durch Rheum (Dahuang), der Hilfsarznei / m. auxiliare, darin unterstützt. Tierische Arzneimittel, wie die hier benutzten, sind in der Xue dynamisierenden Wirkung noch stärker als Arzneimittel pflanzlichen Ursprungs und wirken auch in den Netzleitbahnen / reticulares (luomai), sind aber auch toxisch. Längere Anwendung deshalb nur unter strenger Kontrolle.

Pille mit Rheum und Eupolyphaga (Dahuang zhechong wan)

大黄蟅虫丸

erste Erwähnung: 3. Jh.

englisch: Rhubarb and Eupolyphaga Pill

P	Rhei rhizoma (Dahuang)	30 g
P	Eupolyphaga seu Opisthoplatio (Tubiechong)	3 g
M	Tabanus (Mengchong)	6 g
M	Persicae semen (Taoren)	6 g
M	Hirudo seu Whitmaniae (Shuizhi)	6 g
A	Scutellariae radix (Huangqin)	6 g
M	Holotrichia (Qicao)	6 g
M	Toxicodendri resina (Ganqi)	3 g
A	Paeoniae lactiflorae radix (Baishaoyao)	12 g
A	Rehmanniae radix (Shengdihuang)	30 g
A	Armeniacae semen (Xingren)	6 g
N	Glycyrrhizae radix (Gancao)	9 g

Wirkung/Indikation

■■■ **Xue bewegend**
abdominelle Verdichtungen und Verhärtungen, Schmerzen, trockene, sich schälende Haut, dunkler Teint, Augenringe, Amenorrhö, undulierendes Fieber, Inappetenz, Kachexie

■■■ **Stasen des Xue lösend**
abdominelle Verdichtungen und Verhärtungen, Schmerzen, trockene, sich schälende Haut, dunkler Teint, Augenringe, Amenorrhö, undulierendes Fieber, Inappetenz, Kachexie

■■■ **Zusammenballung lösend**
abdominelle Verdichtungen und Verhärtungen mit Schmerzen

Zusätzliche Indikationen

tumoröse Prozesse des Endometriums, konsumierende Infektionen des Bauchraums (Tuberkulose), Leberzirrhose, Lebertumore

Funktionskreis/Orbisbezug

■■■ FK Leber/o. hepaticus

Temperaturverhalten

■□□ Tendenz warm

Wirkrichtung

■■□ tief

Geschmacksrichtung/Sapor

■■■ bitter
■■□ salzig

Wirkort

unterer Wärmebereich/Calorium, Verdauungstrakt

Klinische Bemerkungen

Verknotung und Verdichtung durch eine Stase des Xue führt zu extremer Schwäche, Defizienz von Ursprungs-Qi/qi originale, Xue und Yin • Leitsymptome sind: Auszehrung, Kachexie, abdominelle Völle und Tumore, Inappetenz, raue, atrophische Haut, dunkler Teint und dunkle Augenringe, Erschöpfung

Toxizität

Tabanus (Mengchong) ist toxisch, höhere Dosen und längere Anwendung sollten vermieden werden. Hirudo kann in zu hohen Dosen (mehr als 6 g tgl. im Dekokt, mehr als 0,6 g in Pillen/Pulver) Übelkeit und Blutungen auslösen.
Eupolyphaga (Tubiechong) gilt als leicht toxisch, selten treten gastrointestinale Nebenwirkungen wie Übelkeit, Erbrechen, Vertigo auf.
Toxicodendri resina (Ganqi) kann bei Überdosierung Stomatitis, Ulzera der Schleimhäute, Übelkeit und in seltenen, schweren Fällen auch eine toxische Nephropathie auslösen.

Modifikationen

Leberzirrhose

+ Bupleuri radix (Chaihu)

Kontraindikationen

hämorrhagische Diathese, parenterale oder orale Antikoagulation

Gravidität

Anwendung verboten

Abgeleitete Rezepturen

Dekokt, das standhalten lässt (Didang tang) • Persica-Dekokt zur Wiederherstellung des Qi-Flusses (Taohe chengqi tang)

Kommentar

Verdichtung und Ansammlung von „Trockenem und totem Blut“ führen zur Konsumation von Milz- und Ursprungs-Qi/qi lienale et originale sowie des gesamten Yin, einer der „Fünf Konsumptionen“ (wulao). Eine sehr drastische Rezeptur soll dies beheben: Hauptarzneien/mm. principales: Rheum (Dahuang) in hoher Dosis, eliminiert Massen durch Ausleitung über die Faeces, kühlt und bewegt das Xue. Eupolyphaga seu Opisthoplatio (Tubiechong) bricht Blutansammlungen und totes Blut auf, eliminiert Stasen des Xue und bricht abdominelle Verdichtungen. Die Ministerarzneien/mm. ministrales: Tabanus (Mengchong), Persica (Taoren), Hirudo (Shuizhi), Eupolyphaga (Tubiechong), Holotrichia (Qicao) und Toxicodendri resina (Ganqi) brechen alle mächtig Stasen des Xue, in den Hauptleitbahnen und Netzleitbahnen, und reduzieren abdominelle Tumoren. Die vier Hilfsarzneien/mm auxiliares haben mehrere Funktionen: Scutellaria (Huangqin) und Armeniaca (Xingren) kühlen die begleitende Hitze bei Schwäche/calor depletionis. Rehmannia (Shengdihuang) und Paeonia (Baishao) nähren und kühlen das Yin und Xue ohne zu verklumpen. Glycyrrhiza (Gancao) harmonisert die Rezeptur, schützt die Mitte und mildert Toxizitäten der enthaltenen tierischen Arzneimittel. Zubereitung: Üblicherweise als Fertigrezeptur einzunehmen, 3-mal täglich 3 g.

6 Schwäche/depletio stützend

6a Stützung des Qi

6b Stützung des Xue

6c Stützung des Yin

6d Stützung des Yang

Einzig aus Ginseng hergestelltes Dekokt (Dushen tang)

独参汤

erste Erwähnung: 14. Jh.

englisch: Unaccompanied Ginseng Decoction

P	Ginseng radix (Renshen)	30 g
M	Jujubae fructus (Dazao)	5 Stck.

Wirkung / Indikation

■■■ **Qi emporhebend**
Blutverlust mit Kollaps, kalte Extremitäten, tiefe, verschwindende Pulse / pp. mersi, evanescentes

■■■ **Qi stützend und ergänzend**
Palpitationen, extrem blasser Teint, Lethargie, exzessive Schweiße, Dyspnoe

Funktionskreis / Orbisbezug

■■■ FK Milz / o. lienalis
■■□ FK Niere / o. renalis
■■■ FK Herz / o. cardialis

Temperaturverhalten

■■□ neutral

Geschmacksrichtung / Sapor

■■□ süß

Wirkrichtung

■■■ emporhebend

Wirkort

unterer Wärmebereich / Calorium, oberer Wärmebereich / Calorium

Klinische Bemerkungen

drohender Kollaps des Urspungs-Qi/qi orginale aufgrund von akuten schweren Blutungen oder Kreislaufkollaps, Schocksymptomatik

Modifikationen

drohendes Herzversagen

+ Aconiti radix lateralis praeparata (Fuzi)
+ Mastodi fossilium ossis (Longgu)
+ Ostreae concha (Muli)
+ Paeoniae lactiflorae radix (Baishaoyao)
+ Glycyrrhizae radix praeparata (Zhigancao)

Kontraindikationen

keine Langzeitanwendung (kann das Yang erratisch aufsteigen lassen)

Gravidität

Anwendung erlaubt

Abgeleitete Rezepturen

Ginseng und Aconit Dekokt (Shenfu tang)

Pulver, das die Pulse hervorbringt (Shengmai san)

生脉散

erste Erwähnung: 13. Jh.

lateinisch: Pulvis producens Pulsus
englisch: Generate the Pulse Powder

P	Ginseng radix (Renshen)	9 g
M	Ophiopogonis radix (Maimendong)	9 g
A	Schisandrae fructus (Wuweizi)	3 g

Wirkung/Indikation

■■■ **Qi stützend und ergänzend**
chronisch rezidivierender Husten, schwer zu expektorierendes Sputum, Kurzatmigkeit, zarte und schwache oder schnelle Pulse/pp. minuti et depleti aut celeri

■■■ **Yin stützend und ergänzend**
trockener Mund, trockene Zunge, roter Zungenkörper mit dünnem trockenem Belag, verschwindende Pulse/pp. evanescentens, Durst, chronisch trockener Husten

■■■ **Säfte ergänzend**
profuse Schweiße, Durst, trockene Haut und Schleimhäute, nur spärlichster Auswurf

■■□ **FK Herz/o. cardialis stützend und kühlend**
Palpitationen, Engegefühl thorakal, Schlafstörungen, Arrhythmien

■■□ **Oberfläche/extima festigend**
profuse Schweiße, spontane Schweiße über längeren Zeitraum

Zusätzliche Indikationen

chronische Bronchitis, Tuberkulose, supraventriculäre Extrasystolen, Koronarstenose

Funktionskreis/Orbisbezug

■■■ FK Milz/o. lienalis
■■□ FK Lunge/o. pulmonalis
■■□ FK Herz/o. cardialis

Temperaturverhalten

■■□ neutral

Geschmacksrichtung/Sapor

■□□ süß
■□□ sauer

Wirkrichtung

■■□ emporhebend

Wirkort

Inneres/intima, Lunge

Klinische Bemerkungen

Erkrankungen auf der Basis einer Defizienz der erworbenen Konstitution, mit Defizienz des Yin, insbesondere bei starken Schweißen • klinisch eingesetzt bei Erkrankungen im Sommer, Sommerinfektionen, Sonnenstich, Störungen der FK Herz und Lunge / oo. cardialis et pulmonalis mit Defizienz des Qi und des Yin • nach Infektionen, nach antibiotischer Therapie mit persistierendem Husten, Kurzatmigkeit, spontaner Schweiße, ursprünglich benutzt für übermäßige Schweiße aufgrund Defizienz des Qi und des Yin • heutzutage benutzt für Defizienz des Qi und des Yin vor allem bei Herz / cardialen und Lungen / pulmonalen Symptomen (Palpitationen etc.)

Modifikationen

profuse Schweiße mit geringem dunklem Urin, erschwerter Miktion

\+ Astragali radix (Huangqi)
\+ Angelicae sinensis radix (Danggui)

heftiger Husten

\+ Tussilaginis farfarae flos (Kuandonghua)
\+ Lilii bulbus (Baihe)

Unruhe, starke Schlafstörungen

\+ Zizyphi spinosae semen (Suanzaoren)
\+ Albiziae cortex (Hehuanpi)

Palpitationen, Arrhythmien

\+ Cinnamomi cassiae ramulus (Guizhi)
\+ Ostreae concha (Muli)
\+ Mastodi fossilium ossis (Longgu)

Angina-pectoris-Symptomatik

\+ Salviae miltiorrhizae radix (Danshen)
\+ Carthami flos (Honghua)
\+ Glycyrrhizae radix (Gancao)

Kontraindikationen

Vorsicht bei noch persistierenden pathogenen Faktoren

Gravidität

Anwendung erlaubt

Abgeleitete Rezepturen

Modifiziertes Pulver, dass die Pulse hervorbringt (Jiajian shengmai san)

Kommentar

Die Rezeptur wird in China auch intravenös verwendet bei hämorrhagischem oder kardiogenem Schock.

Dekokt der vier Edlen (Si junzi tang)

四君子汤 erste Erwähnung: 11. Jh.

lateinisch: Decoctum quattuor Nobilium
englisch: Four Gentlemen Decoction

P	Ginseng radix (Renshen)	3 g
P	(oder Codonopsitis radix (Dangshen)	(9 g)
M	Atractylodis macrocephalae rhizoma (Baizhu)	9 g
A	Poria alba (Fuling)	9 g
N	Glycyrrhizae radix (Gancao)	3 g

Wirkung / Indikation

■■□ **Qi stützend und ergänzend**
Müdigkeit, Kraftlosigkeit, Erschöpfung, Appetitverlust, Diarrhö, Stuhl weich, Zungenbelag dünn / hell, zarte Pulse / pp. minuti

■■□ **mittlere Funktionskreise harmonisierend und stützend**
blasses Gesicht, Abmagerung, Appetitverlust, lockerer Stuhl, Diarrhöneigung, Kraftlosigkeit, Zungenkörper blass, zarte Pulse / pp. minuti

■□□ **Feuchtigkeit / humor ausleitend**
weiche ungeformte Stühle, Schwäche und Schweregefühl in den Gliedern, verminderter Appetit

Funktionskreis / Orbisbezug

■■■ FK Milz / o. lienalis

Temperaturverhalten

■■□ Tendenz warm

Geschmacksrichtung / Sapor

■□□ süß
■□□ bitter

Wirkrichtung

■■□ emporhebend

Wirkort

Mitte / mittlerer Wärmebereich / Calorium, Inneres / intima

Klinische Bemerkungen
Erkrankungen auf der Basis einer Defizienz des Milz-Qi / qi lienale mit Störungen der Umsetzungsfähigkeit, Feuchtigkeit / humor im mittleren Wärmebereich / Calorium (blasser Teint, lockere Stühle, Schwächegefühl, blasser Zungenkörper) • diätetische Störungen, Überarbeitung, übermäßiges Nachdenken (cogitatio) • Basisrezeptur • anders als beim „Pulver mit Ginseng, Poria und Atractylodes macrocephala" (Shenling baizhu san) hier keine Diarrhö • zur Stärkung der erworbenen Konstitution

Modifikationen
Unverträglichkeit, Inappetenz, abdominelle Spannungen, Gewichtsverlust
+ Cyperi rhizoma (Xiangfu)
+ Magnoliae cortex (Houpo)

morgendliche Übelkeit
+ Amomi xanthioidis fructus (Sharen)
+ Citri reticulatae pericarpium (Chenpi)
+ Magnoliae cortex (Houpo)

Ödeme während der Schwangerschaft
+ Acanthopanacis cortex radicis (Wujiapi)
+ Lycii cortex radicis (Digupi)
+ Arecae pericarpium (Dafupi)
+ Zingiberis cortex rhizomatis (Chengjiangpi)
↑ Poriae cortex (Fulingpi)

Defizienz des Qi und des Xue, Brustbeklemmung, Schmerzen im Oberbauch, Inappetenz, chronische Hepatitis, Leberzirrhose
+ Angelicae sinensis radix (Danggui)
+ Paeoniae lactiflorae radix (Baishaoyao)
+ Citri reticulatae pericarpium (Chenpi)
+ Pinelliae rhizoma (Banxia)

Kontraindikationen
hohes Fieber, Hitze-Schwäche / calor depletionis

Gravidität
Anwendung erlaubt

Abgeleitete Rezepturen
Dekokt der sechs Edlen (Liu junzi tang)

Kommentar
Der Terminus der „Vier Edlen" steht für das ideale Zusammenspiel der vier Einzelarzneien in diesem Rezept. Zubereitung: In schweren Fällen ist statt Codonopsitis radix Ginseng radix einzusetzen.

Dekokt der sechs Edlen (Liu junzi tang)

六君子汤 erste Erwähnung: 17. Jh.

lateinisch: Decoctum sex Nobilium
englisch: Six Gentleman Decoction

P	Ginseng radix (Renshen)	3 g
M	Atractylodis macrocephalae rhizoma (Baizhu)	4,5 g
A	Poria alba (Fuling)	3 g
N	Glycyrrhizae radix (Gancao)	3 g
P	Pinelliae rhizoma (Banxia)	4,5 g
P	Citri reticulatae pericarpium (Chenpi)	3 g

Wirkung/Indikation

■■□ **Qi stützend und ergänzend**
Atemnot, Druckgefühl im Thorax und Epigastrium, Müdigkeit, Schwächegefühl

■■□ **mittlere Funktionskreise harmonisierend und stützend**
Übelkeit, weiche Stühle, verminderter Appetit

■■□ **Schleim/pituita umwandelnd**
Erbrechen, rezidivierende Übelkeit, Völlegefühl im Brustraum und Epigastrium, Abhusten von dünnem weißem Sputum

■□□ **Brechreiz stillend**
Übelkeit, weißer klebriger Zungenbelag, schlüpfrige oder saitenförmige Pulse/pp. lubrici sive chordales

Zusätzliche Indikationen

chronische Hepatitis, Leberzirrhose

Funktionskreis/Orbisbezug

■■■ FK Milz/o. lienalis

Temperaturverhalten

■■□ warm

Geschmacksrichtung/Sapor

■□□ süß
■□□ bitter

Wirkrichtung

■□□ tief

Wirkort

Lunge, Verdauungstrakt

Klinische Bemerkungen

Erkrankungen auf der Basis einer Defizienz des Milz-Qi / qi lienale mit Störungen der Umsetzungsfähigkeit der Mitte und pituita • dieses Rezept ist stärker konzentriert auf Schleim / pituita als das „Dekokt der vier Edlen" (Si junzi tang) • klinisch: verminderter Appetit, Übelkeit, Brechreiz, Aufstoßen, Spannungen in Thorax und Epigastrium, Husten, viel dünnes, weißes Sputum • Defizienz des Milz-Qi / qi lienale mit Feuchtigkeit / humor • wird häufiger eingesetzt als das „Dekokt der vier Edlen" (Si junzi tang)

Modifikationen

Kälte / algor: laute Darmgeräusche, Diarrhö, Brechreiz

+ Amomi xanthioidis fructus (Sharen)
+ Inulae seu Aucklandiae radix (Muxiang)
+ Cyperi rhizoma (Xiangfu)

Defizienz des Qi und Xue: Beklemmung im Thorax, Spannung im Epigastrium

+ Angelicae sinensis radix (Danggui)
+ Paeoniae lactiflorae radix (Baishaoyao)

Gravidität

Anwendung erlaubt

Abgeleitete Rezepturen

Dekokt der vier Edlen (Si junzi tang) • Dekokt aus den zwei Abgestandenen (Ingredienzen) (Erchen tang)

Pulver mit Ginseng, Poria und Atractylodis macrocephala (Shenling baizhu san)

参苓白术散

erste Erwähnung: 11. Jh.

lateinisch: Pulvis Ginseng, Poriae et Atractylodis macrocephalae
englisch: Ginseng, Poria, Atractylodis Macrocephala Powder

P	Ginseng radix (Renshen)	5 g
P	Atractylodis macrocephalae rhizoma (Baizhu)	10 g
P	Poria alba (Fuling)	10 g
P	Glycyrrhizae radix (Gancao)	10 g
M	Dioscoreae oppositae rhizoma (Shanyao)	10 g
M	Coicis semen (Yiyiren)	5 g
M	Nelumbinis semen (Lianzi)	5 g
M	Dolichoris lablab semen (Biandou)	7 g
A	Amomi xanthioidis fructus (Sharen)	5 g
N	Platycodi radix (Jiegeng)	5 g

Wirkung/Indikation

■■■ **Qi stützend und ergänzend**
Diarrhö, weiche lockere Stühle, Schwäche in den Extremitäten, Beklemmungsgefühl in Thorax und Epigastrium, blasser Teint, leichtes Frieren, Wortkargheit, spontane Schweiße

■■■ **mittlere Funktionskreise harmonisierend und stützend**
Wechselfieber, heftige Diarrhö, Blutungen, besonders gynäkologisch, Ptosen

■■□ **Feuchtigkeit/humor ausleitend**
Appetitlosigkeit, Teilnahmslosigkeit, Kopfschmerzen, Abneigung gegen alle Speisen

■■□ **Diarrhö beendend**
weiche bis ungeformte Stühle, spontanes Schwitzen oder Erschöpfung nach dem Stuhlgang

■■□ **Qi emporhebend**
Diarrhö, Gewebeschwäche, Prolaps, Ptosen

Zusätzliche Indikationen

chronische Gastritis, chronische Hepatitis, chronische Bronchitis, chronische Nephritis, Malabsorptionssyndrom

Funktionskreis/Orbisbezug

■■■ FK Milz/o. lienalis
■□□ FK Lunge/o. pulmonalis
■□□ FK Dickdarm/o. intestini crassi
■□□ FK Dünndarm/o. intestini tenuis

Klinische Bemerkungen
Erkrankungen auf der Basis einer Defizienz des Milz-Qi/qi lienale mit Störungen der Umsetzungsfähigkeit der Mitte, Feuchtigkeit/humor im mittleren Wärmebereich/Calorium (lockere Stühle, weißer Zungenbelag) • zur Gewichtszunahme bei dünnen Patienten oder zur Gewichtsabnahme bei Übergewichtigen • schlechte Verdauung, Nahrungsmittelallergie • hauptsächlich gebraucht bei Diarrhö auf der Basis einer Defizienz des Milz-Qi/qi lienale

Modifikationen
Abhusten von reichlich wässrigem Sputum bei generalisierter Schwäche und Beklemmung im Brustraum
+ Citri reticulatae pericarpium (Chenpi)
+ Pinelliae rhizoma (Banxia)
+ Armeniacae semen (Xingren)

diabetische Stoffwechsellage
+ Astragali radix (Huangqi)
+ Schisandrae fructus (Wuweizi)
+ Galli endothelium corneum (Jineijin)

gelblicher Teint, gelbe Skleren, Blockierung im Epigastrium
+ Bupleuri radix (Chaihu)
+ Citri aurantii fructus immaturus (Zhishi)
+ Paeoniae lactiflorae radix (Baishaoyao)
+ Glycyrrhizae radix (Gancao)

Gravidität
Anwendung erlaubt

Kommentar
Im Vergleich zum „Dekokt der Vier Edlen" hier eine breitere Indikation, ausgedehnt auf die Feuchtigkeit/humor-Ausleitung, Stützung der FK Lunge, Dünn- und Dickdarm/oo. pulmonalis et intestinorum.
Das gesamte „Dekokt der Vier Edlen" wirkt hier als Hauptarznei/m. principale.

Temperaturverhalten
■■□ warm

Geschmacksrichtung/Sapor
■□□ bitter
■■□ süß

Wirkrichtung
■■□ emporhebend

Wirkort
Mitte/mittlerer Wärmebereich/Calorium, Verdauungstrakt

Dekokt, das die Energien der Mitte ergänzt und das Qi vermehrt (Buzhong yiqi tang)

补中益气汤

erste Erwähnung: 13. Jh.

lateinisch: Decoctum Suppleens Centrum Augmentans Qi
englisch: Tonify the Middle and Augment the Qi Decoction

M	Codonopsitis radix (Dangshen)	9 g
M	Atractylodis macrocephalae rhizoma (Baizhu)	12 g
M	Glycyrrhizae radix (Gancao) (in Honig gebacken)	4,5 g
A	Angelicae sinensis radix (Danggui)	9 g
A	Citri reticulatae pericarpium (Chenpi)	6 g
P	Astragali radix (Huangqi)	15 g
N	Cimicifugae rhizoma (Shengma)	4,5 g
N	Bupleuri radix (Chaihu)	4,5 g

Wirkung/Indikation

■■■ **Qi stützend und ergänzend**
Appetitverlust, Teilnahmslosigkeit, spontane Schweiße, Keuchen, Diarrhö, starke Menstruation, Ptosen, Prolaps anal, Prolaps Uterus, Bindegewebsschwäche

■■■ **mittlere Funktionskreise harmonisierend und stützend**
Appetitverlust, Diarrhöneigung, lockerer Stuhl, Schweiße

■■■ **Yang emporhebend**
Milz-Yang/yang lienale: Fieber intermittierend, spontane Schweiße, Kälteabneigung, Verlangen nach heißen Getränken, Kurzatmigkeit, Redeunlust, blasses Gesicht, lockere wässrige Stühle, Kopfschmerzen, Zungenkörper blass, Zungenbelag dünn/hell, schwache, zarte Pulse/pp. depleti, minuti

Funktionskreis/Orbisbezug

■■■ FK Milz/o. lienalis
■■□ FK Magen/o. stomachi
■□□ FK Lunge/o. pulmonalis
■□□ FK Dickdarm/o. intestini crassi

Temperaturverhalten

■■□ warm

Geschmacksrichtung/Sapor

■■□ scharf
■□□ bitter

Wirkrichtung

■■■ emporhebend

Wirkort

Mitte/mittlerer Wärmebereich/Calorium, Inneres/intima

Klinische Bemerkungen

Erkrankungen auf der Basis einer Defizienz des Milz-Qi/qi lienale mit Störungen der Umsetzungsfähigkeit • abgesunkenes Milz-Qi/qi lienale (Kollapsneigung) • organische Prolapserkrankungen, Druck nach unten in der Schwangerschaft • zur Festigung des Gewebes • Defizienz des Qi der Mitte führt zu leichtem Fieber, intermittierendem Fieber, verstärkt bei Anstrengung • alle Arten von Symptomen bei abgesunkenem Qi (Prolaps, das klare Yang kann nicht emporsteigen, langanhaltende Diarrhö, Leukorrhö) • einsetzbar bei chronischem Fatigue-Syndrom (CFS)

Modifikationen

Schmerzen im Abdomen
↑ Paeoniae lactiflorae radix (Baishaoyao)
↑ Glycyrrhizae radix (Gancao)
starke Kälteabneigung
+ Cinnamomi cassiae cortex (Rougui)
starke Kopfschmerzen
+ Viticis fructus (Manjingzi)
+ Ligustici chuanxiong rhizoma (Chuanxiong)
Kopfschmerzen im Nacken
+ Ligustici sinensis radix (Gaoben)
starke Schmerzen
+ Asari herba (Xixin)
generalisierte Schmerzen und Schweregefühl im ganzen Körper
+ Poria rubra (Chifuling)
+ Paeoniae rubrae radix (Chishaoyao)
+ Gardeniae fructus (Zhizi)
+ Angelicae sinensis radix (Danggui)
+ Glycyrrhizae radix (Gancao)
Diarrhö
+ Linderae radix (Wuyao)
Schwindel und Kopfschmerzen
+ Ligustici chuanxiong rhizoma (Chuanxiong)
+ Pinelliae rhizoma (Banxia)
Tinnitus und Hörverlust aufgrund einer Defizienz des Qi
+ Corni fructus (Shanzhuyu)
+ Alpiniae oxyphyllae fructus (Yizhiren)
verminderte Sicht oder Doppelbilder
+ Lycii fructus (Gouqizi)
+ Ligustici chuanxiong rhizoma (Chuanxiong)

Kontraindikationen

Fieber bei Hitze-Schwäche/calor depletionis

Gravidität

Anwendung erlaubt

Pulver gegen Wind aus Jade (Yu pingfeng san)

玉屏风散 erste Erwähnung: 15. Jh.

lateinisch: Pulvis Paraventi Jaspidis
englisch: Jade Windscreen Powder

P	Astragali radix (Huangqi)	18 g
M	Atractylodis macrocephalae rhizoma (Baizhu)	6 g
A	Ledebouriellae seu Saposhnikoviae radix (Fangfeng)	6 g

Wirkung/Indikation

■■□ **Qi stützend und ergänzend**
Defizienz des Qi, geschwächte Abwehr, spontane Schweiße, Erkältungsneigung, Windaversion, rezidivierende Infekte, Zungenkörper blass, Zungenbelag weißlich, zarte, schwache Pulse/pp. minuti, depleti

■■■ **Oberfläche/extima festigend**
spontane Schweiße, Erkältungsneigung, blasse Haut, geschwächte Abwehr

■■■ **Schweiß zurückhaltend**
spontane Schweiße, Erkältungsneigung, rezidivierende Infekte

Funktionskreis/Orbisbezug

■■■ FK Lunge/o. pulmonalis

Temperaturverhalten

■■□ warm

Geschmacksrichtung/Sapor

■■□ scharf
■□□ bitter

Wirkrichtung

■■■ oberflächlich

Wirkort

Oberfläche/extima, Haut

Klinische Bemerkungen

Defizienz des Lungen-Qi/qi pulmonale und der Wehrenrgie/qi defensivum mit spontanen Schweißen (rezidivierende Infektionen, Immunschwäche) • häufig kombiniert mit „Dekokt mit Cinnamomum" (Guizhi tang)

Modifikationen

Windaversion, Schweiße

\+ Cinnamomi cassiae ramulus (Guizhi)

anhaltende Schweiße

\+ Ostreae concha (Muli)
\+ Zizyphi spinosae semen (Suanzaoren)
\+ Schisandrae fructus (Wuweizi)

chronische allergische Rhinitis

\+ Magnoliae flos (Xinyi)
\+ Xanthii fructus (Cangerzi)
\+ Angelicae dahuricae radix (Baizhi)

Bronchitis der Kinder

\+ Dioscoreae oppositae rhizoma (Shanyao)
\+ Citri reticulatae pericarpium (Chenpi)
\+ Jujubae fructus (Dazao)

Gravidität

Anwendung erlaubt

Kleines Dekokt zur Erbauung der Mitte mit Astragalus (Huangqi jianzhong tang)

黄芪建中汤 erste Erwähnung: 2. Jh.

lateinisch: Decoctum Aedificans Centrum cum Astragalo
englisch: Astragalus Decoction to Construct the Middle

P	Astragali radix (Huangqi)	10 g
P	Cinnamomi cassiae ramulus (Guizhi)	9 g
M	Paeoniae lactiflorae radix (Baishaoyao)	18 g
N	Zingiberis viridis rhizoma (Shengjiang)	9 g
N	Jujubae fructus (Dazao)	3 Stck.
A	Glycyrrhizae radix (Gancao) (in Honig gebacken)	6 g
P	Maltose (Yitang)	30 g

Wirkung/Indikation

■■□ **Qi stützend und ergänzend**
Kraftlosigkeit, Müdigkeit, Erschöpfung, blasser Zungenkörper, Unruhe, Nervosität, Palpitationen, raue Pulse/pp. asperi, spontane Schweiße, Kurzatmigkeit

■■□ **FK Magen/o. stomachi harmonisierend und stützend**
Erschöpfung, Fieber, Epistaxis, trockener Mund und Hals

■■□ **krampflösend**
Schmerzen im Epigastrium, krampfartige Schmerzen, mit Druck oder Wärme gebessert

■■□ **Kälte/algor wärmend**
kalte taube Extremitäten, Magenschmerzen, Wärme bessert

Zusätzliche Indikationen

Gastritis, Magen- oder Duodenalulcera, Hepatitis, Colitis, Leukämie, unklares Fieber, hypoglycämische Zustände

Funktionskreis/Orbisbezug

■■□ FK Milz/o. lienalis
■■□ FK Lunge/o. pulmonalis
■□□ FK Drei-Wärmebereiche/o. tricalorii

Temperaturverhalten

■■□ warm

Geschmacksrichtung/Sapor

■■□ scharf

Wirkrichtung

■□□ emporhebend

Wirkort

Mitte/mittlerer Wärmebereich/Calorium, Verdauungstrakt

Klinische Bemerkungen

Qi-Defizienz mit spontanen Schweißen, rezidivierenden Infektionen • auch verwendet bei Ulcus ventriculi/duodeni und chronischen Allergien • häufig in der Pädiatrie

Modifikationen

nach Genuss von viel Rohkost

\+ Linderae radix (Wuyao)
↑ Cinnamomi cassiae ramulus (Guizhi)

Diarrhö

\+ Atractylodis macrocephalae rhizoma (Baizhu)

ausgeprägte Kälte/algor

\- Cinnamomi cassiae ramulus (Guizhi)
\+ Cinnamomi cassiae cortex (Rougui)

Qi-Stagnationen mit abdominellen Beschwerden

\+ Inulae seu Aucklandiae radix (Muxiang)
\+ Galli endothelium corneum (Jineijin)

Rundwürmer

\- Maltose (Yitang)
\+ Paeoniae lactiflorae radix (Baishaoyao)
\+ Mume fructus (Wumei)

Gravidität

Anwendung erlaubt

Abgeleitete Rezepturen

Dekokt mit Cinnamomum (Guizhi tang)

Dekokt zur Ergänzung des Xue mit Angelica sinensis (Danggui buxue tang)

当归补血汤 erste Erwähnung: 13. Jh.

lateinisch: Decoctum Suppleens Xue cum Angelica Sinensi
englisch: Tangkuei Decoction to Tonify the Blood

P	Angelicae sinensis radix (Danggui)	6 g
P	Astragali radix (Huangqi)	30 g

Wirkung/Indikation

■■■ **Xue ergänzend und suppletierend**
blasser welker Teint, Müdigkeit, Teilnahmslosigkeit, subfebrile Temperaturen, Kopfschmerzen, rotes Gesicht, Hitzegefühl in der Muskulatur, schwache, große Pulse / pp. depleti, magni, blasser Zungenkörper

■■■ **Qi stützend und ergänzend**
Kraftlosigkeit, Verlangen nach warmen Getränken, Appetitlosigkeit

Zusätzliche Indikationen

Anämie, Thrombozytopenie, Leukopenie, uterine Blutungen

Funktionskreis/Orbisbezug

■■■ FK Leber / o. hepaticus
■■■ FK Milz / o. lienalis

Temperaturverhalten

■■□ warm

Geschmacksrichtung/Sapor

■■□ süß

Wirkrichtung

■■□ emporhebend

Wirkort

unterer Wärmebereich / Calorium, Mitte / mittlerer Wärmebereich / Calorium

Klinische Bemerkungen

Basisrezeptur bei Defizienz des Xue, besonders auf der Basis von Defizienz des Qi • mit Hühnchen zu kochen für Frauen nach der Geburt • Angelicae sinensis radix (Danggui) und Astragali radix (Huangqi) lösen sich am Besten in Fett • eher für eine Defizienz des Xue geeignet als für eine Defizienz des Qi • hohe Dosen von Astragali radix (Huangqi) sind nötig (5-mal soviel wie Angelicae sinensis radix (Danggui))

Modifikationen

ulzerierende Wunden

+ Lonicerae flos (Jinyinhua)
+ Glycyrrhizae radix (Gancao)

allergische Purpura

+ Bombyx batryticatus (Jiangcan)
+ Achyranthis bidentatae radix (Niuxi)

Kontraindikationen

Vorsicht bei Defizienz des Yin

Gravidität

Anwendung erlaubt

Kommentar

Fällt unter „lao juan"-Defizienz des Ursprungs-Qi / qi orginale, triggert eine Defizienz des Xue, klassisches Zeichen: das nach oben fließende Yang mit einem überfließenden großen, aber schwachen Puls.

In den FK Milz/o. lienalis einfließendes Dekokt (Guipi tang)

归脾汤 erste Erwähnung: 13. Jh.

lateinisch: Decoctum Rediens in O. Lienalem
englisch: Restore the Spleen Decoction

P	Codonopsitis radix (Dangshen)	9 g
P	Astragali radix (Huangqi)	9 g
P	Atractylodis macrocephalae rhizoma (Baizhu)	9 g
M	Poria alba (Fuling)	9 g
M	Zizyphi spinosae semen (Suanzaoren)	9 g
M	Euphoriae longanae arillus (Longyanrou)	6 g
A	Inulae seu Aucklandiae radix (Muxiang)	1,5 g
P	Glycyrrhizae radix (Gancao)	1,5 g
M	Angelicae sinensis radix (Danggui)	6 g
M	Polygalae radix (Yuanzhi)	3 g
N	Zingiberis viridis rhizoma (Shengjiang)	3 Scheiben
N	Jujubae fructus (Dazao)	3 Stck.

Wirkung/Indikation

■■■ **Qi stützend und ergänzend**
Müdigkeit, Teilnahmslosigkeit, Appetitverlust, Palpitationen, Schreckhaftigkeit, Gedächtnisstörungen, Vergesslichkeit, Blutungen, Blut im Stuhl, Blutungen gynäkologisch, Zungenkörper blass, Zungenbelag dünn, schwache Pulse/pp. depleti

■■■ **mittlere Funktionskreise harmonisierend und stützend**
Appetitverlust, blasses Gesicht, Zungenkörper blass, Zungenbelag dünn/weiß, zarte Pulse/pp. minuti, Müdigkeit

■■■ **Xue ergänzend und suppletierend**
Müdigkeit, Teilnahmslosigkeit, Palpitationen, Schreckhaftigkeit, Schweiße im Schlaf, Schlaflosigkeit, Gedächtnisstörungen, Zungenkörper blass, zarte Pulse/pp. minuti, schnelle Pulse/pp. celeri, Blut im Stuhl, Blutungen gynäkologisch, Blutungsneigung, Anämie

■■□ **FK Herz/o. cardialis stützend und kühlend**
Schreckhaftigkeit, Schweiße im Schlaf, Gedächtnisstörungen, Vergesslichkeit, Schlaflosigkeit, Palpitationen, Zungenkörper blass

Funktionskreis/Orbisbezug

■■■ FK Milz/o. lienalis
■■□ FK Herz/o. cardialis

Klinische Bemerkungen

klinische Rezeptur für Unruhe des shen auf der Basis einer Defizienz des Xue und des Qi (emotionale Störungen) • bei Frauen häufiger Defizienz des Xue, bei Männern häufiger Stasen des Qi • Insomnia, chronische Blutungen • häufig benutzt nach Chemotherapie • Defizienz des Herz-Xue / xue cardiale (Palpitationen, Insomnia) • Defizienz des Milz-Xue / xue lienale (Energieverlust, geringer Appetit, Diarrhö) • Blutungen auf der Basis von Defizienz des Milz-Qi / qi lienale

Modifikationen

Taubheitsgefühl in den Armen

\+ Notopterygii rhizoma (Qianghuo)
\+ Ligustici chuanxiong rhizoma (Chuanxiong)

Taubheitsgefühl in den Beinen

\+ Clematidis radix (Weilingxian)
\+ Angelicae dahuricae radix (Baizhi)
\+ Achyranthis bidentatae radix (Niuxi)

schmerzhafte Menstruation mit klumpigem Blut

\+ Curcumae longae tuber (Yujin)
\+ Cyperi rhizoma (Xiangfu)

sehr dunkles Menstruationsblut

\+ Carthami flos (Honghua)
\+ Moutan cortex radicis (Mudanpi)
\+ Gardeniae fructus (Zhizi)

sehr verstärkte Menstruation

\+ Schisandrae fructus (Wuweizi)
\+ Corni fructus (Shanzhuyu)

Gravidität

Anwendung erlaubt

Kommentar

Zubereitung: In schweren Fällen ist Codonopsitis radix durch Ginseng radix zu ersetzen.

Temperaturverhalten

■■□ warm

Geschmacksrichtung / Sapor

■□□ scharf
■■□ süß

Wirkrichtung

■□□ emporhebend

Wirkort

Inneres / intima

Dekokt der acht Juwelen (Bazhen tang)

八珍汤

erste Erwähnung: 16. Jh.

lateinisch: Decoctum octo Gemmarum
englisch: Eight Treasure Decoction

P	Angelicae sinensis radix (Danggui)	12 g
P	Rehmanniae radix praeparata (Shudihuang)	15 g
P	Paeoniae lactiflorae radix (Baishaoyao)	12 g
P	Ligustici chuanxiong rhizoma (Chuanxiong)	6 g
M	Ginseng radix (Renshen) (ersatzweise: Codonopsitis radix [Dangshen] 12 g)	6 g
M	Atractylodis macrocephalae rhizoma (Baizhu)	9 g
M	Poria alba (Fuling)	12 g
M	Glycyrrhizae radix (Gancao) in Honig gebacken	3 g
M	Zingiberis viridis rhizoma (Shengjiang)	3 Scheiben
M	Jujubae fructus (Dazao)	2 Stck.

Wirkung/Indikation

■■■ **Xue ergänzend und suppletierend**
bleicher Teint, Abmagerung, Palpitationen, Ängstlichkeit, Fieber, heftiger Durst, Benommenheit, Schwindel, blasse Zunge, oberflächliche, schwache Pulse/pp. superficiales, depleti

■■□ **Qi stützend und ergänzend**
verminderter Appetit, Kurzatmigkeit, Wortkargheit, leichte Erschöpfbarkeit, schlechtheilende Geschwüre, Schüttelfrost

■■□ **Breite Trossstraße, Aufnehmende Leitbahn und Neben-FK Uterus/ss. impedimentalis et respondens, paraorbis uteri harmonisierend, stützend**
Zwischenblutungen, verlängerte Menstruation, kontinuierliche vaginale Blutungen

Zusätzliche Indikationen

Gewichtsverlust, schlechtheilende Abszesse

Funktionskreis/Orbisbezug

■■■ FK Milz/o. lienalis
■■□ FK Leber/o. hepaticus

Temperaturverhalten

■□□ warm

Geschmacksrichtung/Sapor

■■□ süß
■□□ neutral

Wirkrichtung

■□□ tief

Wirkort

Mitte/mittlerer Wärmebereich/Calorium, unterer Wärmebereich/Calorium

Klinische Bemerkungen
klinische Rezeptur für Defizienz des Xue und Defizienz des Qi (z. B. Anämie) • alle Arten einer Defizienz des Qi und des Xue

Modifikationen
nicht endende oder überschießende Laktation
- Ligustici chuanxiong rhizoma (Chuanxiong)
+ Astragali radix (Huangqi)
+ Schisandrae fructus (Wuweizi)
+ Euryalis semen (Qianshi)

Gravidität
Anwendung erlaubt

Abgeleitete Rezepturen
Dekokt der vier Edlen (Si junzi tang) • Dekokt der vier Bestandteile (Siwu tang)

Kommentar
Kombination aus „Dekokt der vier Bestandteile" (Siwu tang) als Hauptarznei/ m. prinipale und „Dekokt der vier Edlen" (Sijunzi tang) als Ergänzungsarznei/ m. ministrale

Pille der sieben Kostbarkeiten für einen schönen Bart (Qibao meiran dan)

七宝美髯丹

erste Erwähnung: 17. Jh.

englisch: Seven Treasure Special Pill for Beautiful Whiskers

P	Polygoni multiflori radix (Heshouwu)	10 g
A	Angelicae sinensis radix (Danggui)	5 g
M	Cuscutae semen (Tusizi)	5 g
M	Lycii fructus (Gouqizi)	5 g
M	Achyranthis bidentatae radix (Niuxi)	5 g
A	Psoraleae semen (Buguzhi)	4 g
A	Poria alba (Fuling)	5 g

Wirkung/Indikation

■■■ **Xue ergänzend und suppletierend**
vorzeitiges Ergrauen der Haare, Haarausfall, trockene Haut, welkes Gesicht, Obstipationsneigung mit trockenen Stühlen

■■□ **Jing/Struktivpotenzial stützend**
Zähne lockern sich oder fallen aus, Haarausfall, Ergrauen der Haare, Nykturie, Einnässen, nächtlicher Samenverlust, Lumbago, Kniebeschwerden

Funktionskreis/Orbisbezug

■■■ FK Leber/o. hepaticus
■■□ FK Niere/o. renalis

Temperaturverhalten

■□□ warm

Wirkrichtung

■■□ tief

Geschmacksrichtung/Sapor

■□□ bitter
■□□ süß

Wirkort

Haut, Bewegungsapparat

Klinische Bemerkungen

Defizienz des Leber-Xue / xue hepaticum und Defizienz des Jing / Struktivpotenzials (FK Niere / o. renalis) • früh ergraute Haare, Haarverlust, schlechte Zähne, schwache Knochen, schwache Bänder und Sehnen • häufiger im Alter zu verwenden

Kontraindikationen

Vorsicht bei Defizienz des FK Milz / o. lienalis (Feuchtigkeit / humor erzeugend)

Gravidität

Anwendung erlaubt

Kommentar

Als einzige Arznei hat Psoralea (die Hilfsarznei / m. auxiliare) einen ausgeprägten Yang-Charakter. Alle übrigen Arzneien stützen das Yin. Zubereitung: normalerweise in Pillenform.

Dekokt zur Mehrung der Yin-Säfte (Zengye tang)

增液汤 erste Erwähnung: 18. Jh.

lateinisch: Decoctum Augmens Sucos Yin
englisch: Increase the Fluids Decoction

M	Ophiopogonis radix (Maimendong)	24 g
M	Rehmanniae radix (Shengdihuang)	24 g
P	Scrophulariae radix (Xuanshen)	30 g

Wirkung/Indikation

■■■ **Yin stützend und ergänzend**
Obstipation, roter trockener Zungenkörper, zarte, schnelle Pulse/pp. minuti, celeri

■■■ **Säfte ergänzend**
trockener Stuhl, trockene Zunge, schwache Pulse/pp. depleti, Exantheme, Infekte aller Art

■■□ **Hitze bei Schwäche/calor depletionis beseitigend**
roter Zungenkörper, schwache, schnelle Pulse/pp. depleti, celeri, Flush im Gesicht

Zusätzliche Indikationen

habituelle Obstipation, Hämorrhoiden, Colon irritable, Aphthen, Hyperthyreose, chronische Pankreatitis

Funktionskreis/Orbisbezug

■■■ FK Lunge/o. pulmonalis
■■■ FK Magen/o. stomachi
■■□ FK Herz/o. cardialis
■■□ FK Leber/o. hepaticus

Temperaturverhalten

■■□ kühl

Geschmacksrichtung/Sapor

■■□ bitter
■□□ süß

Wirkrichtung

■□□ tief

Wirkort

Inneres/intima, Lunge

Klinische Bemerkungen

Basisrezeptur für Defizienz des Yin, besonders im FK Lunge / o. pulmonalis und im FK Magen / o. stomachi • auch bei Yin-Defizienz der FK Herz und Leber / oo. cardialis et hepaticus • Obstipation, Durst, roter Zungenkörper, schnelle Pulse / pp. celeri, zarte Pulse / pp. minuti (nach fieberhaften Erkrankungen)

Modifikationen

starke Defizienz des Magen-Yin / yin stomachi: Zunge wirkt wie geschält, Mund und Lippen wie ausgedörrt

+ Adenophorae radix (Nanshashen)
+ Polygonati officinalis seu odorati rhizoma (Yuzhu)
+ Dendrobii caulis (Shihu)

Zahnschmerzen

+ Achyranthis bidentatae radix (Niuxi)
+ Moutan cortex radicis (Mudanpi)
+ Psoraleae semen (Buguzhi)
+ Vespae nidus (Lufengfang)

blutende Hämorrhoiden

+ Sophorae flos (Huaihuami)
+ Biotae seu Platycladi cacumen (Cebaiye)
+ Schizonepetae herba (Jingjie)
+ Ponciri fructus (Gouju)

Nebenwirkungen einer Radiatio-Therapie mit Trockenheit, die sich besonders nachts verschlimmert, massiver Unruhe, trockener Zunge

+ Chrysanthemi flos (Juhua)
+ Trichosanthis radix (Tianhuafen)
+ Adenophorae radix (Nanshashen)
+ Dioscoreae oppositae rhizoma (Shanyao)
+ Moutan cortex radicis (Mudanpi)

Gravidität

Anwendung erlaubt

Kommentar

Wenbing-Lehre: Obstipation als Folge von Hitze / calor im Überstrahlendem Yang / splendor yang

Kühlendes und trocknendes Dekokt, das dem FK Lunge/o. pulmonalis zu Hilfe kommt (Qingzao jiufei tang)

清燥救肺汤

erste Erwähnung: 17. Jh.

lateinisch: Decoctum Refrigerans et Torreficiens, Succurrens Orbem pulmonalem

englisch: Eliminate Dryness and Rescue the Lungs Decoction

M	Ophiopogonis radix (Maimendong)	3,6 g
M	Asini corii gelatinum (Ejiao)	2,4 g
A	Armeniacae semen (Xingren)	2,1 g
A	Ginseng radix (Renshen)	2,1 g
P	Gypsum (Shigao)	7,5 g
M	Mori folium (Sangye)	9 g
A	Eriobotryae folium (Pipaye)	3 g
A	Glycyrrhizae radix (Gancao)	3 g
M	Sesami semen nigrum (Heizhima)	3 g

Wirkung/Indikation

■■■ **Yin stützend und ergänzend**
sehr trockener Rachen, trockene Nase, Durst, trockene Zunge ohne Belag, schwache oder große Pulse/pp. depleti sive magni

■■□ **Trockenheit/ariditas befeuchtend**
trockener Husten, unproduktiv, Keuchatmung

■■■ **Hitze/calor kühlend**
Kopfschmerzen, Fieber, Unruhe, Sputum teils blutig tingiert

■□□ **hämostyptisch**
blutig tingiertes Sputum

■■□ **Qi absenkend**
unproduktiver Husten, Druckgefühl im Brustbereich, Schmerzen im Hypochondrium

■□□ **laxierend**
trockene harte Stühle mit erschwerter Darmpassage

Zusätzliche Indikationen

Influenza, akute oder chronische Bronchitis, Tuberkulose, Pneumonie, Pertussis

Funktionskreis/Orbisbezug

■■□ FK Lunge/o. pulmonalis
■□□ FK Dickdarm/o. intestini crassi

Temperaturverhalten

■■□ kühl

Geschmacksrichtung/Sapor

■■□ süß
■□□ bitter

Wirkrichtung

■■□ absenkend

Wirkort

oberer Wärmebereich/Calorium, Lunge

Klinische Bemerkungen

alle Erkrankungen, bei denen Hitze-Trockenheit / calor ariditatis den FK Lunge / o. pulmonalis affiziert und das Lungen-Qi / qi pulmonale nach oben schlägt • klinisch: Kopfschmerzen, Fieber, trockener Husten, trockener Rachen, trockene Nase, Reizbarkeit, Durst • stärker als das „Dekokt mit Morus und Prunus armeniaca" (Sangxing tang) • bei stärkeren Symptomen wie hohes Fieber, starker Husten • trockene Zunge, wenig Zungenbelag, geschälter Zungenbelag, zarte, schwache, schnelle Pulse / pp. minuti, depleti, celeri

Modifikationen

zähes klebriges Sputum

+ Fritillariae cirrhosae bulbus (Chuanbeimu)
+ Trichosanthis fructus et semen (Gualou)

blutiges Sputum

+ Rehmanniae radix (Shengdihuang)
+ Biotae seu Platycladi cacumen (Cebaiye)

ausgeprägte Obstipation

+ Persicae semen (Taoren)
+ Cannabis semen (Huomaren)

Gravidität

Anwendung erlaubt

Ophiopogonum-Dekokt (Maimendong tang)

麦门冬汤

erste Erwähnung: 2. Jh.

lateinisch: Decoctum Ophiopogonis
englisch: Ophiopogonis Decoction

P	Ophiopogonis radix (Maimendong)	15 g
M	Ginseng radix (Renshen)	6 g
A	Pinelliae rhizoma (Banxia)	6 g
A	Reis (kleberhaltig) (Gengmi)	10 g
A	Jujubae fructus (Dazao)	3 Stck.
A	Glycyrrhizae radix (Gancao) (in Honig gebacken)	6 g

Wirkung/Indikation

■■■ **Yin stützend und ergänzend**
trockener rauer Rachen, trockener Mund, trockene rote Zunge mit wenig Belag, Emphysem

■■□ **Qi stützend und ergänzend**
Keuchatmung, Dyspnoe, Druck auf der Brust

■■■ **FK Magen/o. stomachi harmonisierend und stützend**
starker Durst, roter rauer Zungenkörper, Trockenheit der Schleimhäute

■■□ **Qi absenkend**
Husten, Auswurf von dünnem Schleim, Übelkeit

Zusätzliche Indikationen

Gastritis, Refluxösophagitis, chronische Bronchitis

Funktionskreis/Orbisbezug

■■■ FK Lunge/o. pulmonalis
■■■ FK Magen/o. stomachi

Temperaturverhalten

■□□ kühl

Geschmacksrichtung/Sapor

■■□ süß
■□□ sauer

Wirkrichtung

■■□ absenkend

Wirkort

Lunge, Mitte/mittlerer Wärmebereich/Calorium

Klinische Bemerkungen

alle Erkrankungen auf der Basis von Hitze / calor oder Glut / ardor bei Defizienz des Magen-Yin / yin stomachi, was zu hochschlagendem Lungen- und Magen-Qi / qi pulmonale et stomachi führt (Husten, Keuchen, trockene Kehle, trockener Mund, trockene Zunge, roter Zungenkörper, schnelle Pulse / pp. celeri) • Defizienz des Magen-Yin / yin stomachi und des Lungen-Yin / yin pulmonale (chronischer Husten, trockenes Aufstoßen)

Modifikationen

ausgeprägter Säftemangel

\+ Adenophorae radix (Nanshashen)
\+ Polygonati officinalis seu odorati rhizoma (Yuzhu)

Fieberschübe

\+ Stellariae radix (Yinchaihu)
\+ Lycii cortex radicis (Digupi)

heftiger Husten

\+ Fritillariae cirrhosae bulbus (Chuanbeimu)
\+ Trichosanthis fructus et semen (Gualou)

Kontraindikationen

Feuchtigkeit / humor, Schleim / pituita, Schwäche-Kälte / depletio algoris

Gravidität

Anwendung erlaubt

Abgeleitete Rezepturen

Erweitertes Ophiopogon-Dekokt (Jiawei maimendong tang)

Kommentar

Zubereitung: hohe Dosen von Ophiopogonis radix (Maimendong) 30 g und mehr können nötig sein.

Dekokt zur Festigung des Metalls mit Lilium (Baihe gujin tang)

百合固金汤

erste Erwähnung: 17. Jh.

lateinisch: Decoctum Firmans Metallum cum Lilio
englisch: Lily Bulb Decoction to Preserve the Metal

M	Ophiopogonis radix (Maimendong)	9 g
P	Lilii bulbus (Baihe)	6 g
M	Scrophulariae radix (Xuanshen)	5 g
P	Rehmanniae radix (Shengdihuang)	12 g
A	Fritillariae cirrhosae bulbus (Chuanbeimu)	6 g
A	Platycodi radix (Jiegeng)	5 g
A	Angelicae sinensis radix (Danggui)	6 g
A	Paeoniae lactiflorae radix (Baishaoyao)	6 g
P	Rehmanniae radix praeparata (Shudihuang)	9 g
N	Glycyrrhizae radix (Gancao)	6 g

Wirkung/Indikation

■■■ **Yin stützend und ergänzend**
trockener rauer Rachen, heiße Hände und Füße, Nachtschweiße, rote Zunge ohne Belag, schnelle, zarte, oberflächliche Pulse/pp. celeri, minuti, superficiales

■■□ **Qi absenkend**
Husten meistens unproduktiv, trocken, rau, Husten mit blutig tingiertem Sputum

■■■ **Husten stillend**
Husten, Keuchatmung, Dyspnoe, blutiges Sputum

Zusätzliche Indikationen

chronische Bronchitis, Bronchiektasie, spontaner Pneumothorax, Cor pulmonale

Funktionskreis/Orbisbezug

■■■ FK Lunge/o. pulmonalis
■■□ FK Niere/o. renalis

Temperaturverhalten

■■□ kühl

Geschmacksrichtung/Sapor

■■□ süß
■□□ bitter

Wirkrichtung

■■□ absenkend

Wirkort

Inneres/intima, Lunge

Klinische Bemerkungen

Yin-Schädigung des Inneren / intima im Bereich der FK Lunge und Niere / oo. pulmonalis et renalis • Hauptsymptome des FK Lunge / o. pulmonalis: Husten, blutig tingierter Schleim • Hauptsymptome bei Defizienz des Yin: Schweiße im Schlaf, „dampfende Knochen", Hitze an den Fußsohlen und Handtellern • häufig benutzt bei Tuberkulose (besonders bei blutigem Husten)

Modifikationen

zähes Sputum

+ Trichosanthis fructus et semen (Gualou)
+ Mori cortex radicis (Sangbaipi)

Abhusten von Blut

– Platycodi radix (Jiegeng)
+ Imperatae rhizoma (Baimaogen)
+ Agrimoniae herba (Xianhecao)

Fieber, dunkelgelbes Sputum

+ Anemarrhenae rhizoma (Zhimu)
+ Houttuyniae herba cum radice (Yuxingcao)

Lungen-Neoplasie auf Grundlage einer Defizienz des Yin

+ Houttuyniae herba cum radice (Yuxingcao)
+ Paeoniae rubrae radix (Chishaoyao)
+ Bungarus (Baihuashe)
+ Scutellariae herba (Banzhilian)

Kontraindikationen

Vorsicht bei Defizienz des FK Milz / o. lienalis

Gravidität

Anwendung erlaubt

Kommentar

Das Rezept zielt auf Lungen-Yin / yin pulmonale und Hitze bei Schwäche / calor depletionis, wogegen das „Kühlende und trocknende Dekokt (Qingzao jiufei tang)" auf Yin- und Qi-Stützung ausgerichtet ist.

Gelatinum-Dekokt zur Stützung des FK Lunge/ o. pulmonalis (Bufei ejiao tang)

补肺阿胶汤 erste Erwähnung: 12. Jh.

lateinisch: Decoctum Gelatinae nigrae pro Suppletione Orbis pulmonalis
englisch: Tonify the Lungs Decoction with Ass-Hide

P	Asini corii gelatinum (Ejiao)	9 g
M	Arctii fructus (Niubangzi)	9 g
M	Aristolochiae fructus (Madouling)	6 g
M	Armeniacae semen (Xingren)	9 g
A	Reis (kleberhaltig) (Gengmi)	30 g
M	Glycyrrhizae radix (Gancao) (in Honig gebacken)	3 g

Wirkung/Indikation

■■■ **Yin stützend und ergänzend**
trockener rauer Rachen, rote belaglose Zunge, Halsschmerzen, geröteter Rachen, trockene Nase, oberflächliche, zarte Pulse/pp. superficiales, minuti, teils beschleunigt/celeri

■□□ **Qi absenkend**
heftiger Husten, behinderte Atmung (In- und Exspiration), Keuchatmung

■■□ **Husten stillend**
heftiger Husten, behinderte Atmung (In- und Exspiration), Keuchatmung

■□□ **hämostyptisch**
blutiger Auswurf, rezidivierendes Nasenbluten

Funktionskreis/Orbisbezug

■■■ FK Lunge/o. pulmonalis

Temperaturverhalten

■■□ kühl

Wirkrichtung

■□□ absenkend

Geschmacksrichtung/Sapor

■■□ süß
■□□ bitter

Wirkort

oberer Wärmebereich/Calorium, Lunge

Klinische Bemerkungen
alle Erkrankungen auf der Basis einer Defizienz des Lungen-Yin / yin pulmonale mit Husten, blutigen Husten (Tuberkulose, chronisches Nasenbluten) • für äußere pathogene Faktoren (Schüttelfrost, Fieber, Halsschmerzen) • für innere Affektionen (Defizienz des Yin mit Husten)

Modifikationen
blutiges Sputum mit Hitze / calor oder Glut / ardor durch hochschlagendes Leber-Yang / yang hepaticum
+ Indigo naturalis (Qingdai)
+ Gardeniae fructus (Zhizi)

Toxizität
Vorsicht wegen Aristolochiae fructus (Madouling)

Gravidität
Anwendung erlaubt

Dekokt zum Nähren des Yin und Kühlen des FK Lunge/o. pulmonalis (Yangyin qingfei tang)

养阴清肺汤

erste Erwähnung: 2. Jh.

englisch: Nourish the Yin and Clear the Lungs Decoction

M	Ophiopogonis radix (Maimendong)	7 g
P	Rehmanniae radix (Shengdihuang)	12 g
P	Scrophulariae radix (Xuanshen)	9 g
A	Menthae herba (Bohe)	3 g
M	Moutan cortex radicis (Mudanpi)	5 g
A	Fritillariae cirrhosae bulbus (Chuanbeimu)	5 g
M	Paeoniae lactiflorae radix (Baishaoyao)	5 g
A	Glycyrrhizae radix (Gancao)	3 g

Wirkung/Indikation

■■■ **Yin stützend und ergänzend**
trockene Nase, rissige Lippen, rote trockene Zunge

■■□ **Hitze/calor kühlend**
Fieber, geschwollener schmerzhafter Rachen, Durst

■□□ **Hitze bei Wind/calor venti ausleitend**
weißliche Membran im Rachenbereich, kratziger geschwollener Rachen

■■□ **Qi absenkend**
kratzend raue Atmung, Keuchatmung, Atemnot

■□□ **Husten stillend**
intermittierender Husten

Zusätzliche Indikationen

Diphterie, Tonsillitis, Pharyngitis, Nasen- u. Kehlkopftumore

Funktionskreis/Orbisbezug

■■■ FK Lunge/o. pulmonalis
■■□ FK Leber/o. hepaticus

Temperaturverhalten

■■□ kühl

Geschmacksrichtung/Sapor

■■□ süß
■□□ bitter

Wirkrichtung

■■□ absenkend

Wirkort

Lunge, Rachen/Kehle/Hals

Klinische Bemerkungen

Kälte / algor-Affektionen wandeln sich in trockenen Husten, speziell weißliche Membran im Rachenbereich, Diphtherie • normalerweise bei Patienten mit konstitutioneller Yin-Defizienz und innere Verklumpung von Hitze / calor oder Glut / ardor • weiße Membran auf den Tonsillen (Diphtherie, Mononucleose)

Modifikationen

grundlegende konstitutionelle Defizienz des Yin

+ Rehmanniae radix praeparata (Shudihuang)

massive Trockenheit / ariditas

+ Asparagi radix (Tianmendong)
+ Anemarrhenae rhizoma (Zhimu)
+ Phragmitis rhizoma (Lugen)

Rachen stark geschwollen und sehr schmerzhaft

+ Belamcandae rhizoma (Shegan)
+ Platycodi radix (Jiegeng)
+ Bombyx batryticatus (Jiangcan)

starkes Fieber

+ Forsythiae fructus (Lianqiao)
+ Lonicerae flos (Jinyinhua)
+ Isatidis folium (Daqingye)

Gravidität

Anwendung erlaubt

Dekokt, das die Säfte ergänzt und den Qi-Fluss wiederherstellt (Zengye chengqi tang)

增液承气汤

erste Erwähnung: 18. Jh.

lateinisch: Decoctum Addens Suci pro Continuatione Qi
englisch: Increase the Fluids and Order the Qi Decoction

P	Rhei rhizoma (Dahuang)	9 g
M	Natrii sulfas seu Mirabilitum (Mangxiao)	4,5 g
A	Ophiopogonis radix (Maimendong)	24 g
A	Rehmanniae radix (Shengdihuang)	24 g
A	Scrophulariae radix (Xuanshen)	30 g

Wirkung/Indikation

■■■ **Yin stützend und ergänzend**
Fieber, Verwirrtheit, profuses Schwitzen von Hand und Fußflächen, große und überflutende Pulse/pp. magni et exundantes

■■■ **Säfte ergänzend**
trockene Zunge, gelblicher Zungenbelag, trockener Stuhl

■■■ **laxierend**
Obstipation, Blähungen, abdominelles Völlegefühl, durch Druck verschlechtert

Funktionskreis/Orbisbezug

■■■ FK Dickdarm/o. intestini crassi

Temperaturverhalten

■■□ kalt

Geschmacksrichtung/Sapor

■■□ süß
■■□ bitter

Wirkrichtung

■■■ absenkend

Wirkort

Verdauungstrakt, Inneres/intima

Klinische Bemerkungen
alle Erkrankungen auf der Basis einer Yin-Defizienz und Hitze bei Trockenheit/calor ariditatis im Überstrahlenden Yang/splendor yang • bei Obstipation, wenn das „Dekokt zur Mehrung der Yin-Säfte und Wiederherstellung des Qi-Flusses" (Zengye tang) nicht ausreicht • nach fieberhaften Erkrankungen, Obstipation oder genereller Yin-Defizienz, genereller Säfteverlust

Kontraindikationen
geschwächte Patienten (kann Übelkeit/Erbrechen oder auch massive Diarrhö erzeugen)

Gravidität
Anwendung verboten

Kommentar
Quelle: Wenbing; vergleiche: „Großes Dekokt zur Wiederherstellung des Qi-Flusses" (Da chengqi tang) (siehe Kapitel 11c Absenkende Funktion des FK Dickdarm stützend)

Pille der zwei Äußersten (Erzhi wan)

二至丸 erste Erwähnung: 17. Jh.

englisch: Two Ultimate Pill

P	Ecliptae herba (Hanliancao)	9 g
P	Ligustri fructus (Nüzhenzi)	9 g

Wirkung/Indikation

■■■ **Yin stützend und ergänzend**
Lumbago, Schwäche im unteren Rücken, Kniebeschwerden, Atrophie der unteren Extremität, trockener Mund und Rachen, Schwindel, Schlaflosigkeit, frühes Ergrauen der Haare, Haarverlust, trockene rote Zunge

■■□ **Jing/Struktivpotenzial stützend**
Tinnitus, Rückenschmerzen, Schwäche im Rücken, Sehstörungen, frühes Ergrauen der Haare

Zusätzliche Indikationen

chronische vaginale Blutungen

Funktionskreis/Orbisbezug

■■□ FK Leber/o. hepaticus
■■□ FK Niere/o. renalis

Temperaturverhalten

■□□ kühl

Geschmacksrichtung/Sapor

■■□ neutral
■□□ süß

Wirkrichtung

■■□ tief

Wirkort

Kopf/Augen, oberer Wärmebereich/Calorium

Klinische Bemerkungen

Basisrezeptur für eine Defizienz des Yin • bei Augenbeschwerden, trockenen Augen, vorzeitigem Ergrauen der Haare, Haarverlust • zur Sommersonnenwende sollte Ecliptae herba (Hanliancao), zur Wintersonnenwende Ligustri fructus (Nüzhenzi) verwendet werden • sehr gut auch bei Beschwerden in der Menopause

Modifikationen

Wirkungsverstärkung

\+ Mori fructus (Sangshen)

Gravidität

Anwendung erlaubt

Kommentar

Das Rezept ist gut zu kombinieren mit der „Rehmannia-Pille der sechs Geschmacksrichtungen" (Liuwei dihuang wan).

Trank des festen Entschlusses (Yiguan jian)

一贯煎 erste Erwähnung: 18. Jh.

lateinisch: Potio Sibi Constans
englisch: Linking Decoction

P	Rehmanniae rhizoma (Shengdihuang)	24 g
P	Lycii fructus (Gouqizi)	9 g
M	Glehniae radix (Beishashen)	9 g
M	Ophiopogonis radix (Maimendong)	9 g
A	Angelicae sinensis radix (Danggui)	9 g
N	Meliae toosendan fructus (Chuanlianzi)	6 g

Wirkung/Indikation

■■■ **Yin stützend und ergänzend**
trockener Mund, Zungenkörper rot, Druck im Thorax, Schmerzen im Hypochondrium, ziehende Schmerzen im Abdomen, saitenförmige Pulse/pp. chordales, Schmerzen in der Lebergegend, chronische Hepatitis

■■■ **Säfte ergänzend**
trockener Mund, Zungenkörper rot, Zungenbelag vermindert, krampfartige Magenschmerzen, saitenförmige Pulse/pp. chordales, Ulcus ventriculi, Lichen planus, Sicca-Syndrom

■■□ **Qi bewegend und regulierend**
Schmerzen im Brustbereich, Spannungsgefühl im Oberbauch, Schmerzen im Hypochondrium, Schmerzen im Epigastrium, saitenförmige Pulse/pp. chordales

■■□ **FK Leber/o. hepaticus harmonisierend und stützend**
Druck im Thorax, Schmerzen im Hypochondrium, krampfartige Magenschmerzen, krampfartige Schmerzen in der Leibesmitte, Mundgeschmack bitter, saures Aufstoßen

Zusätzliche Indikationen

Hepatitis, Leberzirrhose, essentielle Hypertonie, Eklampsie, Morbus Addison, Diabetes mellitus, Tuberkulose

Funktionskreis/Orbisbezug

■■■ FK Leber/o. hepaticus
■□□ FK Niere/o. renalis
■□□ FK Magen/o. stomachi

Temperaturverhalten

■■□ kühl

Geschmacksrichtung/Sapor

■■□ sauer
■□□ bitter

Wirkrichtung

■■□ tief

Wirkort

unterer Wärmebereich/Calorium, Mitte/mittlerer Wärmebereich/Calorium

Klinische Bemerkungen
alle Erkrankungen auf der Basis einer Yin-Defizienz mit gleichzeitiger Stagnation des Leber-Qi / qi hepaticum (hypochondrische Schmerzen, Thoraxschmerzen, epigastrische Schmerzen, Spannungen im Abdomen, trockener Mund, trockener Rachen, saures Aufstoßen) • die einzige Rezeptur, die direkt das Leber-Yin / yin hepaticum behandelt • wichtiges Symptom: Schmerzen im Hypochondrium sowie einige Symptome des Yang minor (bitterer Mundgeschmack, saitenförmige Pulse / pp. chordales)

Modifikationen

Kopfschmerzen, Benommenheit, unscharfe Sicht, innerer Wind / ventus internus
+ Paeoniae lactiflorae radix (Baishaoyao)
+ Scrophulariae radix (Xuanshen)

Obstipation
+ Trichosanthis fructus et semen (Gualou)

Hitze bei Schwäche / calor depletionis
+ Lycii cortex radicis (Digupi)

ausgeprägte Defizienz des Yin, trockene Zunge
+ Dendrobii caulis (Shihu)

starke Schmerzen im Abdomen
+ Paeoniae lactiflorae radix (Baishaoyao)
+ Glycyrrhizae radix (Gancao)

trockener Mund, bitterer Mundgeschmack
+ Coptidis rhizoma (Huanglian)

Schwäche der Beine
+ Achyranthis bidentatae radix (Niuxi)
+ Coicis semen (Yiyiren)

Hypertonie und Defizienz in den FK Leber und Niere / oo. hepaticus et renalis
+ Loranthi seu Taxilli ramulus (Sangjisheng)
+ Eucommiae cortex (Duzhong)

Hypertonie und Hitze / calor im FK Leber / o. hepaticus
+ Prunellae spica (Xiakucao)
+ Scutellariae radix (Huangqin)

Kontraindikationen
Schmerzen aufgrund von Feuchtigkeit / humor oder Schleim / pituita

Gravidität
Anwendung erlaubt

Rehmannia-Pille mit sechs Geschmacksrichtungen (Liuwei dihuang wan)

六味地黄丸

erste Erwähnung: 12. Jh.

lateinisch: Pilula Rehmanniae sex Saporum
englisch: Six Ingredient Pill with Rehmannia

P	Rehmanniae radix praeparata (Shudihuang)	24 g
M	Corni fructus (Shanzhuyu)	12 g
M	Dioscoreae oppositae rhizoma (Shanyao)	12 g
A	Moutan cortex radicis (Mudanpi)	9 g
A	Poria alba (Fuling)	9 g
A	Alismatis rhizoma (Zexie)	9 g

Wirkung/Indikation

■■■ **Yin stützend und ergänzend**
Schwindelgefühl, Tinnitus, Schwerhörigkeit, spontane Schweiße, Schweiße im Schlaf, Schwäche der Lenden/Knie, Schmerzen der Lenden/Knie, heiße Handteller/Fußsohlen, nächtliche Spermatorrhö, trockener Rachen, Zahnschmerzen

■■□ **Xue ergänzend und suppletierend**
Schwindel, Tinnitus, Schwerhörigkeit

■■■ **FK Niere/o. renalis stützend**
Schwäche der Lenden/Knie, Schmerzen der Lenden/Knie, Schwindel, Tinnitus, Schwerhörigkeit, nächtliche Spermatorrhö, locker werdende Zähne, Zahnschmerzen, brennende Handteller/Fußsohlen, Zungenkörper rot, diabetische Stoffwechsellage, Hypertonie, chronische Entzündungen der Harnwege

■■□ **Jing/Struktivpotenzial stützend**
Tinnitus, Schwerhörigkeit, Schwäche im Rücken, Schweiße im Schlaf

Funktionskreis/Orbisbezug

■■■ FK Niere/o. renalis
■■□ FK Leber/o. hepaticus

Temperaturverhalten

■■□ neutral

Geschmacksrichtung/Sapor

■■□ süß
■□□ salzig

Wirkrichtung

■■■ tief

Wirkort

unterer Wärmebereich/Calorium, Inneres/intima

Klinische Bemerkungen

Basisrezeptur für Defizienz des Nieren-Yin / yin renale und des Jing / Struktivpotenzials mit Störungen der Transformation des Qi und Defizienz des Leber-Yin / yin hepaticum • klinisch: Schmerzen im unteren Rückenbereich, Schwindel, Tinnitus, Gehörverlust, Schweiße im Schlaf • wichtigste Rezeptur zur Stützung des Nieren-Yin / yin renale • zur Stützung: Dioscoreae oppositae rhizoma (Shan yao): FK Milz und Niere / oo. lienalis et renalis • Rehmanniae radix praeparata (Shudihuang): FK Niere / o. renalis • Corni fructus (Shanzhuyu): FK Niere und Leber / oo. renalis et hepaticus • zur Ausleitung und Regulation: Poria alba (Fuling): FK Milz / o. lienalis Alismatis rhizoma (Zexie): FK Niere / o. renalis Montan cortex radicis (Mudanpi): FK Leber / o. hepaticus

Modifikationen

Hitze bei Schwäche / calor depletionis

+ Rehmanniae radix (Shengdihuang)

starker Durst

– Alismatis rhizoma (Zexie)
+ Trichosanthis radix (Tianhuafen)

Optikus-Atrophie, zentrale Retinitis

+ Bupleuri radix (Chaihu)
+ Angelicae sinensis radix (Danggui)
+ Schisandrae fructus (Wuweizi)

Husten und Keuchatmung

+ Ophiopogonis radix (Maimendong)
+ Schisandrae fructus (Wuweizi)

Glut / ardor vigens, Schweiße im Schlaf, spärlicher, dunkler Urin

+ Anemarrhenae rhizoma (Zhimu)
+ Phellodendri cortex (Huangbo)

Schwindel, Sehstörungen, Hypertonie, Diabetes

+ Lycii fructus (Gouqizi)
+ Chrysanthemi flos (Juhua)

Klärung der Sicht, trockenes Auge, unscharfe Sicht

+ Chrysanthemi flos (Juhua)
+ Lycii fructus (Gouqizi)
+ Angelicae sinensis radix (Danggui)
+ Paeoniae lactiflorae radix (Baishaoyao)
+ Tribuli fructus (Baijili)
+ Haliotidis concha (Shijueming)

Kontraindikationen

Verdauungsbeschwerden, Diarrhö bei Defizienz des FK Milz / o. lienalis

Gravidität

Anwendung erlaubt

Abgeleitete Rezepturen

Rehmannia-Dekokt mit Ophiopogonum und Schisandra (Maiwei dihuang tang) • Rehmannia-Pille mit Lycium und Chrysanthemum (Qiju dihuang tang)

Rehmannia-Dekokt mit Ophiopogonum und Schisandra (Maiwei dihuang tang)

麦味地黄汤 erste Erwähnung: 18. Jh.

lateinisch: Decoctum Rehmannia sex sapores cum Ophiopogono et Schisandra
englisch: Ophiopogonum, Schisandra and Rehmannia Decoction

P	Rehmanniae radix praeparata (Shudihuang)	24 g
M	Dioscoreae oppositae rhizoma (Shanyao)	12 g
M	Corni fructus (Shanzhuyu)	12 g
A	Alismatis rhizoma (Zexie)	9 g
A	Poria alba (Fuling)	9 g
A	Moutan cortex radicis (Mudanpi)	9 g
M	Ophiopogonis radix (Maimendong)	10 g
M	Schisandrae fructus (Wuweizi)	3 g

Wirkung/Indikation

■■■ **Yin stützend und ergänzend**
Husten, Keuchatmung, Schwindel, Tinnitus, Schwerhörigkeit, spontane Schweiße, Schweiße im Schlaf, Schwäche der Lenden/Knie, Schmerzen der Lenden/Knie, heiße Handteller/Fußsohlen, nächtliche Spermatorrhö, trockener Rachen, Zahnschmerzen

■■■ **Säfte ergänzend**
Husten, Schweiße, Schweiße im Schlaf

■■■ **Jing/Struktivpotenzial stützend**
Schwäche der Lenden Knie, Schmerzen der Lenden/Knie, Schweiße im Schlaf, Tinnitus, Schwerhörigkeit, Schwindel

Funktionskreis/Orbisbezug

■■□ FK Niere/o. renalis
■■□ FK Herz/o. cardialis
■■■ FK Lunge/o. pulmonalis

Temperaturverhalten

■□□ kühl

Geschmacksrichtung/Sapor

■■□ neutral
■□□ süß

Wirkrichtung

■■□ tief

Wirkort

Lunge, Inneres/intima

Klinische Bemerkungen

erweiterte Rezeptur der „Rehmannia-Pille mit den sechs Geschmacksrichtungen“ (Liuwei dihuang wan): zusätzlich Stützung des Lungen-Yin / yin pulmonale mit Ophiopogonis radix (Maimendong) und Schisandrae fructus (Wuweizi) • z. B. zur Behandlung von Tuberkulose

Kontraindikationen

Verdauungsbeschwerden, Diarrhö bei Defizienz des FK Milz / o. lienalis

Gravidität

Anwendung erlaubt

Abgeleitete Rezepturen

Rehmannia-Pille mit Lycium und Chrysanthemum (Qiju dihuang tang) • Rehmannia-Pille mit sechs Geschmacksrichtungen (Liuwei dihuang wan)

Rehmannia-Pille mit Lycium und Chrysanthemum (Qiju dihuang wan)

杞菊地黄丸

erste Erwähnung: 18. Jh.

lateinisch: Pilula Rehmannia cum Lycio et Chrysanthemo
englisch: Lycium Fruit, Chrysanthemum and Rehmannia Decoction

P	Rehmanniae radix praeparata (Shudihuang)	24 g
M	Dioscoreae oppositae rhizoma (Shanyao)	12 g
M	Corni fructus (Shanzhuyu)	12 g
A	Alismatis rhizoma (Zexie)	9 g
A	Poria alba (Fuling)	9 g
A	Moutan cortex radicis (Mudanpi)	9 g
M	Lycii fructus (Gouqizi)	6 g
M	Chrysanthemi flos (Juhua)	10 g

Wirkung/Indikation

■■■ **Yin stützend und ergänzend**
trockene Augen, Schwindel, Tinnitus, Schwerhörigkeit, spontane Schweiße, Schweiße im Schlaf, Schwäche der Lenden/Knie, Schmerzen der Lenden/Knie, heiße Handteller/Fußsohlen, nächtliche Spermatorrhö, trockener Rachen, Zahnschmerzen

■■□ **Augen und Kopf klärend**
verminderte Sehfähigkeit, lichtempfindliche Augen, Empfindlichkeit auf Zugluft mit tränenden Augen, schmerzhafte Augen

■■□ **FK Leber/o. hepaticus harmonisierend und stützend**
Schwindel, Tinnitus, Sehstörungen, schmerzhafte Augen

Funktionskreis/Orbisbezug

■■□ FK Niere/o. renalis
■■■ FK Leber/o. hepaticus

Temperaturverhalten

■■□ kühl

Geschmacksrichtung/Sapor

■■□ neutral
■□□ süß

Wirkrichtung

■■□ tief

Wirkort

Kopf/Augen, Inneres/intima

Klinische Bemerkungen
alle Erkrankungen auf der Basis einer Defizienz von Leber- und Nieren-Yin/yin hepaticum et renale • gut für Patienten mittleren Alters mit Sehstörungen • heutzutage für Patienten geeignet, die viel bei künstlichem Licht (z. B. am Bildschirm, Computer) arbeiten • besonders gut für Augenstörungen, rote Augen

Kontraindikationen
Verdauungsbeschwerden, Diarrhö bei Defizienz des FK Milz/o. lienalis

Gravidität
Anwendung erlaubt

Abgeleitete Rezepturen
Rehmannia-Dekokt mit Ophiopogonum und Schisandra (Maiwei dihuang tang) • Rehmannia-Pille mit sechs Geschmacksrichtungen (Liuwei dihuang wan) • Pille der acht Geschmacksrichtungen mit Anemarrhena und Phellodendrum

Pille, die das Yin mächtig ergänzt (Da buyin wan)

大补阴丸 erste Erwähnung: 14. Jh.

lateinisch: Pilula magne Suppleens Yin
englisch: Great Tonify the Yin Pill

P	Rehmanniae radix praeparata (Shudihuang)	18 g
M	Phellodendri cortex (Huangbo)	12 g
M	Anemarrhenae rhizoma (Zhimu)	12 g
P	(Testudinis carapax) (Guiban)	(18 g)

Wirkung/Indikation

■■■ **Yin stützend und ergänzend**
Schweiße im Schlaf, Fieber, Schwäche der Lumbalregion und der Beine, Samenverlust im Schlaf, blass-roter Zungenkörper

■■□ **Hitze bei Schwäche/calor depletionis beseitigend**
periodisches Fieber, rotes Gesicht, Trübung der Sicht, Ohrensausen, traumreicher kurzer Schlaf, überflutende oder große Pulse/pp. exundantes sive magni

■■□ **Glut/ardor ausleitend**
blutiges Sputum, Unruhe, Erregbarkeit, Jähzorn, rotes Gesicht

■■□ **Jing/Struktivpotenzial stützend**
Schwäche der Lumbalregion, Spermatorrhö, Schweiße im Schlaf

Zusätzliche Indikationen

Uterusprolaps mit lumbalen Schmerzen

Funktionskreis/Orbisbezug

■■■ FK Niere/o. renalis
■■□ FK Herz/o. cardialis

Temperaturverhalten

■■□ kalt

Geschmacksrichtung/Sapor

■■□ neutral
■□□ süß

Wirkrichtung

■■■ tief

Wirkort

unterer Wärmebereich/Calorium, Inneres/intima

Klinische Bemerkungen
für alle Erkrankungen auf der Basis einer Yin-Defizienz des FK Niere/o. renalis sowie Defizienz des Jing/Struktivpotenzials mit Hitze bei Schwäche/calor depletionis • klinisch: Beschwerden in der Menopause, Hyperthyreose, emotionale, mentale Störungen • sehr gut für Hitze/calor auf der Basis einer Defizienz des Yin (falsche Hitze/calor falsus) • häufig benutzt bei Defizienz des Nieren-Yin/yin renale („dampfende Knochen", Schweiße im Schlaf)

Modifikationen
starkes nächtliches Schwitzen
+ Ostreae concha (Muli)
+ Tritici fructus germinatus (Fuxiaomai)

blutiger Husten
+ Agrimoniae herba (Xianhecao)
+ Platycladi cacumen (Cebaiye)

schwer zu expektorierendes Sputum
+ Stemonae radix (Baibu)
+ Tussilaginis farfarae flos (Kuandonghua)

starker spontaner, nächtlicher Samenerguss
+ Rosae laevigatae fructus (Jinyingzi)
+ Euryalis semen (Qianshi)

Gravidität
Anwendung erlaubt

Abgeleitete Rezepturen
Die nach links gehende Pille (Zuoguiyin)

Kommentar
Zubereitung: Rehmannia, Phellodendrum und Anemarrhena sollten in gesalzenem Wein erhitzt werden.

Die nach links gehende Pille (Zuogui wan)

左归丸 erste Erwähnung: 17. Jh.

lateinisch: Pilula sinistre Rediens
englisch: Restore the Left Decoction

P	Rehmanniae radix praeparata (Shudihuang)	24 g
A	Dioscoreae oppositae rhizoma (Shanyao)	12 g
M	Corni fructus (Shanzhuyu)	12 g
M	Testudinis carapax (Guiban)	12 g
M	Cervi colla cornu (Lujiao)	12 g
M	Lycii fructus (Gouqizi)	12 g
A	Cuscutae semen (Tusizi)	12 g
A	Achyranthis bidentatae radix (Niuxi)	9 g

Wirkung/Indikation

■■■ **Yin stützend und ergänzend**
Schweiße im Schlaf, trockener Mund, trockener Rachen, Durst ohne Verlangen zu trinken, Zunge wie geschält, schnelle und schwache Pulse/pp. celeri et depleti, unscharfe Sicht, spontane Blutungen

■■■ **Jing/Struktivpotenzial stützend**
Enuresis, abgemagerter Körper, Schwäche lumbal und in den Knien, Samenverlust, Schmerzen im unteren Rücken, Nachtschweiße, Kopfschmerzen, Schwindel, Schwäche der unteren Extremität, Schweiße im Schlaf

Funktionskreis/Orbisbezug

■■■ FK Niere/o. renalis

Temperaturverhalten

■■□ kühl

Geschmacksrichtung/Sapor

■■□ neutral
■■□ süß

Wirkrichtung

■■■ tief

Wirkort

unterer Wärmebereich/Calorium, Inneres/intima

Klinische Bemerkungen

alle Erkrankungen auf der Basis einer Defizienz des Nieren-Yin/yin renale oder Defizienz des Jing/Struktivpotenzials • häufig benutzt bei Frauen • häufig benutzt nach Chemotherapie, Radiatio bei Mamma-Karzinomen • Basisrezeptur „Rehmannia-Pille mit sechs Geschmacksrichtungen" (Liuwei dihuang wan) • bei echter Defizienz des Nieren-Yin/yin renale benutzen

Modifikationen

Hitze/calor oder Glut/ardor im FK Lunge/o. pulmonalis mit blutigem Sputum

+ Ophiopogonis radix (Maimendong)

Stasen des Xue

+ Moutan cortex radicis (Mudanpi)

Hitze/calor im FK Milz/o. lienalis mit unstillbaren Hunger

+ Paeoniae lactiflorae radix (Baishaoyao)

erratische Blutungen

+ Rehmanniae radix (Shengdihuang)

Defizienz des Xue mit Trockenheit und Stasen

+ Angelicae sinensis radix (Danggui)

Defizienz des FK Milz/o. lienalis

+ Citri reticulatae pericarpium (Chenpi)
+ Amomi xanthioidis fructus (Sharen)

massive Schweiße im Schlaf

+ Schisandrae fructus (Wuweizi)

Kontraindikationen

Vorsicht bei Defizienz der Mitte

Gravidität

Anwendung erlaubt

Kommentar

Ätiologisch findet sich schon in jungen Jahren exzessive sexuelle Aktivität.

Dekokt mit Ginseng und Aconitum (Shenfu tang)

参附汤

erste Erwähnung: 16. Jh.

lateinisch: Decoctum Ginseng et Aconiti
englisch: Ginseng and Prepared Aconite Decoction

M	Aconiti radix lateralis praeparata (Fuzi)	9 g
P	Ginseng radix (Renshen)	12 g

Wirkung/Indikation

■■■ **Yang stützend**
kalte Extremitäten, Schweiße, schwache Atmung, Benommenheit, blasser Teint

■■■ **Qi stützend und ergänzend**
Kurzatmigkeit, blasser Zungenkörper, zarte, schwindende Pulse/pp. minuti, evanescentes

■■□ **Qi emporhebend**
Kollapsneigung, blasser Teint, Kaltschweißigkeit

■■■ **Yang emporhebend**
kalte Extremitäten, schwache Atmung, Kollapsneigung

■■■ **Kollapsneigung/Flexus beseitigend**
Kollapsneigung, kalte Schweiße, kalte Extremitäten

Funktionskreis/Orbisbezug

■■■ FK Milz/o. lienalis
■■□ FK Niere/o. renalis
■■□ FK Herz/o. cardialis

Temperaturverhalten

■■□ heiß

Geschmacksrichtung/Sapor

■■□ süß
■■□ scharf

Wirkrichtung

■■□ emporhebend

Wirkort

Inneres/intima

Klinische Bemerkungen

Basisrezeptur für alle Erkrankungen auf der Basis einer Defizienz von Nieren- und Herz-Yang / yang renale et cardiale • häufig benutzt bei Erkrankungen des Kleinen Yin / yin minor (bei Kollaps des Yang)

Modifikationen

kardiogener Schock

+ Mastodi fossilium ossis (Longgu)
+ Ostreae concha (Muli)
+ Paeoniae lactiflorae radix (Baishaoyao)
+ Glycyrrhizae radix (Gancao)

Gravidität

Anwendung verboten

Abgeleitete Rezepturen

Einzig aus Ginseng hergestelltes Dekokt (Dushen tang)

Pille für das Nieren-Qi/qi renale aus dem Goldenen Schrein (Jingui shenqi wan)

金匮肾气丸 erste Erwähnung: 2. Jh.

lateinisch: Pilula pro Qi renale de Arca aurea
englisch: Kidney Qi Pill from the Golden Cabinet

M	Aconiti radix lateralis praeparata (Fuzi)	3 g
M	Cinnamomi cassiae ramulus (Guizhi)	3 g
P	Rehmanniae radix praeparata (Shudihuang)	24 g
M	Dioscoreae oppositae rhizoma (Shanyao)	12 g
M	Corni fructus (Shanzhuyu)	12 g
A	Alismatis rhizoma (Zexie)	9 g
A	Poria alba (Fuling)	9 g
A	Moutan cortex radicis (Mudanpi)	9 g

Wirkung/Indikation

■■□ **Yang stützend**
Kältegefühl in unterer Körperhälfte mit Krämpfen, Pollakisurie, Inkontinenz, blasse geschwollene Zunge, tiefe, schwache Pulse/pp. mersi, depleti

■■■ **Jing/Struktivpotenzial stützend**
Schwäche der unteren Extremität, Schwierigkeiten sich gerade hinzulegen, Enuresis, Kältegefühl in den Lenden, Keuchen, Beinödeme mit Taubheitsgefühl im Hüftbereich durch Xue-Stase

■■■ **FK Niere/o. renalis stützend**
Ödeme generalisiert, Lumbago, Kniebeschwerden, Miktionsstörungen, Durst

Zusätzliche Indikationen

Glomerulonephritis, Urethritis, Diabetes mellitus Hyperaldosteronismus, Hypothyreose, Asthma bronchiale

Funktionskreis/Orbisbezug

■■■ FK Niere/o. renalis

Temperaturverhalten

■■□ heiß

Geschmacksrichtung/Sapor

■■□ scharf
■■□ neutral

Wirkrichtung

■■■ tief

Wirkort

unterer Wärmebereich/Calorium, Inneres/intima

Klinische Bemerkungen

bei allen Erkrankungen auf der Basis einer mangelnden Transformation des Qi im Bereich des FK Niere/o. renalis, vor dem Hintergrund einer Defizienz des Nieren-Yang/yang renale und einer Defizienz des Jing/Struktivpotenzials • häufigste Rezeptur bei Prostatahyperplasie • bei M. Cushing bei Kindern (z. B. nach Behandlung einer Nephritis mit hohen Steroid-Dosen) • bei Frauen Hypothyreose • klassische Rezeptur, die älter ist als die „Rehmannia-Pille mit den sechs Geschmacksrichtungen" (Liuwei dihuang wan) • wenn man das Yang stützen will, muss man nach dem Yin sehen • für alle Arten der Defizienz des Yang

Modifikationen

stärker wärmender Effekt auf das Nieren-Yang/yang renale
- Cinnamomi cassiae ramulus (Guizhi)
+ Cinnamomi cassiae cortex (Rougui)

Nykturie
+ Schisandrae fructus (Wuweizi)

Pollakisurie von klarem Urin
+ Psoraleae semen (Buguzhi)
+ Cornu cervi parvum (Lurong)

Impotenz
+ Morindae radix (Bajitian)
+ Cistanchis herba (Roucongrong)
+ Cynomorii caulis (Suoyang)

schmerzhafte Miktionsstörungen auf Grund von Kälte/algor im unteren Wärmebereich/Calorium mit spärlichem Urin und beständigem Nachtröpfeln
+ Cornu cervi parvum (Lurong)
+ Aquilariae lignum (Chenxiang)

Ödeme der unteren Extremität
+ Mori cortex radicis (Sangbaipi)
+ Zingiberis viridis rhizoma (Shengjiang)
+ Poria alba (Fuling)
+ Citri reticulatae pericarpium (Chenpi)
+ Arecae pericarpium (Dafupi)

Kontraindikationen

Vorsicht bei rotem Zungenkörper als Zeichen einer Defizienz des Yin

Gravidität

Vorsicht

Abgeleitete Rezepturen

Rehmannia-Pille mit sechs Geschmacksrichtungen (Liuwei dihuang wan) • Rehmannia-Dekokt mit Ophiopogonum und Schisandra (Maiwei dihuang tang) • Rehmannia-Pille mit Lycium und Chrysanthemum (Qiju dihuang wan)

Kommentar

Alisma und Poria lösen hier Stasen der Wasserwege, die durch mangelnden Yang-Vorschub entstanden sind, so dass die suppletierenden Arzneien stärker wirken können. Alisma fungiert auch als Meldearzei, um. Aconit und Cinnamomium direkt in FK Niere/o. renalis zu leiten. Diese sind bewusst niedrig dosiert, um ein „kontrolliertes" Nieren-Feuer/porta fortunae (mingmen) zu erzeugen.

Das nach rechts gehende Dekokt (Yougui yin)

右归饮 erste Erwähnung: 17. Jh.

lateinisch: Decoctum dextre Rediens
englisch: Restore the Right Decoction

M	Aconiti radix lateralis praeparata (Fuzi)	3 g
M	Cinnamomi cassiae ramulus (Guizhi)	3 g
P	Rehmanniae radix praeparata (Shudihuang)	24 g
M	Dioscoreae oppositae rhizoma (Shanyao)	12 g
M	Corni fructus (Shanzhuyu)	12 g
M	Eucommiae cortex (Duzhong)	6 g
M	Lycii fructus (Gouqizi)	6 g
M	Cuscutae semen (Tusizi)	10 g
M	Cervi colla cornu (Lujiaojiao)	10 g
M	Angelicae sinensis radix (Danggui)	6 g

Wirkung/Indikation

■■■ **Yang stützend**
Kälteaversion, kalte Extremitäten, Diarrhö mit teils unverdauter Nahrung, Inkontinenz, Frostigkeit, mangelnde Lebenswärme

■■■ **Jing/Struktivpotenzial stützend**
Impotenz, Samenverlust, Infertilität, Schmerzen im Lenden und Kniebereich, Ödeme vor allem untere Körperhälfte, Kraftlosigkeit im Rücken, zarte, schwächliche Pulse/pp. minuti/invalidi

■■□ **Xue ergänzend und suppletierend**
Erschöpfung nach langer Erkrankung, Müdigkeit, Kraftlosigkeit, trockene Haut, zarte Pulse/pp. minuti

■■■ **FK Niere/o. renalis stützend**
Impotenz, Infertilität, Schmerzen und Schwäche im Lenden und Kniebereich, Inkontinenz

Zusätzliche Indikationen

chronische Nephritis

Funktionskreis/Orbisbezug

■■■ FK Niere/o. renalis

Temperaturverhalten

■■□ heiß

Geschmacksrichtung/Sapor

■■□ scharf
■■□ süß

Wirkrichtung

■■■ tief

Wirkort

unterer Wärmebereich/Calorium, Inneres/intima

Klinische Bemerkungen
alle Erkrankungen auf der Basis einer Defizienz des Nieren-Yang / yang renale und einer Defizienz des Jing / Struktivpotenzials • eine typische Rezeptur für Männer im Alter • „Schwester-Rezeptur" der „Die nach links gehende Pille" (Zuogui wan) • zuo bedeutet männlich, linke Seite: stützt das Weibliche • you bedeutet weiblich, rechte Seite: stützt das Männliche • betont auf Defizienz des Yang: hier stärker als die „Pille für das Nieren-Qi / qi renale aus dem Goldenen Schrein" (Jingui shenqi wan) • ebenfalls geeignet bei Defizienz der Pforte des Lebensloses / porta fortunae (mingmen)

Modifikationen

Harnverhalt, Ödeme
+ Achyranthis bidentatae radix (Niuxi)
+ Plantaginis semen (Cheqianzi)

Defizienz von Qi und Yang
+ Ginseng radix (Renshen)

Spermatorrhö, Fluores
+ Psoraleae semen (Buguzhi)

Diarrhö bei Defizienz des FK Niere / o. renalis
+ Schisandrae fructus (Wuweizi)
+ Myristicae semen (Roudoukou)

Impotenz
+ Cistanchis herba (Roucongrong)
+ Morindae radix (Bajitian)

Gravidität
Vorsicht

Therapie des sekundären Krankheitsmechanismus

Inhalt

7 Die Oberfläche/extima harmonisierend und die Leitbahnen klärend

Dekokt mit Cinnamomum (Guizhi tang)

桂枝汤 erste Erwähnung: 2. Jh.

lateinisch: Decoctum ramulorum Cassiae
englisch: Cinnamom Twig Decoction

P	Cinnamomi cassiae ramulus (Guizhi)	6 g
M	Paeoniae lactiflorae radix (Baishaoyao)	6 g
N	Glycyrrhizae radix tosta (Zhigancao)	3 g
A	Zingiberis viridis rhizoma (Shengjiang)	6 g
A	Jujubae fructus (Dazao)	5 Stck.

Wirkung/Indikation

■■□ **Körpergewebe lösend**
Disharmonie von Bau- und Wehrenergie/qi constructivum et qi defensivum, leichte Schweißbildung, Frösteln, Nackensteife

■■□ **Oberfläche/extima öffnend**
Fieber, Kopfschmerzen, Frösteln, rheumatoide Schmerzen

■■□ **Qi bewegend und regulierend**
Disharmonie von Bau- und Wehrenergie/qi constructivum et qi defensivum, rheumatoide Schmerzen, Kopfschmerzen

■□□ **Kälte bei Wind/algor venti ausleitend**
Fieber, Frösteln, Abneigung gegen Wind, leichte Schweißbildung, fließende Nase, stockender Schnupfen, Durstlosigkeit, Kopfschmerzen, Gliederschmerzen, Zungenbelag dünn, weiß, oberflächliche Pulse/pp. superficiales

Zusätzliche Indikationen
grippale Infekte, rheumatoide Schmerzen

Funktionskreis/Orbisbezug
■■□ FK Lunge/o. pulmonalis
■□□ FK Milz/o. lienalis

Temperaturverhalten
■■□ warm

Geschmacksrichtung/Sapor
■□□ scharf
■□□ sauer

Wirkrichtung
■■□ oberflächlich

Wirkort
Oberfläche/extima

Klinische Bemerkungen

Erkrankungen auf der Basis einer Disharmonie in der Oberfläche/extima zwischen Bau- und Wehrenergie/qi defensivum et qi constructivum mit Kälte-Wind/algor venti-Affektion • häufig benutzt bei rezidivierenden Infekten, Erkältungskrankheiten mit geschwächter Immunabwehr

Modifikationen

steifer Nacken

\+ Puerariae radix (Gegen)

Defizienz der Oberfläche/extima, rezidivierende Infekte

\+ Astragali radix (Huangqi)

extreme Schweiße mit Frösteln

\+ Aconiti radix lateralis praeparata (Fuzi)

diffuse Schmerzen und profuse und/oder starke Schweiße, große Müdigkeit

– Paeoniae lactiflorae radix (Baishaoyao)

\+ Aconiti radix lateralis praeparata (Fuzi)

starker Schnupfen, Niesen

\+ Ledebouriellae seu Saposhnikoviae radix (Fangfeng)

\+ Magnoliae flos (Xinyi)

Keuchatmung, Kurzatmigkeit

\+ Magnoliae cortex (Houpo)

\+ Armeniacae semen (Xingren)

Kontraindikationen

Hitze im Inneren/calor intimae, Blutungsneigung, Nasenbluten

Gravidität

Anwendung erlaubt

Kommentar

Quelle: Shanghanlun. Zubereitung: Einnahme des noch warmen Dekokts (nur einmal 20 min. abkochen) bis zum Auftreten leichter Schweißbildung, dann absetzen

Pueraria-Dekokt (Gegen tang)

葛根汤

erste Erwähnung: 2. Jh.

lateinisch: Decoctum ramulorum Cassiae cum radice Puerariae
englisch: Kudzu Decoction

P	Puerariae radix (Gegen)	12 g
M	Ephedrae herba (Mahuang)	9 g
M	Cinnamomi cassiae ramulus (Guizhi)	6 g
A	Paeoniae lactiflorae radix (Baishaoyao)	6 g
N	Glycyrrhizae radix (Gancao)	6 g
A	Jujubae fructus (Dazao)	4 Stck.
A	Zingiberis viridis rhizoma (Shengjiang)	9 g

Wirkung/Indikation

■■□ **Körpergewebe lösend**
Kälte-Wind/algor venti mit Verspannung und Steifheit von Nacken und oberem Rücken

■■□ **Kälte-Wind/algor venti ausleitend**
Fieber, Frösteln, Schweißlosigkeit, Abneigung gegen Kälte, fließende Nase, stockender Schnupfen, oberflächliche Pulse/pp. superficiales, dünner weißer Zungenbelag

■□□ **Säfte ergänzend**
Kälte-Wind/algor venti im Großen Yang/yang maior mit Schweißlosigkeit und spärlicher Miktion

■■□ **Oberfläche/extima öffnend**
Fieber, Frösteln, Schweißlosigkeit, Verspannung und Steifheit von Nacken und oberem Rücken, Abneigung gegen Kälte, oberflächliche Pulse/pp. superficiales

■□□ **Diarrhö beendend**
Übergang von Großen Yang/yang maior in Überstrahlendes Yang/splendor yang mit Kälteabneigung, akuter geruchloser Diarrhö, oberflächliche Pulse/pp. superficiales

■□□ **Leitbahnen öffnend**
Verspannung und Steifheit von Nacken und oberem Rücken

Funktionskreis/Orbisbezug

■□□ FK Lunge/o. pulmonalis
■□□ FK Milz/o. lienalis
■□□ FK Blase/o. vesicalis

Temperaturverhalten

■■□ warm

Geschmacksrichtung/Sapor

■■■ scharf
■□□ süß

Wirkrichtung

■■□ oberflächlich

Wirkort

Oberfläche/extima, Nase

Klinische Bemerkungen

Erkrankungen auf der Basis einer Leitbahnblockade im oberen Körperbereich durch Kälte-Wind / algor venti • klinisch häufig bei Erkältungskrankheiten mit Symptomen wie steifer Nacken, Kopfschmerz, Schweißlosigkeit • Kälte-Wind / algor venti blockiert Teile der Großen Yang / yang maior-Leitbahn im oberem Körperbereich

Modifikationen

verstopfte Nase

- \+ Ligustici chuanxiong rhizoma (Chuanxiong)
- \+ Magnoliae flos (Xinyi)
- \+ Platycodi radix (Jiegeng)
- \+ Scutellariae radix (Huangqin)

Urtikaria

- \+ Cicadae periostracum (Chantui)

Gesichtsschmerzen

- \+ Angelicae pubescentis seu Heraclei radix (Duhuo)
- \+ Persica-Dekokt zur Wiederherstellung des Qi-Flusses (Taohe chengqi tang)

Erbrechen ohne Diarrhö

- \+ Pinelliae rhizoma (Banxia)

Kontraindikationen

spontane Schweiße

Gravidität

Anwendung erlaubt

Ostrea-Pulver (Muli san)

牡蛎散 erste Erwähnung: 12. Jh.

lateinisch: Pulvis Conchae Ostreae
englisch: Oyster Shell Powder

P	Ostreae concha (Muli)	15 g
M	Ephedrae radix (Mahuanggen)	3 g
M	Tritici fructus germinatus (Fuxiaomai)	15 g
A	Astragali radix (Huangqi)	9 g

Wirkung/Indikation

■■□ **Oberfläche/extima festigend**
Wehrenergie/qi defensivum instabil mit spontanen Schweißen

■■■ **Schweiß zurückhaltend**
Nachtschweiße, Schweiße im Schlaf

■□□ **Qi stützend und ergänzend**
Schwäche/depletio in den FK Lunge und Herz/oo. pulmonalis et cardialis mit spontanen Schweißen, Kurzatmigkeit, Palpitationen, Schreckhaftigkeit, Lethargie

Funktionskreis/Orbisbezug

■■□ FK Lunge/o. pulmonalis
■□□ FK Herz/o. cardialis

Temperaturverhalten

■□□ kühl

Geschmacksrichtung/Sapor

■■□ süß
■□□ salzig

Wirkrichtung

■■□ oberflächlich

Wirkort

Oberfläche/extima, Lunge

Klinische Bemerkungen

Basisrezeptur für Erkrankungen auf der Basis einer geschwächten Oberfläche/extima, speziell bei reichlichen spontanen Schweißen aufgrund einer Defizienz der Wehrenergie/qi defensivum

Modifikationen

zur Wirkungsverstärkung

\+ Schisandrae fructus (Wuweizi)

Defizienz des Yang

\+ Aconiti radix lateralis praeparata (Fuzi)
\+ Atractylodis macrocephalae rhizoma (Baizhu)

Defizienz des Xue

\+ Polygoni multiflori radix (Heshouwu)
\+ Rehmanniae radix praeparata (Shudihuang)

Defizienz des Yin

\+ Rehmanniae radix (Shengdihuang)
\+ Paeoniae lactiflorae radix (Baishaoyao)

Schlaflosigkeit

\+ Biotae seu Platycladi semen (Baiziren)
\+ Zizyphi spinosae semen (Suanzaoren)

Kontraindikationen

profuse Schweiße durch gleichzeitige Erschöpfung von Yin und Yang

Gravidität

Anwendung erlaubt

Kommentar

Unter mehreren Rezepturen gleichen Namens wird diese am häufigsten benutzt.

8 Die absenkende Funktion des FK Lunge/o. pulmonalis antreibend

Dekokt der drei Ungebundenen (San'ao tang)

三拗汤 erste Erwähnung: 11. Jh.

lateinisch: Decoctum trium Frangentium
englisch: Three Unbinding Decoction

P	Ephedrae herba (Mahuang)	6 g
M	Armeniacae semen (Xingren)	6 g
N	Glycyrrhizae radix (Gancao)	3 g

Wirkung/Indikation

■■□ **Qi absenkend**
Kälte-Wind/algor venti-Affektion mit Keuchatmung, Husten mit klarem Auswurf, Stimmverlust, thorakales Druckgefühl

■■□ **Keuchen stillend**
Kälte-Wind/algor venti-Affektion mit Keuchatmung, Husten mit klarem Auswurf, thorakales Druckgefühl

■□□ **Kälte-Wind/algor venti ausleitend**
Kälte-Wind/algor venti-Affektion mit Husten, klarem Auswurf, Stimmverlust, verstopfter Nase

■□□ **Oberfläche/extima öffnend**
Kopf- und Gliederschmerzen, verstopfte Nase

■■□ **Husten stillend**
Kälte-Wind/algor venti-Affektion mit Husten, klarem Auswurf

Funktionskreis/Orbisbezug

■■□ FK Lunge/o. pulmonalis

Temperaturverhalten

■■□ warm

Geschmacksrichtung/Sapor

■■□ scharf
■□□ süß

Wirkrichtung

■■■ absenkend

Wirkort

Oberfläche/extima, Lunge

Klinische Bemerkungen
Erkrankungen mit asthmoider Symptomatik auf der Basis einer mangelnden Absenkung des Lungen-Qi / qi pulmonale, vor allem durch Kälte-Wind / algor venti

Toxizität
gering

Zusätzliche Indikationen
Husten und Stimmverlust bei Kälte-Wind / algor venti

Gravidität
Vorsicht

Kommentar
Zubereitung und Einnahme wie Ephedra-Dekokt (siehe dort)

Baldachin-Pulver (Huagai san)

华盖散 erste Erwähnung: 11. Jh.

englisch: Canopy Powder

P	Ephedrae herba (Mahuang)	30 g
M	Armeniacae semen (Xingren)	30 g
N	Glycyrrhizae radix (Gancao)	15 g
M	Mori cortex radicis (Sangbaipi)	30 g
M	Perillae fructus (Zisuzi)	30 g
A	Citri reticulatae pericarpium (Chenpi)	30 g
A	Poria rubra (Chifuling)	30 g

Wirkung/Indikation

■■■ **Qi absenkend**
Keuchatmung, Husten, Druckgefühl in der Brust

■■□ **Keuchen stillend**
Kälte-Wind/algor venti mit Schleim/pituita und Keuchatmung

■□□ **Kälte bei Wind/algor venti ausleitend**
Kälte-Wind/algor venti-Affektion mit Frösteln, Kälteabneigung

■□□ **Schleim/pituita umwandelnd**
Kälte-Wind/algor venti-Affektion bei Schleim/pituita mit reichlichem Auswurf und Druckgefühl in der Brust

■■□ **Husten stillend**
Husten mit reichlichem Auswurf

Funktionskreis/Orbisbezug

■■□ FK Lunge/o. pulmonalis

Temperaturverhalten

■■□ Tendenz warm

Wirkrichtung

■■■ absenkend

Geschmacksrichtung/Sapor

■□□ scharf
■□□ bitter

Wirkort

Lunge, Inneres/intima

Klinische Bemerkungen

Erkrankungen mit asthmoider Symptomatik auf der Basis mangelnder Absenkungsfähigkeit des Lungen-Qi/qi pulmonale durch Kälte-Wind/algor venti mit Schleim/pituita • klinisch für Infektionen im oberen Respirationstrakt durch Kälte-Wind/algor venti in der Oberfläche/extima und Schleim/pituita-Befund

Modifikationen

ausgeprägter Schleim/pituita-Befund

\+ Pinelliae rhizoma (Banxia)

Toxizität

gering

Gravidität

Vorsicht

Kommentar

Zubereitung: Dosierungsangaben gelten für eine Einnahme als Pulver, für die Einnahme als Dekokt ist jeweils ein Viertel anzusetzen.

Dekokt mit Ephedra, Prunus armeniaca, Gypsum und Glycyrrhiza (Maxing shigan tang)

麻杏石甘汤 erste Erwähnung: 2. Jh.

lateinisch: Decoctum Ephedrae, Armeniacae, Gypsi et Glycyrrhizae
englisch: Ephedra, Apricot Kernel and Licorice Decoction

P	Ephedrae herba (Mahuang)	12 g
M	Armeniacae semen (Xingren)	12 g
N	Glycyrrhizae radix tosta (Zhigancao)	3 g
M	Gypsum (Shigao)	20 g

Wirkung/Indikation

■■□ **Hitze/calor kühlend**
Fieber, trockener Mund, Zungenbelag gelb, schnelle Pulse/pp. celeri

■■□ **Qi absenkend**
Hitze/calor im FK Lunge/o. pulmonalis: Husten, Keuchatmung, Atemnot

■■□ **Keuchen stillend**
Hitze/calor im FK Lunge/o. pulmonalis mit Keuchatmung

■■□ **Husten stillend**
Hitze/calor im FK Lunge/o. pulmonalis mit Husten

Zusätzliche Indikationen

Enuresis bei Kindern mit Keuchatmung und Husten, virale pneumonische Prozesse, kindliche Pneumonien

Funktionskreis/Orbisbezug

■■■ FK Lunge/o. pulmonalis

Temperaturverhalten

■■□ kalt

Geschmacksrichtung/Sapor

■■□ scharf
■□□ süß

Wirkrichtung

■■■ absenkend

Wirkort

Inneres/intima, Lunge

Klinische Bemerkungen

Erkrankungen auf der Basis von Hitze/calor im Inneren/intima des FK Lunge/o. pulmonalis, der die absenkende Funktion des Lungen-Qi/qi pulmonale beeinträchtigt • asthmoide Symptomatik, pneumonische Beschwerden, Bronchitis

Modifikationen

massive (toxische) Hitze/calor

+ Lonicerae flos (Jinyinhua)
+ Forsythiae fructus (Lianqiao)
+ Scutellariae radix (Huangqin)
+ Houttuyniae herba cum radice (Yuxingcao)
+ Taraxaci herba cum radice (Pugongying)

stark beschleunigte Atmung

+ Mori cortex radicis (Sangbaipi)
+ Lumbricus (Dilong)

Keuchen und Husten mit viel dünnem Schleim

+ Lepidii seu Descurainiae semen (Tinglizi)
+ Plantaginis semen (Cheqianzi)

zähes, gelbes Sputum

+ Scutellariae radix (Huangqin)
+ Trichosanthis radix (Tianhuafen)
+ Fritillariae thunbergii bulbus (Zhebeimu)

schweres Asthma mit Schleim/pituita

+ Pinelliae rhizoma (Banxia)
+ Trichosanthis fructus et semen (Gualou)
+ Citri reticulatae pericarpium (Chenpi)
+ Citri aurantii fructus (Zhike)
+ Zingiberis viridis rhizoma (Shengjiang)

Toxizität

gering

Kontraindikationen

Keuchatmung durch Kälte/algor

Gravidität

Anwendung erlaubt

Kommentar

Quelle: Shanghanlun, laut Quellentext bei „Schwitzen und Keuchen ohne Hitze/calor-Zeichen (der Oberfläche/extima)“

Perilla-Dekokt zur Absenkung des Qi (Suzi jiangqi tang)

苏子降气汤 erste Erwähnung: 12. Jh.

lateinisch: Decoctum Demittens Qi cum Fructu Perillae
englisch: Perilla Fruit Decoction for Directing the Qi Downward

P	Perillae fructus (Zisuzi)	9 g
M	Pinelliae rhizoma (Banxia)	6 g
N	Glycyrrhizae radix tosta (Zhigancao)	3 g
A	Angelicae sinensis radix (Danggui)	9 g
M	Peucedani radix (Qianhu)	6 g
M	Citri reticulatae pericarpium (Chenpi)	6 g
M	Magnoliae cortex (Houpo)	3 g
A	Zingiberis viridis rhizoma (Shengjiang)	6 g
A	Cinnamomi cassiae cortex (Rougui)	2 g
N	Jujubae fructus (Dazao)	3 Stck.
A	Perillae caulis et folium (Suye)	3 g

Wirkung/Indikation

■■□ **Qi absenkend**
Keuchatmung, Husten, Kurzatmigkeit, thorakales Druckgefühl

■■□ **Keuchen stillend**
Keuchatmung mit erschwerter Inspiration

■■□ **Husten stillend**
Husten mit reichlich wässrigem Auswurf

■■□ **kalten Schleim/pituita algida umwandelnd**
Reichlich wässriger Auswurf, thorakales Druckgefühl, feuchter weißer Zungenbelag

■□□ **Schwellung zerteilend**
Beinödeme

■□□ **Kälte/algor wärmend**
Nieren-Yang-Schwäche/depletio yang renale mit Schreckhaftigkeit, Ängstlichkeit, Kurzatmigkeit, lumbale Schmerzen, lumbale Schwäche, Schwäche der Beine, Beinödeme, Asthma cardiale

Zusätzliche Indikationen

chronische Bronchitis mit reichlichem weißem Expektorat

Funktionskreis/Orbisbezug

■■■ FK Lunge/o. pulmonalis
■□□ FK Niere/o. renalis

Temperaturverhalten

■■□ warm

Geschmacksrichtung/Sapor

■■■ scharf
■□□ bitter

Wirkrichtung

■■□ absenkend

Wirkort

Lunge, Inneres/intima

Klinische Bemerkungen

für pulmonale Erkrankungen auf der Basis mangelnder Absenkung des Lungen-Qi / qi pulmonale durch Dysfunktion des FK Niere / o. renalis mit erschwerter Inspiration • bei asthmatischen Beschwerden im Winter

Modifikationen

äußere Kälte / algor externus

+ Ephedrae herba (Mahuang)
+ Armeniacae semen (Xingren)

Husten mit viel Sputum

+ Citri reticulatae pericarpium (Chenpi)

Defizienz des Qi

+ Codonopsitis radix (Dangshen)
+ Schisandrae fructus (Wuweizi)

Miktionsstörungen

+ Plantaginis semen (Cheqianzi)

starke Inhalationsstörungen ohne Rückenschmerzen

– Cinnamomi cassiae cortex (Rougui)
+ Aquilariae lignum (Chenxiang)

Kontraindikationen

Fehlen eines externen pathogenen Faktors, Keuchen und produktiver Husten aufgrund von Hitze / calor im FK Lunge / o. pulmonalis

Gravidität

Anwendung erlaubt

Kommentar

Zubereitung: bei Nieren-Schwäche / depletio o. renalis eventuell mit stützenden Arzneimitteln ergänzen

Dekokt der drei Samen zur Erhaltung der Eltern (Sanzi yangqin tang)

三子养亲汤

erste Erwähnung: 16. Jh.

lateinisch: Decoctum trium Seminum pro Sustentatione Parentum
englisch: Three Seed Decoction to Nourish One's Parents

M	Perillae fructus (Zisuzi)	6 g
P	Sinapis albae semen (Baijiezi)	6 g
A	Raphani semen (Laifuzi)	6 g

Wirkung / Indikation

■■□ **Qi absenkend**
Keuchatmung, Husten

■■□ **kalten Schleim / pituita algida umwandelnd**
Husten mit reichlich weißem Auswurf, thorakales Druckgefühl, weißer schmieriger Zungenbelag

■□□ **Verdauungsblockaden lösend**
Appetitlosigkeit, Verdauungsstillstand

Funktionskreis / Orbisbezug

■■□ FK Lunge / o. pulmonalis
■□□ FK Milz / o. lienalis
■□□ FK Magen / o. stomachi

Temperaturverhalten

■■□ warm

Geschmacksrichtung / Sapor

■■□ scharf

Wirkrichtung

■■□ absenkend

Wirkort

Lunge, Mitte / mittlerer Wärmebereich / Calorium

Klinische Bemerkungen

Basisrezeptur bei Lungenfunktionsstörungen mit mangelnder Absenkung des Lungen-Qi/qi pulmonale • hauptsächlich bedingt durch Feuchtigkeit-Schleim/humor pituitae (viel weißes Sputum) • Begleitsymptomatik: Verdauungsstörungen, Nahrungsmittelstagnation

Modifikationen

ausgeprägte Kälte/algor

↑ Sinapis albae semen (Baijiezi)

ausgeprägter Schleim/pituita mit Übelkeit, Erbrechen

\+ Pinelliae rhizoma (Banxia)
\+ Zingiberis rhizoma (Ganjiang)
\+ Amomi xanthioidis fructus (Sharen)

ausgeprägte Keuchatmung

\+ Armeniacae semen (Xingren)
\+ Magnoliae cortex (Houpo)

Toxizität

mäßig: durch Sinapis albae semen sind Haut- und Schleimhautreizungen möglich

Kontraindikationen

Vorsicht bei Patienten mit empfindlicher Haut, keine längere Anwendung

Gravidität

Vorsicht

Kommentar

Zubereitung: Die Samen sind zermahlen im Gazebeutel abzukochen.

Dekokt mit Lepidium und Jujuba zur Zerstreuung des FK Lunge/o. pulmonalis (Tingli dazao xiefei tang)

葶苈大枣泻肺汤 erste Erwähnung: 2. Jh.

lateinisch: Decoctum Drabae et Jujubae pro Dispulsione Orbis Pulmonalis
englisch: Descurainia and Jujube Decoction to Drain the Lungs

P	Lepidii seu Descurainiae semen (Tinglizi)	9 g
A	Jujubae fructus (Dazao)	12 Stck.

Wirkung/Indikation

■■□ **Qi absenkend**
Keuchatmung, Husten

■□□ **diuretisch**
Körperödeme, Ödeme im Gesicht

■■□ **Schleim/pituita kanalisierend**
Schleim/pituita-Blockade im FK Lunge/o. pulmonalis: Keuchatmung, Husten, thorakales Druckgefühl, Verschlimmerung im Liegen, fließende Nase, stockender Schnupfen

Zusätzliche Indikationen

Pleura-Erguss, Pleuritis, Aszites

Funktionskreis/Orbisbezug

■■□ FK Lunge/o. pulmonalis

Temperaturverhalten

■■■ kalt

Geschmacksrichtung/Sapor

■□□ scharf

Wirkrichtung

■■□ absenkend

Wirkort

Lunge, Inneres/intima

Klinische Bemerkungen

Basisrezeptur für Lungenfunktionsstörungen auf der Basis von wässrigem Schleim / pituita, der den FK Lunge / o. pulmonalis blockiert und eine Absenkung des Lungen-Qi / qi pulmonale verhindert

Modifikationen

Wirkungsverstärkung

\+ Kleines Dekokt des grünen Drachens (Xiao qinglong tang)

Toxizität

Vorsicht wegen drastischer Wirkung von Lepidii semen

Kontraindikationen

Defizienz

Gravidität

Anwendung verboten

Keuchen stabilisierendes Dekokt (Dingchuan tang)

定喘汤

erste Erwähnung: 16. Jh.

lateinisch: Decoctum Stabiliens Anhelitum
englisch: Arrest Wheezing Decoction

P	Ephedrae herba (Mahuang)	9 g
P	Ginkgo semen (Baiguo)	9 g
M	Armeniacae semen (Xingren)	4,5 g
M	Perillae fructus (Zisuzi)	6 g
M	Mori cortex radicis (Sangbaipi)	9 g
M	Pinelliae rhizoma (Banxia)	9 g
M	Tussilaginis farfarae flos (Kuandonghua)	9 g
A	Scutellariae radix (Huangqin)	4,5 g
N	Glycyrrhizae radix (Gancao)	3 g

Wirkung/Indikation

■■■ **Qi absenkend**
Keuchatmung, Husten, Kurzatmigkeit

■■■ **Schleim/pituita umwandelnd**
Husten mit reichlich zähem gelbem Schleim, Kurzatmigkeit, Zungenbelag gelb, schmierig, schnelle Pulse/pp. celeri, lubrici

■■■ **Keuchen stillend**
heißer Schleim/pituita calida im FK Lunge/o. pulmonalis: Keuchatmung, Kurzatmigkeit

■■□ **Husten stillend**
Husten mit reichlich zähem, gelbem Schleim

■■□ **Hitze/calor kühlend**
Husten mit reichlich zähem, gelbem Schleim, Zungenbelag gelb, schmierig, schnelle, schlüpfrige Pulse/pp. celeri, lubrici

■□□ **Kälte-Wind/algor venti ausleitend**
Fieber mit Kälteabneigung

Zusätzliche Indikationen

Infektexazerbation bei chronisch obstruktiver Lungenerkrankung (COPD)

Funktionskreis/Orbisbezug

■■■ FK Lunge/o. pulmonalis

Temperaturverhalten

■■□ kühl

Geschmacksrichtung/Sapor

■□□ scharf
■□□ bitter

Wirkrichtung

■■■ absenkend

Wirkort

Lunge, Inneres/intima

Klinische Bemerkungen

häufig benutzt bei Störungen des FK Lunge/o. pulmonalis, vor allem bei asthmoiden Beschwerden, Bronchitis auf der Basis einer mangelhaften Absenkung des Lungen-Qi/qi pulmonale, die besonders durch Kälte-Wind/algor venti bei heißem Schleim/pituita calida im FK Lunge/o. pulmonalis bedingt ist

Modifikationen

schwer zu expektorierender Schleim

+ Trichosanthis fructus et semen (Gualou)
+ Peucedani radix (Qianhu)
+ Fritillariae thunbergii bulbus (Zhebeimu)

ausgeprägter thorakaler Druck

+ Citri aurantii fructus immaturus (Zhishi)
+ Magnoliae cortex (Houpo)

extreme Hitze/calor

+ Gypsum (Shigao)
+ Houttuyniae herba (Yuxingcao)

schwer zu expektorierender Schleim und Appetitlosigkeit

+ Raphani semen (Laifuzi)
+ Sinapis albae semen (Baijiezi)

Toxizität

mäßig durch Pyrrolizidinalkaloide in Tussilaginis farfarae flos

Kontraindikationen

Defizienz

Gravidität

Anwendung erlaubt

Kommentar

Zubereitung: Ginkgo semen (Baiguo) wird oft durch Schisandrae fructus (Wuweizi) ersetzt.

Dekokt mit Belamcanda und Ephedra (Shegan mahuang tang)

射干麻黄汤

erste Erwähnung: 2. Jh.

lateinisch: Decoctum Belamcandae et Ephedrae
englisch: Belamcanda and Ephedra Decoction

P	Ephedrae herba (Mahuang)	12 g
P	Belamcandae rhizoma (Shegan)	9 g
M	Asteris radix (Ziwan)	9 g
M	Tussilaginis farfarae flos (Kuandonghua)	9 g
A	Asari herba (Xixin)	9 g
M	Pinelliae rhizoma (Banxia)	9 g
A	Schisandrae fructus (Wuweizi)	3 g
N	Jujubae fructus (Dazao)	3 Stck.
N	Zingiberis viridis rhizoma (Shengjiang)	12 g

Wirkung/Indikation

■■□ **Qi absenkend**
Keuchatmung, Husten

■■□ **Keuchen stillend**
Schleim/pituita und Kälte-Wind/algor venti mit Keuchatmung

■■□ **Husten stillend**
Husten mit Schleimrasseln

■■□ **Kälte-Wind/algor venti ausleitend**
leichte Kälteabneigung

■■□ **Schleim/pituita umwandelnd**
Husten mit Schleimrasseln, weißer Auswurf

Funktionskreis/Orbisbezug

■■■ FK Lunge/o. pulmonalis

Temperaturverhalten

■■□ warm

Geschmacksrichtung/Sapor

■■□ scharf

Wirkrichtung

■■■ absenkend

Wirkort

Lunge, Inneres/intima

Klinische Bemerkungen

pulmonale Erkrankungen mit asthmoiden Beschwerden, Husten als Leitsymptom aufgrund mangelnder Absenkungsfähigkeit des Lungen-Qi/qi pulmonale, bedingt durch Kälte-Wind/algor venti und Schleim/pituita • eher für milde Kälte/algor-Prozesse geeignet

Toxizität

mäßig durch Pyrrolizidinalkaloide in Tussilaginis farfarae flos. Vorsicht Asarum (Xixin): Safrol, Aristolochiasäure muss geprüft sein.

Gravidität

Vorsicht

Kommentar

Zubereitung: Asari herba (Xixin) kann bei Unklarheiten bezüglich Safrolgehalt und Aristolochiasäure ersetzt werden, z. B. durch Cinnamomi cassiae ramulus (Guizhi).

Hustenstillendes Pulver (Zhisou san)

止嗽散

erste Erwähnung: 18. Jh.

lateinisch: Pulvis Tussostaticus
englisch: Stop Couphing Powder

P	Asteris radix (Ziwan)	6 g
P	Stemonae radix (Baibu)	3 g
P	Cynanchi stauntonii radix (Baiqian)	6 g
M	Platycodi radix (Jiegeng)	6 g
A	Schizonepetae herba (Jingjie)	5 g
A	Citri reticulatae pericarpium (Chenpi)	3 g
N	Glycyrrhizae radix (Gancao)	3 g

Wirkung/Indikation

■■□ **Qi absenkend**
Reizhusten

■■■ **Husten stillend**
Reizhusten ohne oder mit schwer zu expektorierendem Schleim

■■□ **Wind/ventus ausleitend**
Reizhusten, Kratzen im Rachen, Fieber mit Frösteln

■■□ **Schleim/pituita umwandelnd**
Husten mit schwer zu expektorierendem Schleim

Funktionskreis/Orbisbezug

■■■ FK Lunge/o. pulmonalis

Temperaturverhalten

■■□ warm

Geschmacksrichtung/Sapor

■■□ scharf
■■□ bitter

Wirkrichtung

■■□ absenkend

Wirkort

Lunge, Inneres/intima

Klinische Bemerkungen

Erkrankungen mit Husten als Leitsymptom durch Kälte-Wind/algor venti mit Schleim/pituita-Belastung • klinisch häufig benutzt bei Erkältungskrankheiten nach der Anfangsphase mit persistierendem Husten

Modifikationen

Kälte-Wind/algor venti

\+ Zingiberis viridis rhizoma (Shengjiang)

trockener Husten ohne Schleim

– Schizonepetae herba (Jingjie)
– Citri reticulatae pericarpium (Chenpi)
\+ Trichosanthis fructus et semen (Gualou)
\+ Fritillariae thunbergii bulbus (Zhebeimu)
\+ Anemarrhenae rhizoma (Zhimu)

reichliches Expektorat, Appetitlosigkeit, thorakales Druckgefühl

\+ Dekokt aus den zwei Abgestandenen (Erchen tang)

Kälte-Wind/algor venti mit Kopfschmerzen, verstopfter Nase, Fieber mit Frösteln

\+ Ledebouriellae seu Saposhnikoviae radix (Fangfeng)
\+ Perillae caulis et folium (Zisuye)
\+ Zingiberis viridis rhizoma (Shengjiang)

Kontraindikationen

Defizienz des Yin, Hitze/calor

Gravidität

Anwendung erlaubt

Pulver der neun Unsterblichen (Jiuxian san)

九仙散 erste Erwähnung: 16. Jh.

lateinisch: Pulvis novem Immortalium
englisch: Nine Immortal Powder

P	Papaveris somniferi pericarpium tostum (Zhiyingsuke)	12 g
P	Ginseng radix (Renshen)	3 g
M	Mume fructus (Wumei)	12 g
M	Schisandrae fructus (Wuweizi)	3 g
A	Tussilaginis farfarae flos (Kuandonghua)	3 g
A	Fritillariae cirrhosae bulbus (Chuanbeimu)	3 g
A	Platycodi radix (Jiegeng)	3 g
A	Mori cortex radicis (Sangbaipi)	3 g
A	Asini corii gelatinum (Ejiao)	3 g
N	Zingiberis viridis rhizoma (Shengjiang)	3 g
N	Jujubae fructus (Dazao)	2 Stck.

Wirkung/Indikation

■■■ **Husten stillend**
chronischer unstillbarer Husten

■■■ **Qi absenkend**
Husten, Keuchatmung, Kurzatmigkeit

■□□ **Schleim/pituita umwandelnd**
Husten mit spärlicher Schleimbildung bei Yin-Schwäche/depletio yin

■■□ **Qi stützend und ergänzend**
chronischer Husten, Keuchatmung, Kurzatmigkeit, Blässe, spontane Schweiße, schwache Pulse/pp. depleti

■□□ **Yin stützend und ergänzend**
Husten ohne oder mit spärlicher Schleimbildung

Funktionskreis/Orbisbezug

■■■ FK Lunge/o. pulmonalis

Temperaturverhalten

■■□ neutral

Geschmacksrichtung/Sapor

■□□ süß

Wirkrichtung

■■■ absenkend

Wirkort

Lunge, Inneres/intima

Klinische Bemerkungen

pulmonale Erkrankungen mit Husten als Hauptbeschwerde, bedingt durch eine Defizienz des Qi und des Yin • bewährte Rezeptur für chronischen Husten

Modifikationen

ausgeprägte Defizienz des Yin

\+ Glehniae radix (Beishashen)
\+ Ophiopogonis radix (Maimendong)

ausgeprägte Schleimbildung

– Papaveris pericarpium (Yingsuke)
– Mume fructus (Wumei)
\+ Trichosanthis fructus et semen (Gualou)
\+ Citri reticulatae pericarpium (Chenpi)

Kälte-Wind / algor venti

– Papaveris pericarpium (Yingsuke)
– Mume fructus (Wumei)
\+ Ephedrae herba (Mahuang)
\+ Cinnamomi cassiae ramulus (Guizhi)

Hitze-Wind / calor venti

– Papaveris pericarpium (Yingsuke)
– Mume fructus (Wumei)
\+ Mori folium (Sangye)
\+ Chrysanthemi flos (Juhua)

Toxizität

mäßig durch Tussilaginis farfarae flos (Kuandonghua), ausgeprägt durch Papaveris pericarpium (Yingsuke)

Kontraindikationen

pathogene Faktoren mit Fülle / repletio

Gravidität

Anwendung erlaubt

Kommentar

Quelle: Yi xue zheng chuan (16. Jh.). Zubereitung: Papaveris somniferi pericarpium (Yingsuke) ist als Bestandteil der Opiumpflanze nicht verwendbar und zu ersetzen durch Asteris radix (Ziwan), Gingko semen (Baiguo), Stemonae radix (Baibu).

Xanthium-Pulver (Cang'erzi san)

苍耳子散 erste Erwähnung: 13. Jh.

lateinisch: Pulvis Xanthii
englisch: Xanthium Powder

P	Xanthii fructus (Cang'erzi)	6 g
P	Angelicae dahuricae radix (Baizhi)	3 g
M	Magnoliae flos (Xinyi)	3 g
A	Menthae herba (Bohe)	3 g

Wirkung/Indikation

■■□ **Wind/ventus ausleitend**
Schnupfen, verstopfte Nase, frontale Kopfschmerzen

■■□ **Energiebahnen und Sinne öffnend**
Schnupfen mit reichlichem Exsudat, verstopfte Nase, Benommenheit

Zusätzliche Indikationen

akute und chronische Sinusitis, chronische Rhinitis, Rhinitis allergica

Funktionskreis/Orbisbezug

■■□ FK Lunge/o. pulmonalis

Temperaturverhalten

■■□ warm

Geschmacksrichtung/Sapor

■■□ scharf

Wirkrichtung

■■□ oberflächlich

Wirkort

Nase, Oberfläche/extima

Klinische Bemerkungen

allergische Rhinitis, Sinusitis, Erkrankungen des allergischen Formkreises, der Sinus oder der Nase bedingt durch eine Blockade der Leitbahnen oder der Sinnesöffnungen (Nase), vor allem durch Wind/ventus oder zusätzlicher Kälte/algor und Hitze/calor

Modifikationen

Hitze im Inneren/calor intimae

+ Mori cortex radicis (Sangbaipi)
+ Lycii cortex radicis (Digupi)
+ Scutellariae radix (Huangqin)

zähes, schmutzig gelbes Nasensekret

+ Lonicerae flos (Jinyinhua)
+ Centipedae herba (Ebushicao)
+ Glycyrrhizae radix (Gancao)

ausgeprägter Wind/ventus

+ Ledebouriellae seu Saposhnikoviae radix (Fangfeng)

ausgeprägter Schleim/pituita

+ Dekokt aus den zwei Abgestandenen (Erchen tang)

Kälte-Wind/algor venti

+ Ephedra-Dekokt (Mahuang tang)

Hitze/calor bzw. Hitze-Wind/calor venti

+ Pulver mit Lonicera und Forsythia (Yinqiao san)

Gravidität

Anwendung erlaubt

Kommentar

Quelle: Jishengfang (13. Jh.). Zubereitung: Gemäß Quellentext mit Abkochung von Allii bulbus (Congbai) und grünem Tee einzunehmen.

9 Das Herz-shen/o. cardialis beruhigend und die Sinnesöffnungen des FK Herz/o. cardialis öffnend

9a Herz-shen/o. cardialis beruhigend

9b Herz-shen/o. cardialis mit schweren Arzneien beruhigend, hochschlagendes Yang absenkend

9c Sinnesöffnungen des FK Herz/o. cardialis öffnend

Zizyphus-Dekokt (Suanzaoren tang)

酸枣仁汤

erste Erwähnung: 3. Jh.

lateinisch: Decoctum Zizyphi
englisch: Sour Jujube Decoction

P	Zizyphi spinosae semen (Suanzaoren)	10 g
A	Anemarrhenae rhizoma (Zhimu)	6 g
M	Ligustici chuanxiong rhizoma (Chuanxiong)	3 g
N	Glycyrrhizae radix (Gancao)	3 g
A	Poria alba (Fuling)	9 g

Wirkung/Indikation

■■□ **Xue ergänzend und suppletierend**
Schlaflosigkeit, Reizbarkeit, Schwindel, Schweiße im Schlaf, trockener Mund, Zungenkörper trocken

■■■ **FK Herz/o. cardialis stützend und kühlend**
Unruhe, Schlaflosigkeit, Träume viele, Albträume, Reizbarkeit, Schweiße im Schlaf, schnelle Pulse/pp. celeri

■□□ **Yin stützend und ergänzend**
Herz-Yang/yang cardiale, Leber-Yang/yang hepaticum: Unruhe, Schlaflosigkeit, Albträume, Schreckhaftigkeit, Kopfschmerzen, Reizbarkeit, Schwindel

■■□ **beruhigend und ausgleichend**
Unruhe, Schlaflosigkeit, Schreckhaftigkeit, Kopfschmerzen, Reizbarkeit, Zornbereitschaft

■■□ **Hitze/calor kühlend**
Unruhe, Schlaflosigkeit, Kopfschmerzen, Reizbarkeit, trockener Mund, trockener Rachen, Zungenkörper trocken/rot, schnelle Pulse/pp. celeri

Funktionskreis/Orbisbezug

■■■ FK Herz/o. cardialis
■■□ FK Leber/o. hepaticus
■□□ FK Niere/o. renalis

Temperaturverhalten

■■□ kühl

Geschmacksrichtung/Sapor

■■□ süß
■□□ bitter

Wirkrichtung

■■□ absenkend

Wirkort

Inneres/intima

Klinische Bemerkungen

Basisrezeptur für Schlafstörungen, Störungen des shen und des hun, vor allem durch eine Defizienz des Xue und/oder Hitze/calor bedingt • Leitsymptome: Unruhe, Agitiertheit, Durchschlafstörung, Insomnia, Palpitationen, Nachtschweiße, Benommenheit, trockener Mund, rote Zungenspitze

Modifikationen

starke Reizbarkeit, starke Erschöpfung, starke Stress-Symptome

+ Biotae seu Platycladi semen (Baiziren)
+ Rehmanniae radix (Shengdihuang)
+ Schisandrae fructus (Wuweizi)
+ Ligustri fructus (Nüzhenzi)
+ Ecliptae herba (Hanliancao)
+ Albiziae cortex (Hehuanpi)
+ Paeoniae lactiflorae radix (Baishaoyao)
+ Cinnabaris (Zhusha)

Nachtschweiße

+ Ostreae concha (Muli)
+ Schisandrae fructus (Wuweizi)

Albträume, Palpitationen

– Ligustici chuanxiong rhizoma (Chuanxiong)
+ Ligustri fructus (Nüzhenzi)
+ Ecliptae herba (Hanliancao)
+ Paeoniae lactiflorae radix (Baishaoyao)

Defizienz von Herz- und Milz-Qi/qi cardiale et lienale

+ Astragali radix (Huangqi)
+ Codonopsitis radix (Dangshen)

Toxizität

Ziziphi semen kann in seltenen Fällen allergische Reaktion auslösen.

Kontraindikationen

eingeschlossene Hitze/calor oder Glut/ardor

Gravidität

Anwendung erlaubt

Dekokt mit Glycyrrhiza, Triticum und Jujuba (Ganmai dazao tang)

甘麦大枣汤 erste Erwähnung: 3. Jh.

lateinisch: Decoctum Glycyrrhizae, Tritici et Jujubae
englisch: Licorice, Wheat, Jujube Decoction

P	Tritici fructus germinatus (Fuxiaomai)	9 g
M	Glycyrrhizae radix (Gancao)	9 g
M	Jujubae fructus (Dazao).	10 Stck.

Wirkung / Indikation

■□□ **beruhigend und ausgleichend**
Irritationen, Reizbarkeit, häufige Überreaktionen, klimakterische Zustände, unruhiger Schlaf, gelegentlich Nachtschweiße, zwanghaftes Gähnen, zarte, schnelle Pulse / pp. minuti, celeri

■■□ **Qi stützend und ergänzend**
Grübeln, Agitiertheit, depressive Stimmung, Stimmungsschwankungen, Palpitationen

■□□ **Xue ergänzend und suppletierend**
Irritationen, Reizbarkeit, häufige Überreaktionen, klimakterische Zustände, unruhiger Schlaf, gelegentlich Nachtschweiße, Agitiertheit, depressive Stimmung, Stimmungsschwankungen, Palpitationen

Zusätzliche Indikationen

Reizbarkeitszustände, heftige Überreaktionen bis zu psychotischen Zuständen, klimakterische Beschwerden, unruhiger Schlaf, Nachtschweiße

Funktionskreis / Orbisbezug

■■□ FK Herz / o. cardialis
■■□ FK Milz / o. lienalis

Temperaturverhalten

■□□ Tendenz warm

Geschmacksrichtung / Sapor

■■□ süß

Wirkrichtung

■□□ absenkend

Wirkort

Inneres / intima

Klinische Bemerkungen

milde Störungen des shen durch eine Defizienz von Qi und Xue in den FK Herz und Milz/oo. cardialis et lienalis • bei Irritationen, Reizbarkeit, Überreaktionen, klimakterischen Beschwerden, unruhigem Schlaf, Nachtschweiße

Modifikationen

Defizienz des Yin und der Säfte: trockener Mund, Hitzegefühl in der Brust, in Handflächen und Fußsohlen (wuxinre)

\+ Biotae seu Platycladi semen (Baiziren)
\+ Lilii bulbus (Baihe)
\+ Rehmanniae radix (Shengdihuang)

chronische Obstipation

\+ Cannabis semen (Huomaren)
\+ Polygoni multiflori radix (Heshouwu)
\+ Sesami semen nigrum (Heizhima)

Insomnia

\+ Zizyphi spinosae semen (Suanzaoren)

vermehrte Schweiße

\+ Schisandrae fructus (Wuweizi)

Kontraindikationen

Feuchtigkeit/humor, Schleim/pituita • Vorsicht bei Hypertonie (hohe Dosis von Glycyrrhizae radix [Gancao])

Gravidität

Anwendung erlaubt

Kommentar

Durch chronische emotionale Belastungen wie Frustrationen, Sorge, Ärger, Grübeln, wird das Herz-Yin/yin cardiale geschmälert, das Leber-Qi/qi hepaticum so irritiert und das Leber-Yin/yin hepaticum angeriffen. Fehlt das Yin, verliert das shen seinen Sitz und wird unstet. Hauptarznei/m. principale: Tritici germinatus fructus (Fuxiaomai) nährt das Herz-Qi/qi cardiale und suppletiert das Yin. Ministerarzneien: Glycyrrhizae radix (Gancao) nährt Herz- und Milz-Qi/qi cardiale et lienale, ebenso Jujubae fructus (Dazao), das zusätzlich Trockenheit/ariditas sowie den Stuhl befeuchtet. Dies ist ein gutes Beispiel für eine effektive „Volksmedizin" und chinesische Diätetik, das Rezept soll für lange Zeit regelmäßig eingenommen werden. Wichtiges Basisrezept bei Reizbarkeitszuständen, heftigen Überreaktionen bis zu psychotischen Zuständen, bei klimakterischen Beschwerden, unruhigem Schlaf, Nachtschweißen.

Pille des Himmelskönigs zur Stützung des FK Herz/o. cardialis (Tianwang buxin dan)

天王补心丹 erste Erwähnung: 17. Jh.

lateinisch: Pilula Suppletionis Orbis cardialis
englisch: Emperor of Heaven's Special Pill to Tonify the Heart

M	Biotae seu Platycladi semen (Baiziren)	10 g
M	Zizyphi spinosae semen (Suanzaoren)	10 g
M	Poria alba (Fuling)	10 g
N	Schisandrae fructus (Wuweizi)	3 g
P	Rehmanniae radix (Shengdihuang)	10 g
M	Scrophulariae radix (Xuanshen)	10 g
A	Ophiopogonis radix (Maimendong)	10 g
A	Asparagi radix (Tianmendong)	10 g
A	Angelicae sinensis radix (Danggui)	6 g
M	Salvia milithorizae radix (Danshen)	10 g
A	Ginseng radix (Renshen)	3 g
N	(oder Codonopsitis radix (Dangshen))	9 g
M	Polygalae radix (Yuanzhi)	3 g
M	Platycodi radix (Jiegeng)	6 g

Wirkung/Indikation

■■□ **beruhigend und ausgleichend**
Schlafstörungen aller Art, Reizbarkeit, Palpitationen, Ängste

■■□ **Yin stützend und ergänzend**
Schlafstörungen aller Art, Nachtschweiß, heiße Hände und Füße, trockene Stühle

■■□ **Xue ergänzend und suppletierend**
Schlafstörungen aller Art, Nachtschweiß, heiße Hände und Füße, trockene Stühle

■■□ **Qi stützend und ergänzend**
Reizbarkeit, Palpitationen, Ängste, Müdigkeit, Schlafstörungen, Konzentrationsstörungen, zarte und schnelle Pulse/pp. minuti et celeri

■□□ **Schleim/pituita kanalisierend**
Reizbarkeit, Verwirrtheit, Ängste, Müdigkeit, Schlafstörungen, Konzentrationsstörungen

■□□ **Hitze/calor kühlend**
roter Zungenkörper, zarte und schnelle Pulse/pp. minuti et celeri, Obstipation, verminderter Urin, Mund- und Zungenulzera

Zusätzliche Indikationen

Herzkrankheiten, Menopause, Urticaria, Stomatitis aphthosa

Funktionskreis/Orbisbezug

■■■ FK Herz/o. cardialis
■■□ FK Leber/o. hepaticus
■□□ FK Niere/o. renalis

Klinische Bemerkungen

Unruhe des shen (emotional, mental) auf der Basis einer Defizienz des Yin, Qi, Xue und/oder Schleim/pituita mit Hitze/calor-Zeichen • Leitsymptome: Reizbarkeit, Palpitationen, Ängste, Müdigkeit, Schlafstörungen, Konzentrationsstörungen, trockene Stühle, roter Zungenkörper, zarte und schnelle Pulse/pp. minuti et celeri, Obstipation, verminderter Urin, Mund- und Zungenulzera • sehr gut für Schlaflosigkeit

Modifikationen

massive Palpitationen
+ Euphoriae longanae arillus (Longyanrou)
+ Polygoni multiflori caulis (Yejiaoteng)

Mund- und Zungenulzera
+ Nelumbinis plumula (Lianzixian)

Toxizität

Cinnabaris (Zhusha) ist eine Quecksilberverbindung, die als Pulver oder Pille eingenommen, nicht toxisch ist, da sie nicht resorbiert werden kann. Nicht im Dekokt zu verwenden, nicht erhitzen. Kann mit leichter löslichen Quecksilberverbindungen vermischt sein, sollte deshalb nicht verwendet werden.

Kontraindikationen

keine Langzeitanwendung (Cinnabaris)

Gravidität

Anwendung verboten

Abgeleitete Rezepturen

Pille des Himmelskönigs zur Stützung des FK Herz/o. cardialis (Tianwang buxin dan)

Temperaturverhalten

■□□ kühl

Geschmacksrichtung/Sapor

■■■ süß
■□□ bitter

Wirkrichtung

■■□ absenkend

Wirkort

Inneres/intima

Biota-Pille zur Nährung des FK Herz/o. cardialis (Baizi yangxin wan)

柏子养心丸 erste Erwähnung: 16. Jh.

englisch: Biota Seed Pill to Nourish the Heart

P	Biotae seu Platycladi semen (Baiziren)	12 g
M	Lycii fructus (Gouqizi)	9 g
M	Ophiopogonis radix (Maimendong)	3 g
M	Angelicae sinensis radix (Danggui)	3 g
A	Acori graminei rhizoma (Shichangpu)	3 g
A	Poria alba (Fuling)	3 g
M	Scrophulariae radix (Xuanshen)	6 g
M	Rehmanniae radix (Shengdihuang)	6 g
M	Glycyrrhizae radix (Gancao)	1,5 g

Wirkung/Indikation

■■■ **beruhigend und ausgleichend**
Schlafstörungen, Albträume

■■□ **Yin stützend und ergänzend**
Nachtschweiß

■□□ **Xue ergänzend und suppletierend**
Desorientiertheit, Palpitationen, Gedächtnisschwäche, Schlafstörungen

■□□ **Qi stützend und ergänzend**
Desorientiertheit, Palpitationen, Gedächtnisschwäche, Schlafstörungen

■□□ **Schleim/pituita kanalisierend**
Desorientiertheit, Albträume

Funktionskreis/Orbisbezug

■■■ FK Herz/o. cardialis
■□□ FK Milz/o. lienalis
■■□ FK Niere/o. renalis

Temperaturverhalten

■□□ kühl

Geschmacksrichtung/Sapor

■■□ süß
■□□ bitter

Wirkrichtung

■□□ absenkend

Wirkort

Inneres/intima

Klinische Bemerkungen

Unruhe des shen mit Schlafstörungen, Reizbarkeit, Palpitationen, Ängsten, Konzentrationsstörungen, Gedächtnisverlust • Defizienz von Nieren-Yin/yin renale und Herz-Qi/qi cardiale, Disharmonie zwischen FK Herz/o. cardialis und FK Niere/o. renalis

Toxizität

Biotae semen sind relativ häufig durch Aflatoxine belastet und deshalb häufig nicht erhältlich.

Gravidität

Anwendung erlaubt

Abgeleitete Rezepturen

Pille des Himmelskönigs zur Stützung des FK Herz/o. cardialis (Tianwang buxin dan)

Kommentar

Im Gegensatz zur vorhergehenden Rezeptur ist dieses suppletiver und konzentriert sich auf die Krankheitswurzel (ben). Acorus (Shichangpu) wandelt Schleim/pituita um und öffnet die Sinne, verhindert, dass die Yin rigierenden Arzneimitteln hier Schaden verursachen. Zur besseren Stützung von Leber-Yin und Leber-Xue/yin et xue hepaticum wurde Lycium (Gouqizi) zugefügt.

Pille, die den Willen festigt (Dingzhi wan)

定志丸 erste Erwähnung: 7. Jh.

lateinisch: Pilula Stabiliens Voluntatem
englisch: Settle the Emotions Pill

A	Poria alba (Fuling)	10 g
P	Ginseng radix (Renshen)	3 g
M	Acori graminei rhizoma (Shichangpu)	6 g
M	Polygalae radix (Yuanzhi)	6 g

Wirkung / Indikation

■□□ **beruhigend und ausgleichend**
Ängstlichkeit, leichtes Erschrecken, Panikattacken, Palpitationen, Furchtsamkeit

■□□ **Schleim / pituita kanalisierend**
unmotiviertes Lachen, Unruhe, Panikattacken

■■■ **Qi stützend und ergänzend**
Palpitationen, Gedächtnisschwäche

Zusätzliche Indikationen

Angstneurosen, Zwangsneurosen, affektive Psychosen

Funktionskreis / Orbisbezug

■■■ FK Herz / o. cardialis
■□□ FK Niere / o. renalis
■□□ FK Milz / o. lienalis

Temperaturverhalten

■□□ neutral

Geschmacksrichtung / Sapor

■■■ süß

Wirkrichtung

■□□ absenkend

Wirkort

Inneres / intima

Klinische Bemerkungen

Erkrankungen auf der Basis von Störungen des shen (Ängstlichkeit, leichtes Erschrecken, Panikattacken, Palpitationen, Furchtsamkeit) • Hauptsymptom Palpitationen auf der Basis einer Defizienz des Herz-Qi/qi cardiale, Disharmonie des Herz-Shen/shen cardiale, bei emotionalen Störungen

Modifikationen

massive Palpitationen

+ Mastodi fossilium ossis (Longgu)
+ Succinum (Hupo)

Defizienz des Xue

+ Angelicae sinensis radix (Danggui)
+ Euphoriae longanae arillus (Longyanrou)

Kontraindikationen

relativ: Hypertonie

Gravidität

Anwendung erlaubt

Kommentar

Herrscherarzneien/m. principales: Ginseng (Renshen) und Poria stützen das Herz- und Milz-Qi/qi cardiale et lienale. Ministerarzneien/mm. ministrales: Acorus und Polygala wandeln Schleim/pituita um, öffnen so die Sinne und klären das shen.

Dekokt mit Coptis und Gelatinum (Huanglian ejiao tang)

黄连阿胶汤 erste Erwähnung: 3. Jh.

lateinisch: Decoctum Coptidis et Gelatinae
englisch: Coptis and Ass-Hide Gelatin Decoction

P	Coptidis rhizoma (Huanglian)	12 g
P	Scutellariae radix (Huangqin)	6 g
M	Asini corii gelatinum (Ejiao)	9 g
A	Paeoniae lactiflorae radix (Baishaoyao)	6 g
A	Eigelb	2 Stck.

Wirkung/Indikation

■□□ **beruhigend und ausgleichend**
Unruhe, Palpitationen, Schlaflosigkeit, Ängstlichkeit

■■■ **Hitze/calor kühlend**
Stomatitis ulcerosa, rote Zunge, Unruhe, Palpitationen, Schlaflosigkeit, Ängstlichkeit, Hitzegefühl im Thorax, schnelle Pulse/pp. celeri

■■□ **Glut/ardor kühlend**
Stomatitis ulcerosa, rote Zunge, Unruhe, Palpitationen, Schlaflosigkeit, Ängstlichkeit, Hitzegefühl im Thorax, schnelle Pulse/pp. celeri

■■□ **Yin stützend und ergänzend**
rote Zunge, Unruhe, Palpitationen, Schlaflosigkeit, Ängstlichkeit, Hitzegefühl im Thorax, schnelle Pulse/pp. celeri

Zusätzliche Indikationen

Stomatitis aphthosa, Infektionskrankheiten, Dysenterie

Funktionskreis/Orbisbezug

■■■ FK Herz/o. cardialis

Temperaturverhalten

■■□ kalt

Wirkrichtung

■□□ tief

Geschmacksrichtung/Sapor

■■■ bitter
■□□ süß

Wirkort

Inneres/intima

Klinische Bemerkungen

Erkrankungen auf der Basis von shen-Störungen mit Hitze/calor oder Glut/ardor und Defizienz des Yin (Reizbarkeit, Hitzesensationen im Thoraxbereich, Schlafstörungen, Palpitationen, Ängste) • in den vier Ebenen der Wärme schädigenden Krankheiten/morbi temperati: eine febrile Erkrankung hat das Yin zerstört, Hitze/calor findet sich weiterhin im Inneren/intima • nach den sechs Stadien der Kälte schädigenden/algor laedens-Pathologie: Hitze/calor oder Glut/ardor im Kleinen Yin/yin minor

Modifikationen

Defizienz des Yin

+ Ophiopogonis radix (Maimendong)
+ Dendrobii caulis (Shihu)

Hitzegefühl in Brust, Handflächen und Fußsohlen (wuxinre)

+ Gardeniae fructus (Zhizi)
+ Lophatheri herba (Danzhuye)

Fieber, dunkler Urin

+ Junci medulla (Dengxincao)
+ Tetrapanacis medulla (Tongcao)
+ Imperatae rhizoma (Baimaogen)

Kontraindikationen

Kälte/algor und Defizienz des FK Milz/o. lienalis

Gravidität

Vorsicht

Kommentar

Hauptarznei/m. principale: Coptis (Huanglian) und Scutellaria (Huangqin) kühlen Hitze/Glut im FK Herz/calor sive ardor o. cardialis und sedieren so das shen. Ministerarzneien/mm. ministrales: Gelatinum (Ejiao) nährt schnell das Yin und Xue, ebenso Paeonia (Baishao). Hilfsarznei/m. auxiliare: Eigelb kühlt Hitze/calor und erzeugt Xue. Zubereitung: bei der Herstellung sollte dem erkalteten Dekokt rohes Eigelb zugegeben werden.

Sedierende Cinnabaris-Pille (Zhusha anshen wan)

朱砂安神丸

erste Erwähnung: 13. Jh.

lateinisch: Pilula Cinnabaris Pacans Mentem
englisch: Cinnabar Pill to Calm the Spirit

P	Cinnabaris (Zhusha)	15 g
M	Coptidis rhizoma (Huanglian)	18 g
A	Angelicae sinensis radix (Danggui)	7,5 g
A	Rehmanniae radix (Shengdihuang)	7,5 g
N	Glycyrrhizae radix (Gancao)	16,5 g

Wirkung/Indikation

■■■ **beruhigend und ausgleichend**
Schlaflosigkeit, Palpitationen, Herzrasen, Reizbarkeit, Agitiertheit, Albträume

■■□ **Yang absenkend**
Nausea, Brechreiz, Schlaflosigkeit

■■■ **Hitze/calor kühlend**
Hitzegefühl im Thorax, rote Zungenspitze, Unruhe, Agitiertheit

■■■ **Glut/ardor kühlend**
Hitzegefühl im Thorax, rote Zungenspitze, Unruhe, Agitiertheit, Durst

■□□ **Yin stützend und ergänzend**
Schlaflosigkeit, Palpitationen, Herzrasen, Reizbarkeit, Agitiertheit, Albträume

■■□ **Xue ergänzend und suppletierend**
Schlaflosigkeit, Palpitationen, Herzrasen, Reizbarkeit

■□□ **FK Herz/o. cardialis stützend und kühlend**
Schlaflosigkeit, Palpitationen, Albträume

Zusätzliche Indikationen

Palpitationen, nächtliche Panikattacken aus dem Schlaf heraus

Funktionskreis/Orbisbezug

■■■ FK Herz/o. cardialis
■□□ FK Leber/o. hepaticus
■□□ FK Niere/o. renalis

Temperaturverhalten

■■□ kalt

Geschmacksrichtung/Sapor

■■□ bitter
■■□ salzig

Wirkrichtung

■■■ absenkend

Wirkort

Oberfläche/extima

Klinische Bemerkungen

Basisrezeptur für alle Erkrankungen mit Störungen des shen auf der Basis von hochschlagendem Leber-Yang / yang hepaticum oder Hitze / calor oder Glut / ardor oder Defizienz • Insomnia, Palpitationen, Reizbarkeit, neurotisches Verhalten

Modifikationen

hochschlagendes Yang

+ Nelumbinis plumula (Lianzixin)
+ Polygalae radix (Yuanzhi)
+ Poria alba radicis (Fushen)

Hitze / calor oder Glut / ardor mit Hitzegefühl im Thorax

+ Bambusae in taeniam caulis (Zhuru)
+ Trichosanthis fructus et semen (Gualou)

schwere Insomnia

+ Ostreae concha (Muli)
+ Mastodi fossilium ossis (Longgu)

Stützung des Yin

+ Ophiopogonis radix (Maimendong)

Toxizität

Cinnabaris (Zhusha) ist eine Quecksilberverbindung, die als Pulver oder Pille eingenommen, nicht toxisch ist, da sie nicht resorbiert werden kann. Nicht im Dekokt zu verwenden, nicht erhitzen. Kann mit leichter löslichen Quecksilberverbindungen vermischt sein, sollte prinzipiell nicht oder nur für kurze Zeit eingenommen werden.

Gravidität

Anwendung verboten

Abgeleitete Rezepturen

Pille mit Magnetitum und Cinnabaris (Cizhu wan)

Kommentar

Das Rezept ist besonders wirksam bei Palpitationen und nächtlichen Panikattacken aus dem Schlaf heraus. Hauptarznei / m. principale: Cinnabaris (Zhusha) ist kalt, salzig, senkt das shen ab und kühlt Hitze / calor. Ministerarznei / m. ministrale: Coptis (Huanglian) kühlt Hitze / Glut im FK Herz / calor sive ardor o. cardialis und sediert so das shen. Hilfsarznei / m. auxiliare: Angelica sinensis und Rehmannia nähren das Xue, das Yin, kühlen Xue-Hitze / calor xue und bewegen das Xue, das durch Hitze / calor geschmälert wurde. Meldearznei / m. nuntiale: Glycyrrhiza (Gancao) harmonisiert und schützt vor der Toxizität einzelner Bestandteile. Zubereitung: nicht als Dekokt

Pille mit Bovis calculus zur Kühlung des FK Herz/ o. cardialis (Niuhuang qingxin wan)

牛黄清心丸 erste Erwähnung: 16. Jh.

lateinisch: Pilula Calculorum Bovis Refrigerans Orbem Cardialem
englisch: Cattle Gallstone Pill to Clear the Heart

P	Bovis calculus (Niuhuang)	0,75 g
P	Cinnabaris (Zhusha)	4,5 g
M	Coptidis rhizoma (Huanglian)	15 g
M	Scutellariae radix (Huangqin)	9 g
M	Gardeniae fructus (Zhizi)	9 g
A	Curcumae longae tuber (Yujin)	6 g

Wirkung/Indikation

■■■ **beruhigend und ausgleichend**
Unruhe, Agitiertheit, Bewusstseinstrübungen (Somnolenz, Stupor), deliröse Sprache, Krämpfe

■■□ **FK Herz/o. cardialis stützend und kühlend**
Unruhe, Agitiertheit, Bewusstseinstrübungen (Somnolenz, Stupor), deliröse Sprache, Krämpfe, Fieber, tiefrote Zunge

■■■ **Glut/ardor kühlend**
Fieber, tiefrote Zunge, hohes, lang andauerendes Fieber, Durst, Obstipation, trockene Stühle, Schweiße, Unruhe, Agitiertheit, Bewusstseinstrübungen

Zusätzliche Indikationen

Enzephaltis, Meningitis, Pneumonie mit Bewusstseinsstörungen oder andere hochinfektiöse Krankheiten, Urämie, organische Psychosen

Funktionskreis/Orbisbezug

■■■ FK Herz/o. cardialis
■□□ FK Leber/o. hepaticus

Temperaturverhalten

■■■ sehr kalt

Wirkrichtung

■■■ tief

Geschmacksrichtung/Sapor

■■■ bitter
■□□ salzig

Wirkort

Inneres/intima

Klinische Bemerkungen

Hitze/calor oder Glut/ardor ist in den FK Herzbeutel/o. pericardialis abgesunken • Leitsymptome: Fieber, Unruhe, Agitiertheit, Bewusstseinstrübungen (Somnolenz, Stupor), deliröse Sprache, Krämpfe • didaktische Rezeptur besonders für FK Herzbeutel/o. pericardialis

Modifikationen

Schleim/pituita

\+ Bambusae in taeniam caulis (Zhuru)

Toxizität

Cinnabaris (Zhusha) ist eine Quecksilberverbindung, die als Pulver oder Pille eingenommen, nicht toxisch ist, da sie nicht resorbiert werden kann. Nicht im Dekokt zu verwenden, nicht erhitzen. Kann mit leichter löslichen Quecksilberverbindungen vermischt sein, sollte deshalb nicht verwendet werden.

Gravidität

Anwendung verboten

Abgeleitete Rezepturen

Pille des befriedeten Palastes mit Bovis calculus (Angong niuhuang wan)

Kommentar

Dies ist eine abgeschwächte und weniger toxische Variante der „Pille des befriedeten Palastes mit Bovis calculus" (Angong niuhuang wan). Hitze/calor oder Glut/ardor sowie Schleim/pituta sind als pathogene Faktoren tief ins Innere/intima eingedrungen und vernebeln den FK Herzbeutel/o. pericardialis (das jueyin), Folgen sind Trübungen des shen mit Unruhe, Agitiertheit, Bewusstseinstrübungen bis hin zu Koma und Krämpfen. Hauptarzneien/mm. principales: Cinnabaris (Zhusha) ist kalt, salzig, senkt das shen ab und kühlt Hitze/calor, Calculus Bovis (Niuhuang) klärt Hitze/calor in den FK Herz und Leber/oo. cardialis et hepaticus, über die Netzleitbahnen wirkt es auch im FK Herzbeutel/o. pericardialis. Es öffnet die Sinne und treibt Schleim/pituita und Wind/ventus aus, stillt so Krämpfe, Spasmen. Ministerarzneien/m. ministrales: Coptis (Huanglian) und Scutellaria (Huangqin), Gardenia (Zhizi) kühlen Hitze/calor im FK Herz/o. cardialis, sedieren so das shen und entgiften Glut/ardor-Toxine. Hilfsarznei/m. auxiliare: Curcuma (Yujin) ist aromatisch, öffnet so die Sinne, wandelt Schleim/pituita um, sediert das shen. Zubereitung: nicht als Dekokt.

Pille mit Magnetitum und Cinnabaris (Cizhu wan)

磁朱丸

erste Erwähnung: 7. Jh.

lateinisch: Pilula Magnetiti et Cinnabaris
englisch: Magnetite and Cinnabar Pill

P	Magnetitum (Cishi)	6 g
P	Cinnabaris (Zhusha)	3 g
A	Massa medicata fermentata (Shenqu)	12 g

Wirkung/Indikation

■■■ **beruhigend und ausgleichend**
Palpitationen, Schlaflosigkeit

■■□ **FK Herz/o. cardialis stützend und kühlend**
Palpitationen, Schlaflosigkeit. Hör- und Sehminderung, Tinnitus

■■□ **Yang absenkend**
Schlaflosigkeit, Tinnitus

Funktionskreis/Orbisbezug

■■■ FK Herz/o. cardialis
■■□ FK Leber/o. hepaticus
■□□ FK Niere/o. renalis

Temperaturverhalten

■■□ kalt

Geschmacksrichtung/Sapor

■■■ salzig
■□□ bitter

Wirkrichtung

■□□ absenkend

Wirkort

Inneres/intima

Klinische Bemerkungen

Störungen des shen auf der Basis von hochschlagendem Herz- und Leber-Yang/ yang cardiale et hepaticum • Leitsymptome: Palpitationen, Insomnia, Tinnitus, Hörverlust, Sehbeeinträchtigungen, Krampfleiden • Disharmonie zwischen FK Herz/o. cardialis und FK Niere/o. renalis

Modifikationen

Konvulsionen

\+ Arisaematis rhizoma (Tiannanxing)

\+ Pinelliae rhizoma (Banxia)

Defizienz des Yin

\+ Rehmannia-Pille mit sechs Geschmacksrichtungen (Liuwei dihuang wan)

Toxizität

Cinnabaris (Zhusha) ist eine Quecksilberverbindung, die als Pulver oder Pille eingenommen, nicht toxisch ist, da sie nicht resorbiert werden kann. Nicht im Dekokt zu verwenden, nicht erhitzen. Kann mit leichter löslichen Quecksilberverbindungen vermischt sein, sollte deshalb nicht verwendet werden.

Kontraindikationen

keine Langzeitanwendung

Gravidität

Anwendung verboten

Abgeleitete Rezepturen

Sedierende Cinnabaris-Pille (Zhusha anshen wan)

Kommentar

Hauptarznei/m. principale: Magnetitum (Cishi) ist scharf, salzig und kalt, senkt das Yang ab und nährt die FK Herz und Niere/oo. cardialis et renalis, verbessert so die Sicht und das Hörvermögen. Ministerarzneien/(mm. ministrales: Cinnabaris (Zhusha) ist kalt, salzig, senkt das shen ab und kühlt Hitze/calor, entspricht dem FK Herz/o. cardialis. Zusammen stellen sie die Harmonie zwischen den FK Herz und Niere/oo. cardialis et renalis wieder her. Hilfsarznei/m. auxiliare: Massa medicata (Shenqu) hilft, die schweren mineralischen Arzneien aufzunehmen, stützt die Mitte und verteilt die Wirkung der Rezeptur im Körper. Zubereitung: nicht als Dekokt.

Bupleurum-Dekokt mit Mastodi fossilium und Ostrea (Chaihu jia longgu muli tang)

柴胡加龙骨牡蛎汤 erste Erwähnung: 3. Jh.

englisch: Bupleurum plus Dragon Bone and Oyster Shell Decoction

A	Mastodi fossilium ossis (Longgu)	4,5 g
A	Ostreae concha (Muli)	4,5 g
P	Bupleuri radix (Chaihu)	12 g
P	Scutellariae radix (Huangqin)	4,5 g
A	Ginseng radix (Renshen)	4,5 g
P	Pinelliae rhizoma (Banxia)	6 g
N	Zingiberis viridis rhizoma (Shengjiang)	4,5 g
N	Jujubae fructus (Dazao)	4 Stck.
N	Glycyrrhizae radix (Gancao)	6 g

Wirkung/Indikation

■■□ **beruhigend und ausgleichend**
Reizbarkeit, Unruhe, verwaschene Sprache

■■□ **FK Herz/o. cardialis stützend und kühlend**
Völlegefühl und Druck im Thorax, Reizbarkeit, Unruhe, Schweregefühl im ganzen Körper, verwaschene Sprache, Miktionsstörungen

■■□ **Yang absenkend**
Reizbarkeit, Unruhe, Schweregefühl im ganzen Körper, verwaschene Sprache

■■□ **Hitze/calor kühlend**
Völlegefühl und Druck im Thorax, Reizbarkeit, Unruhe, Schweregefühl im ganzen Körper, verwaschene Sprache, Miktionsstörungen, Obstipation, rote Zunge mit klebrigem Belag, schnelle und saitenförmige Pulse/pp. celeri et chordales

Zusätzliche Indikationen

Neurosen, Psychosen, M. Menière, Post-Kontussions-Syndrom

Funktionskreis/Orbisbezug

■■■ FK Blase/o. vesicalis
■■■ FK Dickdarm/o. intestini crassi
■■■ FK Gallenblase/o. felleus
■■■ FK Drei-Wärmebereiche/o. tricalorii

Temperaturverhalten

■□□ kühl

Geschmacksrichtung/Sapor

■■□ salzig
■□□ bitter

Wirkrichtung

■□□ absenkend

Wirkort

Leitbahnen

Klinische Bemerkungen

Blockaden und Hitze/calor in allen drei Yang-Ebenen (Kleines Yang/yang minor, Großes Yang/yang major, Überstrahlendes Yang/splendor yang) führen zu Störungen im shen (Shanghanlun-Rezeptur) • Leitsymptome: Völlegefühl und Druck im Thorax, Reizbarkeit, Unruhe, Schweregefühl im ganzen Körper, verwaschene Sprache, Miktionsstörungen, Obstipation, Unfähigkeit, den Rumpf zu drehen oder zu beugen

Modifikationen

Albträume, Fieber

+ Prunellae spica (Xiakucao)
+ Gentianae radix (Longdancao)

extreme Unruhe, Insomnia

+ Cinnabaris (Zhusha)
+ Zizyphi spinosae semen (Suanzaoren)
+ Polygoni multiflori caulis (Yejiaoteng)

Gravidität

Vorsicht

Abgeleitete Rezepturen

Kleines Bupleurum-Dekokt (Xiao chaihu tang)

Kommentar

Dieses Rezept ist eine Modifikation der Originalrezeptur, wobei das enthaltene Kleine Bupleurum-Dekokt (Xiao chaihu tang) lediglich mit Mastodi fossilia und Ostrea ergänzt wurde. Hauptbedeutung bei Angstzuständen, Störungen in den FK Leber und Gallenblase/oo. hepaticus et felleus, im Kleinen Yang/yang minor (shaoyang). Das vorliegende Bild ist laut Shanghanlun auf eine Fehlbehandlung mit prugierenden Arzneien/mm. purgativa zurückzuführen. Dadurch kam es zur Blockade aller drei Yang-Stadien mit einer Vielzahl von Symptomen, einer Blockade des Yangqi und zu Störungen im shen. Originalrezept: Hauptarzneien/ mm. principales: Cassia (Guizhi) öffnet die Oberfläche/extima und das Große Yang/yang maior (taiyang) • Scutellaria (Huangqin) und Bupleurum (Chaihu) öffnen das Kleine Yang/yang minor (shaoyang) und leiten so eingeschlossene pathogene Faktoren aus • Rheum (Dahuang) purgiert über den Darm und löst so das Überstrahlende Yang/splendor yang (yangming). Ministerarzneien/mm. ministrales sind drei schwere, mineralische Arzneien: Ostrea (Muli), Mastodi fossilia (Longgu) und Minium (Qiandan) senken das hochschlagende Yang ab und sedieren das shen. Ginseng (Renshen) und Poria (Fuling) stützen die Mitte und beruhigen. Meldearzneien/mm. nuntiales: Zingiber (Shengjiang) und Jujuba (Dazao) harmonisieren die Wehr- und Bauenergie/qi defensivum (weiqi) et qi constructivum (yingqi). Zubereitung: Im Originalrezept wird Minium (Qiandan) verwendet, als Ersatz für das toxische Arzneimittel kann z. B. Haematitum (Daizheshi) verwendet werden.

Pille des befriedeten Palastes mit Bovis calculus (Angong niuhuang wan)

安宮牛黄丸 erste Erwähnung: 18. Jh.

lateinisch: Pilula calculorum Bovis Conclavis Pacis
englisch: Calm the Palace Pill with Cattle Gallstone

P	Bovis calculus (Niuhuang)	30 g
P	Rhinoceri cornu (Xijiao)	30 g
M	Moschus secretio (Shexiang)	7,5 g
M	Coptidis rhizoma (Huanglian)	30 g
M	Scutellariae radix (Huangqin)	30 g
M	Gardeniae fructus (Zhizi)	30 g
M	Realgar (Xionghuang)	30 g
M	Borneol (Bingpian)	7,5 g
M	Curcumae longae tuber (Yujin)	30 g
A	Cinnabaris (Zhusha)	30 g
A	Margarita concha (Zhenzhu)	15 g
N	Honig (mi)	

Wirkung/Indikation

■■■ **Energiebahnen und Sinne öffnend**
Unruhe, Agitiertheit, Bewusstseinstrübung (Somnolenz, Stupor, Koma), Fieberkrämpfe, Konvulsionen

■■■ **beruhigend und ausgleichend**
KonvulsionenUnruhe, Agitiertheit, Bewusstseinstrübung (Somnolenz, Stupor, Koma), Fieberkrämpfe, Konvulsionen

■■■ **Hitze/calor kühlend**
Unruhe, Agitiertheit, Bewusstseinstrübung (Somnolenz, Stupor, Koma), Fieberkrämpfe, Konvulsionen, rote Zunge, hohes Fieber, Durst, Obstipation

■■■ **Glut/ardor kühlend**
Unruhe, Agitiertheit, Bewusstseinstrübung (Somnolenz, Stupor, Koma), Fieberkrämpfe, Konvulsionen, rote Zunge, hohes Fieber, Durst, Obstipation, steife Zunge

Zusätzliche Indikationen

Enzephaltis, Meningitis, Pneumonie mit Bewusstseinsstörungen oder andere hochinfektiöse Krankheiten, Urämie, organische Psychosen

Funktionskreis/Orbisbezug

■■■ FK Herz/o. cardialis
■■■ FK Leber/o. hepaticus
■■■ FK Herzbeutel/o. pericardialis

Klinische Bemerkungen
am häufigsten benutzt bei fiebrigen Erkrankungen mit hohem Fieber und Bewusstseinsverlust • im Stadium des Kleinen Yin / yin minor auf der Basis von Hitze / calor oder Glut / ardor, der die Öffnungen des FK Herz / o. cardialis blockiert • im Sinne der Wenbing-Lehre / morbi temperati: Hitze / calor betrifft den FK Herzbeutel / o. pericardialis, führt zu Bewusstlosigkeit • apoplektischer Insult führt zu Krämpfen und Bewusstlosigkeit • Fieberkrämpfe bei Kindern • Hauptfunktion: Hitze / calor oder Glut / ardor kühlend, toxische Glut / ardor (redu) ausleitend

Toxizität
Cinnabaris (Zhusha) ist eine Quecksilberverbindung, die als Pulver oder Pille eingenommen, nicht toxisch ist, da sie nicht resorbiert werden kann. Nicht im Dekokt zu verwenden, nicht erhitzen. Kann mit leichter löslichen Quecksilberverbindungen vermischt sein, sollte deshalb nicht verwendet werden. Realgar enthält Arsen als organische Verbindung, ist toxisch und obsolet.

Kontraindikationen
keine Langzeitanwendung

Gravidität
Anwendung verboten

Abgeleitete Rezepturen
Pille mit Bovis calculus zur Kühlung des FK Herz / o. cardialis (Niuhuang qingxin wan)

Kommentar
Rezeptur historisch, heute obsolet

Temperaturverhalten
■■■ sehr kalt

Geschmacksrichtung / Sapor
■■■ bitter
■■■ salzig

Wirkrichtung
■■■ absenkend

Wirkort
Inneres / intima

Das Tor durchgängigmachendes Pulver (Tongguan san)

通关散

erste Erwähnung: 16. Jh.

englisch: Open the Gate Powder

P	Asari herba (Xixin)	10 g
P	Gleditsiae fructus (Zaojiao)	10 g

Wirkung / Indikation

■■■ **Energiebahnen und Sinne öffnend**
Kieferstarre mit Schaum vor dem Mund und Bewusstlosigkeit, Krampfanfälle, blasses Gesicht, chronische Rhinitis, Sinusitis (Nase, Nebenhöhlen)

■□□ **krampflösend**
Kieferstarre mit Schaum vor dem Mund und Bewusstlosigkeit, Krampfanfälle, blasses Gesicht

Zusätzliche Indikationen

chronische Rhinitis, Sinusitis (Nase, Nebenhöhlen): hier als Dekokt

Funktionskreis / Orbisbezug

■■□ FK Herz / o. cardialis
■■□ FK Lunge / o. pulmonalis

Temperaturverhalten

■□□ heiß

Geschmacksrichtung / Sapor

■■■ scharf

Wirkrichtung

■■□ oberflächlich

Wirkort

Leitbahnen, Oberfläche / extima

Klinische Bemerkungen

„öffnet das Tor (den Kiefer)" und öffnet die Sinne • Leitsymptome: Kieferstarre mit Schaum vor dem Mund und Bewusstlosigkeit, Krampfanfälle, blasses Gesicht • ebenfalls gebraucht bei Erkrankungen der Sinus (Nase, Nebenhöhlen), hier keine örtliche Behandlung (möglicherweise mit Blutungen), eventuell ergänzen mit Xanthii fructus (Cang'erzi) • didaktische Rezeptur über Ideen der Chinesischen Medizin, heute irrelevant

Toxizität

Vorsicht Asarum

Kontraindikationen

unklare Bewusstseinstrübung, Defizienz des Yin

Gravidität

Anwendung verboten

Abgeleitete Rezepturen

Xanthium-Pulver (Cang'erzi san)

Kommentar

Lokale Anwendung: Pulver wird in Mund und Nase geblasen und so resorbiert. Trüber Schleim/pituita hat zu Bewusstseinsverlust, Kiefersperre, Ohnmacht geführt. Hauptarznei/m. principale: Asarum) ist warm, scharf, aromatisch, öffnet die Sinne, löst Nase und Kiefer. Gleditsia wandelt trüben Schleim/pituita um, öffnet die Sinne und klärt das Bewusstsein. In diesem Fall auch Notfallakupunktur sinnvoll: Du 26/Rg 26.

10 Den FK Magen/o. stomachi harmonisierend und Verdauungsstagnationen lösend

10a Absenkende Funktion des FK Magen/o. stomachi stützend

10b Zerteilende und zersetzende Funktion des FK Magen/o. stomachi stützend, Nahrungsstagnation beseitigend

Kleines Dekokt zur Erbauung der Mitte (Xiao jianzhong tang)

小建中汤

erste Erwähnung: 2. Jh.

lateinisch: Decoctum Parvum Aedificians Centrum
englisch: Minor Construct the Middle Decoction

M	Paeoniae lactiflorae radix (Baishaoyao)	18 g
P	Maltose (Yitang)	30 g
P	Cinnamomi cassiae ramulus (Guizhi)	9 g
A	Glycyrrhizae radix (Gancao)	6 g
N	Zingiberis viridis rhizoma (Shengjiang)	9 g
N	Jujubae fructus (Dazao)	3 Stck.

Wirkungen / Indikationen

■■□ **Kälte / algor wärmend**
Frieren, Kälteabneigung, Besserung durch Wärme und Druck

■■□ **mittlere Funktionskreise / orbes harmonisirend und stützend**
Appetitlosigkeit, glanzloser Teint, schwere Extremitäten, Unwohlsein, Zunge blass, weißer Belag

■■□ **krampflösend**
intermittierende krampfartige Oberbauchschmerzen

Funktionskreis / Orbisbezug

■■■ FK Milz / o. lienalis
■■■ FK Magen / o. stomachi

Temperaturverhalten

■■□ warm

Geschmacksrichtung / sapor

■■□ süß
■■□ scharf

Wirkrichtung

■■□ tief

Wirkort

Inneres / intima

Klinische Bemerkungen

Störungen im Magenbereich mit Krämpfen als Hauptbeschwerden, insbesondere auf der Basis von Kälte/algor und Disharmonie der FK Leber und Magen/oo. hepaticus et stomachi (Wandlungsphase Holz überwältigt Wandlungsphase Erde) • Kälte/algor-Schmerzen im mittleren Wärmebereich/Calorium (Druck erleichtert, Wärme erleichtert) • erleichtert Krämpfe im Abdomen (Defizienz der Wandlungsphase Erde) • basiert auf dem „Dekokt mit Cinnamomum" (Guizhi tang) bei verdoppelter Dosis von Paeoniae lactiflorae radix (Baishaoyao) und Zugabe von Maltose (Yitang)

Zusätzliche Indikationen

Gastritis, funktionelle Oberbauchbeschwerden

Modifikationen

ausgeprägte Defizienz des Qi mit spontanen Schweißen

\+ Astragali radix (Huangqi)

zusätzlich Defizienz des Xue

\+ Angelicae sinensis radix (Danggui)

ausgeprägter Kälte/algor-Befund

– Cinnamomi cassiae ramulus (Guizhi)

\+ Cinnamomi cassiae cortex (Rougui)

ausgeprägte Qi-Stagnation

\+ Inulae seu Aucklandiae radix ([Chuan] Muxiang)

\+ Galli endothelium corneum (Jineijin)

Kontraindikationen

Hitze/calor-Befunde

Gravidität

erlaubt

Kommentar

Quelle: Shanghanlun. Zubereitung: Maltose wird dem fertigen Dekokt hinzugefügt.

Pinellia-Dekokt zur Zerstreuung der Leibesmitte (Banxia xiexin tang)

半夏泻心汤 erste Erwähnung: 2. Jh.

lateinisch: Decoctum Pinelliae pro Dispulsione Praecordii
englisch: Pinellia Decoction to Drain the Epigastrium

P	Pinelliae rhizoma (Banxia)	9 g
M	Coptidis rhizoma (Huanglian)	3 g
M	Scutellariae radix (Huangqin)	9 g
M	Zingiberis rhizoma (Ganjiang)	9 g
A	Ginseng radix (Renshen)	9 g
A	Jujubae fructus (Dazao)	3 Stck.
N	Glycyrrhizae radix (Gancao)	6 g

Wirkung/Indikation

■■□ **Qi absenkend**
Spannungs- und Völlegefühl im Epigastrium, Aufstoßen, Brechreiz

■■□ **FK Magen/o. stomachi harmonisierend und stützend**
Appetitlosigkeit, Rumpeln im Bauch, Diarrhö

■□□ **Zusammenballung lösend**
Spannungs- und Völlegefühl im Epigastrium, Aufstoßen, Brechreiz, Rumpeln im Bauch, saitenförmige Pulse/pp. chordales

Funktionskreis/Orbisbezug

■■■ FK Magen/o. stomachi
■■□ FK Milz/o. lienalis

Temperaturverhalten

■□□ Tendenz warm

Geschmacksrichtung/Sapor

■■□ scharf
■■□ bitter

Wirkrichtung

■□□ absenkend

Wirkort

Mitte/mittlerer Wärmebereich/Calorium, Inneres/intima

Klinische Bemerkungen

Verdauungsstörungen bei Blockade der Mitte aufgrund einer nicht bereinigten Disharmonie im Kleinen Yang/yang minor bei Defizienz der Mitte mit Zusammenballungen, die mit gleichzeitigen Hitze/calor- und Kälte/algor-Befunden einhergehen • auch bei Blockaden der Mitte nach mangelhafter Harmonisierung durch das „Kleinen Bupleurum-Dekokt" (Xiao chaihu tang)

Modifikationen

ausgeprägte Defizienz des Magen-Qi/qi stomachi

↑ Glycyrrhizae radix (Gancao)

ausgeprägte Feuchtigkeit/humor mit Gegenläufigkeiten/Kontravektionen

- Zingiberis rhizoma (Ganjiang)
+ Zingiberis viridis rhizoma (Shengjiang)

Toxizität

gering

Gravidität

Vorsicht

Kommentar

Quelle: Shanghanlun

Dekokt mit Inula und Haematitum (Xuanfu daizhe tang)

旋复代赭汤 erste Erwähnung: 2. Jh.

lateinisch: Decoctum florum Inulae et Ocheri rubri
englisch: Inula and Hematite Decoction

P	Inulae japonicae flos (Xuanfuhua)	9 g
P	Haematitum (Daizheshi)	10 g
M	Pinelliae rhizoma (Banxia)	9 g
P	Zingiberis viridis rhizoma (Shengjiang)	6 g
A	Ginseng radix (Renshen)	6 g
N	Glycyrrhizae radix, in Honig geröstet (Zhigancao)	3 g
N	Jujubae fructus (Dazao)	3 Stck.

Wirkung/Indikation

■■■ **Qi absenkend**
Aufstoßen, Schluckauf, Regurgitation, Übelkeit, Erbrechen, Klumpengefühl im Oberbauch, Husten, Keuchatmung

■■■ **FK Magen/o. stomachi harmonisierend und stützend**
Zungenkörper blass, Zungenbelag weiß, feucht, schwache, saitenförmige Pulse/pp. depleti, chordales

■□□ **Qi stützend und ergänzend**
Blockade im mittleren Wärmebereich/Calorium durch Schleim/pituita bei Defizienz der Mitte, Zungenkörper blass, Zungenbelag weiß, feucht, schwache, saitenförmige Pulse/pp. depleti, chordales

■■□ **Schleim/pituita umwandelnd**
Qi-Blockade der Mitte durch Schleim/pituita, Zungenbelag weiß, feucht

Funktionskreis/Orbisbezug

■■■ FK Magen/o. stomachi
■□□ FK Milz/o. lienalis
■□□ FK Lunge/o. pulmonalis

Temperaturverhalten

■■□ warm

Geschmacksrichtung/Sapor

■■■ scharf
■□□ süß

Wirkrichtung

■■□ absenkend

Wirkort

Mitte/mittlerer Wärmebereich/Calorium, Lunge

Klinische Bemerkungen
Störungen auf der Basis einer mangelnden Absenkung des Magen-Qi/qi stomachi, vor allem bedingt durch eine Defizienz des Qi der Mitte mit Schleim/pituita auf der Basis von Kälte/algor • kann für Übelkeit, Brechreiz in der Schwangerschaft auf der Basis von Kälte/algor-bedingter Qi-Stagnation im FK Magen/o. stomachi benutzt werden

Modifikationen
fehlende Defizienz der Mitte
- – Ginseng radix (Renshen)
- – Jujubae fructus (Dazao)
- – Glycyrrhizae radix (Gancao)

Feuchtigkeit/humor
- + Citri reticulatae pericarpium (Chenpi)
- + Magnoliae cortex (Houpo)
- + Poria alba (Fuling)

Kälte/algor bei Defizienz des Magen-Yang/yang stomachi
- – Zingiberis viridis rhizoma (Shengjiang)
- + Zingiberis rhizoma (Ganjiang)

Kälte/algor bei Defizienz des Magen-Yang/yang stomachi
- + Evodiae fructus (Wuzhuyu)
- + Caryophylli flos (Dingxiang)

Nahrungsmittelstagnation
- + Citri aurantii fructus (Zhike)
- + Citri aurantii fructus immaturus (Zhishi)

ausgeprägte Defizienz des Qi
- + Atractylodis macrocephalae rhizoma (Baizhu)
- + Poria alba (Fuling)

Defizienz des Magen-Yin/yin stomachi
- + Ophiopogonis radix (Maimendong)

Toxizität
gering

Gravidität
Anwendung erlaubt

Kommentar
Quelle: Shanghanlun. Zubereitung: Ginseng radix (Renshen) kann in der Regel durch Codonopsitis radix (Dangshen) ersetzt werden.

Dekokt mit Caryophyllum und Diospyros kaki (Dingxiang shidi tang)

丁香柿蒂汤 erste Erwähnung: 18. Jh.

lateinisch: Decoctum Caryophylli et Calycis Kaki
englisch: Clove and Persimmon Calyx Decoction

P	Caryophylli flos (Dingxiang)	6 g
P	Diospyri kaki calyx (Shidi)	6 g
M	Ginseng radix (Renshen)	3 g
A	Zingiberis viridis rhizoma (Shengjiang)	6 g

Wirkung / Indikation

■■■ **Qi absenkend**
Schluckauf, Aufstoßen, Erbrechen, Spannungsgefühl, Klumpengefühl in Thorax und Epigastrium

■■□ **Kälte / algor wärmend**
Kälte / algor durch Defizienz des FK Magen / o. stomachi, Zungenkörper blass, weißer Zungenbelag, tiefe, verlangsamte Pulse / pp. mersi, tardi

■□□ **Qi stützend und ergänzend**
Defizienz des FK Magen / o. stomachi, Zungenkörper blass, weißer Zungenbelag, tiefe, verlangsamte Pulse / pp. mersi, tardi

Funktionskreis / Orbisbezug

■■■ FK Magen / o. stomachi
■□□ FK Milz / o. lienalis

Temperaturverhalten

■■■ warm

Geschmacksrichtung / Sapor

■■□ neutral

Wirkrichtung

■■□ absenkend

Wirkort

Mitte / mittlerer Wärmebereich / Calorium, Verdauungstrakt

Klinische Bemerkungen

Erkrankungen mit dem Hauptsymptom Schluckauf auf der Basis einer mangelnden Absenkung des Magen-Qi / qi stomachi aufgrund von Kälte / algor und Defizienz des Qi

Modifikationen

Wirkungsverstärkung

- \+ Citri reticulatae pericarpium (Chenpi)
- \+ Bambusae in taeniam caulis (Zhuru)

ausgeprägte Kälte / algor und Schleim / pituita

- \+ Alpiniae officinari rhizoma (Gaoliangjiang)
- \+ Aquilariae lignum (Chenxiang)
- \+ Pinelliae rhizoma (Banxia)

ausgeprägtes Völlegefühl und Aufstoßen ohne deutliche Zeichen einer Defizienz

- \+ Ginseng radix (Renshen)

Gravidität

Anwendung erlaubt

Kommentar

Quelle: Zhengyin maizhi (18. Jh.). Zubereitung: Ginseng radix (Renshen) kann in der Regel durch Codonopsis radix (Dangshen) ersetzt werden.

Dekokt mit Citrus reticulata und Bambus (Jupi zhuru tang)

橘皮竹茹汤

erste Erwähnung: 2. Jh.

lateinisch: Decoctum Pericarpii externi Aurantii et Caulis Bambusae
englisch: Tangerine Peel and Bamboo Shavings Decoction

P	Citri reticulatae pericarpium (Chenpi)	9 g
P	Bambusae in taeniam caulis (Zhuru)	9 g
M	Ginseng radix (Renshen)	3 g
M	Zingiberis viridis rhizoma (Shengjiang)	6 g
A	Jujubae fructus (Dazao)	5 Stck.
N	Glycyrrhizae radix (Gancao)	3 g

Wirkung/Indikation

■■□ **Qi absenkend**
unstillbarer Schluckauf, Würgereiz, Übelkeit, Erbrechen

■■□ **FK Magen/o. stomachi harmonisierend und stützend**
Defizienz von Qi und Yin der Mitte, Zungenkörper gerötet, schwache, schnelle Pulse/pp. depleti, celeri

■□□ **Hitze/calor kühlend**
Defizienz des Yin der Mitte nach einer Hitze/calor-Erkrankung mit Gegenläufigkeiten/Kontravektionen, Zungenkörper gerötet, schwache, schnelle Pulse/pp. depleti, celeri

■■□ **Qi stützend und ergänzend**
Defizienz des Qi der Mitte nach einer Hitze/calor-Erkrankung, schwache Pulse/pp. depleti

Funktionskreis/Orbisbezug

■■■ FK Magen/o. stomachi
■□□ FK Milz/o. lienalis

Temperaturverhalten

■■□ Tendenz warm

Geschmacksrichtung/Sapor

■■□ scharf
■■□ süß

Wirkrichtung

■□□ absenkend

Wirkort

Mitte/mittlerer Wärmebereich/Calorium, Verdauungstrakt

Klinische Bemerkungen

Störungen des FK Magen / o. stomachi mit hochschlagendem Magen-Qi / qi stomachi aufgrund von Hitze / calor und Defizienz des Qi und Yin • Hitze bei Schwäche / calor depletionis, die Brechreiz hervorruft • nach fieberhaften Erkrankungen, wobei Hitze / calor im FK Magen / o. stomachi verweilt (Hitze bei Schwäche / calor depletionis)

Modifikationen

Defizienz des Yin mit Durst, rotem Zungenkörper

\+ Ophiopogonis radix (Maimendong)
\+ Dendrobii caulis (Shihu)
\+ Phragmitis rhizoma (Lugen)

ausgeprägter Schleim / pituita

\+ Pinelliae rhizoma (Banxia)
\+ Poria alba (Fuling)

fehlende Defizienz des Qi

\- Ginseng radix (Renshen)

Kontraindikationen

Hitze / calor ohne Defizienz, Kälte-Schwäche / algor depletionis

Gravidität

Anwendung erlaubt

Kommentar

Quelle: Jingui yaolue

Die Harmonie schützende Pille (Baohe wan)

保和丸

erste Erwähnung: 15. Jh.

lateinisch: Pilula Protegens Harmoniam
englisch: Preserve Harmony Pill

P	Crataegi fructus (Shanzha)	9 g
M	Massa medicata fermentata (Shenqu)	9 g
M	Raphani semen (Laifuzi)	9 g
A	Pinelliae rhizoma (Banxia)	6 g
A	Citri reticulatae pericarpium (Chenpi)	6 g
A	Poria alba (Fuling)	9 g
A	Forsythiae fructus (Lianqiao)	3 g

Wirkung / Indikation

■■■ **Verdauungsblockaden lösend**
epigastrisches und thorakales Klumpen- und Völlegefühl, abdominelle Schmerzen, fauliges und saures Aufstoßen

■■■ **mittlere Funktionskreise harmonisierend und stützend**
Nahrungsmittelstagnation mit Appetitlosigkeit, Abneigung gegen Speisengeruch, Diarrhö, Zungenbelag dick, schmierig (gelb), schlüpfrige Pulse / pp. lubrici

■■□ **Brechreiz stillend**
Nahrungsmittelstagnation mit Übelkeit, Erbrechen

Funktionskreis / Orbisbezug

■■■ FK Magen / o. stomachi
■■□ FK Milz / o. lienalis

Temperaturverhalten

■■□ Tendenz warm

Geschmacksrichtung / Sapor

■■□ scharf
■□□ süß

Wirkrichtung

■■□ absenkend

Wirkort

Mitte / mittlerer Wärmebereich / Calorium, Verdauungstrakt

Klinische Bemerkungen

Basisrezeptur für Nahrungsmittelstagnationen mit Blockaden der Verdauung und der Mitte nach übermäßigem Essen und Alkoholgenuss oder nach Genuss verdorbener oder zu fetter Nahrung • wichtigste Rezeptur dieser Gruppe

Modifikationen

abdominelles Spannungsgefühl

\+ Citri aurantii fructus (Zhike)

\+ Magnoliae cortex (Houpo)

Wirkungsverstärkung

\+ Hordei fructus germinatus (Maiya)

Obstipation

\+ Rhei rhizoma (Dahuang)

\+ Arecae semen (Binglang)

Dysenterie

\- Poria alba (Fuling)

\- Forsythiae fructus (Lianqiao)

\+ Coptidis rhizoma (Huanglian)

\+ Citri aurantii fructus (Zhike)

Defizienz des Milz-Qi / qi lienale

\+ Atractylodis macrocephalae rhizoma (Baizhu)

Kontraindikationen

Defizienz des FK Milz / o. lienalis (ohne Modifikation)

Gravidität

Anwendung erlaubt

Kommentar

Die Rezepturangabe erfolgt nach Danxi xinfa (15. Jh.). Nach Yijibaojian (18. Jh.) wird die Rezeptur ergänzt mit Hordei fructus (siehe Modifikationen).

Pille mit Citrus aurantium zum Ausleiten von Stagnationen (Zhishi daozhi wan)

枳实导滞丸 erste Erwähnung: 13. Jh.

lateinisch: Pilula Fructus Citri immaturi Educens Obstructionem
englisch: Immature Bitter Orange Pill to Guide Out Stagnation

P	Massa medicata fermentata (Shenqu)	15 g
P	Citri aurantii fructus immaturus (Zhishi)	15 g
M	Rhei rhizoma (Dahuang)	30 g
M	Coptidis rhizoma (Huanglian)	9 g
M	Scutellariae radix (Huangqin)	9 g
A	Atractylodis macrocephalae rhizoma (Baizhu)	9 g
A	Poria alba (Fuling)	9 g
A	Alismatis rhizoma (Zexie)	6 g

Wirkung/Indikation

■■■ **Verdauungsblockaden lösend**
Nahrungsmittelstagnation mit abdominellen Schmerzen und Spannungsgefühl

■■□ **mittlere Funktionskreise harmonisierend und stützend**
Nahrungsmittelstagnation mit Diarrhö oder Obstipation

■■□ **Hitze/calor zerstreuend**
Nahrungsmittelstagnation mit Obstipation, spärlichem, dunklen Urin, Zungenkörper gerötet, Zungenbelag gelb, schmierig

■■□ **Feuchtigkeit/humor ausleitend**
spärlicher dunkler Urin, Zungenkörper gerötet, Zungenbelag gelb, schmierig

Funktionskreis/Orbisbezug

■■■ FK Magen/o. stomachi
■□□ FK Milz/o. lienalis
■■□ FK Dickdarm/o. intestini crassi

Temperaturverhalten

■■□ kalt

Geschmacksrichtung/Sapor

■■■ bitter
■□□ süß

Wirkrichtung

■■□ absenkend

Wirkort

Mitte/mittlerer Wärmebereich/Calorium, Verdauungstrakt

Klinische Bemerkungen
Verdauungsstörungen auf der Basis von Nahrungsmittelstagnationen mit Hitze/calor- und Feuchtigkeits-/humor-Entwicklung

Kontraindikationen
Stillzeit, post partum

Gravidität
Anwendung verboten

Kommentar
Quelle: Neiwai shangbian huo lun (13. Jh.)

Pille mit Citrus aurantium zum Auflösen von Klumpengefühl (Zhishi xiaopi wan)

枳实消痞丸 erste Erwähnung: 14. Jh.

englisch: Immature Bitter Orange Pill to Reduce Focal Distention

P	Citri aurantii fructus immaturus (Zhishi)	6 g
M	Hordei fructus germinatus (Maiya)	10 g
M	Pinelliae rhizoma (Banxia)	6 g
M	Magnoliae cortex (Houpo)	5 g
A	Coptidis rhizoma (Huanglian)	3 g
A	Zingiberis rhizoma (Ganjiang)	3 g
A	Ginseng radix (Renshen)	3 g
A	Poria alba (Fuling)	10 g
A	Atractylodis macrocephalae rhizoma (Baizhu)	5 g
N	Glycyrrhizae radix (Gancao)	3 g

Wirkung/Indikation

■■■ **Verdauungsblockaden lösend**
epigastrisches und thorakales Klumpen- und Völlegefühl

■■□ **Qi bewegend und regulierend**
Klumpen- und Völlegefühl, Wechsel von Diarrhö und Obstipation, saitenförmige Pulse/pp. chordales

■■□ **mittlere Funktionskreise harmonisierend und stützend**
Nahrungsmittelstagnation mit Appetit- und Durstlosigkeit, Wechsel von Diarrhö und Obstipation, Schwäche, Müdigkeit

Funktionskreis/Orbisbezug

■■■ FK Magen/o. stomachi
■■■ FK Milz/o. lienalis
■■□ FK Dünndarm/o. intestini tenuis
■■□ FK Dickdarm/o. intestini crassi

Temperaturverhalten

■■□ Tendenz warm

Geschmacksrichtung/Sapor

■■□ bitter
■■□ scharf

Wirkrichtung

■■□ absenkend

Wirkort

Mitte/mittlerer Wärmebereich/Calorium, Verdauungstrakt

Klinische Bemerkungen

Verdauungsstörungen bei Nahrungsmittelstagnation mit Hitze / calor, Kälte / algor, Feuchtigkeit / humor oder Stagnation des Qi bei einer Defizienz des Milz-Qi / qi lienale

Modifikationen

ausgeprägte Kälte / algor mit abdominellen Schmerzen

- – Coptidis rhizoma (Huanglian)
- \+ Alpiniae officinari rhizoma (Gaoliangjiang)
- \+ Cinnamomi cassiae cortex (Rougui)
- ↑ Zingiberis rhizoma (Ganjiang)

Stagnation bei Parasitenbefall

- \+ Quisqualis fructus (Shijunzi)

Toxizität

gering

Gravidität

Vorsicht

Kommentar

Quelle: Lanshi micang (14. Jh.). Zubereitung: Ginseng radix (Renshen) kann durch Codonopsis radix (Dangshen) ersetzt werden.

Pille mit Inula und Areca (Muxiang binglang wan)

木香槟榔丸 erste Erwähnung: 18. Jh.

lateinisch: Pilula Inulae et Arecae
englisch: Aucklandia and Betel Nut Pill

P	Inulae seu Aucklandiae radix (Muxiang)	6 g
P	Arecae semen (Binglang)	6 g
M	Curcumae zedoariae rhizoma (Ezhu)	6 g
M	Pharbitidis semen (Qianniuzi)	6 g
M	Rhei rhizoma (Dahuang)	6 g
A	Citri reticulatae viride pericarpium (Qingpi)	3 g
A	Citri reticulatae pericarpium (Chenpi)	3 g
A	Cyperi rhizoma (Xiangfu)	9 g
N	Coptidis rhizoma (Huanglian)	3 g
N	Phellodendri cortex (Huangbo)	3 g

Wirkung/Indikation

■■■ **Verdauungsblockaden lösend**
epigastrisches Spannungs- und Klumpengefühl mit Schmerzen

■■■ **Qi bewegend und regulierend**
epigastrisches Spannungs- und Klumpengefühl, Obstipation

■■□ **Hitze/calor kühlend**
Nahrungsmittelstagnation mit Obstipation, Zungenbelag gelb, füllige Pulse/pp. repleti

■■□ **feuchte Hitze/calor humidus ausleitend**
schleimig-blutige Diarrhö, füllige Pulse/pp. repleti, Zungenbelag gelb, schmierig

Funktionskreis/Orbisbezug

■■□ FK Magen/o. stomachi
■■□ FK Milz/o. lienalis
■■□ FK Dünndarm/o. intestini tenuis
■■□ FK Dickdarm/o. intestini crassi

Temperaturverhalten

■■□ Tendenz kalt

Geschmacksrichtung/Sapor

■■□ scharf
■■□ bitter

Wirkrichtung

■□□ absenkend

Wirkort

Mitte/mittlerer Wärmebereich/Calorium, Verdauungstrakt

Klinische Bemerkungen

Verdauungsstörungen auf der Basis von Nahrungsstagnationen mit Entwicklung von Qi-Stagnation und Hitze/calor sowie feuchter Hitze/calor humidus • vorwiegend bei Dysenterie eingesetzt

Modifikationen

ausgeprägtes abdominelles Spannungsgefühl

+ Citri aurantii fructus (Zhike)

ausgeprägte Verdauungsblockade mit abdominellen Massen

+ Scirpi seu Sparganii rhizoma (Sanleng)
+ Natrii sulfas seu Mirabilitum (Mangxiao)

ausgeprägte Diarrhö

– Citri reticulatae pericarpium (Chenpi)
– Curcumae zedoariae rhizoma (Ezhu)
– Pharbitidis semen (Qianniuzi)
+ Pulsatillae radix (Baitouweng)
+ Paeoniae lactiflorae radix (Baishaoyao)

Toxizität

gering

Kontraindikationen

Defizienz

Gravidität

Anwendung verboten

Kommentar

Quelle: Prominenteste mehrerer Rezepturen gleichen Namens (aus Rumen shiqin, 13. Jh.); in Danxi xinfa (15. Jh.) Angabe mit Citri aurantii fructus (Zhike)

11 Laxierend und den FK Dickdarm/o. intestini crassi antreibend

11a Absenkende Funktion des FK Dickdarm/o. intestini crassi vorantreibend und Hitze/calor kühlend

11b Absenkende Funktion des FK Dickdarm/o. intestini crassi vorantreibend und das Yang wärmend

11c Absenkende Funktion des FK Dickdarm/o. intestini crassi vorantreibend und mit stützenden Maßnahmen

11d Starke Wassereinlagerungen ausleitend

Großes Dekokt zur Wiederherstellung des Qi-Flusses (Da chengqi tang)

大承气汤 erste Erwähnung: 2. Jh.

lateinisch: Decoctum magnum pro Continuatione Qi
englisch: Major Order the Qi Decoction

P	Rhei rhizoma (Dahuang)	6 g
M	Natrii sulfas seu Mirabilitum (Mangxiao)	9 g
A	Magnoliae cortex (Houpo)	6 g
A	Citri aurantii fructus immaturus (Zhishi)	9 g

Wirkung/Indikation

■■■ **laxierend**
Obstipation durch Hitze/calor, Blähungen, Schmerzen im Abdomen, durch Druck verstärkt, Völlegefühl im Abdomen

■■□ **Hitze/calor zerstreuend**
Obstipation durch Hitze/calor, Unruhe, Geschwätzigkeit, Nervosität, Hitze im Überstrahlendem Yang/calor splendor yang, Fieber, Schwitzen

■■□ **Glut/ardor ausleitend**
innere Glut/ardor internus hochschlagend: Delirium, Unruhe, Fieber, Obstipation, Blutungen, Krämpfe, Zungenbelag trocken, gelb, Zungenkörper rissig

■□□ **entgiftend und desinfizierend**
Obstipation, Säftemangel, Absenkung Magen-Qi/qi stomachi zum FK Dickdarm/o. intestini crassi, Fieber, Unruhe, Delirium

■■□ **Qi absenkend**
Obstipation, Absenkung Magen-Qi/qi stomachi zum FK Dickdarm/o. intestini crassi, hochschlagende Glut/ardor, Delirium, Unruhe

■■□ **Zusammenballung lösend**
Obstipation, Verhärtungen im Abdomen, Schweregefühl im Epigastrium, Verdichtungen/concretiones im Darmbereich

Funktionskreis/Orbisbezug

■■■ FK Dickdarm/o. intestini crassi
■■□ FK Magen/o. stomachi

Temperaturverhalten

■■□ kalt

Geschmacksrichtung/Sapor

■□□ salzig
■■□ bitter

Wirkrichtung

■■■ absenkend

Wirkort

unterer Wärmebereich/Calorium, Verdauungstrakt

Klinische Bemerkungen

alle Erkrankungen durch Hitze / calor-Verknotungen mit Blockaden der Ausscheidung im FK Dickdarm / o. intestini crassi • Obstipation mit Rhei rhizoma (Dahuang)), trockene Stühle mit Natrii sulfas seu Mirabilitum (Mangxiao), harter Stuhl mit Citri aurantii fructus immaturus (Zhishi), Völlegefühl mit Magnoliae cortex (Houpo) • Zungenkörper muss rot sein, schnelle Pulse / pp. celeri • kann bei Dysenterie bedingt durch toxische Feuchtigkeit / humor benutzt werden, in diesen Fällen auch bei Diarrhö (eine große Bewegung im Darm und die Bakterien und Erreger sind ausgeleitet)

Modifikationen

hohes Fieber, starker Durst, schnelle Pulse / pp. celeri

\+ Anemarrhenae rhizoma (Zhimu)

\+ Gypsum (Shigao)

starke abdominelle Spannungen

\+ Raphani semen (Laifuzi)

Stasen des Xue

\+ Persicae semen (Taoren)

\+ Paeoniae rubrae radix (Chishaoyao)

Gravidität

Anwendung verboten

Abgeleitete Rezepturen

Kleines Dekokt zur Wiederherstellug des Qi-Flusses (Xiao chengqi tang) • Dekokt zur Regulation des FK Magen / o. stomachi und Wiederherstellung des Qi-Flusses (Tiaowei chengqi tang) • Dekokt, das die Säfte ergänzt und den Qi-Fluss wiederherstellt (Zengye chengqi tang)

Kommentar

Shanghanlun: Die Erkrankung sitzt in den Funktionskreisen des Überstrahlenden Yang / splendor yang mit Hitze-Fülle / calor repletionis in den FK Dick- und Dünndarm / oo. intestinorum. Sobald der Stuhlgang eingesetzt hat, soll die Einnahme beendet werden.

Kleines Dekokt zur Wiederherstellung des Qi-Flusses (Xiao chengqi tang)

小承气汤 erste Erwähnung: 2. Jh.

lateinisch: Decoctum Parvum pro Continuatione Qi
englisch: Minor Order the Qi Decoction

P	Rhei rhizoma (Dahuang)	6 g
A	Magnoliae cortex (Houpo)	12 g
A	Citri aurantii fructus immaturus (Zhishi)	12 g

Wirkung/Indikation

■■□ **laxierend**
Obstipation, Schmerzen im Abdomen, durch Druck nicht verstärkt, Völlegefühl im Abdomen

■□□ **Hitze/calor kühlend**
Obstipation, Unruhe, Nervosität, übler Geruch

■□□ **entgiftend und desinfizierend**
Fieber, Delirium

■■□ **Qi absenkend**
Obstipation, Schmerzen im Abdomen, durch Druck nicht verstärkt, Völlegefühl im Abdomen, Spannungsgefühl im Abdomen

■■□ **Zusammenballung lösend**
Obstipation, Verdauungsblockaden, Verhärtungen im Abdomen

Funktionskreis/Orbisbezug

■■■ FK Dickdarm/o. intestini crassi
■■□ FK Magen/o. stomachi

Temperaturverhalten

■□□ kühl

Geschmacksrichtung/Sapor

■■□ bitter

Wirkrichtung

■■□ absenkend

Wirkort

unterer Wärmebereich/Calorium, Verdauungstrakt

Klinische Bemerkungen

wie das „Große Dekokt zur Wiederherstellung des Qi-Flusses“ (Da chengqi tang), aber ohne Natrii sulfas seu Mirabilitum (Mangxiao), da Stuhl weniger trocken • Einsatz bei milderen Befunden oder geschwächten Personen

Modifikationen

Defizienz des Qi

+ Ginseng radix (Renshen)
+ Angelicae sinensis radix (Danggui)
+ Glycyrrhizae radix (Gancao)
+ Jujubae fructus (Dazao)
+ Zingiberis viridis rhizoma (Shengjiang)

Säftedefizienz

+ Scrophulariae radix (Xuanshen)
+ Ophiopogonis radix (Maimendong)
+ Rehmanniae radix (Shengdihuang)

Gravidität

Anwendung verboten

Abgeleitete Rezepturen

Großes Dekokt zur Wiederherstellung des Qi-Flusses (Da chengqi tang) • Dekokt zur Regulation des FK Magen/o. stomachi und Wiederherstellung des Qi-Flusses (Tiaowei chengqi tang) • Dekokt, das die Säfte ergänzt und den Qi-Fluss wiederherstellt (Zengye chengqi tang)

Dekokt zur Regulation des FK Magen/o. stomachi und Wiederherstellung des Qi-Flusses (Tiaowei chengqi tang)

调胃承气汤 erste Erwähnung: 2. Jh.

lateinisch: Decoctum regulans Orbem Stomachi pro Continuatione Qi
englisch: Regulate the Stomach and Order the Qi Decoction

P	Rhei rhizoma (Dahuang)	6 g
M	Natrii sulfas seu Mirabilitum (Mangxiao)	9 g
N	Glycyrrhizae radix (Gancao)	6 g

Wirkung/Indikation

■■□ **laxierend**
Obstipation, ohne Schmerzen im Abdomen oder Völlegefühl

■■□ **Hitze/calor kühlend**
Unruhe, Obstipation, Nasenbluten, Schwellung im Rachen/Gaumen, Petechien

■□□ **entgiftend und desinfizierend**
Unruhe, Nasenbluten, Petechien

■□□ **Qi absenkend**
Obstipation

■■□ **Zusammenballung lösend**
Obstipation, Verdauungsblockaden

Funktionskreis/Orbisbezug

■■■ FK Dickdarm/o. intestini crassi
■■□ FK Magen/o. stomachi

Temperaturverhalten

■■□ kalt

Geschmacksrichtung/Sapor

■■□ bitter
■□□ salzig

Wirkrichtung

■■□ absenkend

Wirkort

unterer Wärmebereich/Calorium, Verdauungstrakt

Klinische Bemerkungen

wie das „Große Dekokt zur Wiederherstellung des Qi-Flusses“ (Da chengqi tang) ohne Magnoliae cortex (Houpo) und ohne Citri aurantii fructus immaturus (Zhishi) • Blähungsgefühl, Gefühl der Festigkeit nicht so stark: Glycyrrhizae radix (Gancao) ergänzen • bei Hitze/calor im Kleinen Yang/yang minor ergänzen mit dem „Kleinen Bupleurum-Dekokt“ (Xiao chaihu tang) • weniger geeignet bei Blähungen

Modifikationen

Defizienz des Yin mit Trockenheit/ariditas

+ Scrophulariae radix (Xuanshen)
+ Ophiopogonis radix (Maimendong)
+ Rehmanniae radix (Shengdihuang)

Glut/ardor und Toxine mit Mundgeruch und Zungengeschwüren

+ Gardeniae fructus (Zhizi)
+ Scutellariae radix (Huangqin)
+ Forsythiae fructus (Lianqiao)
+ Menthae herba (Bohe)

Qi-Stase: abdominelle Schmerzen

+ Magnoliae cortex (Houpo)
+ Citri aurantii fructus immaturus (Zhishi)

Gravidität

Anwendung verboten

Dekokt mit Rheum und Aconitum (Dahuang fuzi tang)

大黄附子汤 erste Erwähnung: 2. Jh.

lateinisch: Decoctum Rhei et Aconiti
englisch: Rhubarb and Prepared Aconite Decoction

M	Rhei rhizoma (Dahuang)	9 g
P	Aconiti radix lateralis praeparata (Fuzi)	6 g
A	Asari herba (Xixin)	6 g

Wirkung/Indikation

■■□ **laxierend**
Obstipation, Völlegefühl im Abdomen

■□□ **Qi absenkend**
Völlegefühl im Abdomen, Schwellungen im Abdomen, Obstipation

■■□ **Yang erwärmend**
Frösteln, Kältegefühl von Händen/Füßen

■■□ **Kälte/algor zerstreuend**
Schmerzen im Abdomen, durch Wärme verbessert, Kältegefühl von Händen/Füßen, Frösteln, weißer feuchter Zungenbelag

■□□ **Zusammenballung lösend**
Obstipation, Schmerzen im Abdomen, Völlegefühl im Abdomen

Funktionskreis/Orbisbezug

■■■ FK Dickdarm/o. intestini crassi
■□□ FK Niere/o. renalis

Temperaturverhalten

■□□ warm

Geschmacksrichtung/Sapor

■■□ scharf
■□□ bitter

Wirkrichtung

■■□ absenkend

Wirkort

Verdauungstrakt

Klinische Bemerkungen

alle Erkrankungen auf der Basis einer Defizienz des Yang mit Kälte / algor-Symptomatik, Kälte / algor ist mit den Stuhlausscheidungen verknotet, was zu einer Blockade des FK Dickdarm / o. intestini crassi führt • Kleines Yin / yin minor-Erkrankung mit Defizienz des Nieren-Yang / yang renale (ältere Patienten, Obstipation, nach übermäßigem Genuss von Eiscreme) • Defizienz des Yang mit repletiver Zusammenballung (Fülle) • ursprüngliche Indikation im Jinguiyaolue: Blockaden durch Fülle / repletio im Innneren / intima, bedingt durch Kälte / algor

Modifikationen

Kälte / algor mit starken Schmerzen im Abdomen

+ Cinnamomi cassiae ramulus (Guizhi)
+ Paeoniae lactiflorae radix (Baishaoyao)

Qi-Stase mit Völlegefühl im Abdomen

+ Citri aurantii fructus immaturus (Zhishi)
+ Massa medicata fermentata (Shenqu)

Kälte / algor im unteren Wärmebereich / Calorium mit Rücken- und Leistenschmerzen

+ Cinnamomi cassiae cortex (Rougui)
+ Foeniculi fructus (Xiao huixiang)

Toxizität

Vorsicht bei Aconit und Asarum: siehe Arzneimittel-Lehrbücher

Gravidität

Anwendung verboten

Abgeleitete Rezepturen

Dekokt, das den FK Milz / o. lienalis erwärmt (Wenpi tang)

Dekokt, das den FK Milz/o. lienalis erwärmt (Wenpi tang)

温脾汤 erste Erwähnung: 7. Jh.

lateinisch: Decoctum Tepeficiens Orbem Lienalem
englisch: Warm the Spleen Decoction

P	Rhei rhizoma (Dahuang)	12 g
A	Aconiti radix lateralis praeparata (Fuzi)	9 g
A	Zingiberis rhizoma (Ganjiang)	6 g
A	Ginseng radix (Renshen)	6 g
N	Glycyrrhizae radix (Gancao)	6 g

Wirkung/Indikation

■■□ **laxierend**
Obstipation mit Schmerzen im Abdomen

■□□ **Qi absenkend**
Obstipation

■■□ **Yang erwärmend**
Schmerzen im Abdomen, durch Wärme verbessert, träge Verdauung, Obstipation, kalte Füße/Hände, anhaltende Diarrhö

■■□ **Kälte/algor zerstreuend**
Schmerzen im Abdomen, Obstipation, kalte Füße/Hände

■■□ **mittlere Funktionskreise harmonisierend und stützend**
Schmerzen im Abdomen, Obstipation, anhaltende, blutige, eitrige Diarrhö

Funktionskreis/Orbisbezug

■■■ FK Milz/o. lienalis
■■□ FK Dickdarm/o. intestini crassi

Temperaturverhalten

■■□ warm

Geschmacksrichtung/Sapor

■■□ scharf
■□□ bitter

Wirkrichtung

■■□ emporhebend

Wirkort

Mitte/mittlerer Wärmebereich/Calorium

Klinische Bemerkungen

alle Erkrankungen auf der Basis von Kälte/algor verknotet mit den Stuhlausscheidungen • Kälte/algor auf der Basis einer Defizienz des Yang und des Milz-Qi/qi lienale • Erkrankungen des Großen Yin/yin maior mit Obstipation • besonders für ältere Patienten, bei Darmträgheit

Modifikationen

Gegenläufigkeiten/Kontravektionen mit Übelkeit, Brechreiz

\+ Cinnamomi cassiae cortex (Rougui)

Xue-Stase mit krampfartigen, schneidenden abdominellen Schmerzen

\+ Angelicae sinensis radix (Danggui)
\+ Natrii sulfas seu Mirabilitum (Mangxiao)

Toxizität

Vorsicht bei Aconit: siehe Arzneimittel-Lehrbücher

Gravidität

Anwendung verboten

Abgeleitete Rezepturen

Dekokt mit Rheum und Aconitum (Dahuang fuzi tang)

Pille für Notfälle aus drei Ingredienzen (Sanwu beiji wan)

三物备急丸 erste Erwähnung: 7. Jh.

lateinisch: Pilula trium Medicamentorum pro Necessitatem
englisch: Three Substance Pill for Emergencies

P	Croton tiglii semen (Badou)	30 g
A	Rhei rhizoma (Dahuang)	30 g
M	Zingiberis rhizoma (Ganjiang)	30 g

Wirkung/Indikation

■■■ **laxierend**
vollständiger Verdauungsstillstand, Obstipation, gespanntes Abdomen, schneidende Schmerzen im Abdomen

■■□ **Qi absenkend**
Verdauungsstillstand, Obstipation, Spannungsgefühl im Abdomen, stockende Atmung

■■□ **Kälte/algor zerstreuend**
schneidene, stechende Schmerzen in Abdomen und Oberbauch, Zyanose, Bewusstlosigkeit

Funktionskreis/Orbisbezug

■■■ FK Dickdarm/o. intestini crassi
■■□ FK Magen/o. stomachi

Temperaturverhalten

■■□ warm

Geschmacksrichtung/Sapor

■■■ scharf
■□□ bitter

Wirkrichtung

■■■ absenkend

Wirkort

unterer Wärmebereich/Calorium, Verdauungstrakt

Klinische Bemerkungen

Erkrankungen auf der Basis von Kälte / algor-Verknotungen im FK Dickdarm / o. intestini crassi, die zu Blockierungen der Stuhlausscheidungen führen • bei Pankreatitis, Appendizitis, Blockaden im intestinalen Bereich • die Idee vom schnellen Öffnen einer Blockade, um eine chirurgische Intervention zu vermeiden

Modifikationen

Schleim / pituita-Verknotungen in der Brust mit extremen Spannungsgefühl, trübem Schleim, erschwerter Atmung

- Rhei rhizoma (Dahuang)
- Zingiberis rhizoma (Ganjiang)
+ Fritillariae thunbergii bulbus (Zhebeimu)
+ Platycodi radix (Jiegeng)

Toxizität

Croton tiglii semen: Toxisches Arzneimittel, deshalb nur für akute Zustände und kurzzeitig zu benutzen. Kontakt mit der Droge verursacht Irritation von Haut und Schleimhaut: Dermatitis, Hautödeme, Bläschen. Crotonöl: 20 Tropfen sind bei Menschen bereits tödlich.

Dosierung: 0,1 g; wird als Pillen zu 0,6 – 1,5 g Gesamtdosis eingenommen

Gravidität

Anwendung verboten

Kommentar

Zubereitung: Das Rezept wird in der Regel ohne Croton Tiglii semen (Badou) verordnet.

Dekokt, das die Säfte ergänzt und den Qi-Fluss wiederherstellt (Zengye chengqi tang)

增液承气汤 erste Erwähnung: 18. Jh.

lateinisch: Decoctum Addens Suci pro Continuatione Qi
englisch: Increase the Fluids and Order the Qi Decoction

P	Rhei rhizoma (Dahuang)	9 g
M	Natrii sulfas seu Mirabilitum (Mangxiao)	4,5 g
A	Ophiopogonis radix (Maimendong)	24 g
A	Rehmanniae radix (Shengdihuang)	24 g
A	Scrophulariae radix (Xuanshen)	30 g

Wirkung/Indikation

■■□ **Qi absenkend**
Obstipation, trockener Stuhl

■■□ **Hitze/calor kühlend**
Durst, Obstipation, trockener, harter Stuhl

■■■ **laxierend**
Obstipation, trockener, harter Stuhl

■■■ **Yin stützend und ergänzend**
Durst, trockene Zunge, Obstipation

■■■ **Säfte ergänzend**
Obstipation, trockener Stuhl, Durst, trockener Mund

Funktionskreis/Orbisbezug

■■■ FK Dickdarm/o. intestini crassi
■□□ FK Magen/o. stomachi

Temperaturverhalten

■■□ kalt

Geschmacksrichtung/Sapor

■■□ süß
■■□ bitter

Wirkrichtung

■■■ absenkend

Wirkort

unterer Wärmebereich/Calorium, Verdauungstrakt

Klinische Bemerkungen

chronische Obstipation auf der Basis von Hitze/calor und Defizienz des Yin, z. B. Obstipation in der Menopause

Modifikationen

Defizienz des Qi und des Xue

- \+ Ginseng radix (Renshen)
- \+ Glehniae radix (Beishashen)
- \+ Zingiberis rhizoma (Ganjiang)
- \+ Glycyrrhizae radix (Gancao)
- \+ Angelicae sinensis radix (Danggui)

Gravidität

Anwendung verboten

Abgeleitete Rezepturen

Großes Dekokt zur Wiederherstellung des Qi-Flusses (Da chengqi tang) • Kleines Dekokt zur Wiederherstellug des Qi-Flusses (Xiao chengqi tang) • Dekokt zur Regulation des FK Magen/o. stomachi und Wiederherstellung des Qi-Flusses (Tiaowei chengqi tang) • Dekokt zur Mehrung der Yin-Säfte und Wiederherstellung des Qi-Flusses (Zengye tang)

Kommentar

Basis ist das „Dekokt zur Mehrung der Yin-Säfte" (Zengye tang) ergänzt mit Rhei rhizoma (Dahuang) und Natrii sulfas seu Mirabilitum (Mangxiao).
(Siehe Kapitel 6c Stützung des Yin)

Cannabis-Pille (Maziren wan)

麻子仁丸 erste Erwähnung: 2. Jh.

lateinisch: Pilula Cannabis
englisch: Hemp Seed Pill

P	Cannabis semen (Huomaren)	50 g
A	Rhei rhizoma (Dahuang)	30 g
A	Magnoliae cortex (Houpo)	15 g
A	Citri aurantii fructus immaturus (Zhishi)	15 g
M	Paeoniae lactiflorae radix (Baishaoyao)	15 g
M	Armeniacae semen (Xingren)	15 g
N	Honig	

Wirkung/Indikation

■■□ **laxierend**
Obstipation, harter Stuhl, erschwerter Stuhlgang, Hämorrhoiden, vermehrte Urinausscheidung

■■□ **Qi absenkend**
Obstipation

■■□ **Säfte ergänzend**
Obstipation, harter Stuhl, erschwerter Stuhlgang, trockene Zunge

■□□ **Dick- und Dünndarm/oo. intestinorum harmonisierend**
Obstipation, Hämorrhoiden, trockener Stuhl, träge Verdauung

■□□ **Hitze/calor kühlend**
Obstipation, Zungenbelag gelb und trocken, schnelle Pulse/pp. celeri

Funktionskreis/Orbisbezug

■■■ FK Dickdarm/o. intestini crassi
■■□ FK Dünndarm/o. intestini tenuis

Temperaturverhalten

■□□ kühl

Geschmacksrichtung/Sapor

■■□ bitter
■□□ süß

Wirkrichtung

■■□ absenkend

Wirkort

Verdauungstrakt

Klinische Bemerkungen

bei chronischer Obstipation auf der Basis einer Defizienz des Yin mit Trockenheit / ariditas in den FK Dick- und Dünndarm / oo. intestinorum und Hitze / calor

• behandelt Hitze / calor, befeuchtet den FK Dickdarm / o. intestini crassi

Modifikationen

Säftemangel

\+ Biotae seu Platycladi semen (Baiziren)

\+ Trichosanthis fructus et semen (Gualou)

Hitze / calor mit Unruhe, schnelle Pulse / pp. celeri

\+ Natrii sulfas seu Mirabilitum (Mangxiao)

Hämorrhoiden

\+ Persicae semen (Taoren)

\+ Angelicae sinensis radix (Danggui)

blutende Hämorrhoiden

\+ Sophorae flos (Huaihuami)

\+ Sanguisorbae radix (Diyu)

Obstipation bei Wurmerkrankungen

\+ Arecae semen (Binglang)

\+ Mume fructus (Wumei)

\+ Citri reticulatae pericarpium (Chenpi)

Toxizität

Überdosierung von Cannabis kann Übelkeit, Erbrechen und Durchfall hervorrufen und in schweren Fällen zu Herzstillstand führen.

Gravidität

Anwendung verboten

Abgeleitete Rezepturen

Kleines Dekokt zur Wiederherstellug des Qi-Flusses (Xiao chengqi tang)

Kommentar

Das Rezept enthält das „Kleine Dekokt zur Wiederherstellug des Qi-Flusses" (Xiao chengqi tang) und wurde mit befeuchtenden Arzneimitteln ergänzt.

Neu ergänztes Dekokt des gelben Drachen (Xinjia huanglong tang)

新加黄龙汤

erste Erwähnung: 18. Jh.

lateinisch: Decoctum nuper augmentatum Draconis lutei
englisch: Newly Augmented Yellow Dragon Decoction

P	Rhei rhizoma (Dahuang)	9 g
P	Natrii sulfas seu Mirabilitum (Mangxiao)	3 g
M	Ophiopogonis radix (Maimendong)	15 g
M	Rehmanniae radix (Shengdihuang)	15 g
M	Scrophulariae radix (Xuanshen)	15 g
M	Angelicae sinensis radix (Danggui)	4,5 g
A	Stichopus japonicus (Haishen)	2 g
A	Ginseng radix (Renshen)	4,5 g
N	Glycyrrhizae radix (Gancao)	6 g
N	Zingiberis viridis rhizoma (Shengjiang)	3 Scheiben

Wirkung/Indikation

■■□ **Qi absenkend**
Obstipation, Spannungsgefühl im Abdomen, hartes, aufgetriebenes Abdomen

■■□ **Yin stützend und ergänzend**
trockener Stuhl, trockener Mund und Rachen, Durst, rissige Lippen

■■□ **Hitze/calor kühlend**
Durst, Obstipation, trockener Mund und Rachen, Durst, rissige Lippen, Unruhe

■□□ **Qi stützend und ergänzend**
Müdigkeit, Kraftlosigkeit, Kurzatmigkeit

■■□ **laxierend**
Obstipation, Spannungsgefühl im Abdomen, hartes, aufgetriebenes Abdomen

Funktionskreis/Orbisbezug

■■■ FK Dickdarm/o. intestini crassi
■□□ FK Milz/o. lienalis

Temperaturverhalten

■□□ kühl

Geschmacksrichtung/Sapor

■■■ süß
■□□ bitter

Wirkrichtung

■□□ absenkend

Wirkort

Verdauungstrakt

Klinische Bemerkungen
chronische Obstipation bei allen Formen von Defizienz • insbesondere bei älteren Patienten • Hitze/calor oder Glut/ardor mit Defizienz von Qi, Yin und Xue

Modifikationen
Qi-Stase mit abdominellen Schmerzen, verstärkt durch Druck • übelriechender, wässriger Stuhl

- – Rehmanniae radix (Shengdihuang)
- – Scrophulariae radix (Xuanshen)
- – Ophiopogonis radix (Maimendong)
- \+ Citri aurantii fructus immaturus (Zhishi)
- \+ Magnoliae cortex (Houpo)
- \+ Platycodi radix (Jiegeng)

Gravidität
Anwendung verboten

Abgeleitete Rezepturen
Dekokt, das die Säfte ergänzt und den Qi-Fluss wiederherstellt (Zengye chengqi tang)

Kommentar
Die angegebene Modifikation entspricht dem Dekokt des gelben Drachen (Huanglong tang).

Dekokt zum Überqueren des Flusses (Jichuan jian)

济川煎

erste Erwähnung: 17. Jh.

lateinisch: Fervefactio ad Traiectionem Fluminis
englisch: Benefit the River Decoction

P	Cistanchis herba (Roucongrong)	9 g
M	Angelicae sinensis radix (Danggui)	9 g
M	Achyranthis bidentatae radix (Niuxi)	6 g
N	Cimicifugae rhizoma (Shengma)	3 g
A	Alismatis rhizoma (Zexie)	4 g
N	Citri aurantii fructus (Zhike)	3 g

Wirkung/Indikation

■■□ **laxierend**
Obstipation, trockener Stuhl

■■□ **FK Niere/o. renalis stützend**
Schwäche von Knie und Lenden, Kältegefühl im Rücken, Rückenschmerzen, klarer, reichlicher Urin

■■□ **Yang stützend**
rasche Ermüdbarkeit, Kältegefühl im Rücken, Rückenschmerzen, klarer, reichlicher Urin

■■□ **Säfte bewegend**
Obstipation, trockener Stuhl, Säftemangel

Funktionskreis/Orbisbezug

■■□ FK Dickdarm/o. intestini crassi
■■□ FK Niere/o. renalis

Temperaturverhalten

■■□ warm

Geschmacksrichtung/Sapor

■■□ süß
■□□ bitter

Wirkrichtung

■■□ absenkend

Wirkort

unterer Wärmebereich/Calorium

Klinische Bemerkungen

Obstipation auf der Basis einer Defizienz des FK Niere/o. renalis • insbesondere bei älteren Patienten • ebenfalls zu benutzen bei Laxantien-Abusus (auch jüngere Patienten) • enthält Cistanchis herba (Roucongrong), ein Stützungsmittel des Yang, wegen Obstipation aufgrund einer Defizienz des Nieren-Yang/yang renale • Alismatis rhizoma (Zexie) ist eventuell zu ersetzen durch Polygoni multiflori radix (Heshouwu)

Modifikationen

Defizienz des Qi mit Müdigkeit

+ Ginseng radix (Renshen)

Hitze/calor oder Glut/ardor mit Unruhe und Durst

+ Scutellariae radix (Huangqin)

Säftemangel mit trockenem Stuhl

+ Cannabis semen (Huomaren)

Defizienz des FK Niere/o. renalis mit Rückenschmerzen

+ Lycii fructus (Gouqizi)
+ Eucommiae cortex (Duzhong)

Kontraindikationen

Hitze-Fülle/calor repletionis

Gravidität

Anwendung verboten

Zehn-Dattel-Dekokt (Shizao tang)

十枣汤

erste Erwähnung: 2. Jh.

lateinisch: Decoctum Decem Jujubarum
englisch: Ten Jujube Decoction

P	Daphnis genkwae flos (Yuanhua)	10 g
M	Euphorbiae kansui radix (Gansui)	10 g
M	Euphorbiae seu Knoxiae radix (Daji)	10 g
N	Jujubae fructus (Dazao)	10 g

Wirkung/Indikation

■■□ **laxierend**
Obstipation, Spannungsgefühl im Abdomen, erschwerter Stuhlgang

■■■ **diuretisch**
generalisierte Ödeme, Wasseransammlungen im Unterleib und im Thorax

■■□ **Feuchtigkeit/humor ausleitend**
Wasseransammlungen, Ödeme, Klumpengefühl in der Leibesmitte

■■□ **Schleim/pituita kanalisierend**
Husten mit Schmerzen an den Rippenbögen, Kurzatmigkeit, Kopfschmerzen, Schwindel, Aufstoßen

■■□ **Zusammenballung lösend**
Spannungsgefühl in Epigastrium und Hypochondrium, Klumpengefühl in der Leibesmitte, Schmerzen in der Brust

■□□ **Schwellung zerteilend**
Wasseransammlungen in Thorax und Hypochondrium

Funktionskreis/Orbisbezug

■□□ FK Dickdarm/o. intestini crassi
■■□ FK Niere/o. renalis
■■□ FK Milz/o. lienalis
■■□ FK Lunge/o. pulmonalis

Temperaturverhalten

■■□ kalt

Geschmacksrichtung/Sapor

■■□ bitter
■□□ scharf

Wirkrichtung

■■□ absenkend

Wirkort

oberer Wärmebereich/Calorium, Mitte/mittlerer Wärmebereich/Calorium

Klinische Bemerkungen
alle Erkrankungen mit massiven Wasseransammlungen, wässrigem Schleim/pituita (Yin) • klinisch: Herzinsuffizienz, Pleuraerguss, Nephritis, Obstipation • nur für kurze Zeit zu benutzen: Notfallrezeptur • Shanghanlun-Rezeptur: Ansammlung von wässrigem Schleim/pituita in der Brust und im Hypochondrium (xuan yin)

Modifikationen
wässriger Schleim/pituita im Brust- und Zwerchfellbereich
- – Daphnis genkwae flos (Yuanhua)
- + Sinapis albae semen (Baijiezi)

Toxizität
Daphnis genkwae flos: gering toxisch • Euphorbiae kansui radix: deutlich toxisch • Euphorbiae seu knoxia radix: mitteltoxisch

Kontraindikationen
Defizienz des Qi

Gravidität
Anwendung verboten

Abgeleitete Rezepturen
Boot-und-Wagen-Pille (Zhouche wan)

Kommentar
Keine Kombination mit Glycyrrhizae radix (Gancao), da sonst die Toxizität von Euphorbiae seu Knoxiae radix verstärkt wird.

Boot-und-Wagen-Pille (Zhouche wan)

舟车丸

erste Erwähnung: 17. Jh.

lateinisch: Pilula pro Navi et Curru
englisch: Vessel and Vehicle Pill

P	Daphnis genkwae flos (Yuanhua)	3 g
P	Euphorbiae kansui radix (Gansui)	3 g
P	Euphorbiae seu Knoxiae radix (Daji)	3 g
M	Pharbitidis semen (Qianniuzi)	12 g
M	Rhei rhizoma (Dahuang)	6 g
A	Calomelas (Qingfen)	0,3 g
A	Citri reticulatae viride pericarpium (Qingpi)	1,5 g
A	Citri reticulatae pericarpium (Chenpi)	1,5 g
A	Inulae seu Aucklandiae radix (Muxiang)	1,5 g
A	Arecae semen (Binglang)	1,5 g

Wirkung/Indikation

■■■ **laxierend**
Obstipation, hartes Abdomen, Verdauungsblockaden, Spannungsgefühl im Abdomen

■■■ **diuretisch**
spärlicher Urin, Aszites, Flüssigkeitsansammlungen aller Art, Gedunsenheit

■■□ **Zusammenballung lösend**
Obstipation, Spannungsgefühl im Abdomen, hartes Abdomen

■■□ **Schwellung zerteilend**
Gedunsenheit, Ödeme, Wasseransammlungen, Aszites

■■□ **Feuchtigkeit/humor ausleitend**
spärlicher Urin, Durst, Wasseransammlungen, Aszites, Ödeme

■□□ **Schleim/pituita kanalisierend**
schwergehende Atmung, Aszites, Spannungsgefühl im Abdomen

■■■ **Qi bewegend und regulierend**
schwergehende Atmung, Spannungsgefühl in Thorax und Abdomen, Obstipation, hartes Abdomen

■■□ **Hitze/calor kühlend**
Durst, Obstipation, spärlicher Urin, schnelle und füllige Pulse/pp. celeri et repleti

Funktionskreis/Orbisbezug

■■■ FK Dickdarm/o. intestini crassi
■■□ FK Milz/o. lienalis
■□□ FK Lunge/o. pulmonalis
■■■ FK Blase/o. vesicalis

Klinische Bemerkungen
stärker als das „Zehn-Dattel-Dekokt“ (Shizao tang) • alle Erkrankungen mit Zusammenballungen von wässriger Feuchtigkeit/humor oder Schleim/pituita und Qi-Stagnationen • wahrscheinlich die stärkste purgierende Rezeptur in der gesamten chinesischen Medizin: Notfallrezeptur • Indikationen: Aszites bei Leberzirrhose, Askariasis, Schistosomiasis

Modifikationen
starke Hitze/calor
+ Coptidis rhizoma (Huanglian)
+ Phellodendri cortex (Huangbo)

Toxizität
Daphnis genkwae flos: gering toxisch • Euphorbiae kansui radix: deutlich toxisch • Euphorbiae seu knoxia radix: mitteltoxisch • Pharbitidis semen: mäßig toxisch • Calomelas: Quecksilberdichloride

Kontraindikationen
Defizienz von Qi und Yang

Gravidität
Anwendung verboten

Abgeleitete Rezepturen
Zehn-Dattel-Dekokt (Shizao tang) • Pille mit Inula und Areca (Muxiang binlang wan)

Kommentar
Rezeptur wird in Pillenform als Einmaldosis von 3–6 g gegeben. Nur bei Besserung nach 2 Tagen erneute Einnahme der halben Dosis.

Temperaturverhalten
■■□ kalt

Geschmacksrichtung/Sapor
■■■ bitter
■■□ scharf

Wirkrichtung
■■■ absenkend

Wirkort
Mitte/mittlerer Wärmebereich/Calorium, unterer Wärmebereich/Calorium

Trank zum Herauslösen von Trübem (Shuzao yinzi)

疏浊饮子

erste Erwähnung: 13. Jh.

englisch: Dispersing Chisel Decoction

P	Phytolaccae radix (Shanglu)	3 g
M	Alismatis rhizoma (Zexie)	9 g
M	Poria alba (Fuling)	9 g
M	Phaseoli calcarati semen (Chixiaodou)	9 g
A	Arecae pericarpium (Dafupi)	6 g
A	Zanthoxyli bungeani semen (Jiaomu)	6 g
A	Arecae semen (Binglang)	6 g
A	Notopterygii rhizoma (Qianghuo)	3 g
M	Clematis armandi caulis (Chuanmutong)	6 g
A	Gentianae macrophyllae radix (Qinjiao)	3 g

Wirkung/Indikation

■■□ **laxierend**
Obstipation, spärlicher Urin, Ödeme

■■■ **diuretisch**
spärlicher Urin, Ödeme, häufiger Harndrang, Brennen beim Wasserlassen, Völlegefühl im Thorax, Durstlosigkeit bei trockenem Mund

■■□ **feuchte Hitze/calor humidus ausleitend**
Obstipation, spärlicher Urin, Brennen beim Wasserlassen, Ödeme, Appetitlosigkeit, Völlegefühl im Thorax, bitterer Mundgeschmack, Zungenkörper rot, Zungenbelag gelb, schlüpfrige, schnelle Pulse/pp. lubrici, celeri

■■□ **Schwellung zerteilend**
Ödeme, Wasseransammlungen

Funktionskreis/Orbisbezug

■■■ FK Blase/o. vesicalis
■■□ FK Niere/o. renalis
■■□ FK Dickdarm/o. intestini crassi
■■□ FK Drei-Wärmebereiche/o. tricalorii

Temperaturverhalten

■■□ kühl

Geschmacksrichtung/Sapor

■■□ bitter
■□□ scharf

Wirkrichtung

■■□ absenkend

Wirkort

unterer Wärmebereich/Calorium

Klinische Bemerkungen
alle Erkrankungen mit wässriger Feuchtigkeit / humor- oder Schleim / pituita-Zusammenballung oder anderen Säfte-Stagnationen • feuchte Hitze / calor humidus im unteren Wärmebereich / calorium • Ödeme, Miktionsschwierigkeiten, Defäkationsschwierigkeiten • in China benutzt bei Anurie, renaler Insuffizienz • das stärkste Diuretikum in der chinesischen Medizin

Toxizität
Phytolaccae radix: Abortivum

Gravidität
verboten

Kommentar
Zubereitung: Phytolacca kann durch Drabae semen ersetzt werden, Clematis armandi caulis durch Mori cortex radicis (Sangbaipi).

12 Die FK Dick- und Dünndarm/oo. intestinorum harmonisierend und konsolidierend

Dekokt des Echten zur Erhaltung der Funktionskreise/orbes (Zhenren yangzang tang)

眞人养脏汤

erste Erwähnung: 12. Jh.

lateinisch: Decoctum Hominis Meri pro Sustentatio Orbium
englisch: True Man's Decoction to Nourish the Organs

M	Papaveris somniferi pericarpium (Yingsuke)	6 g
M	Terminaliae chebulae fructus (Hezi)	6 g
M	Myristicae semen (Roudoukou)	9 g
P	Ginseng radix (Renshen)	3 g
M	Atractylodis macrocephalae rhizoma (Baizhu)	9 g
M	Glycyrrhizae radix (Gancao)	3 g
A	Angelicae sinensis radix (Danggui)	6 g
A	Paeoniae lactiflorae radix (Baishaoyao)	9 g
P	Cinnamomi cassiae cortex (Rougui)	3 g
A	Inulae seu Aucklandiae radix (Muxiang)	6 g

Wirkung/Indikation

■■□ **Dick- und Dünndarm/oo. intestinorum harmonisierend**
chronische Diarrhö, Dysenterie, wässrige Stühle mit Stuhlinkontinenz, Rektumprolaps, Tenesmen, Müdigkeit, blasser Teint, schwache Extremitäten

■■■ **Diarrhö beendend**
chronische Diarrhö, Dysenterie, wässrige Stühle mit Stuhlinkontinenz, Rektumprolaps

■■■ **Qi stützend und ergänzend**
Müdigkeit, Abgeschlagenheit, Inappetenz

■■□ **Yang erwärmend**
chronische Diarrhö, Inkontinenz, Rektumprolaps, Schmerzen im Unterbauch, durch Wärme/Druck gebessert, Lethargie, Schwäche der unteren Extremität, blasser Zungenkörper, verlangsamte, zarte Pulse/pp. tardi, minuti

Funktionskreis/Orbisbezug

■■■ FK Dünndarm/o. intestini tenuis
■■■ FK Dickdarm/o. intestini crassi
■■□ FK Milz/o. lienalis

Temperaturverhalten

■■□ warm

Geschmacksrichtung/Sapor

■□□ süß
■□□ sauer

Wirkrichtung

■□□ emporhebend

Wirkort

Verdauungstrakt

Klinische Bemerkungen

Erkrankungen mit chronischer Diarrhö, speziell Dysenterie bedingt durch Defizienz der FK Dick- und Dünndarm / oo. Intestinorum • Konsolidierung, Stärkung der Qi-, Xue-, Yang-Defizienz, Stützung des FK Milz / o. lienalis schwächende Diarrhö (abdominelle Schmerzen, durch Druck und Wärme erleichtert)

Toxizität

Ginseng kann bei langdauernder Einnahme Hypertonie verursachen.

Kontraindikationen

feuchte Hitze / calor humidus, Alkohol

Gravidität

Anwendung verboten

Kommentar

Dieses Rezept beendet Diarrhö durch Stützung und Wärmung der Mitte, zusätzlich werden adstringierende Arzneien eingesetzt, die die FK Dick- und Dünndarm / oo. intestinorum durch ihre saure Geschmacksrichtung „abdichten". Durch Stuhluntersuchungen müssen infektiöse Ursachen vorab ausgeschlossen worden sein. Papavers omniferi ist sicher wirksam, unterliegt aber dem Betäubungsmittel-Gesetz. Zubereitung: nicht zusammen mit Alkohol einnehmen.

Pfirsichblütendekokt (Taohua tang)

桃花汤

erste Erwähnung: 3. Jh.

lateinisch: Decoctum florum Persicae
englisch: Peach Bloosom Decoction

P	Halloysitum rubrum (Chishizhi)	30 g
M	Zingiberis rhizoma (Ganjiang)	9 g
A	Reis (kleberhaltig) (Gengmi)	30 g

Wirkung / Indikation

■■□ **Diarrhö beendend**
chronische Diarrhö, Blut im Stuhl, Eiter, Schmerzen im Abdomen, durch Wärme / Druck gebessert, zarte Pulse / pp. minuti, Zunge blass und gedunsen

■■□ **Dick- und Dünndarm / oo. intestinorum harmonisierend**
chronische Dysenterie, Schmerzen im Unterbauch

■■□ **Yang erwärmend**
Diarrhö, Schmerzen im Unterbauch, durch Wärme / Druck gebessert

■■□ **Kälte / algor zerstreuend**
Kältegefühl im Unterbauch, Dysenterie, Defizienz von Milz- und Nieren-Yang / yang lienale et renale, blasser Zungenkörper, verlangsamte Pulse / pp. tardi

Zusätzliche Indikationen

Colitis ulcerosa, M. Crohn

Funktionskreis / Orbisbezug

■□□ FK Dünndarm / o. intestini tenuis
■□□ FK Dickdarm / o. intestini crassi
■□□ FK Milz / o. lienalis

Temperaturverhalten

■□□ warm

Geschmacksrichtung / Sapor

■□□ salzig
■□□ scharf

Wirkrichtung

■□□ tief

Wirkort

Verdauungstrakt, Inneres / intima

Klinische Bemerkungen
bei chronischer Diarrhö auf der Basis einer Defizienz der FK Dick- und Dünndarm / oo. intestinorum, wirkt konsolidierend, besonders bei Kälte-Schwäche / algor depletionis des Yang, Stützung des FK Milz / o. lienalis • Blut im Stuhl, aber dennoch Defizienz-Zeichen

Modifikationen
Schmerzen im Abdomen
+ Paeoniae lactiflorae radix (Baishaoyao)
+ Cinnamomi cassiae ramulus (Guizhi)

Kontraindikationen
feuchte Hitze / calor humidus

Gravidität
Vorsicht

Abgeleitete Rezepturen
Dekokt des Echten zur Erhaltung der Funktionskreise (Zhenren yangzang tang)

Kommentar
Der Name der Rezeptur beschreibt, dass der Stuhl mit seiner rötlich-weißen Farbe „wie Pfirsichblüten" aussieht (Blut im Stuhl, aber dennoch Schwäche / depletio-Zeichen). Diese Shanghanlun-Rezeptur ist bei Störungen im Kleinen Yin / yin minor (shaoyin) indiziert, durch Kälte / algor in der Mitte. Zwar sind die bindenden und wärmenden Eigenschaften des Rezepts hervorragend, dagegen es ist kaum suppletiv. Zubereitung: heute häufig als Pulver benutzt.

Pille der vier Gottheiten (Sishen wan)

四神丸 erste Erwähnung: 3. Jh.

lateinisch: Pilula quattuor Deorum
englisch: Four Miracle Pill

P	Psoraleae semen (Buguzhi)	120 g
A	Myristicae semen (Roudoukou)	60 g
A	Schisandrae fructus (Wuweizi)	60 g
M	Evodiae fructus (Wuzhuyu)	30 g

Wirkung/Indikation

■■■ **Diarrhö beendend**
Diarrhö bei Morgengrauen („Hahnenschreidiarrhö"), Inappetenz, Unfähigkeit, zu verdauen

■■■ **Dick- und Dünndarm/oo. intestinorum harmonisierend**
Diarrhö bei Morgengrauen, Inappetenz, Unfähigkeit, zu verdauen

■■□ **Yang erwärmend**
Ziehen im Rückenbereich, Schwäche, Müdigkeit, blasser Zungenkörper, tiefe, zarte, verlangsamte Pulse/pp. mersi, minuti, tardi

■□□ **Yang stützend**
Ziehen im Rückenbereich, Schwäche, Müdigkeit, blasser Zungenkörper, tiefe, zarte, verlangsamte Pulse/pp. mersi, minuti, tardi

■■□ **FK Niere/o. renalis stützend**
Ziehen im Rückenbereich, Schwäche, Müdigkeit, blasser Zungenkörper, tiefe, zarte, verlangsamte Pulse/pp. mersi, minuti, tardi

■■□ **mittlere Funktionskreise harmonisierend und stützend**
Diarrhö, Müdigkeit, Lethargie, blasser Zungenkörper, dünner Belag, zarte Pulse/pp. minuti, Schmerzen im Abdomen

Zusätzliche Indikationen

M. Crohn, Colitis, Rektumprolaps

Funktionskreis/Orbisbezug

■■□ FK Dickdarm/o. intestini crassi
■■■ FK Niere/o. renalis
■□□ FK Milz/o. lienalis

Temperaturverhalten

■□□ warm

Geschmacksrichtung/Sapor

■□□ scharf
■□□ sauer

Wirkrichtung

■■■ tief

Wirkort

Verdauungstrakt, Inneres/intima

Klinische Bemerkungen

chronische Diarrhö auf der Basis einer Defizienz der FK Dick- und Dünndarm, Defizienz von Milz-Yang / yang lienale et renale • klinisch: Diarrhö beim Erwachen, Defizienz der Pforte des Lebensloses / porta fortunae (mingmen)

Modifikationen

Rektumprolaps

+ Astragali radix (Huangqi)
+ Cimicifugae rhizoma (Shengma)

stärkere Zeichen von Kälte / algor oder Defizienz des Yang

+ Aconiti radix lateralis praeparata (Fuzi)
+ Cinnamomi cassiae cortex (Rougui)

Toxizität

Psoralen kann Allergien auslösen.

Kontraindikationen

Stasen, Fülle / repletio

Gravidität

Vorsicht

Kommentar

Bei diesem Rezept liegt der Fokus auf Wärmung von Nieren- und Milz-Yang / yang renale et lienale, die adstringierenden Arzneimittel sind deutlich milder als beim „Pflaumenblüten-Dekokt" (Taohua tang).

Trank zum Herauslösen von Trübem (Shuzhuo yinzi)

疏浊饮子 erste Erwähnung: 13. Jh.

englisch: Turbid Coursing Beverage

P	Phytolaccae radix (Shanglu)	6 g
M	Alismatis rhizoma (Zexie)	9 g
M	Poria alba (Fuling)	20 g
M	Phaseoli calcarati semen (Chixiaodou)	12 g
A	Arecae pericarpium (Dafupi)	6 g
A	Zanthoxyli bungeani semen (Jiaomu)	6 g
A	Arecae semen (Binglang)	12 g
A	Notopterygii rhizoma (Qianghuo)	6 g
M	Clematis armandi caulis (Chuanmutong)	9 g
A	Gentianae macrophyllae radix (Qinjiao)	6 g

Wirkung/Indikation

■■□ **laxierend**
Obstipation, spärlicher Urin, Ödeme

■■■ **diuretisch**
spärlicher Urin, Ödeme, häufiger Harndrang, Brennen beim Wasserlassen, Völlegefühl im Thorax, Durstlosigkeit bei trockenem Mund

■■□ **feuchte Hitze/calor humidus ausleitend**
Obstipation, spärlicher Urin, Brennen beim Wasserlassen, Ödeme, Appetitlosigkeit, Völlegefühl im Thorax, bitterer Mundgeschmack, Zungenkörper rot, Zungenbelag gelb, schlüpfrige, schnelle Pulse/pp. lubrici, celeri

■■□ **Schwellung zerteilend**
Ödeme, Wasseransammlungen

Funktionskreis/Orbisbezug

■■■ FK Blase/o. vesicalis
■■□ FK Niere/o. renalisFK Niere/o. renalis
■■□ FK Dickdarm/o. intestini crassi
■■□ FK Drei-Wärmebereiche/o. tricalorii

Temperaturverhalten

■■□ kühl

Geschmacksrichtung/Sapor

■■□ bitter
■□□ scharf

Wirkrichtung

■■□ absenkend

Wirkort

unterer Wärmebereich/Calorium

Klinische Bemerkungen

alle Erkrankungen mit wässriger Feuchtigkeit/humor- oder Schleim/pituita-Zusammenballung oder anderen Säfte-Stagnationen • Ödeme, Miktionsschwierigkeiten, Defäkationsschwierigkeiten • in China benutzt bei Anurie, renaler Insuffizienz • das stärkste Diureticum in der chinesischen Medizin

Toxizität

Phytolaccae radix: Abortivum

Gravidität

Anwendung verboten

Kommentar

Zubereitung: Phytolacca kann durch Drabae semen ersetzt werden, Clematis armandi caulis durch Mori cortex radicis (Sangbaipi).

13 Den FK Leber/o. hepaticus harmonisierend

13a Die ausgleichende Funktion des FK Leber/o. hepaticus stützend

13b Leber-Yang/yang hepaticum absenkend und Wind/ventus im FK Leber/o. hepaticus unterdrückend

Pulver der heiteren Ungebundenheit (Xiaoyao san)

逍遥散 erste Erwähnung: 12. Jh.

lateinisch: Pulvis Serenitatis
englisch: Rambling Powder

P	Bupleuri radix (Chaihu)	9 g
P	Paeoniae lactiflorae radix (Baishaoyao)	9 g
M	Angelicae sinensis radix (Danggui)	9 g
M	Atractylodis macrocephalae rhizoma (Baizhu)	6 g
M	Poria alba (Fuling)	6 g
A	Glycyrrhizae radix tosta (Zhigancao)	3 g
N	Zingiberis rhizoma tosta (Weijiang)	3 g
N	Menthae herba (Bohe)	3 g

Wirkung/Indikation

■■■ **FK Leber/o. hepaticus harmonisierend und stützend**
Stagnation des Leber-Qi/qi hepaticum bei Defizienz des Xue: Schmerzen und Spannungsgefühl im Hypochondrium, Kopfschmerzen, Schwindel, bitterer Mundgeschmack, trockener Mund und Rachen, Dysmenorrhö, Spannungsgefühl der Mammae, unregelmäßiger Menstruationszyklus, Stimmungsschwankungen, depressive Symptomatik

■■□ **Qi bewegend und regulierend**
Stagnation des Leber-Qi/qi hepaticum: Schmerzen und Spannungsgefühl im Hypochondrium, bitterer Mundgeschmack, trockener Mund und Rachen, Dysmenorrhö, Spannungsgefühl der Mammae, unregelmäßiger Menstruationszyklus, Stimmungsschwankungen, depressive Symptomatik

■■□ **Xue ergänzend und suppletierend**
Defizienz des Xue mit Kopfschmerzen, Schwindel, trockener Mund, Konzentrationsstörungen, Müdigkeit, schwache Pulse/pp. depleti

■□□ **mittlere Funktionskreise harmonisierend und stützend**
Qi-Stagnation mit Wechsel von Diarrhö und Obstipation

Zusätzliche Indikationen

prämenstruelles Syndrom mit Spannungsgefühlen und Dysphorie

Funktionskreis/Orbisbezug

■■■ FK Leber/o. hepaticus
■■□ FK Gallenblase/o. felleus
■■□ FK Milz/o. lienalis

Temperaturverhalten

■■□ Tendenz warm

Geschmacksrichtung/Sapor

■□□ scharf
■□□ bitter

Wirkrichtung

■□□ emporhebend

Wirkort

Mitte/mittlerer Wärmebereich/Calorium, unterer Wärmebereich/Calorium

Klinische Bemerkungen

Erkrankungen auf der Basis einer Dysfunktion des FK Leber / o. hepaticus mit mangelnder Harmonisierung und Stützung • Disharmonie zwischen FK Leber / o. hepaticus und Mitte • sehr häufig benutzte Rezeptur • das Qi wird nur mäßig bewegt, deshalb werden zur Qi-Bewegung häufig Arzneimittel hinzugefügt wie Cyperi rhizoma (Xiangfu), Citri aurantii fructus immaturus (Zhishi), Citri reticulatae pericarpium (Chenpi)

Modifikationen

Hitze / calor im FK Leber / o. hepaticus (entspricht dem Pulvis serenitatis Moutan et Gardenia augmentata, Jiawei xiaoyao san)

+ Gardeniae fructus (Zhizi)
+ Moutan cortex radicis (Mudanpi)

ausgeprägte Defizienz des Xue

+ Rehmanniae radix (Shengdihuang)

starke Schmerzen im Hypochondrium

– Atractylodis macrocephalae rhizoma (Baizhu)
+ Cyperi rhizoma (Xiangfu)

Schmerzen durch Xue-Stasen

+ Moutan cortex radicis (Mudanpi)
+ Curcumae longae tuber (Yujin)
+ Scirpi seu Sparganii rhizoma (Sanleng)

Fluor albus

+ Lonicerae flos (Jinyinhua)
+ Cyrtomii rhizoma (Guanzhong)

Schmerzen im Hypochondrium mit Müdigkeit und vermindertem Appetit

– Zingiberis rhizoma tosta (Weijiang)
– Menthae herba (Bohe)
+ Cyperi rhizoma (Xiangfu)
+ Citri sarcodactylis fructus (Foshou)
+ Salviae miltiorrhizae radix (Danshen)
+ Codonopsitis radix (Dangshen)

Vergrößerung von Leber und Milz

+ Sepiae os (Haipiaoxiao)
+ Ostreae concha (Muli)

Zysten in der Brust

– Glycyrrhizae radix (Gancao)
+ Vaccariae semen (Wangbuliuxing)
+ Salviae miltiorrhizae radix (Danshen)
+ Cyperi rhizoma (Xiangfu)
+ Millettiae seu Spatholobi caulis et radix (Jixueteng)

Gravidität

Anwendung erlaubt

Kommentar

Diese Rezeptur stammt aus Heji jufang (12. Jh.).

Wichtige Verordnung gegen schmerzhaften Durchfall (Tongxie yaofang)

痛泻要方 erste Erwähnung: 17. Jh.

lateinisch: Praescriptio magni Momenti contra Diarrheam Dolorosam
englisch: Important Formula for Painful Diarrhea

P	Paeoniae lactiflorae radix (Baishaoyao)	6 g
P	Atractylodis macrocephalae rhizoma (Baizhu)	9 g
M	Citri reticulatae pericarpium (Chenpi)	6 g
A	Ledebouriellae seu Saposhnikoviae radix (Fangfeng)	6 g

Wirkung/Indikation

■■□ **FK Leber/o. hepaticus harmonisierend und stützend**
schmerzhafter Stuhldrang, laute Darmgeräusche, saitenförmige Pulse/pp. chordales

■■■ **mittlere Funktionskreise harmonisierend und stützend**
plötzliche schmerzhafte Diarrhö, laute Darmgeräusche

■■■ **Diarrhö beendend**
schmerzhafter Stuhldrang, plötzliche Diarrhö mit nachfolgender Beschwerdeerleichterung

■■■ **Schmerz beseitigend und verteilend**
Diarrhö mit schmerzhaftem Stuhldrang

Funktionskreis/Orbisbezug

■■□ FK Leber/o. hepaticus
■■■ FK Milz/o. lienalis

Temperaturverhalten

■■□ warm

Geschmacksrichtung/Sapor

■■■ scharf
■■□ süß

Wirkrichtung

■■□ tief

Wirkort

Mitte/mittlerer Wärmebereich/Calorium, Verdauungstrakt

Klinische Bemerkungen

das Leber-Qi/qi hepaticum überwältigt die Mitte mit plötzlichen krampfartigen Schmerzen im Bauchbereich gefolgt von Diarrhö

Modifikationen

chronische Diarrhö

\+ Cimicifugae rhizoma (Shengma)

wässrige Diarrhö

\+ Plantaginis semen (Cheqianzi)
\+ Poria alba (Fuling)
\+ Zingiberis rhizoma (Ganjiang)

breiige Diarrhö

\+ Atractylodis rhizoma (Cangzhu)

kindliche Diarrhö mit Nahrungsmittelstagnation

\+ Crataegi fructus (Shanzha)

Tenesmen

\+ Arecae semen (Binglang)
\+ Inulae seu Aucklandiae radix (Muxiang)

starke abdominelle Schmerzen

↑ Paeoniae lactiflorae radix (Baishaoyao)

ausgeprägte Defizienz des Qi

\+ Codonopsitis radix (Dangshen)
\+ Glycyrrhizae radix (Gancao)

Kontraindikationen

schmerzhafte Diarrhö durch exogene pathogene Faktoren, keine Langzeitanwendung

Gravidität

Anwendung erlaubt

Kommentar

Quelle: Jingyue quanshu. Zubereitung: Rösten der ersten drei Rezepturbestandteile verstärkt die Diarrhö-beendende Wirkung.

Dekokt der sechs Edlen mit Bupleurum und Paeonia (Chaishao liu junzi tang)

柴芍六君子汤

erste Erwähnung: 17. Jh.

englisch: Six Gentlemen Decoction with Bupleurum and Peony

P	Bupleuri radix (Chaihu)	8 g
P	Paeoniae lactiflorae radix (Baishaoyao)	9 g
M	Ginseng radix (Renshen)	3 g
M	Atractylodis macrocephalae rhizoma (Baizhu)	4,5 g
M	Poria alba (Fuling)	3 g
N	Glycyrrhizae radix (Gancao)	3 g
A	Pinelliae rhizoma (Banxia)	4,5 g
A	Citri reticulatae pericarpium (Chenpi)	3 g

Wirkung/Indikation

■■□ **FK Leber/o. hepaticus harmonisierend und stützend**
Wechsel von Diarrhö und Obstipation, Druckgefühl im Oberbauch, Spannungsgefühl im Oberbauch, Verschlimmerung durch emotionalen Stress, Reizbarkeit, Anspannung, Stimmungsschwankungen

■■□ **Qi bewegend und regulierend**
Wechsel von Diarrhö und Obstipation, Druck- und Spannungsgefühl im Oberbauch

■■■ **mittlere Funktionskreise harmonisierend und stützend**
Wechsel von Diarrhö und Obstipation, (saures) Aufstoßen, Schluckauf

■■□ **Qi stützend und ergänzend**
Diarrhö, Müdigkeit, Schwäche, Zungenkörper blass

■□□ **Feuchtigkeit/humor ausleitend**
Diarrhö, feuchter weißer Zungenbelag

Funktionskreis/Orbisbezug

■■□ FK Leber/o. hepaticus
■■□ FK Milz/o. lienalis
■□□ FK Magen/o. stomachi

Temperaturverhalten

■■□ warm

Geschmacksrichtung/Sapor

■■□ scharf
■■□ süß

Wirkrichtung

■■□ tief

Wirkort

Mitte/mittlerer Wärmebereich/Calorium, Verdauungstrakt

Klinische Bemerkungen
Disharmonie des FK Leber/o. hepaticus und der Mitte bei Defizienz des Milz-Qi/qi lienale und Stagnation des Leber-Qi/qi hepaticum mit Verdauungsstörungen

Toxizität
gering

Gravidität
Anwendung erlaubt

Verwandte Rezepturen
Dekokt der sechs Edlen (Liu junzi tang)

Trank mit Gastrodia und Uncaria (Tianma gouteng yin)

天麻钩藤饮

erste Erwähnung: unbekannt

lateinisch: Potio Gastrodiae et Uncariae
englisch: Gastrodia and Uncaria Decoction

P	Gastrodiae rhizoma (Tianma)	4–9 g
P	Uncariae ramulus et uncus (Gouteng)	12 g
P	Haliotidis concha (Shijueming)	18 g
M	Gardeniae fructus (Zhizi)	9 g
M	Scutellariae radix (Huangqin)	9 g
A	Leonuri herba (Yimucao)	9 g
A	Achyranthis bidentatae radix (Niuxi)	12 g
A	Eucommiae cortex (Duzhong)	9 g
A	Loranthi seu Taxilli ramulus (Sangjisheng)	9 g
N	Polygoni multiflori caulis (Yejiaoteng)	9 g
N	Poriae sclerotium pararadicis (Fushen)	9 g

Wirkung/Indikation

■■■ **inneren Wind/ventus internus besänftigend**
Kopfschmerzen, Schwindel, Benommenheit, Tinnitus, verschwommene Sicht, Paresen, Hemiplegien, Parästhesien, Muskelzuckungen, Tremor, Krämpfe, saitenförmige Pulse/pp. chordales

■■■ **Yang absenkend**
hochschlagendes Leber-Yang/yang hepaticum: Schwindel, Drehschwindel, Kopfschmerzen, Schlaflosigkeit

■■□ **FK Niere/o. renalis stützend**
hochschlagendes Yang durch Defizienz des FK Niere/o. renalis

■■□ **Hitze/calor kühlend**
Hitzegefühl am Kopf, Schlafstörungen, Zungenkörper gerötet

■□□ **krampflösend**
Muskelzuckungen, Tremor, Krämpfe

■□□ **beruhigend und ausgleichend**
Schlaflosigkeit, Unruhe

Funktionskreis/Orbisbezug

■■■ FK Leber/o. hepaticus
■□□ FK Niere/o. renalis

Temperaturverhalten

■■□ kühl

Geschmacksrichtung/Sapor

■□□ bitter
■□□ süß

Wirkrichtung

■■■ absenkend

Wirkort

Inneres/intima, Kopf/Augen

Klinische Bemerkungen

besonders bei Hypertension und anderen Symptomen auf der Basis eines hochschlagenden Leber-Yang / yang hepaticum • innerer Wind / ventus internus mit mäßigen Hitze / calor-Zeichen • häufig benutzte Rezeptur

Modifikationen

Eklampsie

– Achyranthis bidentatae radix (Niuxi)
– Leonuri herba (Yimucao)

Tinnitus, Hörsturz bei hochschlagendem Yang

+ Magnetitum (Cishi)
+ Bupleuri radix (Chaihu)

unruhiger Fetus

↑ Eucommiae cortex (Duzhong)
↑ Loranthi seu Taxilli ramulus (Sangjisheng)
↑ Scutellariae radix (Huangqin)

Gravidität

Anwendung erlaubt

Wasserkrüge errichtendes Dekokt (Jianling tang)

建瓴汤 erste Erwähnung: 19. Jh.

englisch: Construct Roof Tiles Decoction

P	Mastodi fossilium ossis (Longgu)	18 g
P	Ostreae concha (Muli)	18 g
M	Haematitum (Daizheshi)	24 g
A	Rehmanniae radix (Shengdihuang)	18 g
A	Paeoniae lactiflorae radix (Baishaoyao)	12 g
A	Dioscoreae oppositae rhizoma (Shanyao)	30 g
M	Achyranthis bidentatae radix (Niuxi)	30 g
N	Biotae seu Platycladi semen (Baiziren)	12 g

Wirkung/Indikation

■■□ **Yang absenkend**
Schwindel, Tinnitus, Reizbarkeit

■■□ **FK Leber/o. hepaticus harmonisierend und stützend**
Schwindel, Reizbarkeit, Unruhe, Schlafstörungen, durch Träume gestörter Schlaf, Druckgefühl im Ohr, Tinnitus, saitenförmige Pulse/pp. chordales

■■□ **beruhigend und ausgleichend**
Reizbarkeit, Unruhe, Schlafstörungen, durch Träume gestörter Schlaf, Palpitationen

Funktionskreis/Orbisbezug

■■□ FK Leber/o. hepaticus
■□□ FK Herz/o. cardialis

Temperaturverhalten

■□□ kühl

Geschmacksrichtung/Sapor

■■□ bitter
■□□ süß

Wirkrichtung

■■□ absenkend

Wirkort

Inneres/intima, oberer Wärmebereich/Calorium

Klinische Bemerkungen
Erkrankungen aufgrund eines hochschlagenden Leber-Yang/yang hepaticum • speziell mentale, emotionale Störungen

Gravidität
Vorsicht

Abgeleitete Rezepturen
Dekokt, das den FK Leber/o. hepaticus hinabdrückt und Wind/ventus besänftigt (Zhen'gan xifeng tang)

Kommentar
Quelle: Yi xue zhong zhong can xi lu (1918–33). Verwandt mit dem „Dekokt, das den FK Leber/o. hepaticus hinabdrückt und Wind/ventus besänftigt" (Zhen'gan xifeng tang), wirkt jedoch weniger absenkend und zerstreuend, dafür intensiver sedierend.

Dekokt mit Antelopis cornu und Uncaria (Lingjiao gouteng tang)

羚角钩藤汤

erste Erwähnung: 18. Jh.

lateinisch: Decoctum Cornus Antelopis et Uncariae
englisch: Antelope Horn and Uncaria Decoction

P	Antelopis cornus (Lingyangjiao)	4,5 g
P	Uncariae ramulus et uncus (Gouteng)	9 g
M	Chrysanthemi flos (Juhua)	9 g
M	Mori folium (Sangye)	9 g
A	Paeoniae lactiflorae radix (Baishaoyao)	9 g
A	Rehmanniae radix (Shengdihuang)	15 g
A	Fritillariae cirrhosae bulbus (Chuanbeimu)	12 g
A	Bambusae in taeniam caulis (Zhuru)	15 g
A	Poriae sclerotium pararadicis (Fushen)	9 g
N	Glycyrrhizae radix (Gancao)	3 g

Wirkung/Indikation

■■□ **Hitze/calor kühlend**
anhaltend hohes Fieber, Hitzegefühl, Reizbarkeit, Unruhe, Benommenheit, Bewusstlosigkeit, Zungenkörper tiefrot, trocken

■■□ **FK Leber/o. hepaticus harmonisierend und stützend**
Reizbarkeit, Unruhe, Schwindel, Muskelzuckungen, Krämpfe, saitenförmige Pulse/pp. chordales

■■□ **inneren Wind/ventus internus besänftigend**
Benommenheit, Bewusstlosigkeit, Schwindel, Muskelzuckungen, Krämpfe

■■□ **krampflösend**
innerer Wind/ventus internus: Muskelzuckungen, Krämpfe

■■□ **beruhigend und ausgleichend**
Reizbarkeit, Unruhe

■■□ **Säfte ergänzend**
Säfteverlust bei Hitze/calor-Symptomatik mit trockenem rotem Zungenkörper

■■□ **heißen Schleim/pituita calida umwandelnd**
Hitze/calor führt zum Eintrocknen von Säften mit Schwindel, Benommenheit

Funktionskreis/Orbisbezug

■■■ FK Leber/o. hepaticus
■■□ FK Herz/o. cardialis

Klinische Bemerkungen
ähnlich wie das „Dekokt, das den FK Leber/o. hepaticus hinabdrückt und Wind/ventus besänftigt" (Zhen'gan xifeng tang) (wird häufiger benutzt, da kein Antelopenhorn enthalten ist) • Hitze/calor im FK Leber/o. hepaticus erzeugt Wind/ventus im FK Leber/o. hepaticus mit Krämpfen, Spasmen • Erkrankungen im Sinn der Wärme schädigenden-Pathologie/morbi temperati (Wenbing) in der Ebene der Bauenergie/qi constructivum (ying) mit hohem Fieber

Modifikationen

extreme Hitze/calor

+ Isatidis folium (Daqingye)
+ Isatidis radix (Banlangen)
+ Prunellae spica (Xiakucao)
+ Haliotidis concha (Shijueming)

schwere Krämpfe und Spasmen

+ Scorpio (Quanxie)
+ Bombyx batryticatus (Jiangcan)
+ Scolopendra (Wugong)

Kontraindikationen
Defizienz

Gravidität
Vorsicht

Kommentar
Quelle: Chongding tongsu shanghan lun (Qing-Zeit). Zubereitung: Antelopis cornus kann durch Naemorhedis cornus (Shanyangjiao) oder Margaritiferae concha (Zhenzhumu) ersetzt werden.

Temperaturverhalten
■■■ Tendenz kalt

Geschmacksrichtung/Sapor
■■□ süß
■■□ bitter

Wirkrichtung
■■■ absenkend

Wirkort
Inneres/intima, oberer Wärmebereich/Calorium

Dekokt, das den FK Leber/o. hepaticus hinabdrückt und Wind/ventus besänftigt (Zhen'gan xifeng tang)

镇肝熄风汤

erste Erwähnung: 19. Jh.

lateinisch: Decoctum Deprimens Orbem hepaticum et Conquiescens Ventum
englisch: Sedate the Liver and Extinguish Wind Decoction

P	Mastodi fossilium ossis (Longgu)	15 g
P	Ostreae concha (Muli)	15 g
P	Haematitum (Daizheshi)	30 g
M	Testudinis plastrum (Guiban)	15 g
M	Paeoniae lactiflorae radix (Baishaoyao)	15 g
M	Achyranthis bidentatae radix (Niuxi)	30 g
A	Scrophulariae radix (Xuanshen)	15 g
A	Asparagi radix (Tianmendong)	15 g
A	Artemisiae capillaris seu scopariae herba (Yinchenhao)	6 g
A	Meliae toosendan fructus (Chuanlianzi)	6 g
N	Hordei fructus germinatus (Maiya)	6 g
N	Glycyrrhizae radix (Gancao)	3 g

Wirkung/Indikation

■■■ **Yang absenkend**
Benommenheit, Schwindel, Augendruck, Tinnitus, Kopfschmerzen, Reizbarkeit, Rötung und Hitzegefühl im Gesicht

■■□ **inneren Wind/ventus internus besänftigend**
Benommenheit, Schwindel, Augendruck, Tinnitus, Paresen, Hemiplegien, Facialisparesen, Bewusstseinsverlust, Desorientiertheit

■■□ **FK Leber/o. hepaticus harmonisierend und stützend**
Augendruck, Tinnitus, Kopfschmerzen, Reizbarkeit, saitenförmige Pulse/pp. chordales

■■□ **Yin stützend und ergänzend**
Defizienz des Yin führt zu aufsteigendem Yang mit gerötetem, heißem Gesicht

Zusätzliche Indikationen

Hypertension, Glaukom, Tinnitus, Apoplex, Schwindelzustände, Tremor

Funktionskreis/Orbisbezug

■■■ FK Leber/o. hepaticus
■□□ FK Niere/o. renalis

Temperaturverhalten

■■■ kühl

Geschmacksrichtung/Sapor

■■□ bitter

Wirkrichtung

■■■ absenkend

Wirkort

Inneres/intima, oberer Wärmebereich/Calorium

Klinische Bemerkungen
Erkrankungen auf der Basis eines hochschlagenden Leber-Yang/yang hepaticum, insbesondere bei Stagnation des Leber-Qi/qi hepaticum oder Hitze/calor oder Glut/ardor bei einer Defizienz des Yin oder des Xue

Modifikationen
Hitzegefühl im Brustbereich
+ Gypsum (Shigao)

Kontraindikationen
Vorsicht bei Defizienz von Milz-Qi/qi lienale oder Milz-Yang/yang lienale

Gravidität
Vorsicht

Kommentar
Quelle: Yi xue zhong zhong can xi lu (1918–33). Zubereitung: Aus Artenschutzgründen ist die Rezeptur ohne Testudinis plastrum (Guiban) zu verwenden. Es kann durch Lycii cortex radicis (Digupi) und Artemisiae capillaris seu scopariae herba (Yinchenhao) ersetzt werden.

Dekokt mit Gelatinum und Eigelb (Ejiao jizihuang tang)

阿胶鸡子黄汤 erste Erwähnung: 17. Jh.

englisch: Ass-Hide Gelatin and Egg Yolk Decoction

P	Asini corii gelatinum (Ejiao)	6 g
P	Eigelb (Jizihuang)	2 Stck.
M	Uncariae ramulus et uncus (Gouteng)	6 g
M	Haliotidis concha (Shijueming)	15 g
M	Ostreae concha (Muli)	12 g
M	Paeoniae lactiflorae radix (Baishaoyao)	9 g
M	Rehmanniae radix (Shengdihuang)	12 g
A	Poriae sclerotium pararadicis (Fushen)	12 g
N	Glycyrrhizae radix, mit Honig geröstet (Zhigancao)	3 g
N	Trachelospermi caulis (Luoshiteng)	9 g

Wirkung/Indikation

■■■ **inneren Wind/ventus internus besänftigend**
Spasmen, Zuckungen, Rigidität der Muskulatur

■■□ **FK Leber/o. hepaticus harmonisierend und stützend**
angespannte Muskulatur, Schwindel

■■■ **Yin stützend und ergänzend**
trockener Mund, trockene Lippen, Zungenkörper tiefrot, zarte Pulse/pp. minuti

■□□ **Xue ergänzend und suppletierend**
Benommenheit, Schwindel, zarte Pulse/pp. minuti

■□□ **Yang absenkend**
Benommenheit, Schwindel

■■□ **krampflösend**
Spasmen, Zuckungen, Rigidität der Muskulatur

■□□ **Hitze bei Schwäche/calor depletionis beseitigend**
trockener Mund, trockene Lippen, Zungenkörper tiefrot, zarte, schnelle Pulse/pp. minuti, celeri

Funktionskreis/Orbisbezug

■■■ FK Leber/o. hepaticus
■□□ FK Herz/o. cardialis

Temperaturverhalten

■■□ kühl

Geschmacksrichtung/Sapor

■■□ bitter
■□□ salzig

Wirkrichtung

■■□ absenkend

Wirkort

Inneres/intima, oberer Wärmebereich/Calorium

Klinische Bemerkungen

fieberhafte Erkrankungen im Spätstadium, Hitze / calor oder Glut / ardor hat zu Defizienz von Yin und Xue und dadurch zu hochschlagendem Leber-Yang / yang hepaticum und Wind / ventus im FK Leber / o. hepaticus geführt • Unruhe des shen nach fieberhaften Erkrankungen • heutzutage häufig gebraucht bei Hitze / calor im FK Herz / o. cardialis auf der Basis einer Defizienz des Yin, hochschlagendem Leber-Yang / yang hepaticum, Wind / ventus im FK Leber / o. hepaticus

Gravidität

Vorsicht

Kommentar

Quelle: Chongding tongsu shanghan lun (Qing-Zeit). Zubereitung: Eigelb jeweils frisch in das noch warme fertige Dekokt einrühren und warm trinken.

Große Perle zur Stabilisierung einer Wind/ventus-Störung (Da dingfeng zhu)

大定风珠

erste Erwähnung: 18. Jh.

englisch: Major Arrest Wind Pearl

P	Amydae sinensis plastrum (Biejia)	12 g
P	Ostreae concha (Muli)	12 g
P	Testudinis plastrum (Guiban)	12 g
M	Asini corii gelatinum (Ejiao)	9 g
M	Eigelb (Jizihuang)	2 Stck.
M	Paeoniae lactiflorae radix (Baishaoyao)	18 g
M	Rehmanniae radix (Shengdihuang)	18 g
M	Ophiopogonis radix (Maimendong)	18 g
A	Schisandrae fructus (Wuweizi)	6 g
A	Cannabis semen (Huomaren)	10 g
N	Glycyrrhizae radix (Gancao)	12 g

Wirkung/Indikation

■■■ **Yang absenkend**
Benommenheit, Schwindel, Tinnitus

■■□ **inneren Wind/ventus internus besänftigend**
Krämpfe, Bewusstlosigkeit, Tremor der Finger

■■■ **Yin stützend und ergänzend**
heiße Handflächen und Fußsohlen, trockener Rachen, Blutungen, Zungenkörper trocken, rot, zarte Pulse/pp. minuti

■■□ **Xue ergänzend und suppletierend**
Benommenheit, Palpitationen

■■□ **FK Leber/o. hepaticus harmonisierend und stützend**
Krämpfe, Tremor der Finger, saitenförmige Pulse/pp. chordales

■□□ **FK Herz/o. cardialis stützend und kühlend**
Benommenheit, Palpitationen, Zungenkörper rot, gelber Zungenbelag

Funktionskreis/Orbisbezug

■■■ FK Leber/o. hepaticus
■■□ FK Niere/o. renalis
■■□ FK Herz/o. cardialis

Temperaturverhalten

■■□ kühl

Geschmacksrichtung/Sapor

■■□ süß
■■□ salzig

Wirkrichtung

■■■ absenkend

Wirkort

Inneres/intima, oberer Wärmebereich/Calorium

Klinische Bemerkungen

fieberhafte Erkrankungen im Spätstadium, Hitze / calor oder Glut / ardor führen zu Verbrauch des Yin und Xue und dadurch zu hochschlagendem Leber-Yang / yang hepaticum und Entstehung von Wind / ventus im FK Leber / o. hepaticus sowie zu Störungen des shen • Hitze / calor im Bereich des FK Herz / o. cardialis aufgrund einer Defizienz des Yin

Modifikationen

Defizienz des Qi mit spontanen Schweißen

+ Mastodi fossilium ossis (Longgu)
+ Ginseng radix (Renshen)
+ Tritici fructus germinatus (Fuxiaomai)

Defizienz des Qi mit Palpitationen

+ Ginseng radix (Renshen)
+ Tritici fructus germinatus (Fuxiaomai)
+ Poriae sclerotium pararadicis (Fushen)

Schleim / pituita mit Muskelkrämpfen

+ Fritillariae cirrhosae bulbus (Chuanbeimu)
+ Bambusae concretio silicea (Tianzhuhuang)

Kontraindikationen

pathogene Faktoren

Gravidität

Vorsicht

Kommentar

Quelle: Wenbing Tiaobian, 1798. Zubereitung: Eigelb jeweils frisch in das noch warme fertige Dekokt einrühren und warm trinken. Testudinis plastrum (Guiban) und Amydae sinensis plastrum (Biejia) (Artenschutz) kann durch Lycii cortex radicis (Digupi) und Artemisiae capillaris seu scopariae herba (Yinchenhao) ersetzt werden.

Rehmannia-Trank (Dihuang yinzi)

地黄饮子

erste Erwähnung: 12. Jh.

lateinisch: Potio Rehmanniae
englisch: Rehmannia Decoction

P	Rehmanniae radix praeparata (Shudihuang)	6 g
P	Dendrobii caulis (Shihu)	6 g
M	Corni fructus (Shanzhuyu)	6 g
M	Schisandrae fructus (Wuweizi)	6 g
M	Ophiopogonis radix (Maimendong)	6 g
A	Morindae radix (Bajitian)	6 g
A	Cistanchis herba (Roucongrong)	6 g
A	Aconiti radix lateralis praeparata (Fuzi)	6 g
A	Cinnamomi cortex (Rougui)	6 g
A	Acori graminei rhizoma (Shichangpu)	6 g
A	Polygalae radix (Yuanzhi)	6 g

Wirkung/Indikation

■■■ **Yin stützend und ergänzend**
trockener Mund, tiefe, zarte Pulse/pp. mersi, minuti

■■□ **Yang stützend**
tiefe, zarte, verlangsamte Pulse/pp. mersi, minuti, tardi

■□□ **Schleim/pituita umwandelnd**
Steifheit der Zunge, Aphasie, Paresen, gelber schmieriger Zungenbelag

■■□ **Energiebahnen und Sinne öffnend**
Steifheit der Zunge, Aphasie, Paresen

Zusätzliche Indikationen

Poliomyelitis, Syringomyelie, hysterische Zustände

Funktionskreis/Orbisbezug

■■■ FK Niere/o. renalis
■□□ FK Leber/o. hepaticus
■□□ FK Herz/o. cardialis

Temperaturverhalten

■■□ Tendenz warm

Geschmacksrichtung/Sapor

■□□ süß
■□□ scharf

Wirkrichtung

■■□ tief

Wirkort

Kopf/Augen, Bewegungsapparat

Klinische Bemerkungen

Sprechstörungen, Aphasie bedingt durch inneren Wind / ventus internus aufgrund einer Defizienz von Yin und Yang, bei Schleim / pituita-Bildung • Blockade der Öffnung des FK Herz / o. cardialis (Zunge) • Hitze / calor- oder Glut / ardor-Zeichen, innerer Wind / ventus internus aber beidseitig (kein apoplektischer Insult) • Defizienz des Yin mit Schleim / pituita-Blockade

Modifikationen

Defizienz des Nieren-Yang / yang renale

+ Epimedii herba (Yinyanghuo)
+ Curculiginis rhizoma (Xianmao)

Defizienz des Qi

+ Astragali radix (Huangqi)
+ Codonopsitis radix (Dangshen)

Paresen ohne Aphasie

– Acori graminei rhizoma (Shichangpu)
– Polygalae radix (Yuanzhi)

Defizienz des Yin und Hitze-Schleim / calor pituitae ohne Defizienz des Yang

– Aconiti radix lateralis praeparata (Fuzi)
– Cinnamomi cortex (Rougui)
+ Fritillariae cirrhosae bulbus (Chuanbeimu)
+ Arisaematis rhizoma (Tiannanxing)
+ Bambusae succus (Zhuli)

Toxizität

gering

Kontraindikationen

hochschlagendes Yang bei Fülle / repletio

Gravidität

Anwendung erlaubt

Kommentar

Quelle: Huangdi suwen xuanming lunfang (12. Jh.)

14 Den FK Niere/o. renalis harmonisierend und konsolidierend

Pulver mit Ginseng und Gecko (Renshen gejie san)

人参蛤蚧散

erste Erwähnung: 14. Jh.

englisch: Ginseng and Gecko Powder

P	Gecko (Gejie)	1 Paar
M	Ginseng radix (Renshen)	60 g
M	Poria alba (Fuling)	60 g
N	Glycyrrhizae radix (in Honig geröstet) (Gancao)	150 g
M	Armeniacae semen (Xingren)	150 g
M	Mori cortex radicis (Sangbaipi)	60 g
A	Fritillariae thunbergii bulbus (Zhebeimu)	60 g
A	Anemarrhenae rhizoma (Zhimu)	60 g

Wirkung/Indikation

■■□ **Qi absenkend**
chronischer Husten, chronische Keuchatmung, Atemnot, Sputum mit Eiter und Blut, Ödeme im Gesicht

■■□ **Qi bewegend und regulierend**
Schleim/pituita, Feuchtigkeit/humor, weiche Stühle, Feuchtigkeit/humor steigt in den FK Lunge/o. pulmonalis, Engegefühl im Thorax, Stase erzeugt Hitze/calor mit blutig-eitrigem Sputum, violette Zunge

■■□ **FK Niere/o. renalis stützend**
Erschöpfung, Kraftlosigkeit, Lumbago, innere Unruhe

■■□ **Qi stützend und ergänzend**
Dyspnoe, Verdauungsbeschwerden, Müdigkeit

■□□ **Jing/Struktivpotenzial stützend**
mangelhafte Inspiration, erschöpfender Husten, erschöpfende sitzende Position

■■■ **Husten stillend**
chronischer Husten

Zusätzliche Indikationen

Asthma bronchiale, Emphysem, Tuberkulose

Funktionskreis/Orbisbezug

■■■ FK Lunge/o. pulmonalis
■■□ FK Niere/o. renalis

Temperaturverhalten

■□□ neutral

Geschmacksrichtung/Sapor

■■□ süß
■□□ neutral

Wirkrichtung

■□□ absenkend

Wirkort

Lunge, Inneres/intima

Klinische Bemerkungen
häufig benutzt bei chronischem Asthma • bei Erkrankungen der Lunge auf der Basis von geschwächtem Lungen-Qi / qi pulmonale, das nicht im FK Niere / o. renalis wurzeln kann

Kontraindikationen
persistierende pathogene Faktoren

Gravidität
Vorsicht

Kommentar
Zubereitung: In der Regel als Fertigarznei oder Pille zu nehmen, Gecko ist nur aus speziellen Zuchtbeständen zu verwenden.

Pulver mit Mantidis ootheca (Sangpiaoxiao san)

桑螵蛸散

erste Erwähnung: 12. Jh.

lateinisch: Pulvis Ovorum Mantidis
englisch: Mantis Egg Dase Powder

P	Mantidis ootheca (Sangpiaoxiao)	9 g
M	Ginseng radix (Renshen)	9 g
M	Poria alba (Fuling)	9 g
A	Angelicae sinensis radix (Danggui)	9 g
M	Polygalae radix (Yuanzhi)	3 g
P	Mastodi fossilium ossis (Longgu)	12 g
A	Testudinis carapax (Guiban)	15 g
M	Acori graminei rhizoma (Shichangpu)	1,5 g

Wirkung/Indikation

■■□ **FK Niere/o. renalis stützend**
Schwäche im Lumbalbereich, Kältegefühl

■■■ **Jing/Struktivpotenzial stützend**
Enuresis, Nykturie, Pollakisurie, Spermatorrhö

■■□ **FK Herz/o. cardialis stützend und kühlend**
Desorientiertheit, vermehrt Träume sexuellen Inhalts, Vergesslichkeit, blasse Zunge mit weißlichem Belag

■■□ **FK Leber/o. hepaticus harmonisierend und stützend**
durch Träume gestörter Schlaf, Träume sexuellen Inhalts, innere Gereiztheit

■■□ **beruhigend und ausgleichend**
Unruhe, Vergesslichkeit, vegetative Imbalancen

■■□ **adstringierend und sammelnd**
Miktionsstörungen, Unruhe im Schlaf, mentale Störungen

Zusätzliche Indikationen

Diabetes mellitus, Uterusprolaps

Funktionskreis/Orbisbezug

■■■ FK Niere/o. renalis
■■□ FK Herz/o. cardialis
■□□ FK Leber/o. hepaticus

Temperaturverhalten

■■□ neutral

Geschmacksrichtung/Sapor

■■■ salzig
■■□ neutral

Wirkrichtung

■■□ tief

Wirkort

Lumbalregion, unterer Wärmebereich/Calorium

Klinische Bemerkungen

häufig benutzt bei Nykturie, Bettnässen bei Kindern und Älteren, auch bei vorzeitigem Samenverlust, Fluor albus • die Tür des FK Niere / o. renalis ist geöffnet, so können die geistigen Kräfte shen und hun des FK Herz / o. cardialis in den FK Leber / o. hepaticus hineinkommen, Folge: übermäßige Träume (z. B. sexuellen Inhaltes) • vergleichbar der „Pille des goldenen Schlosses zur Festigung des Jing / Struktivpotenzials" (Jinsuo gujing wan), aber speziell wirksam für Störungen der Miktion aufgrund von Störungen der Achse FK Herz und Niere / oo. cardialis et renalis (ergänzt durch emotionale Symptome)

Modifikationen

Palpitationen, Schlafstörungen

+ Schisandrae fructus (Wuweizi)
+ Zizyphi spinosae semen (Suanzaoren)

ausgeprägte Defizienz des Nieren-Yang / yang renale mit Kältegefühl

+ Morindae radix (Bajitian)
+ Cinnamomi cassiae cortex (Rougui)
+ Aconiti radix lateralis praeparata (Fuzi)

häufige Spermatorrhö

+ Euryalis semen (Qianshi)
+ Rosae laevigatae fructus (Jinyingzi)

nicht zu stoppende Inkontinenz

+ Alpiniae oxyphyllae fructus (Yizhiren)
+ Linderae radix (Wuyao)
+ Dioscoreae oppositae rhizoma (Shanyao)

Uterusprolaps, Pollakisurie, vaginaler Ausfluss (auch äußerlich als Sitzbad zu verwenden)

+ Astragali radix (Huangqi)
+ Cimicifugae rhizoma (Shengma)
+ Bupleuri radix (Chaihu)

Kontraindikationen

schmerzhafte Miktion aufgrund von feuchter Hitze / calor humidus

Gravidität

Anwendung erlaubt

Pille des goldenen Schlosses zur Festigung des Jing/Struktivpotenzials (Jinsuo gujing wan)

金锁固精丸

erste Erwähnung: 17. Jh.

lateinisch: Pilula Serae Aureae Firmans Jing
englisch: Metal Lock Pill and Water Decoction

M	Euryalis semen (Qianshi)	60 g
M	Nelumbinis semen (Lianzi)	60 g
P	Astragali semen (Shayuan jili)	60 g
A	Mastodi fossilium ossis (Longgu)	30 g
A	Ostreae concha (Muli)	30 g
A	Nelumbinis stamen (Lianxu)	60 g

Wirkung/Indikation

■■□ **FK Niere/o. renalis stützend**
Schmerzen im unteren Rücken, Kniebeschwerden, Tinnitus, Taubheitsgefühle in den Extremitäten, blasser Zungenkörper

■■□ **Jing/Struktivpotenzial stützend**
Samenergüsse bei Tag und Nacht, Impotenz, Erschöpfung und Schwäche im Lumbalbereich

■■□ **adstringierend und sammelnd**
Spermatorrhö, „feuchte" Träume

Funktionskreis/Orbisbezug

■■■ FK Niere/o. renalis

Temperaturverhalten

■□□ warm

Geschmacksrichtung/Sapor

■■□ salzig
■□□ süß

Wirkrichtung

■■□ tief

Wirkort

unterer Wärmebereich/Calorium, Inneres/intima

Klinische Bemerkungen

Nykturie, exzessives Bettnässen, Samenverlust auf der Basis einer Defizienz des FK Niere / o. renalis • bei Defizienz des Yin sind drei Arzneimitel der „Rehmannia-Pille mit sechs Geschmacksrichtungen“ (Liuwei dihuang wan) zu ergänzen: Rehmanniae radix praeparata (Shudihuang), Dioscoreae oppositae rhizoma (Shanyao), Corni fructus (Shanzhuyu) • bei Defizienz des Yang sind mehrere Arzneimittel aus der „Pille für das Nieren-Qi / qi renale aus dem Goldenen Schrein“ (Jingui shenqi wan) zu ergänzen: Aconiti radix lateralis praeparata (Fuzi), Cinnamomi cassiae ramulus (Guizhi), Rehmanniae radix praeparata (Shudihuang), Dioscoreae oppositae rhizoma (Shanyao), Corni fructus (Shanzhuyu) • bei Zeichen einer Defizienz des FK Niere / o. renalis und sexuellen Problemen • bei Defizienz des Jing / Struktivpotenzials des FK Niere / o. renalis bei Männern und Frauen mit sexuellen Störungen, besonders mit energetischen Verlustsymptomen

Modifikationen

häufige Miktion

+ Psoraleae semen (Buguzhi)
+ Corni fructus (Shanzhuyu)

Unruhe, Insomnia, „feuchte Träume“, rote trockene Zunge, schnelle und zarte Pulse / pp. celeri et minuti

+ Testudinis plastrum (Guiban)
+ Ligustri fructus (Nüzhenzi)

Obstipation

+ Cistanchis herba (Roucongrong)
+ Angelicae sinensis radix (Danggui)

Diarrhö

+ Psoraleae semen (Buguzhi)
+ Cuscutae semen (Tusizi)
+ Schisandrae fructus (Wuweizi)

Impotenz

+ Cynomorii caulis (Suoyang)
+ Epimedii herba (Yinyanghuo)
+ Morindae radix (Bajitian)
+ Curculiginis rhizoma (Xianmao)

Kontraindikationen

feuchte Hitze / calor humidus im unteren Wärmebereich / Calorium

Gravidität

Anwendung erlaubt

Kommentar

Das Rezept wirkt eher bei Samenverlust am Tag (Disharmonie der FK Herz und Niere / oo. cardialis et renalis), bei nächtlichen Samenergüssen (Redundanz des Leber-Yang / yang hepaticum / Hüter mingmen und somit Überlagerung des FK Niere / o. renalis).

Die Quelle vermindernde Pille (Suoquan wan)

缩泉丸 erste Erwähnung: 13. Jh.

englisch: Shut the Sluice Pill

P	Alpiniae oxyphyllae fructus (Yizhiren)	9 g
M	Linderae radix (Wuyao)	6 g
A	Dioscoreae oppositae rhizoma (Shanyao)	9 g

Wirkung/Indikation

■■■ **adstringierend und sammelnd**
verlängerte Miktion mit klarem Urin, Enuresis

■■□ **FK Niere/o. renalis stützend**
blasser Zungenkörper, tiefe, zarte Pulse/pp. mersi, minuti, lumbale Schwäche

■■□ **Yin stützend und ergänzend**
konstitutionelle Schwäche bei Kindern

■■□ **Yang stützend**
Enuresis, verlängerte Miktion, blasser Zungenkörper

Funktionskreis/Orbisbezug

■■■ FK Niere/o. renalis

Temperaturverhalten

■■□ warm

Geschmacksrichtung/Sapor

■■■ scharf
■□□ süß

Wirkrichtung

■■□ tief

Wirkort

unterer Wärmebereich/Calorium, Lumbalregion

Klinische Bemerkungen

Basisrezeptur für gehäufte Miktion, Nykturie, vorzeitige Ejakulation auf der Basis von Störungen des Qi-Flusses im FK Niere / o. renalis mit Defizienz von Nieren-Yang / yang renale und Nieren-Qi / qi renale • häufig gemeinsam mit der „Pille für das Nieren-Qi / qi renale aus dem Goldenen Schrein" (Jingui shenqi wan) (ohne diuretische Medikamente) verwendet • bei Kälte-Schwäche / algor depletionis im unteren Calorium • Miktionsstörungen, vor allem Bettnässen von Kindern

Modifikationen

Wirkungsverstärkung (das Rezept ist mild wirksam und wird deshalb primär in der Pädiatrie eingesetzt)

+ Aconiti radix lateralis praeparata (Fuzi)
+ Rubi fructus (Fupenzi)
+ Schisandrae fructus (Wuweizi)

Gravidität

Anwendung erlaubt

15 Die Breite Trossstraße/s. impedimentalis und den Nebenfunktionskreis Uterus/paraorbis uteri harmonisierend

Dekokt mit Gelatinum und Artemisia (Jiaoai tang)

胶艾汤

erste Erwähnung: 2. Jh.

lateinisch: Decoctum Gelatinae et Artemisiae
englisch: Ass-Hide Gelatin and Mugwort Decoction

P	Asini corii gelatinum (Ejiao)	6 g
P	Artemisiae argyi folium (Aiye)	9 g
M	Angelicae sinensis radix (Danggui)	9 g
M	Rehmanniae radix (Shengdihuang)	18 g
A	Paeoniae lactiflorae radix (Baishaoyao)	12 g
A	Ligustici chuanxiong rhizoma (Chuanxiong)	6 g
N	Glycyrrhizae radix (Gancao)	6 g

Wirkung/Indikation

■■■ **Xue ergänzend und suppletierend**
Defizienz des Xue mit protrahierten oder übermäßigen postpartalen bzw. menstruellen Blutungen, Blutungen während der Schwangerschaft, Blutung blass und ohne Klumpen, auch Tröpfelblutungen, Schwäche, Trägheit, Zungenkörper blass, zarte, schwache Pulse/pp. minuti, depleti

■□□ **Xue bewegend**
Defizienz des Xue und Xue-Stasen mit schmerzhaften Blutungen

■■□ **hämostyptisch**
protrahierte oder übermäßige postpartale oder menstruelle Blutungen, Blutungen während der Schwangerschaft

■□□ **Kälte/algor wärmend**
Defizienz des Xue mit Kälte-Schwäche/algor depletionis und gynäkologischen Blutungen, Zungenkörper blass

■■□ **Breite Trossstraße, Aufnehmende Leitbahn und Neben-FK Uterus/ss. impedimentalis et respondens, paraorbis uteri harmonisierend, stützend**
Defizienz in der Breiten Trossstraße und der Aufnehmenden Leitbahn/ss. impedimentalis et respondens mit protrahierten oder übermäßigen gynäkologischen Blutungen

Zusätzliche Indikationen

Blutungen nach Fehlgeburt sowie post partum

Funktionskreis/Orbisbezug

■■□ FK Leber/o. hepaticus
■□□ FK Milz/o. lienalis

Temperaturverhalten

■■□ Tendenz warm

Geschmacksrichtung/Sapor

■■□ süß

Wirkrichtung

■■□ tief

Wirkort

Inneres/intima, unterer Wärmebereich/Calorium

Klinische Bemerkungen

Uterine Blutungen auf der Basis einer Defizienz und Stagnation des Xue • typisches gynäkologisches Rezept bei Bildern durch eine Defizienz, Defizienz in der Breiten Trossstraße und der Aufnehmenden Leitbahn / ss. impedimentalis et respondens mit Blutungsfolge

Modifikationen

Unruhe des Fetus

\+ Zingiberis rhizoma (Ganjiang)

begleitende Defizienz des Qi

\+ Astragali radix (Huangqi)
\+ Codonopsitis radix (Dangshen)

Blutungen während der Schwangerschaft

\- Ligustici chuanxiong rhizoma (Chuanxiong)
\+ Atractylodis macrocephalae rhizoma (Baizhu)
\+ Eucommiae cortex (Duzhong)
\+ Loranthi seu Taxilli ramulus (Sangjisheng)

ausgeprägte Defizienz des Milz-Qi / qi lienale

\+ In den FK Milz / o. lienalis einfließendes Dekokt (Guipitang)

Gravidität

Anwendung erlaubt

Verwandte Rezepturen

Dekokt der vier Bestandteile (Siwu tang)

Kommentar

Quelle: Jin gui yao lue. Zubereitung: Gemäß Quellentext mit Reiswein zu dekoktieren, auch als Standarddekokt gebräuchlich.

Dekokt zur Erwärmung der Menstruation (Wenjing tang)

温经汤 erste Erwähnung: 2. Jh.

lateinisch: Decoctum Tepeficiens Sinarterias
englisch: Warm the Menses Decoction

P	Evodiae fructus (Wuzhuyu)	9 g
P	Cinnamomi cassiae ramulus (Guizhi)	6 g
M	Angelicae sinensis radix (Danggui)	9 g
M	Ligustici chuanxiong rhizoma (Chuanxiong)	6 g
M	Paeoniae lactiflorae radix (Baishaoyao)	6 g
A	Ophiopogonis radix (Maimendong)	9 g
A	Asini corii gelatinum (Ejiao)	6 g
A	Moutan cortex radicis (Mudanpi)	6 g
A	Ginseng radix (Renshen)	6 g
A	Pinelliae rhizoma (Banxia)	6 g
A	Glycyrrhizae radix (Gancao)	6 g
N	Zingiberis viridis rhizoma (Shengjiang)	6 g

Wirkung/Indikation

■■□ **Kälte/algor wärmend**
krampfartige Menstruationsschmerzen, schwarzes und klumpiges Menstruationsblut, Kältegefühl im Unterbauch, Zungenkörper blass

■■□ **Breite Trossstraße, Aufnehmende Leitbahn und Neben-FK Uterus/ss. impedimentalis et respondens, paraorbis uteri harmonisierend, stützend**
unregelmäßige Menstruation, Zwischenblutungen, Dauerblutungen, krampfartige Menstruationsschmerzen, schwarzes und klumpiges Menstruationsblut, trockener Mund und Lippen

■■□ **Xue ergänzend und suppletierend**
unregelmäßige Menstruation, Infertilität, trockener Mund und Lippen, Zungenkörper blass

■■□ **Xue bewegend**
Zwischenblutungen, Dauerblutungen, krampfartige Menstruationsschmerzen, schwarzes und klumpiges Menstruationsblut, Kältegefühl im Unterbauch, Infertilität

Funktionskreis/Orbisbezug

■■□ FK Leber/o. hepaticus
■□□ FK Niere/o. renalis

Klinische Bemerkungen
gynäkologische Erkrankungen, speziell Menstruationsstörungen • Schwierigkeiten bei Menstruationsbeginn, Krampfneigung, Kältegefühl • bei Infertilität auf der Basis von Kälte/algor-Blockaden im Bereich Breite Trossstraße, Aufnehmende Leitbahn und Neben-FK Uterus/ss. impedimentalis et espondens, paraorbis uteri • bei starken Uterusblutungen

Modifikationen
Kälte/algor mit ausgeprägten Schmerzen im Unterbauch
- Ophiopogonis radix (Maimendong)
- Moutan cortex radicis (Mudanpi)
+ Foeniculi fructus (Xiao huixiang)
+ Artemisia argyi folium (Aiye)
+ Cinnamomi cassiae ramulus (Guizhi)

Qi-Stagnation
+ Cyperi rhizoma (Xiangfu)
+ Linderae radix (Wuyao)

leichte persistierende Blutungen von blasser Färbung
- Moutan cortex radicis (Mudanpi)
+ Zingiberis rhizoma tosta (Paojiang)
+ Artemisia argyi folium (Aiye)
+ Rehmanniae radix praeparata (Shudihuang)

Defizienz des Qi
+ Astragali radix (Huangqi)

ausgeprägte Defizienz des Xue ohne Hitze/calor-Zeichen
- Ophiopogonis radix (Maimendong)
+ Rehmanniae radix praeparata (Shudihuang)

Toxizität
mäßig durch Evodiae fructus (Wuzhuyu)

Kontraindikationen
Xue-Stasen bei Fülle/repletio mit abdominellen Massen

Gravidität
Vorsicht

Kommentar
Quelle: Jingui yaolue. Zubereitung: Ginseng radix (Renshen) kann in der Regel durch Codonopsitis radix (Dangshen) ersetzt werden.

Temperaturverhalten
■■□ warm

Geschmacksrichtung/Sapor
■■□ scharf

Wirkrichtung
■■□ tief

Wirkort
Inneres/intima, unterer Wärmebereich/Calorium

Pille mit Artemisia und Cyperus zur Erwärmung des Uterus (Aifu nuangong wan)

艾附暖宫丸 erste Erwähnung: 13. Jh.

englisch: Mugwort and Cyperus Pill for Warming the Womb

P	Artemisiae argyi folium (Aiye)	9 g
P	Evodiae fructus (Wuzhuyu)	6 g
P	Cinnamomi cassiae cortex (Rougui)	1,5 g
M	Angelicae sinensis radix (Danggui)	9 g
M	Ligustici chuanxiong rhizoma (Chuanxiong)	6 g
M	Paeoniae lactiflorae radix (Baishaoyao)	6 g
M	Rehmanniae radix praeparata (Shudihuang)	3 g
A	Cyperi rhizoma (Xiangfu)	6 g
A	Astragali radix (Huangqi)	9 g
A	Dipsaci radix (Xuduan)	4,5 g

Wirkung/Indikation

■■■ **Kälte/algor wärmend**
Kältegefühl, Schmerzen im Unterbauch, Zungenkörper blass, weißer Zungenbelag

■■□ **Breite Trossstraße, Aufnehmende Leitbahn und Neben-FK Uterus / ss. impedimentalis et respondens, paraorbis uteri harmonisierend, stützend**
Kältegefühl, Schmerzen und Spannungsgefühl im Unterbauch im zweiten und dritten Schwangerschaftsdrittel

■■□ **Xue ergänzend und suppletierend**
Defizienz des Xue mit Störungen der Menstruation und der Schwangerschaft, Zungenkörper blass, weißer Zungenbelag

■□□ **Xue bewegend**
Schmerzen und Spannungsgefühl im Unterbauch

Funktionskreis/Orbisbezug

■■□ FK Leber/o. hepaticus
■■□ FK Niere/o. renalis

Temperaturverhalten

■■■ warm

Geschmacksrichtung/Sapor

■■□ scharf
■□□ süß

Wirkrichtung

■■□ tief

Wirkort

Inneres/intima, unterer Wärmebereich/Calorium

Klinische Bemerkungen
Disharmonie von Breite Trossstraße, Aufnehmende Leitbahn und Neben-FK Uterus / ss. impedimentalis et respondens, paraorbis uteri aufgrund von Kälte / algor und Defizienz des Xue • bei Störungen der Menstruation sowie im zweiten und dritten Drittel der Schwangerschaft einsetzbar

Toxizität
gering

Gravidität
Anwendung erlaubt

Verwandte Rezepturen
Dekokt der vier Bestandteile (Siwu tang)

Kommentar
Quelle: Renzhai zhizhi (13. Jh.)

Die Stabilität eines Felsens vom Tai-Berg verleihendes Pulver (Taishan panshi san)

泰山磐石散 erste Erwähnung: 17. Jh.

englisch: Powder that Gives the Stability of Mount Tai

P	Dipsaci radix (Xuduan)	3 g
P	Ginseng radix (Renshen)	3 g
P	Atractylodis macrocephalae rhizoma (Baizhu)	6 g
P	Astragali radix (Huangqi)	3 g
M	Scutellariae radix (Huangqin)	3 g
M	Reis (kleberhaltig) (Nuomi)	4 g
A	Ligustici chuanxiong rhizoma (Chuanxiong)	3 g
A	Paeoniae lactiflorae radix (Baishaoyao)	3 g
A	Rehmanniae radix praeparata (Shudihuang)	3 g
A	Amomi xanthioidis fructus (Sharen)	3 g
N	Glycyrrhizae radix (Gancao)	1,5 g

Wirkung/Indikation

■■□ **Unruhe des Fetus**
Defizienz von Qi und Xue mit Unruhe des Fetus, drohendem Abort

■■□ **Qi stützend und ergänzend**
Defizienz des Qi mit Unruhe des Fetus, drohendem Abort, Blässe, Müdigkeit, Appetitlosigkeit, Zungenkörper blass, dünner weißer Zungenbelag, tiefe, schwache Pulse/pp. mersi, depleti

■■□ **Xue ergänzend und suppletierend**
Defizienz des Xue mit Unruhe des Fetus, drohendem Abort, Blässe, Müdigkeit

Zusätzliche Indikationen

Infertilität bei Defizienz von Qi und Xue

Funktionskreis/Orbisbezug

■■■ FK Milz/o. lienalis
■□□ FK Niere/o. renalis
■□□ FK Leber/o. hepaticus

Temperaturverhalten

■□□ warm

Geschmacksrichtung/Sapor

■■□ süß

Wirkrichtung

■■□ tief

Wirkort

Inneres/intima, unterer Wärmebereich/Calorium

Klinische Bemerkungen
Prävention bei Fehlgeburten, vor allem auf der Basis einer Defizienz des Qi, Defizienz des Xue

Modifikationen
Blutungen
\+ Notoginseng radix (Sanqi)

Gravidität
Anwendung erlaubt

Kommentar
Quelle: Jing yue quan shu (17. Jh.). Ginseng radix (Renshen) kann in der Regel durch Codonopsitis radix (Dangshen) ersetzt werden.

Dekokt der zwei Unsterblichen (Erxian tang)

二仙汤 erste Erwähnung: 20. Jh.

englisch: Two Immortal Decoction

P	Curculiginis rhizoma (Xianmao)	6 g
P	Epimedii herba (Yinyanghuo)	9 g
M	Morindae radix (Bajitian)	10 g
A	Phellodendri cortex (Huangbo)	5 g
A	Anemarrhenae rhizoma (Zhimu)	6 g
A	Angelicae sinensis radix (Danggui)	9 g

Wirkung/Indikation

■■■ **Yang stützend**
Müdigkeit, Mattigkeit, Depressionen, häufiger Harndrang

■□□ **Jing/Struktivpotenzial stützend**
Defizienz des Jing/Struktivpotenzials mit Hypertonus, Amenorrhö

■■□ **Hitze bei Schwäche/calor depletionis beseitigend**
Hypertonus, Hitzewallungen, Gesichtsrötung, Schweißausbrüche, Palpitationen, Reizbarkeit, Schlaflosigkeit

■□□ **Breite Trossstraße, Aufnehmende Leitbahn und Neben-FK Uterus/ss. impedimentalis et respondens, paraorbis uteri harmonisierend, stützend**
Disharmonie von Breite Trossstraße und Aufnehmende Leitbahn/ss. impedimentalis et respondens mit Menstruationsstörungen, Amenorrhö

■□□ **Yin stützend und ergänzend**
Defizienz des Yin mit Hypertonus, Amenorrhö, Hitzewallungen, Gesichtsrötung, Schweißausbrüche, Palpitationen, Reizbarkeit, Schlaflosigkeit

Funktionskreis/Orbisbezug

■■□ FK Niere/o. renalis
■■□ FK Leber/o. hepaticus

Temperaturverhalten

■■□ Tendenz warm

Geschmacksrichtung/Sapor

■■□ scharf
■□□ bitter

Wirkrichtung

■□□ absenkend

Wirkort

Inneres/intima, unterer Wärmebereich/Calorium

Klinische Bemerkungen

gebräuchliche Rezeptur bei Beschwerden in der Menopause • Störungen mit Zeichen für eine Defizienz von Nieren-Yin und Nieren-Yang / yin et yang renale mit hochschlagender Glut / ardor bei steigendem Blutdruck in der Menopause • moderne Rezeptur

Gravidität

Anwendung erlaubt

Kommentar

Quelle: Fang ji xue (1975)

Pille für eine gefestigte Menstruation (Gujing wan)

固经丸

erste Erwähnung: 13. Jh.

lateinisch: Pilula Certi Mensis
englisch: Stabilize the Menses Pill

P	Paeoniae rubrae radix (Chishaoyao)	9 g
P	Testudinis plastrum (Guiban)	12 g
M	Scutellariae radix (Huangqin)	9 g
M	Phellodendri cortex (Huangbo)	9 g
A	Cyperi rhizoma (Xiangfu)	4,5 g
A	Ailanthi cortex (Chungenpi)	4,5 g

Wirkung/Indikation

■■□ **Breite Trossstraße, Aufnehmende Leitbahn und Neben-FK Uterus/ss. impedimentalis et respondens, paraorbis uteri harmonisierend, stützend**
Disharmonie von Aufnehmender Leitbahn/s. impedimentalis und Neben-FK Uterus/paraorbis uteri mit Dauerblutungen und Tröpfelblutungen, Schmerzen im Unterbauch

■■□ **hämostyptisch**
uterine Dauer- und Tröpfelblutungen

■■□ **Hitze/calor kühlend**
uterine Blutungen von intensiv roter Farbe, Hitzegefühl in der Brust, dunkler Urin, Zungenkörper gerötet

■■□ **Yin stützend und ergänzend**
Defizienz des Yin mit uterinen Blutungen, Hitzegefühl in der Brust, Reizbarkeit, dunkler Urin, Zungenkörper gerötet, schnelle Pulse/pp. celeri

Funktionskreis/Orbisbezug

■■□ FK Leber/o. hepaticus
■□□ FK Niere/o. renalis

Temperaturverhalten

■■□ Tendenz kalt

Geschmacksrichtung/Sapor

■□□ scharf
■■□ bitter

Wirkrichtung

■■□ tief

Wirkort

Inneres/intima, unterer Wärmebereich/Calorium

Klinische Bemerkungen

gynäkologische Störungen mit anhaltenden Sickerblutungen, verlängerter Menstruation, irregulärer Menstruationsblutung • starke Blutungen aufgrund von Hitze / calor oder Hitze bei Schwäche / calor depletionis

Modifikationen

ausgeprägte Defizienz des Yin mit Hitze bei Schwäche / calor depletionis

- – Scutellariae radix (Huangqin)
- – Cyperi rhizoma (Xiangfu)
- \+ Lycii cortex radicis (Digupi)
- \+ Rehmanniae radix praeparata (Shudihuang)

starke Blutungen

- \+ Sanguisorbae radix (Diyu)
- \+ Agrimoniae herba (Xianhecao)

Gravidität

Anwendung erlaubt

Kommentar

Zubereitung: Testudinis plastrum (Guiban) (Artenschutz) kann durch Lycii cortex radicis (Digupi) und Artemisiae capillaris seu scopariae herba (Yinchenhao) ersetzt werden.

Dekokt, das die Große Trossstraße festigt (Guchong wan)

固冲丸

erste Erwähnung: 20. Jh.

englisch: Stabilize Gushing Decoction

P	Atractylodis macrocephalae rhizoma (Baizhu)	30 g
P	Astragali radix (Huangqi)	18 g
M	Paeoniae lactiflorae radix (Baishaoyao)	12 g
M	Corni fructus (Shanzhuyu)	24 g
A	Sepiae os (Haipiaoxiao)	12 g
A	Mastodi fossilium ossis (Longgu)	24 g
A	Ostreae concha (Muli)	24 g
A	Rubiae radix (Qiancaogen)	9 g
A	Rhois chinensis galla (Wubeizi)	1,5 g
A	Trachycarpi stipulae fibrum, geröstet (Zonglutan)	6 g

Wirkung/Indikation

■■■ **hämostyptisch**
profuse oder tröpfelnde uterine Blutungen, Dauerblutungen mit dünnflüssigem, blassem Blut

■■■ **Qi stützend und ergänzend**
Defizienz der Mitte mit uterinen Blutungen, blassem Blut, Palpitationen, Kurzatmigkeit, Zungenkörper blass, schwache, zarte Pulse/pp. depleti, minuti

■■□ **Breite Trossstraße, Aufnehmende Leitbahn und Neben-FK Uterus/ ss. impedimentalis et respondens, paraorbis uteri harmonisierend, stützend**
Disharmonie von Aufnehmender Leitbahn/s. impedimentalis und Neben-FK Uterus/paraorbis uteri mit uterinen Blutungen

■■□ **Xue ergänzend und suppletierend**
Defizienz der Mitte und des Xue mit dünnflüssigen, blassen, uterinen Blutungen, Palpitationen

Funktionskreis/Orbisbezug

■■■ FK Milz/o. lienalis
■■■ FK Magen/o. stomachi
■□□ FK Leber/o. hepaticus
■□□ FK Niere/o. renalis

Temperaturverhalten

■□□ Tendenz warm

Geschmacksrichtung/Sapor

■■□ süß
■■□ sauer

Wirkrichtung

■■□ tief

Wirkort

Mitte/mittlerer Wärmebereich/Calorium, unterer Wärmebereich/Calorium

Klinische Bemerkungen

gynäkologische Störungen mit Blutungen bei Defizienz des Qi und des Xue • Uterusblutungen bedingt durch Defizienz der Mitte und Störung der Aufnehmenden Leitbahn / s. impedimentalis • Stützung und Ergänzung des Xue und der Aufnehmenden Leitbahn / s. impedimentalis über die Mitte

Modifikationen

Hitze / calor

\+ Rehmanniae radix (Shengdihuang)

Kälte / algor

\+ Aconiti radix lateralis praeparata (Fuzi)

Stagnation des Leber-Qi / qi hepaticum mit Reizbarkeit

\+ Bupleuri radix (Chaihu)

Wirkungsverstärkung, fortbestehende Blutungen

\- Trachycarpi stipulae fibrum (Zonglutan)

\+ Asini corii gelatinum (Ejiao)

Gravidität

Anwendung erlaubt

Kommentar

Quelle: Yixue zhongzhong canxi lu (1918 – 1934). Zubereitung: Trachycarpi stipulae fibrum (Zonglutan) kann durch Artemisiae argyi folium (Aiye) ersetzt werden.

Ausfluss beendendes Dekokt (Wandai tang)

完带汤 erste Erwähnung: 19. Jh.

englisch: End Discharge Decoction

P	Dioscoreae oppositae rhizoma (Shanyao)	30 g
P	Atractylodis macrocephalae rhizoma (Baizhu)	30 g
P	Ginseng radix (Renshen)	6 g
M	Atractylodis rhizoma (Cangzhu)	9 g
M	Citri reticulatae pericarpium (Chenpi)	2 g
M	Plantaginis semen (Cheqianzi)	9 g
A	Schizonepetae herba (Jingjie)	1,5 g
A	Bupleuri radix (Chaihu)	2 g
A	Paeoniae lactiflorae radix (Baishaoyao)	15 g
N	Glycyrrhizae radix (Gancao)	3 g

Wirkung/Indikation

■■■ **Qi stützend und ergänzend**
Defizienz der Mitte mit dünnem, weißem oder weißgelbem Fluor, reichlich Ausfluss (kontinuierlich, kaum riechend), Müdigkeit, Mattigkeit, Blässe, weicher Stuhl

■■□ **Feuchtigkeit/humor trocknend**
Defizienz der Mitte mit Feuchtigkeit/humor und Ausfluss, Zungenkörper blass, weißer Zungenbelag

■■□ **FK Leber/o. hepaticus harmonisierend und stützend**
prämenstruelle Spannungsgefühle, Dysphorie, Ödeme

■□□ **adstringierend und sammelnd**
Defizienz der Mitte mit dünnem, weißem oder weißgelbem Fluor, reichlich Ausfluss (kontinuierlich, kaum riechend)

Zusätzliche Indikationen

Diarrhö bei Defizienz der Mitte, Schwangerschaftsödeme, prämenstruelle Ödeme

Funktionskreis/Orbisbezug

■■■ FK Milz/o. lienalis
■■□ FK Leber/o. hepaticus

Temperaturverhalten

■■□ Tendenz warm

Geschmacksrichtung/Sapor

■■■ süß
■■□ scharf

Wirkrichtung

■■□ tief

Wirkort

Mitte/mittlerer Wärmebereich/Calorium, unterer Wärmebereich/Calorium

Klinische Bemerkungen

Fluor aufgrund einer Defizienz der Mitte (Milz-Qi/qi lienale) mit Feuchtigkeit/humor-Bildung und Dysregulation des FK Leber/o. hepaticus

Modifikationen

Wirkungsverstärkung

- \+ Mastodi fossilium ossis (Longgu)
- \+ Ostreae concha (Muli)

Defizienz des FK Niere/o. renalis mit Schwäche und dumpfen Schmerzen im unteren Rücken

- \+ Loranthi seu Taxilli ramulus (Sangjisheng)
- \+ Eucommiae cortex (Duzhong)
- \+ Cibotii rhizoma (Gouji)

Schmerzen in Unterbauch und Hypochondrium

- \+ Corydalidis rhizoma (Yanhusuo)
- \+ Cyperi rhizoma (Xiangfu)

Schmerzen und Kältegefühl im Unterbauch

- \+ Linderae radix (Wuyao)
- \+ Foeniculi fructus (Xiao huixiang)
- \+ Zingiberis rhizoma tosta (Paojiang)

Kontraindikationen

zäher, gelber, blutiger, stark riechender Fluor bei feuchter Hitze/calor humidus

Gravidität

Anwendung erlaubt

Kommentar

Quelle: Fuqing zhu nu ke (19. Jh.). Zubereitung: Ginseng radix (Renshen) kann in der Regel durch Codonopsitis radix (Dangshen) ersetzt werden.

Gelben Ausfluss änderndes Dekokt (Yihuang tang)

易黄汤

erste Erwähnung: 19. Jh.

englisch: Change Yellow (Discharge) Decoction

P	Dioscoreae oppositae tosta rhizoma (Chaoshanyao)	30 g
M	Phellodendri cortex (Huangbo)	6 g
M	Plantaginis semen (Cheqianzi)	3 g
A	Euryalis semen tostum (Chaoqianshi)	30 g
A	Ginkgo semen (Baiguo)	3 g

Wirkung/Indikation

■■□ **Qi stützend und ergänzend**
Defizienz der Mitte mit persistierendem Fluor, blassgelber Teint, Benommenheit, Schweregefühl, Appetitlosigkeit, breiige Stühle, verzögerte Menstruation mit blasser Blutung, Zungenkörper blass, dünner weißer Zungenbelag

■■□ **adstringierend und sammelnd**
persistierender Fluor

■■□ **feuchte Hitze/calor humidus ausleitend**
Defizienz der Mitte und feuchte Hitze/calor humidus mit andauerndem weiß-gelbem flüssigem Fluor mit Fischgeruch, blassgelber Teint

Funktionskreis/Orbisbezug

■■□ FK Milz/o. lienalis
■□□ FK Drei-Wärmebereiche/o. tricalorii

Temperaturverhalten

■□□ Tendenz warm

Geschmacksrichtung/Sapor

■■□ süß
■■□ bitter

Wirkrichtung

■□□ tief

Wirkort

Mitte/mittlerer Wärmebereich/Calorium, unterer Wärmebereich/Calorium

Klinische Bemerkungen

Leukorrhö, Fluor bedingt durch Defizienz der Mitte und feuchte Hitze / calor humidus

Modifikationen

dunkler, reichlicher Fluor

+ Coptidis rhizoma (Huanglian)
+ Sophorae flavescentis radix (Kushen)
+ Sepiae os (Haipiaoxiao)

ausgeprägte Defizienz des Milz-Qi / qi lienale

+ Astragali radix (Huangqi)
+ Ginseng radix (Renshen)
+ Cimicifugae rhizoma (Shengma)

ausgeprägte feuchte Hitze / calor humidus

+ Gentiana-Dekokt zur Zerstreuung des FK Leber / o. hepaticus (Longdan xiegan tang)

Gravidität

Anwendung erlaubt

Kommentar

Quelle: Fuqing zhu nu ke (19. Jh.)

16 Besondere Störungen betreffend

16a Blutungsstörungen

16b Vomitus induzierend und Schleim/pituita auswerfend

16c Parasiten beseitigend

Ohne Eintrag

16d Hautinfektionen beseitigend

16e Struma beseitigend

16f Lymphknotenschwellungen beseitigend

Ohne Eintrag

16g Eiter aus FK Lunge und Dickdarm/oo. pulmonalis et intestini crassi ausleitend

16h Abszesse und Geschwüre beseitigend

Pille mit vier frischen Arzneien (Sisheng wan)

四生丸 erste Erwähnung: 13. Jh.

lateinisch: Pilula quattuor Viridum
englisch: Four Fresh Pill

A	frisches Lotusblatt (Shengheye)	½ Blatt
N	frische Artemisia argyi-Blätter (Shengaiye)	9 g
P	frische Biota-Blätter (Shengcebaiye)	30 g
M	frische Rehmannia-Wurzel (Xiandihuang)	30 g

Wirkung/Indikation

■■■ **hämostyptisch**
hellrote Blutungen: Nasenbluten, Blut im Speichel, Hämoptysis, Hämatemesis

■■□ **Xue kühlend**
hellrote Blutungen, Zungenkörper deutlich rot, schnelle, füllige Pulse/pp. celeri, repleti

■■□ **Säfte ergänzend**
trockener Mund, trockene Kehle, saitenförmige Pulse/pp. chordales

Funktionskreis/Orbisbezug

■□□ FK Herz/o. cardialis

Temperaturverhalten

■■■ kalt

Geschmacksrichtung/Sapor

■■□ bitter

Wirkrichtung

■■□ tief

Wirkort

oberer Wärmebereich/Calorium

Klinische Bemerkungen

bei Blutungen auf der Basis von Xue-Hitze / calor xue, meist in der oberen Körperhälfte wie Nasenbluten, Blutungen am Gaumen, Bluterbrechen • für Blutungen mit Verlust der Körpersäfte

Modifikationen

starke Blutungen

+ Cephalanopli seu Cirsii herba (Xiaoji)
+ Nelumbinis nodus rhizomatis (Oujie)
+ Imperatae rhizoma (Baimaogen)
+ Rubiae radix (Qiancaogen)

Kontraindikationen

Kälte / algor, Vorsicht bei Defizienz des Milz-Qi / qi lienale

Gravidität

Anwendung erlaubt

Kommentar

Den drei kühlenden Arzneien steht in diesem Rezept mit Artemisiae argyi folium (Aiye) ein warmes Xue haltendes Arzneimittel gegenüber. Es beugt mit seiner leichten Schärfe und der die Leitbahnen wärmenden Qualität einer Stase des Xue vor und puffert dadurch die notwendige Kälte der drei anderen Mittel. Im Vergleich zum „Pulver aus den zehn Verkohlten“ (Shihui san) ist die „Pille mit vier frischen Arzneien“ (Sisheng wan) in Bezug auf die Blutungsstillung milder, in ihrer Xue-kühlenden Wirkung jedoch stärker. Zubereitung: Alle Arzneien sollten zur optimalen Wirkung als frische Blätter oder Wurzel verwendet werden (fein zu Brei zerkleinert und zu Pillen geformt oder als Presssaft kühl oder nur leicht warm getrunken), sind bei uns aber nicht erhältlich. Die Anwendung als Dekokt ist auch möglich, allerdings ist dann die Wirkung schwächer.

Pulver aus den zehn Verkohlten (Arzneibestandteilen) (Shihui san)

十灰散

erste Erwähnung: 14. Jh.

lateinisch: Pulvis decem Carbonisatorum
englisch: Ten Partially Charred Substance Powder

P	Cirsii japonici herba (Daji)	9 g
P	Cephalanopli seu Cirsii herba (Xiaoji)	15 g
P	Nelumbinis folium (Heye)	9 g
P	Biotae folium et ramulus (Baiye)	9 g
P	Imperatae rhizoma (Baimaogen)	30 g
P	Rubiae radix (Qiancaogen)	12 g
A	Gardeniae fructus (Zhizi)	12 g
A	Rhei rhizoma (Dahuang)	9 g
A	Moutan cortex radicis (Mudanpi)	9 g
M	Trachycarpi stipulae filum (Zonglupi)	6 g

Wirkung/Indikation

■■■ **hämostyptisch**
akute, plötzliche Blutungen: Nasenbluten, Blut im Speichel, Hämoptysis, Hämatemesis

■■■ **Xue kühlend**
akute, plötzliche Blutungen

■□□ **Xue bewegend**
prophylaktisch bei starker Kühlung

Funktionskreis/Orbisbezug

■■■ FK Leber/o. hepaticus
■■□ FK Magen/o. stomachi

Temperaturverhalten

■■□ kalt

Geschmacksrichtung/Sapor

■■□ bitter
■□□ süß

Wirkrichtung

■■□ absenkend

Wirkort

oberer Wärmebereich/Calorium, Mitte/mittlerer Wärmebereich/Calorium

Klinische Bemerkungen

Blutungen, v. a. im oberen Wärmebereich / Calorium, bei Xue-Hitze / calor xue • häufig bei zu Grunde liegender Glut im FK Leber / ardor hepatici • heutzutage als Dekokt benutzt • alle Arzneien sollten zur optimalen Wirkung äußerlich verkohlt sein (bei uns nicht erhältlich)

Toxizität

Rubiae radix enthält Anthrazenderivate. Aufgrund der möglichen Kanzerogenität ist die Abgabe deshalb verboten

Kontraindikationen

Kälte / algor, Defizienz des Yangqi

Gravidität

Anwendung verboten

Kommentar

Die Rezeptur ist bei Blutungen im mittleren und oberen Wärmebereich / Calorium geeignet, die durch Glut im FK Leber / ardor hepatici und daraus folgendem kontravektivem Qi des FK Magen / qi stomachi bedingt sind. Gardenia und Rheum leiten Glut / ardor nach unten und über Urin und Stuhl aus. Rheum und Moutan führen eine Kühlung durch Bewegung herbei und beugen damit einer Stase des Xue durch Glut / ardor bzw. durch die starke Kühlung vor. Im Vergleich zum „Pulver aus den zehn Verkohlten“ (Shihui san) ist die „Pille mit vier frischen Arzneien“ (Sisheng wan) in Bezug auf die Blutungsstillung milder, in ihrer Xue kühlenden Wirkung stärker.

Pulver mit Sophorae flos (Huaihua san)

槐花散

erste Erwähnung: 12. Jh.

lateinisch: Pulvis florum Sophorae
englisch: Sophora Japonica Flower Powder

P	Sophorae flos (Huaihuami)	9 g
M	Biotae folium et ramulus (Baiye)	9 g
M	Schizonepetae herba (Jingjie)	6 g
A	Citri aurantii fructus (Zhike)	6 g

Wirkung / Indikation

■■■ **hämostyptisch**
Blut im Stuhl, rektale Blutungen, Hämorrhoidalblutungen

■■□ **Xue kühlend**
rektale Blutungen, Blut im Stuhl, Hämorrhoidalblutungen, Zungenkörper rot, schnelle Pulse / pp. celeri

■■□ **feuchte Hitze / calor humidus ausleitend**
rektale Blutungen, dunkelrotes Blut, weiche Pulse / pp. lenes

■■□ **Hitze bei Wind / calor venti ausleitend**
rektale Blutungen, hellrotes Blut, saitenförmige Pulse / pp. chordales

■□□ **Qi bewegend und regulierend**
rektale Blutungen, dunkles, klumpiges Blut, saitenförmige Pulse / pp. chordales

Funktionskreis / Orbisbezug

■■■ FK Leber / o. hepaticus
■□□ FK Dickdarm / o. intestini crassi
■□□ FK Milz / o. lienalis

Temperaturverhalten

■□□ kalt

Geschmacksrichtung / Sapor

■■□ bitter

Wirkrichtung

■■□ tief

Wirkort

Verdauungstrakt, unterer Wärmebereich / Calorium

Klinische Bemerkungen

für intestinale Blutungen (Colon, Rektum, Hämorrhoiden) • bei Hitze-Wind/calor venti oder feuchter Hitze/calor humidus

Modifikationen

starke Hitze/calor im FK Dickdarm/o. intestini crassi
+ Coptidis rhizoma (Huanglian)
+ Phellodendri cortex (Huangbo)

Glut/ardor im FK Leber/o. hepaticus
+ Sophorae flavescentis radix (Kushen)
+ Scutellariae radix (Huangqin)
+ Gardeniae fructus (Zhizi)
+ Indigo naturalis (Qingdai)

chronische rektale Blutung
+ Sanguisorbae radix (Diyu)
+ Angelicae sinensis radix (Danggui)

Hämorrhoidalblutung
+ Sanguisorbae radix (Diyu)
+ Scutellariae radix (Huangqin)

Amöbenruhr
+ Pulsatillae radix (Baitouweng)

Kontraindikationen

Kälte/algor, Vorsicht bei längerer Anwendung

Gravidität

Vorsicht

Kommentar

Diese Rezeptur vereint scheinbar gegensätzliche Therapieprinzipien: bei Blutungen wird gleichzeitig Hitze-Wind/calor venti (Schizonepeta) ausgeleitet, feuchte Hitze/calor humidus (Sophorae flos) drainiert, Xue-Hitze/calor xue (Sophorae flos, Biotae folium et ramulus) gekühlt und Xue-Stasen durch eine Regulation des Qi verhindert (Citri aurantii fructus). Damit können intestinale Blutungen auf Grund von Hitze-Wind/calor venti oder feuchter Hitze/calor humidus effektiv therapiert werden. Zubereitung: Das Rezept wurde ursprünglich als Pulver eingenommen. Optimale Wirkung durch vorheriges Rösten aller Bestandteile.

Dekokt mit Terra flava usta (Huangtu tang)

黄土汤

erste Erwähnung: 2. Jh.

lateinisch: Decoctum Terrae flavae ustae
englisch: Yellow Earth Decoction

P	Terra flava usta (Huangtu)	18 g
A	Asini corii gelatinum (Ejiao)	9 g
A	Scutellariae radix (Huangqin)	9 g
M	Aconiti radix lateralis praeparata (Fuzi)	9 g
M	Atractylodis macrocephalae rhizoma (Baizhu)	9 g
A	Glycyrrhizae radix (Gancao)	9 g
A	Rehmanniae radix (Shengdihuang)	9 g

Wirkung / Indikation

■■■ **hämostyptisch**
rektale Blutungen, gynäkologische Blutungen, Hämoptysis, Hämatemesis, Epistaxis

■■□ **Yang erwärmend**
Blutungen aller Art, kalte Extremitäten, blasser Teint, Zungenkörper blass, Zungenbelag weiß-feucht, tiefe, schwache Pulse / pp. mersi, depleti

■■□ **Xue ergänzend und suppletierend**
Blutungen aller Art, blasser Teint, Zungenkörper blass, zarte Pulse / pp. minuti

Funktionskreis / Orbisbezug

■■■ FK Milz / o. lienalis
■■□ FK Dickdarm / o. intestini crassi
■■□ FK Magen / o. stomachi
■□□ FK Dünndarm / o. intestini tenuis

Temperaturverhalten

■■□ warm

Geschmacksrichtung / Sapor

■■□ süß
■□□ bitter

Wirkrichtung

■■□ tief

Wirkort

Mitte / mittlerer Wärmebereich / Calorium

Klinische Bemerkungen

für Blutungen auf der Basis einer Defizienz des Yang des FK Milz / yang lienale • häufig benutzt bei Magen- und Darmblutungen auf der Basis einer Defizienz des FK Milz / o. lienalis und Kälte-Schwäche / algor depletionis im FK Milz / o. lienalis

Modifikationen

starke Blutungen

+ Pseudoginseng radix (Sanqi)
+ Artemisiae argyi folium (Aiye)
+ Bletillae rhizoma (Baiji)

starke Defizienz des Milz-Qi / qi lienale

+ Codonopsitis radix (Dangshen)

Gravidität

Anwendung erlaubt

Kommentar

Bei starker Milz-Yang-Schwäche / depletio yang lienale, wird das Xue nicht mehr in seinen Bahnen gehalten und es kommt zu Blutungen. Xue stützende Arzneien wie Asini corii gelatinum sind in der Rezeptur zur Korrektur der bestehenden Defizienz des Xue. Zur Vorbeugung einer Hitze / calor-Entstehung durch die warmen und Qi suppletierenden Bestandteile sind kühl wirkende Arzneimittel wie Scutellariae radix, zugefügt. Zubereitung: Terra flava usta wird gewöhnlich in 2 – 3facher Dosis rezeptiert. Es kann durch Bolus rubra (Halloysitum rubrum (Chishizhi)) mit im Vergleich 3 – 4fach höherer Dosis ersetzt werden.

Pulver mit Cucumis (Guadi san)

瓜蒂散

erste Erwähnung: 2. Jh.

englisch: Melon Pedicle Powder

P	Cucumeris pedicellus (Guadi)	3 g
M	Phaseoli calcarati semen (Chixiaodou)	3 g
A	oft mit Sojae semen praeparatum (Dandouchi)	9 g

Wirkung/Indikation

■■■ **Vomitus induzierend**
Völle und Spannungsgefühle im Ösophagus- und Magenbereich, Dyspnoe, Würgen, nervöse Unruhe

Funktionskreis/Orbisbezug

■■■ FK Magen/o. stomachi

Temperaturverhalten

■■□ kühl

Geschmacksrichtung/Sapor

■■□ bitter

Wirkrichtung

■■■ emporhebend

Wirkort

oberer Wärmebereich/Calorium, Mitte/mittlerer Wärmebereich/Calorium

Klinische Bemerkungen

zur Auslösung von Erbrechen bei Intoxikationen, Nahrungsblockaden, Schleim / pituita im FK Magen / o. stomachi

Toxizität

Cucumeris pedicellus (Guadi) ist schwach toxisch

Kontraindikationen

Defizienz der Geradläufigkeit / Orthopathie, Schleim / pituita-Befunde im unteren Wärmebereich / Calorium

Gravidität

Anwendung verboten

Kommentar

Der Stiel der süßen Melone (Cucumeris pedicellus, Guadi) löst im Zusammenspiel mit der entgiftenden Azukibohne (Phaseoli calcarati semen, Chixiaodou) Nahrungsblockaden und Schleim / pituita-Ansammlungen im oberen (und mittleren) Wärmebereich / Calorium durch Emesis. Sojae semen praeparatum unterstützt die lösende Wirkung im Thoraxbereich.

Lebenstrank nach dem Rezept des Unsterblichen (Xianfang huoming yin)

仙方活命饮

erste Erwähnung: 13. Jh.

lateinisch: Potio Vitae de Praescriptione Immortalis
englisch: Sublime Formula for Sustaining Life

P	Lonicerae flos (Jinyinhua)	9 g
M	Citri reticulatae pericarpium (Chenpi)	9 g
M	Paeoniae rubrae radix (Chishaoyao)	3 g
M	Angelicae sinensis radix (Danggui)	6–12 g
M	Olibanum (Ruxiang)	3 g
M	Myrrha (Moyao)	3 g
A	Angelicae dahuricae radix (Baizhi)	3 g
A	Ledebouriellae seu Saposhnikoviae radix (Fangfeng)	3 g
A	Fritillariae thunbergii bulbus (Zhebeimu)	3 g
A	Trichosanthis radix (Tianhuafen)	3 g
N	Manitis squama (Chuanshanjia)	3 g
N	Gleditsiae spina (Zaojiaoci)	3 g
N	Glycyrrhizae radix (Gancao)	3 g

Wirkung / Indikation

■■□ **Hitze / calor kühlend**
Geschwüre und Karbunkel mit Rötung, Schwellung, Überwärmung und Schmerz, Fieber, Frösteln, Kopfschmerzen

■■□ **entgiftend und desinfizierend**
Geschwüre und Karbunkel mit Rötung, Schwellung, Überwärmung und Schmerz

■■□ **Zusammenballung lösend**
Geschwüre und Karbunkel mit Rötung, Schwellung

■■□ **Stasen des Xue lösend**
schmerzhafte Geschwüre und Karbunkel

Zusätzliche Indikationen

Mastitis, infizierte Wunden bei entsprechender Anpassung der Rezeptur

Funktionskreis / Orbisbezug

■□□ FK Magen / o. stomachi

Temperaturverhalten

■■□ kalt

Geschmacksrichtung / Sapor

■■■ bitter
■■□ scharf

Wirkrichtung

■■□ oberflächlich

Wirkort

Haut, Oberfläche / extima

Klinische Bemerkungen
schmerzhafte Geschwüre und Karbunkel vom Yang-Typ bei toxischer Hitze / calor toxicus

Modifikationen
ausgeprägte toxische Hitze / calor toxicus
↓ Citri reticulatae pericarpium (Chenpi)
+ Taraxaci herba cum radice (Pugongying)
+ Violae herba (Zihua diding)
+ Forsythiae fructus (Lianqiao)

Xue-Hitze / calor xue
+ Moutan cortex radicis (Mudanpi)

Defizienz des Qi
+ Astragali radix (Huangqi)

Toxizität
mäßig durch Gleditsiae spina (Zaojiaoci)

Kontraindikationen
eröffnete Geschwüre und Karbunkel, keine längere Anwendung

Gravidität
Anwendung verboten

Kommentar
Quelle: Jiao zhu fu ren liang fang (13. Jh.). Zubereitung: Laut Quellentext je zur Hälfte mit Wein und Wasser unter Verwendung der Wurzelästchen von Angelicae sinensis radix (Dangguiwei) abzukochen, um die Xue-bewegende Wirkung zu verstärken. Die abgekochten Kräuter können extern als Umschläge verwendet werden. Manitis squama (Chuanshanjia) ist durch Buthus (Quanxie) ersetzbar.

Dekokt der vier Wunderbaren für Tapferkeit und Ruhe (Simiao yong'an tang)

四妙勇安汤 erste Erwähnung: 19. Jh.

englisch: Four Valiant Decoction for Well Being

M	Lonicerae flos (Jinyinhua)	90 g
M	Scrophulariae radix (Xuanshen)	90 g
A	Angelicae sinensis radix (Danggui)	60 g
N	Glycyrrhizae radix (Gancao)	30 g

Wirkung / Indikation

■■■ **Hitze / calor kühlend**
schmerzhafte ulzerierte Geschwüre an den Extremitäten mit dunkelroter Verfärbung, Schwellung und Überwärmung der Umgebung, fauliger Geruch, reichliches Wundsekret, Fieber, Durst, Zungenkörper gerötet, schnelle Pulse / pp. celeri

■■■ **entgiftend und desinfizierend**
schmerzhafte ulzerierte Geschwüre an Extremitäten

■■□ **Stasen des Xue lösend**
schmerzhafte ulzerierte Geschwüre

■□□ **Yin stützend und ergänzend**
Yin-Defizienz mit ulzerierten Geschwüren, Fieber, Durst

Zusätzliche Indikationen

Phlebitis, Thrombangitis, adjuvant bei Gangrän

Funktionskreis / Orbisbezug

■■□ FK Lunge / o. pulmonalis
■□□ FK Leber / o. hepaticus
■□□ FK Herz / o. cardialis

Temperaturverhalten

■■□ kalt

Geschmacksrichtung / Sapor

■■□ süß
■□□ bitter

Wirkrichtung

■■□ oberflächlich

Wirkort

Leitbahnen, Haut

Klinische Bemerkungen
schlecht heilende Geschwüre der Extremitäten aufgrund von toxischer Hitze / calor toxicus mit Xue-Stasen

Modifikationen
ausgeprägte Xue-Stasen
+ Salviae miltiorrhizae radix (Danshen)

starke Schmerzen
+ Olibanum (Ruxiang)
+ Myrrha (Moyao)

extreme Hitze / calor
+ Moutan cortex radicis (Mudanpi)
+ Rehmanniae radix (Shengdihuang)

ausgeprägte Schwellung
+ Phellodendri cortex (Huangbo)

Kontraindikationen
Kälte / algor, Defizienz des Qi und Xue

Gravidität
Vorsicht

Kommentar
Quelle: Yan fang xin bian (1846). Laut Quellentext ist die hohe Dosierung für die Erzielung einer Wirkung erforderlich.

Dekokt des Jadegefäßes mit Sargassum (Haizao yuhu tang)

海藻玉壶汤 erste Erwähnung: 16. Jh.

lateinisch: Decoctum Vasis Iaspidis cum Thallo Sargassi
englisch: Sargassum for the Jade Flask

P	Sargassi thallus (Haizao)	9 g
P	Laminariae seu Algae thallus (Kunbu)	9 g
P	Laminariae japonicae herba (Haidai)	9 g
M	Pinelliae rhizoma (Banxia)	9 g
A	Citri reticulatae pericarpium (Chenpi)	4,5 g
A	Glycyrrhizae radix (Gancao)	3 g
A	Angelicae sinensis radix (Danggui)	9 g
A	Ligustici chuanxiong rhizoma (Chuanxiong)	6 g
A	Citri reticulatae viride pericarpium (Qingpi)	6 g
A	Forsythiae fructus (Lianqiao)	9 g
M	Fritillariae thunbergii bulbus (Zhebeimu)	9 g
A	Angelicae pubescentis seu Heraclei radix (Duhuo)	9 g

Wirkung/Indikation

■■■ **Zusammenballung lösend**
Struma, Verdichtungen, Knoten in Hals und der Lymphe

■■□ **Schleim/pituita kanalisierend**
dicker weißer Zungenbelag, schlüpfrige, saitenförmige Pulse/pp. lubrici, chordales, Verhärtungen/concretiones

■□□ **Stasen des Xue lösend**
Verdichtungen, Knoten, (gutartige) Tumoren

■■□ **Schleim/pituita umwandelnd**
Verdichtungen, Knoten, Schleimansammlungen

■□□ **Xue bewegend**
Verdichtungen, Knoten, (gutartige) Tumoren

Zusätzliche Indikationen

Struma diffusa, Struma nodosa, Lymphknotenschwellungen

Funktionskreis/Orbisbezug

■□□ FK Leber/o. hepaticus

Temperaturverhalten

■■□ kühl

Geschmacksrichtung/Sapor

■■■ salzig
■□□ scharf

Wirkrichtung

■■□ tief

Wirkort

Rachen/Kehle/Hals, Inneres/intima

Klinische Bemerkungen
klassisches Rezept bei Struma, zur Erweichung von Verdichtungen / congelationes, Umwandlung von Schleim / pituita, löst Kröpfe auf

Toxizität
enthält Jodid: nicht bei Thyreotoxikose oder deutlicher Hyperthyreose

Kontraindikationen
Thyreotoxikose, deutliche Hyperthyreose (Jodidgehalt)

Gravidität
Anwendung verboten

Kommentar
Dieses Rezept ist für die Behandlung von Strumen sehr effektiv und sollte für 3 – 6 Monate eingenommen werden. Laborkontrollen sowie sonographischer Verlauf sind wichtig. Lymphknotenschwellungen (v. a. harte) am Hals, sollten abgeklärt werden.

Dekokt mit Rheum und Moutan (Dahuang mudan tang)

大黄牡丹汤 erste Erwähnung: 3. Jh.

lateinisch: Decoctum Rhei et Moutan
englisch: Rhubarb and Moutan Decoction

P	Rhei rhizoma (Dahuang)	12 g
M	Persicae semen (Taoren)	9 g
M	Natrii sulfas seu Mirabilitum (Mangxiao)	9 g
A	Moutan cortex radicis (Mudanpi)	9 g
A	Benincasae semen (Dongguazi)	15 g

Wirkung/Indikation

■■□ **Xue bewegend**
Verdichtung und Verhärtung im Unterbauch

■■□ **Stasen des Xue lösend**
Verdichtung und Verhärtung im Unterbauch

■□□ **Zusammenballung lösend**
Verdichtung und Verhärtung im Unterbauch, Druck- und Loslassschmerz, Abwehrspannung, schnelle Pulse/pp. celeri

■□□ **Hitze/calor zerstreuend**
Verdichtung und Verhärtung im Unterbauch, Druck- und Loslassschmerz, Abwehrspannung, schnelle Pulse/pp. celeri, Zungenbelag gelblich

■□□ **Qi bewegend und regulierend**
Zusammenballungen im Unterbauch, Verdichtungen/congelationes, Schmerzen

Zusätzliche Indikationen

unkomplizierte Appendixreizung, pelvic inflammatory disease (PID)

Funktionskreis/Orbisbezug

■□□ FK Leber/o. hepaticus
■■■ FK Dickdarm/o. intestini crassi
■■□ FK Dünndarm/o. intestini tenuis
■□□ FK Milz/o. lienalis

Temperaturverhalten

■□□ kalt

Geschmacksrichtung/Sapor

■■□ bitter
■■□ salzig

Wirkrichtung

■■□ absenkend

Wirkort

Verdauungstrakt, unterer Wärmebereich/Calorium

Klinische Bemerkungen

Basisrezeptur für Erkrankungen, bei denen eine Stase des Xue mit Hitze / calor oder Glut / ardor der Ausscheidungen oder des Qi verknotet ist • klinisch: für Störungen im Intestinalbereich mit Infektionen und Eiter (z. B. Appendizitis)

Kontraindikationen

Defizienz der FK Milz und Niere / oo. lienalis et renalis

Gravidität

Anwendung verboten

Kommentar

Klassisches Rezept des Jingui Yaolue, das „Abszesse und Eiter im FK Dickdarm / o. intestini crassi" auflösen und ableiten soll. Klinisch würde dieses Bild einer komplizierten Appendizitis mit Perforation, einem perityhyllitischen Abszess, oder auch einer Peritonitis entsprechen, die einer chirurgischen Intervention zugeführt werden müssen.

Pulver, das den Eiter nach Außen gelangen lässt (Tounong san)

透脓散 erste Erwähnung: 17. Jh.

lateinisch: Pulvis Rumpens Purem
englisch: Discharge Pus Powder

P	Gleditsiae spina (Zaojiaoci)	4,5 g
M	Manitis squama (Chuanshanjia)	3 g
M	Astragali radix (Huangqi)	12 g
A	Angelicae sinensis radix (Danggui)	6 g
A	Ligustici chuanxiong rhizoma (Chuanxiong)	9 g

Wirkung / Indikation

■■□ **Ekzeme, Verbrennungen, Geschwüre**
chronische, eiterbildende Abszesse mit Schmerzen, Schwellung und Hitze

■■□ **entgiftend und desinfizierend**
Abszesse mit Eiterbildung, Schwellung und Hitze

■■□ **Qi stützend und ergänzend**
Defizienz des Qi mit chronischen, eiterbildenden Abszessen, die sich nicht eröffnen

■■□ **Stasen des Xue lösend**
schmerzhafte Abszesse

Funktionskreis / Orbisbezug

■■□ FK Herz / o. cardialis
■■□ FK Lunge / o. pulmonalis

Temperaturverhalten

■■□ warm

Geschmacksrichtung / Sapor

■■■ scharf
■■□ süß

Wirkrichtung

■■□ oberflächlich

Wirkort

Haut, Oberfläche / extima

Klinische Bemerkungen

Abzesse, die sich nicht öffnen aufgrund einer Defizienz des Qi

Modifikationen

Hitze / calor

- \+ Angelicae dahuricae radix (Baizhi)
- \+ Arctii fructus (Niubangzi)
- \+ Lonicerae flos (Jinyinhua)

toxische Hitze / calor toxicus

- \+ Taraxaci herba cum radice (Pugongying)
- \+ Violae herba (Zihua diding)
- \+ Lonicerae flos (Jinyinhua)
- \+ Forsythiae fructus (Lianqiao)

Toxizität

mäßig durch Gleditsiae spina (Zaojiaoci)

Gravidität

Anwendung verboten

Kommentar

Quelle: Waike zhengzong (17. Jh.). Zubereitung: ein möglicher Ersatz für Manitis squama (Chuanshanjia) wäre Buthus (Quanxie), Olibanum (Ruxiang).

Dekokt zur aktiven Harmonisierung (Yanghe tang)

阳和汤 erste Erwähnung: 18. Jh.

lateinisch: Decoctum Compositionis Yang
englisch: Yang Heartening Decoction

P	Rehmanniae radix praeparata (Shudihuang)	30 g
P	Cervi colla cornu (Lujiaojiao)	9 g
M	Cinnamomi cassiae cortex (Rougui)	3 g
M	Zingiberis tosta rhizoma (Paojiang)	3 g
A	Ephedrae herba (Mahuang)	1,5 g
A	Sinapis albae semen (Baijiezi)	6 g
N	Glycyrrhizae radix (Gancao)	3 g

Wirkung / Indikation

■■□ **Ekzeme, Verbrennungen, Geschwüre**
Geschwüre, die in das umgebende Gewebe übergehen, Infiltrationen ohne Rötung oder Hitze, mit Schmerzen oder Juckreiz

■■□ **Xue ergänzend und suppletierend**
Hautinfiltrationen von blasser Farbe

■■□ **Yang erwärmend**
Geschwüre, Infiltrationen ohne Hitze / calor-Zeichen, Durstlosigkeit

■■□ **Kälte / algor zerstreuend**
Geschwüre mit blassbläulicher Verfärbung ohne Hitze / calor-Zeichen

Zusätzliche Indikationen

Knochen-Tuberkulose, Gangrän, Erkrankungen des Zahnfleischs oder des Gaumen (Defizienz des Jing / Struktivpotenzials, „verlorene Knochen, verlorene Zähne")

Funktionskreis / Orbisbezug

■□□ FK Niere / o. renalis

Temperaturverhalten

■■■ warm

Geschmacksrichtung / Sapor

■■□ scharf
■□□ süß

Wirkrichtung

■■□ oberflächlich

Wirkort

Haut, Oberfläche / extima

Klinische Bemerkungen

Hautgeschwüre, Abzesse vom Yin-Typ (ohne Hitze/calor-Zeichen) mit Schwellung oder Verhärtungen ohne Rotfärbung

Modifikationen

ausgeprägte Kälte/algor

\+ Aconiti radix lateralis praeparata (Fuzi)

ausgeprägte Defizienz des Qi

\+ Astragali radix (Huangqi)
\+ Ginseng radix (Renshen)

Mastopathia cystica

\+ Cyperi rhizoma (Xiangfu)
\+ Curcumae longae tuber (Yujin)
\+ Citri reticulatae viride pericarpium (Qingpi)

Toxizität

gering durch Cinnamomi cassiae cortex (Rougui)

Kontraindikationen

Geschwüre vom Yang-Typ, Yin-Defizienz

Gravidität

Vorsicht

Kommentar

Quelle: Waike zhengzhi quan sheng ji (18. Jh.). Ephedrae herba (Mahuang) sollte als Melderarznei nur gering dosiert werden, sie hätte sonst eine zu trocknende Wirkung.

Cnidium-Pulver (Shechuangzi san)

蛇床子散

erste Erwähnung: 20. Jh.

lateinisch: Pulvis Cnidii
englisch: Cnidium Powder

P	Cnidii fructus (Shechuangzi)	15 g
M	Zanthoxyli pericarpium (Chuanjiao)	15 g
M	Alumen (Mingfan)	15 g
A	Sophorae flavescentis radix (Kushen)	15 g
A	Stemonae radix (Baibu)	15 g

Wirkung / Indikation

■■□ **antiparasitisch**
vaginale Condylome, Ekzeme im Vaginal-, Genital- und Analbereich durch Parasiten, Mykosen, Virusinfektion

■■□ **Ekzeme, Verbrennungen, Geschwüre**
juckende Ekzeme, Condylome

■■□ **Feuchtigkeit / humor trocknend**
Ekzeme im Anal- und Genitalbereich mit Feuchtigkeit / humor

Zusätzliche Indikationen

Condylomata acuminata, Leukorrhö, Analekzeme, Trichomonaden, Candida

Funktionskreis / Orbisbezug

■□□ FK Niere / o. renalis

Temperaturverhalten

■□□ Tendenz warm

Geschmacksrichtung / Sapor

■■□ scharf

Wirkrichtung

■■□ oberflächlich

Wirkort

Haut, unterer Wärmebereich / Calorium

Klinische Bemerkungen
für den äußerlichen Gebrauch bei Ekzemen, Parasitosen und Infektionen im Genital- und Analbereich

Toxizität
wegen Alumen (Mingfan) und Cnidii fructus (Shechuangzi) nur zur äußeren Anwendung

Gravidität
Anwendung erlaubt

Kommentar
Quelle: Zhongyi fangji lingchuang shouce. Zubereitung: nur äußere Anwendung in Form von Sitzbädern, Salben oder Vaginalsuppositorien

Anhang

Inhalt

Adressen

Qualifizierte Ausbildungsangebote in chinesischer Arzneimitteltherapie

Internationale Gesellschaft für Chinesische Medizin,
Societas Medicinae Sinensis, SMS
Carl-Hermann Hempen
Franz-Joseph-Strasse 38, D-80801 München
Tel.: +49 89 33 56 74, Fax: +49 89 33 73 52
Internet: http://www.tcm.edu oder http://www.akupunktur.ch
e-mail: SMS@tcm.edu

Insgesamt dreijährige Ausbildung in München, Hamburg oder Dortmund mit Fortbildungskursen in der Schweiz, China und auf der Insel Föhr; ca. 350 Unterrichtsstunden in kleinen Gruppen, sehr praxisorientiert.
Vertiefende Kurse über chinesische Arzneimittel und Rezepturen sind u.a. organisiert in einem Zyklus über 12 Wochenenden, Dozenten sind die Autoren dieses Buches.

Schweizerische Ärztegesellschaft für Akupunktur –
Chinesische Medizin, SAGA – TCM
Postfach 2003, CH-8021 Zürich
Tel.: 0878 80 22 88
Internet: http://www.saga-tcm.ch
e-mail: info@saga-tcm.ch
Kursorganisation:
Institut für Medizinische Fortbildung, IMF
Birkenmatte 6–8, CH-6343 Risch-Rotkreuz
Tel.: +41 41 790 70 00, Fax: +41 41 790 70 01
Internet: http://www.imf.edu
e-mail: info@imf.edu

Universität Witten-Herdecke, Fortbildungsgang TCM
Sekretariat
Oststr. 38, D-45549 Sprockhövel
Tel.: +49 2339 12 11 82, Fax: +49 2339 49 55

AGTCM
Osterstrasse 83, D-20529 Hamburg
Tel.: +49 40 82 36 14 17, Fax: +49 40 82 36 17 49
Internet: http://www.agtcm.de

EIOM – European Institute of Oriental Medicine
Volker Scheid
Augustenstr. 77, D-80333 München
Tel.: +49 89 52057580, Fax: +49 89 520 57581
Internet: http://www.eiom.de
e-mail: info@eiom.de

Assoziation Schweizer Ärztegesellschaften für Akupunktur
und Chinesische Medizin, ASA
Sekretariat ASA
Postfach, CH-8575 Bürglen
Tel.: +41716346619, Fax: +41716346618
Internet: http://www.akupunktur-tcm.ch
e-mail: asa@hin.ch

Im Rahmen der Akupunkturausbildung wurden von einigen Fachgesellschaften Grundkurse in chinesischer Arzneimitteltherapie aufgenommen. Auskunft erteilen die

Gemeinsame Geschäftsstelle der Akupunktur-Fachgesellschaften
Dr. Helmut Rüdinger
Beim Andreasbrunnen 7, D-20249 Hamburg
Tel.: +49404700 63, Fax: +49404700 73

Ärztekammer Westfalen-Lippe
Akademie für ärztliche Fortbildungen
Gartenstraße 210–214, D-48147 Münster
Tel.: +49251-9292203

Bezugsquellen für chinesische Arzneimittel

SinoRes, GmbH
Habichtsweg 17, D-21337 Lüneburg
Tel. +494131 49237, Fax: +49413140 4672
e-mail: SinoRes@t-online.de

Sinecura AG
Zelglistr. 100, CH-5000 Aarau
Tel.: +4162-8364070, Fax: +4162-8364071
Internet: http://www.sinecura.ch
e-mail: sinecura@sinecura.ch

Literatur

(es werden nur die wichtigsten, in diesem Buch verwendeten Quellen zitiert)

Bensky, D., Barolet, R. (1990): „Chinese Herbal Medicine: Formulas & Strategies". Eastland Press, Seattle, Washington 1990

Bensky, D., Clavey, S., Stöger, E. (2004): „Chinese Herbal Medicine: Materia Medica". 3rd Edition, Eastland Press, Seattle, Washington 2004

Chen, J., Chen, T. (2001): „Chinese Medical Herbology and Pharmacology". Art of Medicine Press, Inc., City of Industry, CA 2001

Despeux, C. (2000): „Zur Geschichte der Medizin (Teil 1 – 10)". Zeitschrift Chinesische Medizin 1/2000-3/2002, Urban & Vogel, München 2000

Engelhardt, U., Hempen, C.-H. (1997): „Chinesische Diätetik". Urban & Schwarzenberg, München 1997

Englert, S. (2002): „Großes Handbuch der chinesischen Phytotherapie, Akupunktur und Diätetik". Verlag für ganzheitliche Medizin, Kötzting 2002

Hempen, C.-H., Fischer, T. (2001): „Leitfaden Chinesische Phytotherapie". Urban & Fischer, München + Jena 2001

Him-che Yeung (1985): „Handbook of Chinese Herbs (Chinese Materia Medica)". Institute of Chinese Medicine, Rosemead, CA 1996

Keys, John (1976): „Chinese Herbs, their Botany, Chemistry and Pharmacodynamics". Charles E. Tuttle Company, Rutland, Vermont & Tokyo 1976

Koch, A.: Mitschrift der Vorlesungen von Dr. Kezhuang Zhao D.O.M., International Institute of Chinese Medicine, Santa Fe, USA

Kun-Ying Yen (1992): „The Illustrated Chinese Materia Medica". SMC Publishing, Taipei 1992

Pharmacopoeia Commission of the Ministry of Public Health (1995): „A Coloured Atlas of the Chinese Materia Medica Specified in Pharmacopoeia of the People's Republic of China". 1995

Pharmakopoe der Volksrepublik China, Zhonghua renmin gongheguo Yaodian, Zhongyao caise tuji. Verlag für Naturwissenschaft und Technik, Guangdong 1990

Porkert, M. (1978): „Klinische Chinesische Pharmakologie". Verlag für Medizin Dr. Ewald Fischer, Heidelberg 1978

Porkert, M. (1984): „Klassische chinesische Rezeptur". Acta medicinae sinensis, Zug 1984

Qian Xinzhong (1996): „Illustriertes farbiges Handbuch der chinesischen Drogenkunde" (Zhongguo bencao caise tujian). Beijing 1996

Stöger, E. (1994): „Arzneibuch der chinesischen Medizin: Monographien des Arzneibuches der Volksrepublik China 1985 und 1990". Deutscher Apotheker Verlag, Stuttgart 1994

Tang, W., Eisenbrand, G. (1992): „Chinese Drugs of Plant Origin". Springer, Berlin 1992

Unschuld, P. (1995): „Huichun, chinesische Heilkunde in historischen Objekten und Bildern". Prestel, München - New York 1995

Van Alphen, J., Aris, A. (1997): „Orientalische Medizin, ein illustrierter Führer durch die asiatischen Traditionen des Heilens". Paul Haupt Verlag, Bern 1997

Register (allgemein)

Wirkungen

Wirkungen

Symptome

H

I

J

K

L

M

N

Rezepturen (deutsch)

Rezepturen (Pinyin)

Arzneien (lateinisch)

A

B

C

D

E

F

G

H

I

Arzneien (Pinyin)

A

B

C

D

E

F

G

T

W

X

Y

Z